大数据医疗

徐曼 沈江 余海燕 著

Big Data Medical

机械工业出版社
China Machine Press

图书在版编目（CIP）数据

大数据医疗 / 徐曼，沈江，余海燕著 . —北京：机械工业出版社，2017.2

ISBN 978-7-111-55977-1

I. 大⋯　II. ①徐⋯　②沈⋯　③余⋯　III. 数据处理－应用－医疗保健事业－研究
IV. R19-39

中国版本图书馆 CIP 数据核字（2017）第 023771 号

　　本书从临床决策数据的获取和传递、知识表示、学习推理和鲁棒性决策的系统整体结构出发，以决策科学、人工智能、信息论、证据推理等为理论基础，深入地揭示了大数据驱动的医疗与健康决策支持机理及其在临床诊断过程中的实践。应用"智能病人"机器人、医疗人体数字化仿真系统模拟医疗动态决策集，与临床诊断结果比较研究，为多层次医疗决策者提供智能决策支持，为大数据驱动的医疗鲁棒性决策提供科学依据。

大数据医疗

出版发行：机械工业出版社（北京市西城区百万庄大街 22 号　邮政编码：100037）

责任编辑：程　琨　　　　　　　　　　　　　　责任校对：殷　虹
印　　刷：北京市荣盛彩色印刷有限公司　　　　版　　次：2017 年 3 月第 1 版第 1 次印刷
开　　本：170mm×242mm　1/16　　　　　　　印　　张：27.25
书　　号：ISBN 978-7-111-55977-1　　　　　　定　　价：69.00 元

凡购本书，如有缺页、倒页、脱页，由本社发行部调换

客服热线：（010）68995261　88361066　　　　投稿热线：（010）88379007
购书热线：（010）68326294　88379649　68995259　　读者信箱：hzjg@hzbook.com

本书项目基金资助

【1】 国家自然科学基金面上项目：基于异构数据融合的智能医疗临床决策证据推理研究，NO. 71571105；基于鲁棒性原理的医疗决策系统品质与效率研究，NO. 71171143

【2】 国家自然科学基金青年项目：基于CBR/RBR融合模式的医疗决策代价敏感性研究，NO. 71201087；基于变分证据推理的多尺度决策的病例类别推荐研究，NO. 7160010405

【3】 心脏病急救效率与品质提升研究，深圳富士康科技集团科技基金项目

【4】 采用多传感器信息融合的嵌入式心脏病急救智能集成系统，天津市科技支撑计划重点项目，No. 09ECKFGX00600

【5】 天津市应用基础研究计划面上项目：基于神经网络混合算法的N层异构自适应控制模式及系统，06YFJMJC00900

【6】 天津市应用基础及前沿技术研究计划：基于感知过程的复杂系统信息融合理论与应用研究，No. 10JCYBJC07300

序　言

大数据资源成为“第五元素”

移动互联、智能传感器、云计算、机器人等新兴信息通信技术与信息感知方式的发展和变化，深刻地改变着传统医疗与健康服务模式。在这个过程中，医疗数据逐步开放，大数据带来的智能医疗和精准医疗开始涵盖更多方向，在临床操作的比较效果研究、临床决策支持系统、医疗数据透明度、远程病人监控、对病人档案的先进分析等方面发挥更多重要作用。同时，随着区域医疗、移动医疗、转化医学等新兴技术的应用和发展，电子病历、电子健康档案、转化基因、重症监护室中的临床监测数据，甚至可穿戴传感器感知的个人健康状态记录等数据都呈现出爆炸式增长。大数据已成为公认的资源，成为继劳动力、土地、资本、企业家之后的第五大生产要素。

将数据压力转变为数据优势，使数十亿条累积医疗数据成为医生诊疗时可随时调用的标准化医疗决策依据，成为提高诊疗效率、减少可避免的人为失误、缓解医疗资源分布不均问题的有效途径。

数字驱动的鲁棒性决策

医疗数据是医生在以患者为中心的诊疗和治疗过程中产生的数据，医疗过程是一个生化过程，其产生的数据量巨大并以异构状态存在，数据特征维度高，且易受环境因素干扰。基于移动互联、医疗云平台的智能医疗系统中，以多态形式存在的数据将通过不同媒介呈现给医生，提高多模态医疗数据的融合效率，实现医疗数据的标准化传递，成为大数据医疗决策鲁棒性的重要问题，也是我国推动以数字化、个性化、一体化、协同化和知识化为特征的智能化医疗服务模式的关键技术保障，而智能决策方法本身也正在从追求计算速度逐渐转变为更多地关注多模态数据融合中的推理能力、效率与准确性，即鲁棒性决策。

患者权利的崛起

患者的医疗决策更多源于其对医疗广告的反应方式，以及对医生的信任，信任对方会给出客观的医疗建议和实施适当的医疗程序。医生、医院和生命科学处于同一产业链上，在利益的驱动下，执行医疗程序的数量有增无减，过度医疗时常发生。患者希望了解更多的医疗知识，从而在治疗过程中掌握更大的决策主动权。

身处强大的社交网络时代，当遇到身体不适的时候，患者也许并不会第一时间到医院就诊寻求专家的意见，而是会将症状作为关键词进行网络搜索。Google 表示每天有数百万用户来搜索他们的症状，甚至搜索量占到了所有搜索条目的 1%。Google 和哈佛医学院以及马约诊所的科研专家进行了深入合作，以实现精准医疗信息检索。大规模的信息共享使得消费者权利正在崛起，患者拥有了选择的权利，拥有了选择的智慧，会带着问题及答案去寻求医生的帮助。大数据与 Web3.0 带来的精准、科学、合法的医疗信息检索服务将帮助患者了解病情，提高医疗的精准咨询，提高患者的知情权。同时这也使得自助医疗、家庭医疗有了实现的机会。

架构智能医疗平台

自 1978 年 Sridharam 首次提出采用人工智能方法解决生物医学问题到 2007 年荷兰的国际医学人工智能会议（AIME）正式宣告"智能医疗时代到来"，历经几十年的发展。众多国际知名研究机构/实验室，如麻省理工临床决策实验室、哈佛-麻省理工健康科学与技术部、约翰斯·霍普金斯大学医学院以及斯坦福大学生物医学信息研究中心等，其研究领域均涉及运用智能算法如模糊逻辑、神经网络，使医疗决策系统的诊断能力最大限度地逼近专业高水平医师的诊断能力。"智慧地球"之智能医疗体系的倡导者 IBM 一直致力于将智能机器人沃森（Watson）用于重大疾病辅助诊断。人工智能、大数据与互联网的结合，产生了智能医疗服务平台，它链接了以往医疗专家间、医院间的信息孤岛，使得处于不同时空的医生得以在同一平台上开展科研协作，寻找治疗突破，互利共赢。

为此，本书从临床医疗数据获取和传递、知识表示、学习推理和鲁棒性决策的系统结构出发，以工业工程、认知科学、人工智能、信息论、证据推理等为理论基础，深入地揭示了大数据驱动的医疗与健康决策的机理及其在临床诊断过程中的实践。应用"智能病人"机器人、医疗人体数字化仿真系统模拟医疗动态决策集，与临床诊断结果比较研究，为多层次医疗决策者提供智能决策支持，为大数据驱动的医疗鲁棒性决策提供科学依据。

全书包括上篇和下篇两个部分，共 22 章。上篇包括第 1～11 章，梳理数据驱动的智能决策理论；下篇包括第 12～22 章，整合智能医疗决策实践案例，以大数据医疗智能决策为主题，适合医生、医疗机构管理者、医疗政策研究人员、智能医疗产业开拓者与运营管理人员、互联网医疗平台的开发者与设计者、智能决策研究者及计算机领域的专业人士阅读。

书中所涉及的全部理论与实践研究内容得到了国家自然科学基金项目基于鲁棒性原理的医疗决策系统品质与效率研究（NO.71171143）、基于异构数据融合的智能医疗临床决策证据推理研究（NO.71571105）、基于 CBR/RBR 融合模式的医疗决策代价敏感性研究（NO.71201087）、基于变分证据推理的多尺度决策的病例类别推荐研究（NO.7160010405）、天津市科技支撑计划重点项目采用多传感器信息融合的嵌入式心脏病急救智能集成系统（No.09ECKFGX00600）、天津市应用基础及前沿技术研究计划：基于感知过程的复杂系统信息融合理论与应用研究（No.10JCYBJC07300）、深圳富士康科技集团科技基金项目医疗决策效率与品质提升研究等多项基金及计划的资助，凝聚了科研团队近十年的研究心血与成果。感谢南开大学商学院对本书出版的支持，感谢天津大学朱盼盼、甘丹、康宁、张号乾、王艺潼同学为本书的编辑、出版付出的辛勤工作！

在不远的未来，以大数据、云计算、移动互联、人工智能为技术支持所构建的智能医疗服务平台将成为医生的重要工作伙伴，为医生推荐准确的诊疗方案，提供诊疗工具，架构全员、全数据、全流程管理型医疗数据库，并为全面降低误诊漏诊率，减少医疗不良事件的发生，缓解医患矛盾，提升患者满意度，提高普遍医疗水平，解决我国医疗资源匮乏与区域分布不均衡等问题与矛盾做出贡献。Web3.0 及大数据处理技术、人工智能技术在理论及应用领域的迅速发展，智能医疗、互联网医疗、医疗信息检索产业发展迅速，已成为一片广袤蓝海，凸显理论研究重要性的同时，产业界的资本投入也在不断增加。

作　者
2017 年 1 月于南开园

目　录

下篇　智能医疗决策实践案例

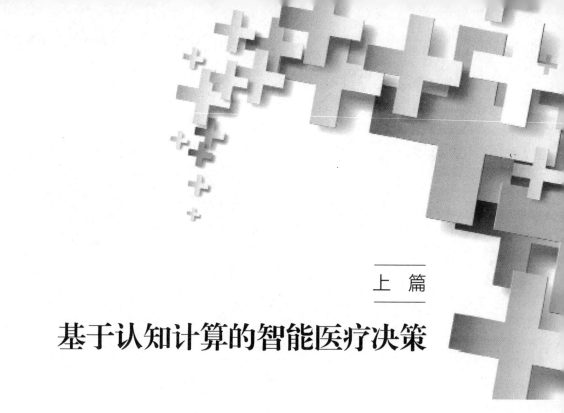

上 篇

基于认知计算的智能医疗决策

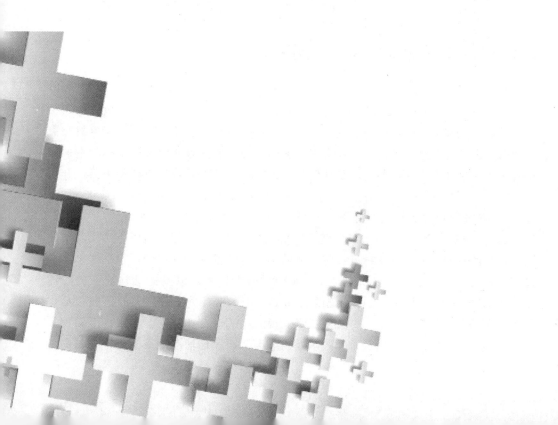

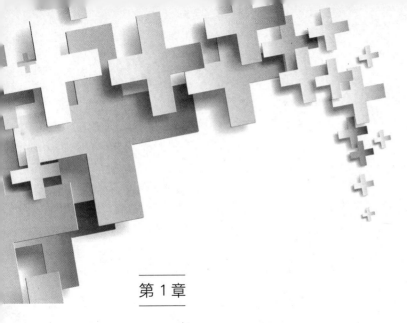

第 1 章

智能医疗的兴起

大数据互联网环境下，数据驱动的医疗与健康决策发生了新变化，数据处理技术、人工智能技术及模式识别技术的发展为医疗与健康服务带来了变革和创新。

1.1 人工智能带来全新的医疗体验

自 1985 年美国新英格兰医疗中心提出并应用临床路径（Clinical Pathway, CP)[1]方法以来，医疗卫生部门一直在寻求医疗技术与工业工程中标准化方法相结合的手段，规范医生诊疗行为与过程，提高诊疗效率与精确性，减少医疗事故和失误的发生。随着信息技术，特别是人工智能的发展，理论界开始将认知科学中的理论与医疗相结合形成专家系统、管理信息系统等，用于组织管理与辅助决策，开始了医疗专家系统、医学人工智能（Artificial Intelligence in Medicine, AIM）的研究。CP 向医疗辅助决策支持系统，进而向更专业的临床决策支持系统（Clinical Decision Support System, CDSS）转变需要医学诊断统计、智能检索方法以及本体论等领域的协同发展，以支持复杂临床领域不确定性条件下的推理过程。这个转变过程，最大的挑战是准确的知识表示、精确的数据匹配，以及信息与流程的一体化。在 AIM 医疗辅助决策支持系统的研究中，几个具有里程碑意义的研究包括世界范围内具有重大影响的 Prote′ge′在斯坦福大学 AIM 的研究成果[2]、基于知识发现的机器学习和数据挖掘以及时间表示及推理等，而医疗辅助决策系统中真正的关键问题在于一体化的知识共享。

1.2　大数据催生精准医疗

在互联网环境下，海量数据的原始积累变得更容易。随着移动互联、智能传感器、云计算、机器人等新兴信息通信技术与信息感知方式的发展，数据驱动的智能医疗涵盖更多方向：临床决策支持系统、医疗数据情况检索、远程病人监控、病人档案分析等，有效地降低了医疗失误以及可避免的伤害。临床操作的比较效果研究通过全面分析病人特征数据和疗效数据，比对多种干预措施的有效性，找到针对特定病人的最佳个性化治疗途径，提高医师的治疗效率、降低病人医疗成本和身体损害。哈佛商业评论指出，数据驱动的智能医疗服务将整合证据和价值，为医者、患者和社会提供全面服务[3]。

国际数据公司提供的数字研究报告[4]显示，仅 2011 年全球创建和复制的数据量已超过 1.8ZB⊖，如果数据增长趋势遵循新摩尔律，即全球数据量每两年翻一番，则 2020 年数据量将高达近 30ZB。以麦肯锡的预测报告[5]为例，2012 年医疗服务场所的数据总量约为 5000PB，2014 年存储的医疗影像归档、电子病历、医学研究信息、住院记录等文件存储达到近 10000PB。数据驱动决策的开发与应用已经在医疗服务、制造业、物流、零售业、金融业等行业广泛展开，形成了巨大的社会价值和产业空间。在数据已成为公认资源的背景下，由数据驱动的智能决策成为管理科学中的一个热点研究方向，数据驱动的医疗决策及智能医疗也成为互联网环境下的重要理论及应用领域。

1.3　均衡医疗资源，减少医疗事故

我国医疗资源相对匮乏，且区域分布极不平衡，这已成为制约我国整体医疗救治水平的最大问题，也是医患矛盾产生的重要原因之一。据国际卫生组织 2013 年统计，我国每万人医生数为 11.6 人，每万人护士数为 15 人；北美每万人医生和护士人数分别为 20.1 人和 71.5 人；欧洲每万人医生和护士人数达到 33.3 人和 81.2 人。同时，医疗资源区域分布不均衡，优质医疗服务资源集中在一二线城市，农村地区虽然人口比重大，但医疗资源严重匮乏。此外，人口老龄化对医疗资源的配置提出了新要求，预计 2020 年和 2050 年，中国 60 岁以上老人将分别达到 2.34 亿人和 4.37 亿人，所占人口比例将分别超过 16% 和 30%；预计导致医疗费用 2010～2030 年年均实际增长约 5.2%[6]，庞大的患者诊疗需求和医疗资源相对不足形成巨大矛盾。在治疗过程中，不恰当治疗造成的不良事件频发，医患关系紧张，彼此缺乏信

⊖　数据存储单位：1ZB＝220PB；1PB＝1024TB＝220GB＝253Bit（比特）。

任。2002~2012年，针对医务人员的暴力事件平均每年增长23%，每家医院平均每年有27起袭击医务人员的事件发生。即使是在医疗领域发达的美国，每年也有近一半的人受到不恰当的治疗；超过200万人受害于医院感染；超过100万人在外科手术中遭受致残的并发症，而其中有一半是可以避免的。

以上海为例，数据驱动的诊疗方案推荐帮助医生快速获得病人的健康信息，医疗重复检查率从80%降低至30%[7]。上海市卫生局信息中心正在运行基于云的、高效率、高并发健康信息搜索及智能提示系统，形成覆盖全市公立医疗卫生机构的病例检索服务。通常，每位医生每天面对数百位病人，对于每个病人的诊断只有几分钟。智能医疗系统为医生提供快速病历检索，使其更准确地诊断，工作更有效率。

德勤咨询公司发布的《2020年健康医疗预测报告》显示，2014年中国13亿人口中健康医疗支出占总支出的23%，预计到2020年，健康医疗支出占总支出上升到32%，2005~2015年间中国因疾病而导致生产力丧失将累计给中国造成5500亿美元的经济损失[8]。为此，我国开始从政策上重视大数据这一基础性资源的利用，逐步加大对医疗大数据产业发展的投资。2015年8月国务院通过《关于促进大数据发展的行动纲要》，优先推动医疗等民生领域政府数据向社会开放，使更多的优良医疗资源可以数据共享、渗透到社区与乡镇，解决日益增长的医疗需求与医疗资源不足的矛盾。传统的医疗卫生系统每天面临海量数据冲击，数据压力如何转变为数据优势，使得数十亿条医疗数据成为医生在诊疗时可随时调用的判断依据，有效地提高诊疗效率成为当前智能医疗领域的重要任务。大数据的有效利用带来的全新医疗服务模式，使美国医疗保健行业成本降低约8%，每年节省多达3000亿美元；欧洲发达国家的政府也节省了至少1000亿欧元运作成本[9]。基于智能传感的医疗数据感知过程通过眼镜、手表、手环等可穿戴设备，以及移动终端等便携设备实现[10]，同时也对知识解析、机器智能与人工智能分析系统的融合能力提出了更高要求。

基于知识的智能决策系统以决策"供给"与"需求"间的相似度和匹配规则形式提供决策结果，与传统的"信息过滤式"决策过程相比，更适应多源异构数据的输入环境，以个性化方式引导用户在海量候选项中迅速找到符合需求条件的输出结果。临床医疗决策将临床决策与临床比较效果分析过程中产生和使用的多源异构数据作为资源。这些数据构成复杂，既涉及多种监护设备获取的患者生命体征参数，又包括医生的诊断信息、患者的病例信息等，数据量大且以异构状态存在，医疗信息间的交互与反馈实时发生，呈现出动态性特征。同时，医疗决策信息节点复杂，信息链相互交织，形成网络化结构，不断发生信息的传递与反馈，形成多任务互动过程。数据分析的兴起改变了云计算的发展方向，逐渐形成以分析即服务为主的数据驱动决策，关注焦点也从计算速度逐渐转变为异构数据融合中的推理效能，即鲁棒性。鲁棒性是评估深度不确定环境下候选方案的重要准则。鲁棒决策方法充分考虑不确定性和假设条件，以获取适应不同决策环境以及对不确定性不敏感的决策方案[11]。对于医疗决策系统，鲁棒性指当决策系统数据具有不确定性（如呈无序状态等）时，仍能够保持较高的推理准确度和灵敏度的能力[12]。知识融合推理的研究呈现出两大趋势，即大数据分析研究和机器学习模型与算法研究。知识推理正成为现代组织管理以及商务智能领域的重要课题，近年来，在管理科学顶级期刊如 *Management Science*、*Academy of Management Review* 和 *MISQ* 等中，发表了大量有关大数据驱动的融合推理相关文献，如信息处理与检索、智能化决策、推理系统效率和个性化服务等。随着信息通信技术理论与方法的进一步发展创新，基于大数据的融合推理作为一种决策支持技术，与具体的管理与决策实践相结合，增强决策过程的鲁棒性。

1.4　全员、全数据、全工作流医疗数据

　　大数据促使医疗诊断专家、患者群体及其他人员，从以管理流程为主的线性决策模式逐渐向以数据为中心的扁平化决策模式转变，使得以患者为中心的医疗决策中各参与方的角色和相关信息流向更趋于多元和交互[13]。医疗数据是医生对患者诊断和治疗过程中产生的数据，患者成为医疗数据的主要来源，医疗决策过程是一个生化过程，其产生的数据量巨大并以异构状态存在，数据特征维度高，且易受环境因素干扰。当人体被数字化时，整个医疗决策过程构成了一个复杂的数据系统[14]。医疗数据资源包括四大空间资源，即医疗领域资源（如电子病历、医学影像、临床检验、医患行为等）、行业相关数据资源（如医保政务、医学文献等）、学科相关数据资源（如生命科学、人口学、环境科学等）、互联网数据资源（如互联网、社交媒体等）。医疗数据资源具有四大系统性特征，即多维度、多态性、动态性、不确定性。

　　（1）医疗决策系统中既包括承担不同任务与职责的实习医生、灌注师、临床工程师、护士、护工等人员数据，还包括医学文献、专家临床经验，病例记录、检测报告、病理图像等多维患者生命体征数据，以及除颤仪、单导联心电图等监护设备获取的体征参数数据。多参与者、多任务和多设备构成了多源多层数据，在决策子空间中形成多维度特征。

　　（2）医疗决策数据包含多个数量有限且满足离散和相互独立特性的病例、数据属性互相冲突的病例以及数据属性权重和量纲的不同的病例，形成多态性，是影响数据驱动的医疗决策的关键因素。

　　（3）医疗过程的各决策子空间数据具有随机性、模糊性、不完全性和不一致性等特征。例如由外界干扰引起的患者生理及心理的瞬时变化对体征数据的影响，以及医护人员医疗水平差异、技术局限，病理实验参数误差，医疗仪器、设备的数据误差等，这些隐性的、随机的或不可控的因素，导致了医疗决策中存在抗干扰、容

错和消除冗余等问题。

　　数据驱动的决策由于感知环境和技术的发展，在数据量、数据复杂性和产生速度三个方面，均超出了传统的数据形态和现有技术手段的处理能力。由于数据资源与时间、空间资源不同，往往数据越多，决策过程越复杂，需要对数据进行知识解析才能完成机器智能与人类智能协调作业[15]。当基于移动互联、医疗云平台的智能医疗系统建立后，用于医疗临床决策的数据输入量激增，且均以异构形式存在，包括电子病例信息、医疗专家经验、患者实时病理数据等，多源异构数据的融合效率成为制约临床决策精确性的关键。

1.5　医疗与健康决策支持

　　从决策科学角度分析，决策是大数据管理与分析的重要目标。1748 年，英国哲学家大卫·休谟发表了《人类理解论》，指出推理是人类知识的基础[16]。赫伯特·西蒙认为事实本身具有暂时性和理论负载的特点，所以归纳是建立在不稳固基础上的[17]，但对于科学研究来说，归纳是从具体事实出发到达普遍定律所必须依赖的推理过程[18]，常通过包含大量感知观测值的数据来做决策。从系统工程角度分析，则是将整个决策过程中产生和使用的各种数据、参数和知识等作为决策数据资源。商业智慧和分析用现代数据仓库技术、在线分析技术和数据展现技术进行数据分析以实现商业价值[19]。在时空异构下，决策者常根据决策期间内不同时间尺度，对多层级的决策状态相关的数据进行融合推理，如在企业的组织层级决策中，制定运营决策，如确定每日生产数量或实时健康状态监测和更高层级决策[20]，如每周/月生产规划或患者一段时期内的健康状态[21]等。

　　从信息融合角度分析，拓展数据分治策略，融合推理海量的结构化、半结构化和非结构化数据，获得分析和预测结果即为大数据驱动的决策。存储的海量数据构成复杂，信息量大且以异构状态存在，决策数据间的交互与反馈实时发生，呈现出动态性系统特征。伴随着这些数据的感知、集结、传输、处理和应用的是数据分析和管理技术。同时，感知数据的传感器节点分布广泛，提供决策问题的数据链相互交织，形成多决策行为、多决策任务的网络化结构。从机器学习角度分析，为更好地利用数据中的隐含价值，理解并且模拟人类的学习和决策过程、对片段证据信息进行推理，传统的机器学习模型和算法面临着新的挑战[22]。如何提出新的决策推理模型和算法，以适应大规模数据下的理解并且模拟人类的学习过程，是数据驱动决策的一个关键问题。

　　医疗决策研究涉及多领域科学交叉，包括决策科学、人工智能、复杂系统、行为科学、医疗信息工程、经济学、健康管理等[23]。根据每个患者的需要，医疗决策包括诊察、预测和治疗。在整个医疗体系中，这些决策会贯穿患者整个医疗保健系统的不同阶段。一方面，当面临危及生命的情况，如心脏病发作时，需要做出快速决策；另一方面，对于糖尿病和高血压之类的慢性病，则有较宽松的时间尺度来决定药物配置。时间因素会影响诊断决策支持技术的应用，当时间因素非常重要时，正常的决策支持机制将失效。

健康管理过程可以看作一个简单的反馈决策过程，是医疗诊断不可分割的一部分，临床决策者接受有关患者状态的数据和信息，并利用相关模型把这些数据和以往的数据以及期望的患者状态做比较，然后做出一个适当的决策行为，随后由其他健康医疗队的医护人员执行决策方案，结果体现为患者状态属性的改变，可能是有关反映测试或调查的知识诊断状态，也可能是介入治疗痊愈后的状态。通过信息系统反馈，决策者可以及时地进行观察和更新，医生从该过程中学习并提高业务水平。

医疗与健康的决策支持过程构成了医疗决策和健康管理的复杂系统链 (Complex Chain of Medical and Administrative System，CCMAS)[24]。其中，决策是医疗系统的基本控制单元，决策系统是具有中等数目、基于局部信息做出行动的智能性、自适应性主体系统，其构成因素纷繁复杂；同时，决策过程中的约束条件及目标多存在不确定性及信息的不完全性。在急救医疗过程中如何从管理科学角度减少可避免的不良事件发生，保障患者安全，提高各级医疗机构的医疗品质与效率，一直是美国等发达国家医学理论界与实务界的重要研究课题之一。如 Department of Anesthesiology/Critical Care Medicine，Johns Hopkins University School of Medicine，哥伦比亚大学生物医学情报专业的决策与认知实验室，哈佛大学医学院等，在近年的医学与卫生系统管理领域均展开了大量关于如何提高医疗品质与效率减少医疗过程中可避免的不良事件发生，以提高整体医疗决策系统鲁棒性的相关研究，从理论与实践角度寻找相应的解决途径。

从医疗工业工程、医疗人工智能、生物医疗数据工程、医疗服务价值整合等方面，将医疗决策支持的研究划分为四类：

（1）医疗与健康资源管理与物流管理。使用医疗工业工程方法，从医疗服务资源、服务流程、质量安全等角度，提高医疗服务工作效率，降低医疗成本，提升患者满意度。代表性的研究机构和学者，如佐治亚理工学院的医疗健康运筹管理中心 Eva Lee[25]等、法国矿业学院的医疗系统运营研究中心 X Xie 等[26]，使用运筹学系统建模、优化决策、动态规划、排队论等方法，提高医疗机构运作效率。国内如上海交通大学江志斌等[27]研究了医疗器械的使用和调度优化，使用有限时域的马尔科夫模型，实现了将有限的图像设备满足大部分患者在预期等待时间内完成诊断检查的决策支持。Salvendy、易树平等[28]研究指出，运用医疗卫生系统供应链管理等决策科学和技术提高医疗系统的品质。四川大学罗利等[29]研究了医疗服务资源调度与优化。

（2）基于人工智能的医疗决策系统。使用心智计算等人工智能的知识表示和推理方法，从医疗数据的处理角度，提供医疗临床决策支持技术和算法，主要为知名大学的人工智能学者、大型公司的心智计算研究中心等组织机构成立的研究中心，如麻省理工学院（Massachusetts Institute of Technology，MIT）成立医疗人工智能的临床决策中心和计算生理学实验室，对个性化健康状态监控及诊疗决策支持、电子病历数据进行深度分析。目前，国际商业机器公司（International Business Machines，IBM）开发的沃森智能问答机[30]，研究通用型知识融合体系架构，确立知识融合功能模块，提出知识融合的技术结构；将分析非结构化数据和语音识别方法，使用多源信息进行数据驱动决策。

（3）医疗与健康数据共享与知识利用。使用生物医疗数据工程方法，从医疗知识的收集和深度开发利用角度，发掘和共享医疗领域知识等信息，用于提供临床证据和医疗风险评估。主要由著名大学的医学院、国际医疗组织、大型医院等医疗机构，提供生物医疗数据工程研究，共享领域知识。MIT 联合波士顿 Beth Israel 医学中心等建立了基于 Web 的复杂生理信号和生物医学信号研究资源平台 PhysioNet。欧洲心脏病协会率先建立欧洲心脏手术风险评估系统；美国弗明汉心脏研究中心（Framingham Heart Study，FHS）开发了多种预测冠心病发病危险的模型和工具。哈佛医学院、哥伦比亚大学、梅奥（Meyo）医院等研究机构对电子病历、基因、蛋白质等医疗数据进行分析。国内，如空军航空医学研究中心联合北京大学成立健康工程研究中心。

（4）医疗与健康价值链整合与管理。使用组织管理、社会学、公共管理等研究方法，从医疗服务人员与医疗机构运营[31]、医疗信息披露与传播[32]、医疗服务市场等角度，系统研究医疗与健康的服务价值链，高度整合与利用关键资源。研究医疗组织结构、信息技术创新与转化，以提升医疗系统效率和品质。主要为知名大学公共卫生学院、商学院等的医疗卫生决策研究中心，从信息系统使用、开发、创新、技术转化和实证分析等角度提出新的观点，并使用统计数据进行验证。如哈佛大学商学院 M. Porter 等[33]从服务价值角度研究医疗品质和效率提升；马里兰大学史密斯商学院从信息管理和医疗服务市场等角度[34]，研究医疗系统品质与效率提升；哈佛大学公共卫生学院对新兴流行病预测、传播分析和公共卫生事件危机管理[35]及公共卫生数据资源共享机制建模及分析[36]等进行研究。当前的研究从医疗与健康的资源管理与物流管理、人工智能决策与支持、数据与知识共享利用以及价值链整合与管理等角度，支持医疗与健康的诊断资源优化、诊断服务模式创新、诊断决策智能化等，创新管理理论与方法。现有医疗系统中诊断决策信息供需关系存在"鸿沟"，存在医疗健康信息查询需求与（数量和时间）有限的医疗诊断资源之间的矛盾，这影响到传统工业工程、系统工程等方法从管理角度提升医疗系统效率和品质的效果。

大数据驱动的医疗与健康决策支持能够充分利用数字医院信息以及无线感知的数据，为提升医疗决策效率和品质开启新的方向。

（1）智能工业时代，医疗诊断决策智能性急需增强。在智能工业时代，数据驱动决策伴随着移动互联、智能传感器、云计算、机器人等新兴信息通信技术的发展，医疗的各个细分领域，从临床诊断、监护、治疗到远程医疗、移动医疗、慢性病监控等都将实现智能化决策[37]。医疗是智能眼镜、手表、手环等可穿戴设备最具前景的应用领域。但是，正如 Pentland 等[38]所指出的，可穿戴设备还未能够实现大规模推广和使用，是因为还未达到较高的智能水平。其关键在于从大规模数据中提炼高质量的决策知识，并提高决策过程的智能化程度。

（2）符合中国数字化社区医疗国策，促进医疗诊断决策供给能力与需求平衡，开展远程医疗服务被列为国家医疗改革方向。李克强总理在 2013 年 8 月召开的国务院常务会议中明确提出可穿戴医疗设备厂商可通过利润分成的模式获得广大的客户群。我国患者众多，人口老龄化造成医疗需求的急剧增长。据世界卫生组织统计，2013 年中国的诊疗人次和入院人数分别达到 31.08 亿人次和 11 483 万人次。而我国医疗资源供给严重短缺，分布极不均衡。据世界银行统计[39]，中国医疗卫生资源仅占世界的 2%，且集中于城市大医院。从经济学角度看，医疗系统为供方（医师）主导市场[40]，医疗需求具有明显的"趋高性"，患者不论自身经济支付能力如何，都更愿意到最高端的医疗机构就医，以获得最佳的医疗诊断信息，这加剧了医疗诊断决策信息需求量。为全面改善医疗效率和品质，在医疗资源相对较充足的美国，虽然已使用资源分配并从工业工程方法角度做了很多努力，但医疗系统的现有供需关系影响到这些方法的效果。我国计划在 2020 年前建成基本社区医疗保障体系和社区数字医疗体系，将涵盖超过 100 000 家医院或诊所[41]。数据驱动决策的模式将为我国医疗供需缺口带来一片蓝海。

（3）大数据驱动的医疗与健康决策支持提升传统医疗诊断决策质量。从临床实践层面看，医疗事故与伤害频发等矛盾的大量存在，反映出提升医疗决策诊断质量和提供鲁棒性决策方法的必要性与迫切性。临床推理和决策与许多其他领域决策的一个重要区别在于，它往往处在资料不完整并且在时间非常有限的情况下做出一项决定。当患者处于极度危险时，花费大量的时间和信息做出一个完整的决策是不现实的。急救医疗情况下，患者的生命健康状态会随时变化，任何决策的延迟都可能导致病情的进一步恶化，而且随时面临做出新决策的情况。诊断决策常用的推理方式为演绎推理（基于规则）和溯因推理（基于案例）。演绎推理使用一套获取或存储的规则，如果遵循该规则，就可能做出最佳的决策。比如症状 Sym B 是特征 Feature A 的结果。同时，归纳方法表明决策者不需要总是使用演绎规则；相反，决策者可以根据以往的经验甚至直觉做出决策和诊断。根据一系列的事实推导出最可能的答案即为溯因推理。如，根据临床医生的经验，大部分有特征 Feature A 的患者都存在症状 Sym B。对比上述的两种推理形式，这两个过程以相反的思维工作。在实际诊断决策病案中，更多的情形是综合以上两种方法，常使用一套规则并结合经验和直觉进行决策，提升诊断决策质量。

（4）大数据驱动的医疗与健康决策支持将革新诊断决策模式并提升效率。从医疗诊断决策进程看，医疗决策信息的需求方在传统医疗系统中常遭遇排队等待，并且在医疗决策信息提供者面对大量需求的情形中，决策环境要求医疗决策者在每位患者身上所用的时间是有限的，除非患者病情加重，医疗决策提供方才会优先考虑或增加时间。一般情况下，医疗诊断决策信息的需求方在诊断决策时间不增加或优先级不被提升时，在等待诊断过程中也产生了对查询信息的迫切需求，因此要求寻求更多的办法，以加快诊断决策进程。数据驱动决策即可提供这类平台，需求方（患者）可利用这类决策支持系统进行信息检索，对自身信息进行查询和管理，直接或间接提升医疗专业诊断决策的效率。

（5）大数据驱动的医疗与健康决策提升医疗服务水平。智能医疗作为未来移动互联新的入口，关键在于硬件背后收集到的医疗云端数据。数据驱动决策的诊断决策支持技术将把医疗服务推向一个前所未有的高度。医疗理论知识与医生的实践经验作为向患者提供高质量诊断信息的决定因素，在医疗决策系统中发挥核心作用。实际中不仅需要解决医师在专业知识和诊断经验上的不足，还需要为医疗诊断决策方（如医生）和需求方（如患者）提供更多的决策支持，以解决我国当前医疗决策系统服务品质与效率不高的问题，使数据资源在提高全民医疗健康水平中发挥更大的作用。

1.6　智能诊断的背后

数据驱动决策针对复杂决策环境（实体异构性、类别误标、部分信息等）对数据融合中知识推理的需求，从理论与实践上寻找数据融合过程中知识推理的模型和实现路径，提出新的推理模型和理论，以解决同时存在结构化的关系型决策数据库（经验决策数据）和非结构化的时态数据（序贯决策数据）的知识推理机理，提升感知数据对决策的信息价值，使得推理模型及策略在复杂决策系统中性能最佳，提高分类决策的鲁棒性。

技术的研究集中于多源异构数据融合中信息的不确定性、不精确性及其证据推理的研究，如基于置信度规则的推理、登普斯特-谢弗（Dempster-Shafer，D-S）证据融合等，而对多源数据表中异构性实体的推理、多粒度数据的推理等理论与实践相关研究较少。从决策行为角度看，当前主要集中在给定完全数据的信息共享和推理上，尚缺乏对数据融合中推理过程的动静态决策行为相结合的研究，如决策环境感知的不完全信息、决策者对信息搜索过程中的决策状态变化等规律，特别是对医疗与健康决策支持的研究较少。为此，本书旨在：

（1）构建复杂决策环境中数据融合的知识推理模型及机理。医疗与健康决策支持的信息源节点复杂，信息链相互交织，形成网络化结构，其间不断发生信息的传递与反馈，形成多任务互动过程[42]。研究对医疗决策系统中的多元异构信息进行抽象与分类，形成同一空间内的统一知识表示，并实现融合推理是保证系统推理效率与鲁棒性的基础前提。研究知识融合方法，生成新的可用知识并对原有的知识元素进行优化。数据融合在一类诸如临床决策的复杂环境中，存在复杂多样化的决策情景，包括历史数据集中存在错误标识噪声干扰、决策数据存在单一尺度和多尺度、感知行为与决策状态动态演化等，这些因素使得数据融合的推理模型需要新的策略。

（2）探索群决策下异构性实体数据融合中并行推理机制。揭示多源证据推理不同于传统决策方法的主要特征，对提供的异构性证据信息进行知识表示，梳理数据融合中群决策的推理机制面临的新难题、形成过程及原因。挖掘分类决策方法在异构性实体数据关联、信息共享的内在机理，在群决策多准则下提供一致性的、可解释性强的并行推理机制。在不确定情形下，处理外部不确定性和误差等因素对系统建模的影响时，一种行之有效且被普遍采用的方法是将这些不确定行为的量作为随机变量。这种方法在实际工程实践中经受了长期的、广泛的检验。推理决策过程中的模型误差、参数误差和外部不确定性量采用随机变量予以描述，在融合推理的稳态研究基础上，通过添加随机项建立知识推理的不确定性模型，分析不确定性带来的影响。

（3）提供增强知识推理性能的鲁棒性决策方法和策略。由于复杂决策系统中信息源具有隐性、随机性或不可控性，因此其中所产生的信息表现出多维度、动态性和不确定性等系统特征。医疗决策系统兼具决策系统和医疗系统的特性。因此在医疗决策过程中克服系统的脆弱性，提高其抗干扰能力、容错能力，实现医疗决策系统的鲁棒性，成为决策系统理论研究的重要方向。分析数据融合中推理过程的感知变量（决策行为），放宽静态知识推理方法中完全信息的约束条件，将其拓展到动态过程感知中的决策模型。提出在不完全信息的决策环境中过程感知的序贯决策方法，改善决策者在信息搜索过程中的决策状态转移、可信度更新等动态规律。将完全信息、不完全信息的知识推理模型相结合，为决策者提供可解释性强的决策证据信息，提供鲁棒性决策方法和策略。

（4）揭示临床决策中知识推理的分类机理并提供智能诊断工具。结合决策领域知识，如医疗诊断数据和决策行为信息，揭示解释医疗诊断决策行为、过程感知的决策状态演化。将决策信息需求者从复杂的底层传感器、数据库与频繁的信息传递中解放出来，通过动态的知识推理模式辅助不同水平的医疗专家决策，提升非均衡的决策信息的共享水平，提升医疗决策品质。

建立数据融合的知识推理模型，丰富数据驱动决策理论，为讨论实体异构性、多专家并行推理、可信度估计以及多源证据融合下的决策准确性、可解释性和高效提供可能；多源、异构数据与多尺度的决策知识之间融合推理的静态结构与动态性能，为过程感知的决策鲁棒性研究提供了数学基础；深化数据驱动决策在案例与规则知识的融合推理机制，研究心脏病急救决策知识与信息的动态性能与静态结构，为解释医疗诊断决策行为、过程感知的决策状态演化，以及提升医疗决策质量提供数学理论支持。建立医疗决策推理的智能融合模型，完善复杂决策系统鲁棒性建模理论，为讨论时间约束及外部干扰等不确定性条件影响下的医疗决策准确性与可靠性提供可能。解决多源、异构性数据的可解释性分类决策问题，能够实现对医疗决策推理过程的详细描述，用数据融合中的知识推理模式指导决策实践；从过程感知数据的动态性角度，将多尺度决策理论和决策行为的度量方法与优化模型应用于数据融合的知识推理，并提出多专家共享的分块数据并行推理技术和工具；面向普遍存在的医疗专家知识稀缺与有限资源利用率不高的矛盾，提出具体解决方法和途径；结合人员生理数据，为不同决策水平的医疗决策者、非均衡的医疗决策系统提供智能决策支持，改善医疗决策信息共享信息系统的知识库和模型工具，提高应用软件系统的社会效益及经济效益。

知识推理已成为影响信息融合中决策品质的要因。与传统的数据分析相比，数据驱动决策的融合推理过程，其独特的数据结构和决策系统中广泛存在的数据感知和存储直接地影响到了管理人员的决策。面对多维异构实体信息、多专家并行推理、多准则可信度估计以及多粒度证据融合，数据驱动决策的鲁棒性机理研究的关键科学问题分解如下。

（1）针对决策问题的查询案例，是否共享的证据信息都能用于分类推理。为利用案例库、规则库的数据提升决策价值，使用决策树等提取规则知识进行推理，获得推论为单点决策，因完全相同的案例可能不存在，并且当证据信息不断更新时，决策结果尚没有精确量化分类决策的各自分布，而存在一些局限性。同时，决策数据表的标识类别出现噪声干扰时，如何提升数据驱动决策中推理过程的鲁棒性；决策数据结构为多源时，如何对这些多个决策数据表进行融合推理；传统决策模型及其算法在决策数据增加时并不必然提升准确度。尽管先前的案例或规则的推理方法能够实现性能互补，但证据提供决策信息的能力存在差异，需构建模型寻找具有高可靠性、具有强解释能力的证据，并量化证据对正负类别标识的分辨能力。因此，提出新的知识推理框架、模型和算法，确定分类决策中的决策变量和控制参数，拓清解释变量、结论变量之间存在的多种显隐性逻辑关系。

（2）针对多尺度异构医疗数据，是否需要构建新的 CBR/RBR 融合推理模式。基于案例推理（Case-Based Reasoning，CBR）与基于规则推理（Rule-Based Reasoning，RBR）的融合系统存在多种融合策略方法，能够在 CBR/RBR 之间实现性能互补。但为保证其能够发挥各自的优势，需要首先从融合空间的角度将 CBR/RBR 知识统一表达，明确界定知识源与目标问题之间的知识关联性，从而解决决策系统的决策鲁棒性问题，而此类研究在医疗决策系统中还存在空白。由于医疗决策系统具有不确定性、多准则性和复杂性等特征，且受到证据冲突和歧义性等因素的影响，所以 CBR/RBR 融合机理分析与建模具有相当难度，主要表现在：统一的数据空间结构下描述与分析映射关系；静态结构、动态性能及推理知识的传递规律；研究 CBR/RBR 融合推理机制。

（3）针对多专家提供的多源数据集，如何融合异构性实体的证据信息。决策表的每一行实体数据对于查询案例具有异构性，因此可以有效地利用这些已有信息提供证据信息，对这些证据的分类决策功能进行建模。多专家群决策时，提供多源数据表、数据规模变大，传统的方法将所有历史数据融合为一个决策表进行推理，会使决策模型的算法运行时间更长，延迟了决策速度。如果将不断增长的数据舍弃部分，则将对结果产生不同程度的影响；若逐步删除先前存储的数据，会造成有限资源利用率不高。这些数据分块存储并蕴含稀疏的知识，需要根据这些观测值数据提供解释性变量，构建决策变量、决策目标、决策约束的优化模型，并将新提出的测量作为模型的输入矩阵。提出新的并行推理决策模型及在多数据表下的求解算法，解决各个决策表结论的融合中可能带来的冲突或不一致的证据。

（4）多粒度数据中的特征量是否对决策状态带来一致的信息价值。决策系统常为时空异构系统，系统本身存在大量的带有时间标记的非结构化数据。对于多维度属性的时态数据，如何利用这些非结构化数据建立决策数据表，进而实现分类决策的推理。数据表的列和行组合增长，对传统的决策知识获取和信息价值度量方法提出了新的挑战。不同时间尺度下的数据特征量组合，加剧了数据维度的增长问题。因此，如何综合考虑决策时间与不断增长的数据规模等这些约束条件，以更好地处理这些数据并提出新的推理策略成为一项挑战。需度量不同时间尺度特征量的随机组合对决策状态获取的信息价值差异，并构建多层次的决策目标，揭示实体数据融合中的知识推理机制，并在多个候选方案中优选决策方案、推理模式和信息搜索方法。

（5）针对过程感知的决策行为，能否使用证据链推理提升临床决策鲁棒性。决策系统中，属性变量获取方式为过程感知时，将传感器数据传递到融合中心，如何确定感知的决策行为，并动态更新推论的决策结构。决策者在各个阶段对当前状态的信息已知，但对于下一阶段的决策是主观感知模糊的，因此决策者关注如何使用历史数据进行信息搜索和知识推理，获取决策过程中各个时态的决策结构及状态。传统的方法主要将感知数据以并行方式进行融合，将这些数据视为完全信息，作为查询问题的硬性约束，而其中某一决策阶段中存在信息不完全、可信度低等现象，如医疗专家使用临床指南时会发现决策规则不够具体。因此，如何构建知识推理模型，同时考虑历史数据查询的先验知识及过程感知的观测值概率分布，放松完全信息查询的约束条件，将专家的经验知识和感知数据的状态转移信息集成，优化决策结构。不同水平的专家做出决策时，如何确定所依赖的过程感知数据的数量或可信度水平，以最佳利用知识推理的资源并提供鲁棒性决策。

（6）针对医疗大数据信息价值不均衡，如何提升决策推理效率。医疗决策系统推理过程中存在信息不足或信息不完全、信息过量（复杂性）、推理证据存在矛盾或冲突、信息奇异性、测度不精、信度低、易受外界干扰等现象，同时知识共享水平低和人为失误等风险影响因素的存在，使得复杂医疗决策系统推理效率与准确性降低。针对决策大数据可能潜在的"低质量数据输入，低质量决策信息输出"的现象，为解决复杂性、不确定性和多准则性的医疗数据集结，实现"互联医疗/健康"（Connected Health），满足医疗系统本身对时间性、准确性和可靠性的要求，使医疗系统中推理效率显得尤为重要。

急救过程中，由于诊断决策的复杂性给推理过程带来结构复杂的冗余性问题，特别是推理知识处于无序状态时所产生的数据冗余性，形成了医疗决策系统的外部干扰，造成了系统脆弱性问题。解决方案之一是采取鲁棒性分析方法对系统的抗干扰能力、容错能力、冗余度等特征进行研究，其难点在于：在不确定信息条件下，如何对隐性非结构化知识进行表达和分析；这些干扰对推理的影响规律；系统鲁棒性准则群及目标模型的准则体系与协同优化。在不确定情形下，处理外部不确定性和误差等因素对系统建模的影响时，一种行之有效且被普遍采用的方法是将这些不确定行为的量作为随机变量。这种方法在实际工程实践中经受了长期的、广泛的检验。在心脏病急救决策中，在没有不确定性因素影响下，建立确定性稳健推理模型，然而实际心脏病急救决策中可能存在不确定性因素的影响，需要使用稳健随机混合法，将对外部干扰或模型误差等不确定性因素通过随机项进行描述，建立鲁棒性推理模型。

（7）在智能辅助决策中，如何创造更有效的方法提升人机融合决策效果。不论是在医生看来的"医疗＋互联网"模式，还是在大数据分析员看来的"互联网＋医疗/健康"模式，因医疗诊断领域的知识具有隐性逻辑关系强、因果关系强的特征，医疗专家的经验和个人判断力在正确决策中起到关键性作用。同时，由于知识不确定性的增加、案例属性集变更、智能推理信息系统更新不及时等原因，导致智能推理解决问题的能力受到一定程度的限制，而人的思维在模糊、不确定和不明确的感觉信息中抽取信息的能力比较强，可处理决策中的非结构化问题。例如，心脏病急救决策具有严格的时间限制，其理想状态是在最短的时间内做出准确判断，一个有经验的专家可根据某些属性特征快速做出决策，而不需要机器进行全部案例搜索。因此，利用专家的主观思维模式对智能推理补充与修正，可以提升准确度，缩短决策时间。要保证决策准确性、及时性，在运用智能推理模型的基础上，需要考虑专家主观知识和形象思维的作用，将智能决策推理求解结果和医疗专家依靠本领域的经验知识和患者的实际情况，通过形象思维对分析决策求解的结果进行融合，即进行人机融合决策，实现决策结果的优化。

在大数据环境下，实现医疗鲁棒性决策需要解决的核心问题包括：

（1）多模态数据的知识表示与聚合。医疗决策系统存在多参与者、多任务、多设备和时间约束等，实现跨地域、跨时域医疗信息管理与服务，决策数据呈现多源异构特征，包括电子病历系统、电子健康档案系统、医疗研究知识库、医疗社交网络平台以及不同的子系统与转化医学研究产生的实验数据等。这些不同来源的数据无论是从结构上（结构化、半结构化和非结构化）、组织方式上（医院运营数据、医生诊断数据和患者住院信息等）、维度尺度与粒度上都会存在巨大差异，即数据异构性，并且存在重复、交错、乱序、冲突和错误标识等现象。在空间维度上，海外医疗机构及国内三甲医院、社区医院和家庭医疗网络式服务提供跨地域异构信息；在时间跨度上，患者医疗健康信息将以全景式数据管理覆盖个体从出生到死亡的全过程。因此，如何对多源异构医疗数据进行表示和聚合，实现医疗数据实时分析及异构数据分治和信息共享，实现医疗决策推荐服务，成为医疗鲁棒决策理论和方法的首要问题。

（2）基于多元异构数据的并行推理能量效率的稳定性。医疗数据由文字、数值、图像、音频和视频等多模态数据集成，既包括高频率、细粒度数据（如 ICU 中的监测数据），又包括人口统计学（Demographics）等低频率、粗粒度数据，形成海量的信号和数据流。多模态数据管理和并行推理除了要考虑时空异构、多源多维度、资源开销等因素之外，还需要考虑能源效率对决策推理的影响。医疗决策中海量数据通过不同的医疗采集终端进行实时数据采集，数据以流的方式进入系统，进行抽取和分析，并通过有效的计算和通信服务与采集终端进行数据动态交互，并在一定区域内实现医疗机构间医疗信息交换和共享，在多核、集群和中央处理器（Central Processing Unit，CPU）、图形处理器（Graphics Processing Unit，GPU）上进行数据传递和端-云-端的并行推理，各种设备和算法所消耗的能量差异巨大。为医疗决策者提供更好的长时间患者数据管理、评估患者病情及其他决策支持，能源效率的不稳定性对于实时运行的每个时间节点产生影响，对数据密集型问题的储存和计算资源分配、并行推理模型和算法提出了新的挑战。如何利用采集的实时数据，解决多模态数据管理和并行推理的能量效率不稳定成为医疗鲁棒决策研究的核心问题。

（3）有效消除医疗大数据中的冗余与干扰数据，提高医疗决策精度与效率。多模态医疗数据属性集源自不同的信息源，包含不同的多维属性集，且类别标识源自不同经验水平的专家知识，多模态数据对患者的生命体征进行分类，因对于检查、诊断等不同决策目标而具有不同的使用价值，且数据之间的隐私性、信息冗余性、安全性、异地分布和传输性能等约束条件，使得数据可用性价值不确定。同时，对所有临床监测传感器数据容易因信号质量低或噪声干扰等原因而易出现错误标识，使得从动态数据量中获取复杂的、非静态的特征量变得更加困难，进而造成易于丢失重要的生理信号趋势，甚至发生健康状态错误分类而频发错误警报。例如，ICU 中实用多通道 ECG、ABP、PPG 等信号对患者健康状态进行监测而存在大量的错误报警。这种错误报警对医务工作带来混乱，因噪声干扰使得医务人员和患者都对报警产生松懈或减缓响应时间，从而降低了工作效率和医疗决策质量。此外，利用医疗文献、专家数据库和感知的数据，依据与疗效相关的临床、病理及基因等特征，设计分类决策算法，快速、智能地提取和优化候选群体的决策方案，解释病理-生理模型和推断假设，是大规模医疗数据融合和实时处理的另一挑战。如何在保证决策者与医疗信息系统之间的可信交互上实现分类优化决策，提供价值不均的时态数据挖掘算法并用生理–病理模型检验成为医疗鲁棒决策研究的前沿性问题。

1.7　结构与特色

1.7.1　体系结构

　　本书包括上篇和下篇两部分。上篇包括第 1～11 章，主要为数据驱动的智能决策理论；下篇包括第 12～22 章，主要为智能医疗决策实践案例。第 1 章为智能医疗的兴起；第 2 章为医疗服务的品质与效率；第 3 章为智能医疗的本质；第 4 章为基于数据融合的知识推理方法，对研究主题进行建模要素分析；第 5～11 章构建理论模型和决策推理机制，为理论部分的核心章节。其中，第 5 章阐述了层次关联证据链推理的多属性群决策分类的理论，为后续章节奠定理论和推理框架基础。因在基于案例和规则的融合框架中，证据链为案例节点和决策树的层次结构，对于多源异构的决策数据，第 6 章和第 7 章分别阐述了基于鲁棒性阈值的 CBR/RBR 融合推理建模和基于贝叶斯网络的 CBR/RBR 融合推理机制与方法。前者使用融合空间矩阵的奇异值分解，从案例相似度、规则粒度和推理置信度等维度上确定了数据融合中知识推理的阈值；后者的目标是解决决策数据表中存在数据缺失等不确定问题。因证据链推理所使用的决策数据存在高维度、多时间尺度特征，对于大尺度数据，第 8 章阐述了同态推理空间下的互信息属性特征建模，对于小尺度（细粒度）的时态数据，第 9 章阐述了基于证据链推理和信息价值最大化的决策方法，解决了不同维度上的特征变量对分类决策带来的信息价值不均问题。又因在医疗诊断问题中，证据链为医生推理决策的证据网链结构，针对医疗大数据获取的分块化、碎片化特征，第 10 章和第 11 章分别阐述了实体异构性下多数据表证据链推理的决策机制和过程感知数据下证据链推理的可信度更新模型，实现了医疗决策多模态管理和数据分治。

　　下篇案例，第 12 章阐述了"智能病人"机器人与数字化人体仿真，给出了大数据驱动医疗与健康智能决策支持的硬件平台，为后续各章节案例分析奠定硬件基础。第 13 章为医疗诊断决策数据特征选择用例，分析了医疗急救过程中特征信息的获取过程，并通过特征选择进行实例分析。第 14 章为基于证据链推理模型用例，阐述了智能决策支持的软件结构、模块及验证方案，医疗诊断中的领域知识，一部分表示预定义的规则知识（如 Framingham 评估准则），作为临床指南或路径，指导过程感知的可信度更新；另一些规则是通过机器学习方法，如以 C4.5 决策树构建决策，形成新的规则集，实现 CBR/RBR 融合推理，即第 15 章的 CBR/RBR 融合推理用例，对上篇的案例与规则知识融合推理进行案例分析。第 16 章为不确定性数据融合用例，对医疗数据中常存在的缺失数据进行案例分析。第 17 章为多机构数据融合用例，采用多模式诊断决策分析，对上篇的多数据表进行了医疗诊断决策案例分析。第 18 章为心脏病急救流程优化用例，对心脏病急救流程进行详细分析。第 19 章为心脏病急救风险管理用例，分析急救中涉及的相关部门以及存在的风险。第 20 章介绍了智能医疗环境下的医疗与健康服务。第 21 章介绍了 APP 在医疗诊断中的应用。第 22 章为总结，对全书主要内容进行回顾，并提出了大数据驱动的医疗与健康决策支持发展的对策和建议。

1.7.2　特色与创新

对决策系统标识信息多源、实体信息异构的数据资源，通过新的知识推理模型与算法进行有效的数据融合，实现多层次的映射与抽象，向用户提供智能决策支持的服务。从知识推理的决策鲁棒性角度，对决策科学做出一定的理论和实践贡献。在理论上，针对决策系统数据的新特征和数据融合面临的挑战，提供了新的知识推理理论和方法。在实际应用中，特别是医疗决策中的诊断，通过证据链推理方法及其决策鲁棒性，为决策质量提升提供了可操作性路径。

（1）采用新的证据推理理论，系统地研究决策品质与效率提升的新问题。决策数据集中标识信息多源、实体信息异构、时态数据多粒度、过程感知的模糊性等特征或问题，对诸如医疗诊断等的决策系统的效率与品质提出新的挑战。采用数据融合及知识推理相关的前沿理论，如鲁棒性决策、证据推理、D-S 证据融合等，提出了证据链、相似度判别矩阵、多尺度特征、并行推理等新概念，通过数据层、特征层和决策层三级信息关联和融合，构造了证据链推理的知识表示和逻辑结构，推导了可信度函数一致性、凸性、指数型递增等性质。在信息完全、信息不完全等情形下，依据传感器数据对决策系统的过程感知，从静态、动态等推理角度，揭示了多阶段决策行为、状态等参数的信息传递规律，实现了证据链的深度推理，提升了决策品质和效率，丰富了决策鲁棒性理论研究。

（2）研究知识推理模型，提供数据融合及决策信息共享的新方法。针对多属性群决策中存在的实体异构性、类别误标等决策情景，在构建的证据链推理的模型 FUER 的基础上，放松决策过程的硬性约束条件，构建 mrFUER 模型、msFUER 模型、sdFUER 模型等四个主要模型集。在同构近邻和异构近邻的知识结构上，结合混合整数优化、目标优化等思想，构建了证据链推理的混合整数优化、半正定矩阵的二次优化等子模型，将查询案例与证据链之间的属性关联相似度作为解释变量的数值矩阵，以知识的标识类别观测值作为结果变量的观测矩阵，实现了决策分类标识能力最大化、信息价值最大化和特征量规模最小化，确定了证据链前件属性、权重参数、证据链的选择状态等决策变量，共享群决策数据源中的信息。

（3）研究并行推理和序贯决策的集成机制，提供了决策鲁棒性提升的新路径。对于感知数据不断增长的决策数据行和数据列，先前的研究集中在对查询案例的完全信息的并行推理模式，选择近邻的证据链，获取集成可信度。而决策系统的过程感知（或序贯决策）常动态收集决策数据，且信息具有不完全性，决策行为将确定下一阶段所需感知的特征量，其决策状态确定主观感知的可信度。采用序贯决策的证据推理方法，提炼、约简特征量，构建并行和序贯推理相结合的证据推理的网络结构。采用数据分治和问题分解策略，构建动态优化决策的停止策略，获取决策结构，确定决策系统的行为及状态。

（4）研究基于信息搜索的优化模型求解算法，发掘了决策状态演化的新规律。传统的方法通过解析方法求解优化模型，但为了针对性地利用动态感知的决策数据集，利用历史数据中的先验知识，需要在模型集的数值矩阵所对应的信息源中，搜索可靠性较高的证据信息片段，以确定模型的最优解。因此，提出了四个新的证据链关联算法，包括 sf-NN 算法、xD-NN 算法、ts-NN 算法、df-BU 算法，用以系统性地推导决策过程中知识获取和传递的规律，提供决策反馈信息，增强了算法推论的可解释能力，揭示了决策结构的演化规律。

（5）在医疗诊断过程中，提供了基于证据推理的智能决策支持的新模式。基于数据驱动的临床决策支持使用感知数据进行知识推理和诊断决策。在基于 FUER 模型集的诊断决策支持原型系统上仿真模拟，实现三种模式两类决策水平的推理性能比较。结合临床诊断的领域知识，注重机器学习技术在医疗决策中的作用，将决策诊断信息之外的数据视为干扰噪声，并不完全只是做数据分析，在相应的拓展模型上进行仿真应用。在决策知识信息不完全的情形下，揭示在主观感知模糊性、过程感知双重作用下，证据链长度、可信度变化对决策效率和品质的影响，以更好地理解医疗决策系统中过程感知的数据融合机理。基于证据链推理的智能决策支持技术与临床知识相融合，为诊断决策提供辅助工具，对专家主导决策模式提供新的途径，提升决策品质和效率。

（6）采用鲁棒阈值解决了 CBR/RBR 融合推理问题。提出融合酉空间、鲁棒性阈值向量概念解决心脏病急救决策的 CBR/RBR 融合推理机理。针对融合系统的鲁棒性优化问题，采用矩阵理论的奇异值分解方法，构造 CBR/RBR 融合推理的阈值向量，作为融合推理的约束条件，确定了融合推理没问题的边界，证明了满足鲁棒性阈值融合推理解的唯一性，解决关系构造融合策略未从鲁棒性分析角度解决融合系统脆弱性的问题，在协同融合模式下构建基于资源策略分离和冲突消解机制的 CBR/RBR 融合推理模型，改进了 BEN-TAL 等人提出的标准型鲁棒目标函数不能直接应用于异构多元不确定信息的 CBR/RBR 融合的缺点。

（7）提出了不确定性决策的隐性非结构化知识表达和推理机制。针对心脏病急救决策不确定性问题，提出了稳定态 CBR/RBR 融合推理模型＋推理过程随机项的复合叠加模型，建立了基于贝叶斯的 CBR/RBR 融合推理机制，并与国外文献中提出的静态 CBR/RBR 融合推理模型从推理准确度和收敛性两个角度进行对比分析，发现本研究具有鲁棒性优势，丰富了医疗决策系统的不确定性决策理论。讨论了不确定性问题中隐性非结构化知识的融合和问题的核心作用，利用双机制优化协同理论构建了基于多属性决策的 BN-CBR/RBR 优化方法，拓展了人机融合在医疗决策中的应用研究。

（8）引入鲁棒性原理，提升心脏病医疗决策品质与效率。对于心脏病急救决策中推理效率与准确性较低的问题，将鲁棒性原理引入心脏病急救决策，提出了复杂医疗决策鲁棒性概念。对抗干扰能力、容错能力、冗余度等关键瓶颈问题进行研究，系统性地研究决策过程知识获取和传递的规律，揭示知识推理的核心作用。采用鲁棒性阈值方法的系统鲁棒性判别准则群，通过信息熵、信息增益与互信息方法实现融合协调机制。提出 R2CMIFS 模型、RTCRF 模型等一套融合模型和鲁棒性阈值方法，丰富了该领域的鲁棒性理论研究。所提出的心脏病急救决策鲁棒性模型和方法有效地解决了决策系统中的不确定性问题，在提升决策系统鲁棒性方面取得了创新和突破。该研究的模型和方法可通过嵌入式算法固化在医疗智能决策系统中，为心脏病急救诊断提供辅助决策支持，在一定程度上缓解了医疗专家资源稀缺与有限资源利用率低的矛盾，对提高医疗急救决策品质和效率、建设数字医疗系统、与国际水平接轨具有重要意义。

参考文献

［1］　Mosher C，Cronk P，Kidd A，et. al. Upgrading practice with critical pathways［J］. American Journal of Nursing，1992，15（5）：41-44.

［2］　Noy N F，Crubezy M，Fergerson R W，et al. Protege-2000：an open-source ontology-development and knowledge-acquisition environment［C］. Proceedings of the 27th annual symposium of the American Medical Informatics Association AMIA，2003.

［3］　Bohmer R M J. Fixing health care on the front lines［J］. Harvard Business Review，2010，4（1）：1-7.

［4］　Gantz，John，David Reinsel. The digital universe in 2020：big data，bigger digital shadows，and biggest growth in the Far East［R］. International Data Corporation（IDC）analyst report，December 2012.

［5］　Mckinsey Global Institute Analysis. North American Health care provider market size and forecast［R］. ESG Research Report，2015.

［6］　封进，余央央，楼平易. 医疗需求与中国医疗费用增长——基于城乡老年医疗支出差异的视角［J］. 中国社会科学，2015（03）：85-103.

［7］　中国信息协会. 大数据构建智能医疗——英特尔携手万达信息助力上海市卫计委信息中心建设健康信息搜索及智能提示系统［J］. 中国信息界（e 医疗），2014（06）：48-49.

［8］　The Deloitte Centre for Health Solutions. Healthcare and Life Sciences Predictions 2020［R］. http：//www. deloitte. com/uk/en/pages/life-sciences-andhealthcare/article/healthcare-and-life-sciences-predictions-2020. html. 2014.

［9］　Bughin J，Chui M，Manyika J. Clouds，big data，and smart assets：ten tech-enabled business trends to watch［J］. Mckinsey Quarterly，2010（8）：1-14.

［10］　Pan W，Dong W，Cebrian M，et al. Modeling dynamical influence in human interaction：using data to make better inferences about influence within social systems［J］. IEEE Signal

Processing Magazine，2012，29（2）：77-86.

[11]　Lempert R J, Groves D G, Popper S W, et al. A general, analytic method for generating robust strategiesand narrative scenarios [J]. Management Science，2006，52（4）：514-528.

[12]　Shen J, Lin Y, Xu M. Research on quality and efficiency of the medical decision-making system based on robustness theory [C] //Proceedings of the 21st International Conference on Industrial Engineering and Engineering Management 2014. France Atlantis Press，2015：181-184.

[13]　阎崇钧，唐加福，姜博文，等. 考虑患者选择和公平性的序列预约调度方法 [J]. 系统工程学报，2014（01）：104-112.

[14]　Peter Pronovost, Albert W Wu, Todd Doeman, et al. Building safety into ICU care [J]. Journal of Critical Care，2002，17（2）：78-85.

[15]　Wang F Y. A big data perspective on AI Newton Merton, and Analytics Intelligence [J]. Intelligence Systems IEEE，2012，27（5）：2-4.

[16]　D Hume. An enquiry concerning human understanding [M]. Oxford：Clarendon Press，2000.

[17]　H A Simon. The sciences of the artificial [M]. Massachusetts：MIT press，1996.

[18]　Buchanan L, O'connell A. A brief history of decision making [J]. Harvard Business Review，2006，84（1）：32-42.

[19]　Chen H, Chiang R H, Storey V C. Business intelligence and analytics：from big data to big impact [J]. Mis Quarterly，2012，36（4）：1165-1188.

[20]　Wernz C, Deshmukh A. Unifying temporal and organizational scales in multiscale decision-making [J]. European Journal of Operational Research，2012，223（3）：739-751.

[21]　Daphne Koller, Nir Friedman. 概率图模型：原理与技术 [M]. 王飞跃，韩素青，译. 北京：清华大学出版社，2015.

[22]　Lavalle S, Lesser E, Shockley R, et al. Big data, analytics and the path from insights to value [J]. MIT Sloan Management Review，2011，52（2）：21-31.

[23]　汪应洛. 工业工程手册 [M]. 沈阳：东北大学出版社，1992.

[24]　Peter Pronovost, Albert W Wu, Todd Doeman, et al. Building safety into ICU care [J]. Journal of Critical Care，2002，17（2）：78-85.

[25]　Brooks J P, Lee E K. Analysis of the consistency of a mixed integer programming-based multi-category constrained discriminant model [J]. Annals of Operations Research，2010，174（1）：147-168.

[26]　Augusto V, Xie X, Perdomo V. Operating theatre scheduling with patient recovery in both operating rooms and recovery beds [J]. Computers & Industrial Engineering，2010，58（2）：231-238.

[27]　Geng N, Xie X, Jiang Z. Implementation strategies of a contract-based MRI examination reservation process for stroke patients [J]. European Journal of Operational Research，2013，231（2）：371-380.

[28]　Gavriel Salvendy. 工业工程手册 [M]. 江志斌，易树平，译. 北京：清华大学出版社，2000.

[29]　罗利，石应康. 医疗服务资源调度优化理论、方法及应用 [M]. 北京：科学出版社，2014.

[30]　Ferrucci D, Levas A, Bagchi S, et al. Watson beyond jeopardy [J]. Artificial Intelligence，2013，199（200）：93-105.

[31]　Tucker A L, Nembhard I M, Edmondson A C. Implementing new practices：an empirical

study of organizational learning in hospital intensive care units ［J］. Management Science，2007，53（6）：894-907.

［32］　Chan T，Narasimhan C，Xie Y. Treatment effectiveness and side effects：a model of physician learning ［J］. Management Science，2013，59（6）：1309-1325.

［33］　Porter M E. What is value in health care? ［J］. New England Journal of Medicine，2010，363（26）：2477-2481.

［34］　Angst C，Agarwal R，Gao G，et al. Information technology and voluntary quality disclosure by hospitals ［J］. Decision Support Systems，2014，57（0）：367-375.

［35］　Ulahannan T J. Decision making in health and medicine：integrating evidence and values ［J］. Journal of the Royal Society of Medicine，2002，95（2）：108-109.

［36］　Koerkamp B G，Stijnen T，Weinstein M C，et al. The combined analysis of uncertainty and patient heterogeneity in medical decision models ［J］. Medical Decision Making，2011，31（4）：650-661.

［37］　Topol E J. The creative destruction of medicine：how the digital revolution will create better health care ［M］. New York：Basic Books，2012.

［38］　Pan W，Dong W，Cebrian M，et al. Modeling dynamical influence in human interaction：using data to make better inferences about influence within social systems ［J］. IEEE Signal Processing Magazine，2012，29（2）：77-86.

［39］　WHO. World health statistics ［M］. Greneva：World Health Organization，2011.

［40］　Arrow K J. Uncertainty and the welfare economics of medical care ［J］. Bulletin of the World Health Organization，2004，82（2）：141-149.

［41］　Dong J，Zhang J-W，Zhu H-H，et al. A remote diagnosis service platform for wearable ECG monitors ［J］. IEEE Ineelligent Systems，2012，27（6）：36-43.

［42］　徐曼，沈江. 基于信息融合模型的心脏病急救信息资源共享系统 ［J］. 工业工程，2009，12（4）：61-66.

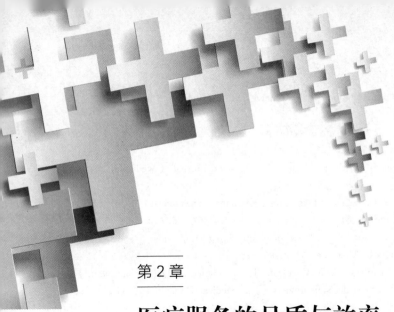

第 2 章

医疗服务的品质与效率

医疗与健康决策支持的目标与任务是提高医疗服务的品质与效率，从研究的演进过程来看，已有研究沿两个方向展开：第一类，集中于运用基础工业工程、运筹学理论与方法，从医疗流程、人为失误和医疗风险等方面探讨医疗管理与服务系统存在的问题，寻找改善点，以达到提升医疗管理与医疗服务品质与效率的目标。这一阶段的研究多基于运筹学模型，改善医院管理、优化医疗过程，被称之为"医疗工业工程"，其主要特点是开展现场改善、流程可视化、工作研究等，并讨论人因、外部环境的宏观影响与关联性，为后续研究提供了大量基础性的数据与宝贵的医疗实践经验，这些研究主要针对医疗管理与服务的操作层面和行为问题，故将具有此类特征的研究定义基于行为级医疗管理与服务效率研究。第二类，随着人工智能、模式识别、信息资源管理、移动互联、大数据等新技术、新模式和新需求的发展与应用，医疗管理、诊疗等数据的原始积累基本完成，开始逐渐将提升医疗服务品质与效率的途径转向运用人工智能方法，对由医疗大数据引发的逻辑推理等深层次问题进行探讨。这些研究力图将原来应用于军事决策、自动化辨识、数据挖掘领域的研究成果应用于医疗决策系统，研究角度也扩展到 CBR、RBR、不确定性、信息获取与传递和信息融合、数据处理效率等数据驱动的医疗决策支持领域。

2.1　基于行为级的管理改善

2.1.1　工作流管理

医疗流程的设计与执行的准确性是保证医疗系统品质与效率的重要因素，从

"行为级"即操作层面，采用包括工作分解、动作研究、时间研究等基础工业工程方法发现，研究人与标准医疗流程的最佳结合方式，从而改善医疗系统中影响其品质与效率的问题，提高医疗系统的鲁棒性。

流程管理是 20 世纪 90 年代企业界最早提出的，随着对医疗安全及医疗服务体系效率要求的不断提升，医疗机构开始尝试应用流程管理方法改善医疗品质，提升安全性及效率，随后医院流程化管理模式遂成为医疗界和管理界讨论和应用的热点。1999 年，澳大利亚的西悉尼地区公共医疗服务中心开展了完整的业务流程再造项目，对中心就诊流程和付费流程进行了再造[1]；2003 年，英国伦敦的Hillinggdon 医院通过传统的工业工程方法对血液的医疗流程进行改善[2]；YoungT 等人将精益生产理论、约束理论、六西格玛理论应用于医院的业务流程改进，提出基于工业工程理论的医院业务流程优化方法，证明了精益生产理论、约束理论、六西格玛理论也适用于医院的流程改进；David 等人[3]通过对手术中某些流程进行并行处理，提高了医疗效率；Juan C. Cendan 等人[4]提出了一种流程再造的方法，从提高服务质量和数量角度提高医疗系统的效率；澳大利亚的弗林德斯医院利用精益思想在全院范围内实施流程再造项目，改善医疗系统的品质[5]。在我国也有很多学者进行了此方面的研究与实践。马谢民等人完成了住院流程重组方面的研究[6]；钦军等人采用过程方法、持续质量改进理论、控制论等，对急诊流程进行了充分的分析，制定了急诊流程再造的基本框架和实施方案[7]；吴招兄等人则采用六西格玛质量管理方法对医疗流程中的关键节点进行优化，通过其定义、测量、分析、改进、控制 5 个步骤改善就医流程，提升了患者的满意度[8]；贾璐等人通过分析门诊业务流程客户满意度指标体系，根据指标的重要程度选取迫切需要改进的一些流程问题，并采取针对性措施予以再造优化[9]。

高岩、郭新望[10]等人采用运筹学中的不允许缺货模型与连续性的报童问题以及允许缺货三种情况库存模型对物品区分不同情况进行管理并对急需药品采用不允许缺货模型进行管理。邱晓丹、伍刚[11]将线性规划的方法在医院病人住院收治计划方面的应用进行了初步探讨，为医院的科学管理提供一种有效的方法。张力平[12]利用问卷调查方式，采用层级分析法建立了医学中心营运竞争力指标群，并给出了各指标的权重，研究结果中权重最大的是经营管理构面。郭家良[13]以两家医院为研究对象，采用层级分析法，将两家医院各部门对财务和非财务绩效目标的贡献程度进行两两比较，绘制出核心能力矩阵图，能够找到医院核心能力部门与瓶颈部门所在，以利医院制定正确的发展规划。马启康[14]研究了病床等级划分与定价策略，利用收益最大化的需求规划层级（Revenue-Based Demand Planning Hierarchy，RDPH）原理进行规划，实现利益最大化。加拿大的 Jeffs 等人[15]运用平衡计分卡建立护理组织绩效评价指标体系，主要针对护理流程和组织能力进行评价和改进。Jaimi 等人[16]基于绩效二维结构理论，从任务绩效和情境绩效的角度建立了包括 8 个方面、41 种行为的医院护理绩效评价模型。Harrison 等人[17]通过多元回归分析方法对美国教学医院进行护理组织绩效评价。研究表明，严格控制消耗、增加设备和高级技术的投资以及优化护理流程将有助于临床护理质量的提高，证实方法在医院组织绩效评价中的有效性。马建华等人[18]通过相关分析和主成分分析，建立包括护理质量、患者满意度、护理科研在内的医院护理组织绩效的综合指标体系，在评价方法中引入了数理统计方法，且指标中纳入的护理科研指标，使得指标体系更加全面。杨莘等人[19]采用德尔菲法建立包括服务质量效率、人力资源效率、组织运转效率各维度条目的医院护理组织绩效评价指标体系，该指标体系较为全面，可作为医院护理运营效率综合评价的有效工具。

　　临床路径（Clinical Pathway，CP）是当前比较流行的、基于双技术（医疗技术及医疗管理技术）方法的诊疗标准化模式。1985 年，美国新英格兰医疗中心率先开始实施临床路径[20]，并证实临床路径在医疗系统的应用成功地降低了医疗过程中的错误。临床路径由此受到了美国医学界的重视，并不断发展，逐渐成为既能贯彻医院质量管理标准，又能节约资源的治疗标准化模式。CP 通过严格规范的医疗流程，提高医疗诊疗系统品质与效率，达到预期治疗效果。在 CP 应用于医疗系统品质改善的过程中，融入了质量保证、循证医学、质量改进等先进管理思想，要求不断对医疗过程的内容、效果及可靠度进行记录、统计、分析、比较和评价，促进诊疗行为的规范化，医务人员相互协作、医患沟通，同时也通过不断的分析评价，进行持续改进。Chu 和 Cesnik 分析了一些当时医院使用的临床路径的固有限制因素，提出了建立一个计算机化的临床工具解决此类问题[21]；Karen Uzark 通过研究证明了临床路径方法在缩短病人的住院时间，降低医疗成本，提高医疗过程质量等方面产生了积极作用[22]。CP 的引入不仅缩短了患者的平均住院时间，降低了医疗成本，同时也增强了临床医疗效果，减少医疗事故和失误的发生，对医疗系统品质和效率的提升产生了积极的作用。

2.1.2　人的可靠性

　　人的可靠性是影响医疗系统品质与效率的一个关键因素。国外医疗系统人的可靠性分析多出现在对 ICU 和 ED（Emergency Departments，ED）和外科手术过程的研究中，David、Peter Pronovost 和 ArchanaLaxmisan 等人将 ICU 和 ED 视为一个复杂环境系统，在对其系统复杂性进行分析的基础上，寻找影响其医疗可靠性的系统性因素并从系统整体角度研究人为因素的影响与预防[23]。人的可靠性分析（Human Reliability Analysis，HRA）是以分析、预测、减少与预防人的失误为研究核心，以行为科学、认知科学、信息处理和系统分析、概率统计等理论为基础，对人的可靠性进行分析和评价的新兴学科。人的可靠性分析一般有三个功能：人为失误的识别、人为失误及人的可靠性的量化、预防和减少人为失误的措施。1990年 Reason 首次提出了"人误"概念，根据英国健康和安全部门的定义，人误是指环境的、组织的以及以影响健康和安全的方式影响人和个体的特征在工作中的行为因素[24]；高佳提出人为失误是指任何导致系统负面后果以及没有必要执行的行动或事件[25]，因此人为失误应包含三个部分：人的行为标准、没有达到期望标准的事件，以及没有达到标准的程度。

20 世纪 80 年代是 HRA 发展的黄金时期，在某种程度上，这或多或少地与 1979 年发生的美国三哩岛事故有关。目前应用的大部分方法都是在这个时期提出的，如 SLIM-MAUD（Success Likelihood Index Method － MultiAttribute Utility Decomposition）[26]方法、HCR（Human Cognitive Reliability）[27]方法和 HEART（Human Error Assessment and Reduction Technique）[28]方法等。进行"医疗领域人的可靠性分析"离不开对"安全模型"的应用。迄今开发的"安全模型"包括 SHEL 模型、管理模型（Manage Mode）、4M-4E 模型、事象链模型（Chain Reaction Model）、Norman 模型、Reason 模型和 Rasmussen 的 S-R-K 模型等数十种。国外医学领域认知可靠性分析中应用较多的是 SHEL 和 4M-4E 模型[29]。

对"人"引起的系统不良事件的研究，在除医疗系统外的其他安全关键领域，已受到很高的重视，而对其原因和预防的研究更取得了显著成效。为此在国外，在人误与人的可靠性研究中，很多以医疗急救系统为应用研究对象，而在我国，此方面的理论多集中在对制造系统、航天系统、核反应系统等，对医疗过程安全性及患者安全性及其影响因素的研究相对较少。

2.1.3　风险的防控

1999 年，美国医学研究所（IOM）的医院医疗差错的报告[30]引起高度关注，政府通过成立专门机构，建立了医疗风险监测预警机制[31]。各个国家通过信息化建设建立了自身的医疗风险管理机制[32]。

风险辨识。医疗风险存在着风险水平高、风险不确定性、风险复杂、存在于医疗活动各个环节、风险后果严重等特点[33]。常见的医疗风险有误诊风险、管理风险、护理风险、医疗器械风险、手术风险等。通常使用的风险辨识技术包括工作流程图法、SWOT 分析法、情景分析法、专家调查法等。

风险分析。风险分析起源于 20 世纪 60 年代中期美国的航天工业公司，在医疗领域广泛用于对医疗器械可靠性和安全性的分析。随着急诊急救医学的发展，渐渐有了专门的风险管理工具，如故障树分析（FTA）、危害分析及关键控制点（HACCP）、预先危险分析（PHA）、计划评审技术（PEPT）、风险评审技术（VERT）、灰色系统理论等[34]。

风险评价。美国学者 Kuaus 等人首次提出了急性生理和慢性健康状况评估 APACHE I 评分系统对医疗风险进行评价[35]。法国 Le Gall 等通过简化 APACHE I 的数值变量而提出了 SAPS I[36]，Le Gall 在对 12 个欧美国家的 137 个 ICU 内的 12 997 例患者进行研究之后提出了 SAPS II。Knaus 等简化了 APACHE I 评分中不常用或检测不便的参数，从而提出了 APCAHE II 评分[37]，Knaus 等人又提出了

APACHE Ⅲ评分方法[38]。EuroSCORE[39]除了可以用于对 CABG 手术风险的预测之外，对瓣膜外科、大血管外科以及 off-pump CABG 的手术风险仍具有良好的预测作用。

风险应对体系。1976 年之后，美国构建了全国急救医疗网，又建立了院前急救、现场和途中救护以及重症 ICU、CCU 监护体系[40]，1998 年 6 月，确定了医疗风险管理的范畴，建立了差错报告系统；英国建立了医疗风险监管体系[41]；澳大利亚患者安全基金会以标准 AS/NZ 4360.20 制定了简明的风险管理框架，建立不良事件报告流程和规范[42]；中国形成了院前急救、医院急诊救治、重症监护病房"三位一体"的急救模式[43]。

2.2　基于逻辑级的鲁棒性决策

鲁棒控制理论由 Zames 在 1981 年首次提出[44]，是当前解决鲁棒性问题最为成功且较完善的理论体系。圣菲研究所研究人员研究了 17 个鲁棒性在不同领域中的定义，如生态网络鲁棒性、非线性控制中鲁棒性、计算机系统鲁棒性、语言系统鲁棒性等[45]。

不同领域学者的研究表明，复杂系统的鲁棒性与脆弱性是并存的[46]。鲁棒且脆弱（Robust yet Fragile）是复杂系统的最重要和最基本的特征之一[47]。在不确定性和干扰出现的情况下，鲁棒性已经成为复杂医疗决策系统面临各种内外风险能否稳定的关键。目前研究集中在借助复杂系统可靠性与鲁棒性分析方法，研究减少不良事件的发生及提高医疗质量和患者安全性的途径。

2011 年，诺贝尔奖获得者 Sargent 和 Hansen[48]首先提出使用设定模型求解与真实值之间的信息差异，并使用度量方法（如互信息）进行了量化分析。这种方法对传统的决策者完全信赖构建的模型进行决策的假设提出了挑战。不确定条件下决策的标准理论建议决策者构建统计模型，将结果与决策联系起来，并选择结果的最优分布。这是假定决策者完全信任模型。但对于如模型不能被信任，决策者该如何选择的问题，Sargent 指出应该让决策者承认在经济模型中存在误设。决策鲁棒性理论结合了鲁棒控制理论，提出鲁棒性决策模型，并将其应用于各种动态宏观经济学的问题。Hansen 等[49]将其用于非线性系统控制问题，并为设定的模型不确定性提出鲁棒性决策定量分析方法。其包括鲁棒性优化方法，以及鲁棒性推理方法。

2.2.1　鲁棒性优化

徐曼[50]将医疗决策系统从系统状态角度定义鲁棒性。系统鲁棒性能够在一定内部或外部参数摄动下，维持其原有的某些性能的特性。系统状态包括静态性能和动态性能。静态性能是指当系统内部各种因素、系统输入和外部干扰恒定不变时系统的状态特征，具体包括系统的稳定性、稳态误差、抗干扰性；动态性能是指当系统内部各种因素、系统输入或外部干扰发生变化时，系统由一种状态向另一种状态演变的过渡过程特征，包括响应的快速性等。这些静态性能和动态性能相互联系、相互影响，共同构成医疗决策系统鲁棒性。除了稳定性等分析，鲁棒性分析还与灵敏度分析相区别，常从属性的数量变化、目标函数的系数变化、约束条件的系数变化、多目标决策的优先因子变化等角度进行分析，常能获取转折概率等结论。鲁棒性决策模型面对数据的不确定，要求其决策变量的解继续有效。灵敏度分析是在静态模型的基础上，对参数变量的动态变化分析[51]。而鲁棒性分析常在建立模型时就考虑到了不确定因素，包括模型本身的误差、参数误差和外部不确定性等，并表现出隐性、随机或不可控的特征。可见，鲁棒性分析涵盖灵敏度分析。在分类决策中，决策者所能获得的全部信息都是不确定的参数值，实际上是特定场合下的可信度，即为一种主观概率。

为解决模型的参数不确定性，Ben-tal 等人[52]构建鲁棒优化模型，给出了标准型鲁棒优化目标函数的可行解。此外，Valiant 等人[53]提出了鲁棒性逻辑的概念，应用于实例推理的证明过程。在国内，寿涌毅等[54]使用鲁棒优化模型实现项目调度等决策。在证据推理中，证据焦元的基本信任指派会改变，其推理结果不发生质的变化，这种推理规则具有鲁棒性[55]。Patel 等人[56]研究了医疗决策中的心脏病急救鲁棒性决策。余海燕[57]研究了基于证据链推理的鲁棒性分类及对心脏病诊断决策支持，对于不同水平的专家，从均衡准确度和证据链长度上评价了决策质量和效率改善效果，结果表明增强了分类决策鲁棒性。但是，已有的医疗决策鲁棒性研究主要是针对小规模的医疗数据样本，对于大规模医疗数据的鲁棒性研究尚存在空白。

1. 抗干扰能力

在知识不确定条件下，各种随机事件对系统过程会产生不同程度的干扰。干扰被认为是影响系统鲁棒性的一个重要根源。辨识系统中的干扰问题也成为复杂系统鲁棒性设计的前提。这里干扰被定义为系统组成、系统拓扑结构或系统运行环境根本假设的变化，此时鲁棒性能够测度这类系统特征的持续性。Dismukes 等人提出几种策略解决系统由于受到干扰而表现出来的脆弱性[58]。Morrow 等人分析了医疗决策中专家由于多方面外部干扰等几方面造成的人为失误事故[59]。Woloshynowych 等人指出复杂医疗决策系统干扰普遍存在，被称为"干扰驱动下的环境"，特别指出急救部门的干扰情况特别严重，医护人员由于记忆超负荷而引起信息丢失性干扰，这是对医疗品质和效率的一个显著威胁[60]。Laxmisan 等人从医疗急救过程中多任务间的信息损失角度，研究了在以单一医疗机构为对象的医疗决策系统中实现抗干扰的途径[61]。为了解决复杂系统的抗干扰问题，一些学者建立了各种图模型和目标规划，如时空网络图模型、干扰恢复博弈树模型、基于 PERT 图的模型等[62]，并使用相应的如精确算法、启发式算法和拍卖式算法等求解模型[63]。医疗信息学者提出使用信息技术解决医疗部门间信息传递低效、异构、中断问题的有效性[64]。此外，从复杂系统脆性理论角度把干扰冲击视为一种信号变量或信号函数，将干扰分为线性脉冲干预函数、纯阶跃型函数、增强扩展型冲击函数和衰退缩减型函数来描述干扰问题[65]。但由于干扰问题的复杂性，干扰的度量和干扰事件的影响与评价方法是一个难题，其建模工作仍存在很大挑战[66]。

复杂系统在应对许多应急与突发事件时，时间约束也增加了外部干扰对系统的影响复杂度，在医疗决策系统中，时间约束问题的影响尤为突出，会影响决策制定并决定着医疗质量[67]。为此，Green 等人将管理科学用于研究急救系统中的时间约束问题的求解机理[68]。对复杂系统中突发事件所面临的时间约束的系统干扰研究，聚焦于消除常规性干扰事件的策略和措施，但少有涉及以提高复杂系统容错能力与抗干扰能力为目标的时间约束下的干扰研究。

2. 容错能力

复杂决策系统中的信息表现出隐性的、随机的或不可控的特征而使得系统易于出现错误，系统容错能力可以在具体条件下一定程度地减轻或消除系统的脆弱性。Bagchi 等人应用分层错误检测技术提高复杂系统的容错能力并进行了实证分析[69]。Kurant 等人研究了复杂系统的容错能力，发现多层系统比单一系统更脆弱[70]。Vakili 等人研究了一项低成本进化型多处理机，并在复杂系统的容错能力上取得成功应用[71]。龙志强等人设计了一种基于切换策略的主动容错控制器并应用于自动控制系统[72]。邓谱等人建立了基于复制技术的复杂系统容错模型，提高了复杂系统的可靠性、安全性和实时性[73]。由于医疗决策系统的信息具有不确定性和复杂性，使得医疗决策系统的容错能力成为影响系统鲁棒性的重要因素。医疗决策系统的容错能力包括解决人为的不可预知攻击以及非人为的故障。Spear 等人指出由于医疗决策系统有大量认知活动参与，导致该系统正成为容错能力研究的重要领域[74]。提升系统容错能力的方式包括建立层次式错误检测和错误处理的通用容错框架。然而，目前尚没有解决当环境在一定范围内变化时系统依然能够保持稳定的容错能力问题。

3. 信息冗余性

复杂系统信息冗余性与决策过程中信息的有效传递与共享、系统运行中各子系统间的相互关系、信息传递过程中的干扰、冗余度问题等相关。医疗决策系统的信息网络，其信息从分散的测量中获得估计，决策任务必定会需要在各医疗专家间交换信息，通过数字噪声渠道达到某种程度的精确性[75]。复杂医疗决策系统中的不确定性知识增加了数据冗余度，使得系统推理效率不高。采用何种方式高效地消除数据冗余性引起了广泛关注，如将遗传算法用于优化案例特征来消除高维数据的属性冗余性[76]，虽然提升了案例搜索速率，但易使在案例库处于无序状态下陷入局部最优而导致推理准确度下降。将神经网络用于消除案例推理相似匹配的冗余性[77]，提升了匹配效率，但当神经元的全局最大值所表示的案例相似度比较低时，推理的准确度下降。将案例库划分成案例子库的方法[78]克服了案例库检索的冗余性而提高了检索效率，但使得系统的推理灵敏度下降。这些传统的消除数据冗余性的方法在一定程度上提升了系统效率，但忽略了系统鲁棒性问题。

针对案例库的特征冗余问题，互信息判据方法可用来选择具有鲁棒性的特征集合，该过程能够提高推理的准确度，但因最近邻方法需要逐个节点地遍历整个数据库而使得效率较低。对于案例库的数学冗余性问题，在模式分类中使用基于互信息的距离测量改进最近邻匹配方法[79]增强了该方法的灵敏度，但因数据冗余性而影响效率。如何在消除系统的数据冗余性的条件下使智能推理过程具有高效性和鲁棒性，在不降低准确度和灵敏度的条件下，推理出具有高效性和鲁棒性的决策，成为新的研究课题。

2.2.2　鲁棒性推理

1. 基于案例的推理（CBR）与基于规则的推理（RBR）模型

基于案例的推理（CBR）源于认知科学中记忆在人类推理活动中所扮演的角色，美国耶鲁大学的 Roger Schank 研究了案例在人类解决问题和认知学习过程中的重要作用，并于 1982 年提出了 CBR 认知模型[80]，并在法律、医疗、故障诊断等领域证明了 CBR 的有效性和实用性。CBR 的推理过程包含问题表示、案例检索、解传递、特征映射和调整非对应的解五步骤[81]。

基于规则推理机制（RBR）把专家经验及知识转换成产生式规则（IF-THEN形式），专家系统 MYCINS 是使用 RBR 最早的决策系统推理模型。RBR 推理过程包括问题识别、生成建议方案、建议评估和筛选及方案修改四步骤[82]。郑大兵等人将 RBR 与人工神经网络技术进行了对比，并从数据和功能两个角度分析了集成策略[83]。马振林使用树状数据结构规则知识组织起来建立专家系统的知识库，并将 RBR 推理应用于控制系统的故障诊断[84]。Patel 等人指出 RBR 在未来的医疗决策系统中将会继续发挥重要作用[85]。

由于比任何一个单纯的 CBR 或 RBR 方法具有更好的性能，CBR/RBR 融合推理方法成为复杂智能决策推理的新方向。从推论的可解释性角度分析，CBR 和RBR 是具有较强解释能力的智能推理模式[86,87,88]，其研究难点在于采用何种推理策略，克服由系统知识的不完全确定和推理的不完全可靠所带来的推理不准确性，并在该前提下实现有效的知识融合[89]。Golding 等人[90]率先使用案例相似度阈值（RBR/CBR−Hybrid 方法）解决规则奇异问题，对 CBR 和 RBR 分别进行推理，采用决策竞争（Compelling）策略实现两者结果比较，是一种非融合推理策略。其后许多研究试图探讨 CBR 与 RBR 融合方式，典型类型包括 CBR/RBR 结合模式[91]、CBR/RBR 混合模式[92]以及 CBR/RBR 集成模式[93]等。首先，RBR 修改 CBR 的融合策略采取了先比较规则后匹配案例的规则优先方式[94]，存在着由于案例知识没有被率先应用而造成的系统推理效率与准确性降低问题。在协同处理方式下，通过一个独立的应用控制规则的黑板框架模块，对 CBR/RBR 进行融合的方法[95]，它仅提供一个启发式框架，而未给出清晰的融合判别规则及其推理细节。其次，使用调和模块的 CBR/RBR 融合推理方法因需要特殊领域的专家知识[96]，因此在实际应用中受到人为因素影响较大。在基于规则的案例检索系统中，规则聚类法有效缩小检索空间，提高检索效率，但其结果可能非全局最优解。再次，Luengo 等人[97]分析了 CBR 规则推理系统的行为与知识不确定的关系，结合所给出的关系构建融合策略，但并未从系统不确定性、准确性分析角度解决融合系统的脆弱性问题。这些方法虽然能够降低决策系统的脆弱性，但尚无法直接应用于具有异构多元不确定信息的 CBR 与 RBR 融合问题。

2. 信息融合推理鲁棒性

Hillis 等人[98]通过基于阈值方法探讨了复杂系统中多源信息在数据层融合的实体状态。Gulsoy 等人[99]使用基于联合直框图的互信息的方法解决数据配准问题的信息融合。Zoppis 等人[100]提供一种基于求解特征集合优化问题的互信息方法实现了多源数据的融合，并在临床数据融合方面进行了应用分析。在复杂决策系统中，Pandey 等人[101]采用智能算法研究了信息融合的实体之间的实体特征和推理行为。

曼彻斯特大学杨剑波等人[102]提出基于信念规则库（Belief Rule Base，BRB）的推理及其衍生方法，实质是融合证据推理理论和可信度结构，对输入的推理知识有关的不确定性进行建模。如 Zhou 等人[103]采用 BRB 方法，结合历史数据提出预测模型，分析了状态转移过程中的不确定性因素，对激活权重、规则权重和观测值的期望和方差等参数进行参数预测。另一类是 MIT 的 Rudin 等人[104]使用贝叶斯列表随机提取可信度的规则，使用推理模型结论与真实结论之间来定义推理损失函数，进行排序优化决策，并将其用于心脏病诊断[105]、序贯决策[106]等方面。其他的研究，比如 Alcala-Fdez 等人[107]使用模糊关联规则和隐性调节方法，对高维度数据进行分类推理。Vapnik 等人提出了支持向量机（SVM）的决策模型及推理方法[108,109]，它是在统计学习理论的基础上，对线性分类器提出的一种设计最佳准则。其原理是从线性扩展到线性不可分，甚至将其扩展到非线性函数中。尽管这类方法具有较高的推理准确性，但缺乏可解释性。其结果及推理过程难以被一般的决策者或者对其他领域的决策者所快速理解，特别是一般的医疗诊断决策专家（掌握相关医疗领域知识）。这类方法难以说服领域决策者理解其推理过程，并难以提供相关的推理证据，以保证推论依据的可追溯性，甚至反馈给领域决策者进行分析和学习。先前的这些研究主要集中在多源异构数据融合中信息的不确定性、不精确性及其证据推理，如基于置信度规则的推理、登普斯特–谢弗（D-S）证据融合等，而对多源数据表中异构性实体的推理、多粒度数据的推理等理论与实践相关研究较少。对于网络式的三级医疗框架上收集的医疗数据，其数据在多源异构传感器网络上感知数据的过程、在三级医疗框架中同级和不同级的数据传输过程、多粒度非结构化数据处理和融合的过程，以及为医疗决策专家提供诊断决策推荐的过程，都需要在一个信息融合的框架下进行知识推理。分析不同关联性知识对决策的影响[110]。Lee D. 等人[111]研究了基于证据的激励系统，将其用于疾病治疗的医疗保险分析上，根据病历、医疗专家的治疗方案等详细地记载着患者治疗方案的执行日志与临床路径的实施过程，使用这些证据推理出患者的可能结果，可以找出最有成本效益的治疗方案与临床路径诊疗模式，为医生提供临床决策支持服务，同时也可用于评价医生实施的治疗方案或临床路径是否规范。

2.3　基于大数据分析与处理的医疗与健康决策支持

在大数据环境下，传统的知识推理理论和方法已不能满足具有大规模、多态性、价值分布不均、实时数据处理等特征的数据分析需求。在大数据驱动的决策实践中，结合医疗数据的特征，解决大数据融合中知识推理机制及多模态数据的可解释性分类问题，以及多专家共享的分块数据并行推理方法，成为数据驱动的医疗与健康决策支持领域的研究重点之一。

2.3.1　异构实体数据的融合

医疗决策系统多源异构数据融合及实时分析对决策质量、效率和能效的影响是当前研究的热点。数据异构性是影响决策的可解释性推理性能的关键。在医疗决策中，美国麻省理工学院（MIT）等基于 Web 的复杂生理信号和生物医学信号研究资源平台，提供多参数重症监护室的临床决策数据库[112]，决策数据中异构性数据表分享了大量专家的经验知识。这些数据源自不同的关系数据库、不同水平的专家经验知识、多传感器感知数据集等，数据实体因不同的特征属性和关系而具有异构性（又称异质性）。目前数据异构性问题的研究已经成为多属性群决策分析领域中的热点[113]，随着多传感器感知信息积累、大数据的分块存储和处理，以及新出现的案例和决策规则知识日益增长，决策过程所面临的异构性数据处理日趋复杂。大多数传统的异构数据推理方法假设输入的数据集从单个数据表中获得，没有考虑数据的实体异构性问题，而实际决策时往往需要从多个关系数据库中获取推理的相关知识，并且一个实体在数据库中可能会因首次出现或完全匹配的结果不存在[114]，而且依据单个数据源推理的类别结果未考虑到从不同数据集中推理收集的多种证据的群体智慧[115]。实际需要根据多个相似实体之间的共享信息积累证据进行决策。

同以单个数据集作为决策信息源的推理问题相比，对多数据表中异构实体数据进行的推理问题更加复杂：首先，每个信息源提供的决策数据表可靠性、证据参考价值不同，这些数据集中的异构性实体对查询案例的关联作用也不同，需要在推理结果中体现各个关联信息源的可信度。其次，多决策数据表特别是大数据分块推理[116]中，需要构建一个异构数据源的融合推理方法，按照一定的融合规则综合决策推论的输出，解决各信息表对推理结果存在的不一致性，使得其性能优于依据大多数单数据表的推理结果。

在对异构性实体间相似性评估方面，已有研究将真实的实体在不同数据库中使用了不同标识符的情形，并提出了基于概率决策损失优化的实体匹配方法，对多个数据库间的实体进行辨识[117]。针对多个专家数据表，以相似度评价中的综合距离矩阵进行分类推理[118]。将相似性加权的频率和先验概率结合得到后验概率，对部分相似实体的推理预测[119]。证据融合的参数确定方面，采用基于专家知识的距离测度学习推理实体间的特征相似性，提出综合距离集成方法，从每个数据矩阵中获得可区分的近邻信息及单个优化的距离矩阵，构建基于加权参数融合各距离矩阵的优化问题，求解全域一致性的权重矩阵，其特点是共享多个数据矩阵的推理结论而不共享隐性的证据数据。类似的数据源权重处理比较经典的方法是基于民主投票的方式，通过大多数决策规则推理预测出决策类别标识，其使用的条件是各个信息源（如决策者提供的案例）权重是一致的。

1. 多属性群决策中的多源异构信息处理

多属性群决策是指决策者对多属性的查询方案依据决策经验（如案例）和相关领域知识（如规则）等多源信息下的评价值，给出有限个查询问题（如诊断）的推理结果。这类决策问题广泛应用于工程实践和管理中，例如，一组医师提供群决策信息对疾病会诊[120]，可通过融合推理处理积累的证据和实时感知的查询案例，使得医师专注于处理诊断最重要的环节。IBM 开发的 Watson[121] 智能机，将通过关联患者记录与临床证据，使用多源信息进行群决策。目前关于多属性群决策问题的研究已经成为决策分析领域中的热点。现有的针对群决策的推理研究中，Golding[122] 提出了基于属性权重的反馈模型，研究了针对决策者提供的多源证据信息推理问题。Ahn 提出的基于案例信息的群决策方法，给出多个决策者提供决策证据的不同权重，进而定义了案例信息的可信度，使用效用函数的决策规则构建推理模型，综合各决策信息源的可信度以确定一致性的分类结果。这些研究虽从不同角度为多属性群决策提供了新思路，但均使用精确标识的样本，数据库中的证据序列标识是完全确定的，在证据是完全确知的情况下实现证据更新。

2. 时态数据的证据推理

时态数据的证据推理是多属性决策中的热点，广泛存在于工程实践和管理中。例如，企业使用基于多属性时态数据的证据推理的决策支持系统，对输油管道进行漏油诊断；零售商使用决策支持技术，通过时态关系模式预测客户购买的物品，向客户提供尽可能被认可的推荐决策；在组织层级决策中[123]，决策者常根据决策期间内不同时间尺度，对多层级决策状态的相关数据进行推理，制定运营决策（如确定每日生产数量）和更高层级决策（每周/月生产规划）[124]等。在制造系统中使用多属性决策对工业机器人进行故障诊断，通过力和扭矩传感器等多传感器对感知和积累的数据进行融合推理，预测机器人及其组件的故障状态类型。从案例推理角度分析，将这类决策系统中的多属性时态数据作为证据片段，决策者使用不同时间尺度对案例状态进行推理分类。因时态数据具有高维度、多尺度等特性，对决策质量有重要影响，并且不同特征参数值之间的随机组合对推理类别的作用也不同，因此如何利用这些参数值进行融合推理是提升决策质量（如推理准确度）的关键。

时态数据融合推理使用的参数常有两类：传感器获取的属性量和使用统计学等方法提取的特征量。尽管每个粒度上的数据源提取的特征变量随时间的变化是由整个系统的动态规律支配的，如趋势特征（如倾斜度和曲率的中度、高度等）或李雅普诺夫指数[125]，但在不同数据粒度下提取的特征量对系统的动态复杂性表征也不同，对于实际的故障诊断也具有不同意义。与单粒度的时态数据融合推理相比，对多粒度数据的融合推理更加复杂：首先，多粒度数据的信息源在不同的粗粒化程度上提取的特征量不同，需要在推理结果中体现各个特征量的复杂性。其次，这些特征量对推理类别的推导作用各异，不同的特征组合所形成的证据片段对融合推理的相关性不同，需要降低随机特征组合所带来的爆炸式增长的影响。因此，对粗粒化时态数据的融合推理研究具有挑战性和实际价值。

为提升故障诊断中时态数据融合推理性能，需要重点解决：①依据时态数据的案例推理，提供一个不同粗粒化程度下的多属性数据融合推理方法，以融合源自互补并有可能重复的多传感器获取片段证据信息。②针对不同粗粒化程度下的时态数据提取的特征量，对特征量之间的随机组合与推论类别的信息关联性进行量化分析，构建优化模型解决特征组合爆炸式增长问题，以提供更加准确的诊断推理方案。基于时态数据融合推理的相关研究主要有两类：一类是全局融合推理的方法；另一类是局域融合推理方法。前者利用全部数据进行推理[126]，将数据分成训练状态和测试状态两部分，利用最小二乘法推理测试状态，如果均方差很小且推论值与实际值很接近，便可进一步推理更多的数据，并断定时态数据服从确定性规律；后者是每次推理不再采用所有历史数据，而只利用在重构相空间中的近邻点。虽然理论上采用全局推理方法可以推理时间长度较大的数据，然而因误差累积使得推理结果偏离度更大。

局域融合推理方法又可从时态数据的粒度处理分析。传统的方法大多属于单粒度的时态数据融合推理。如使用时态相似度对单维度时态数据进行近邻推理[115]；使用基于相似度搜索的案例推理方法，针对不同阶段的多维度时态数据，从距离、散度等角度进行基线案例匹配，实现对序列模式的标识分类[127]；使用分段线性表示法，构建基于规则的时态数据推理方法[128]。或者构建基于案例/规则的融合推理方法，对从时态数据中提炼的离散信息（如单维度数据的趋势状态），通过相似度匹配进行推理分类[129]。潘定等人比较了多种与时态数据相关的相似性度量、序列抽象表示和搜索方法及技术[130]。Benveniste 最早提出多尺度的数据融合方法。

针对时态数据的多粒度处理，Uma 等人[131]提出基于案例推理的数据融合方法及其衍生方法，采用不同时间尺度下的样本熵提取特征量，将时态数据重建为融合推理的案例集，依据推理出的不同阶段时态数据之间的相异度进行分类。但这类方法没有考虑依据时间尺度提取的特征量之间的耦合性，尚未充分利用特征组合对推理功能的提升。随着时态数据长度的增加，所提取的不同时间尺度的特征组合规模会迅猛增长，并且这些特征量对标识类别的作用程度差异很大而影响推理分类性能。

3. 决策推理损失

决策推理损失是当前复杂系统决策分析与控制的重要问题，高漏判率会增加系统决策失误的风险，严重影响决策准确性。由于推理错误存在着两类基本错误推理的代价，即类别依赖的代价（Class-Dependent Cost）和样本依赖的代价（Example-Dependent Cost）[132]，因此决策代价敏感性建模的目标是将由于错误分类所造成的总体损失最小化，而非单纯使推理错误最小化。为此很多学者提出了代价敏感性学习算法，用以解决不同类型的代价，如错误分类代价[133]、测试代价[134]及两者的综合代价[135]。在医疗决策系统中不可避免地产生"拒真纳伪"两类错误，即误诊和漏诊。哈佛大学医学院的研究指出除了推理速度和精度外，代价影响是有效医疗诊断的另一关键因素[136]。这主要是因为临床决策知识中正负样本分布不平衡，导致对稀有类别样本识别率下降，造成误诊率和漏诊率较高，而灵敏度、特异度较低[137]。为解决这一问题，IBM 研究中心尝试引入代价敏感性方法提高癌症诊断的准确性[138]，而 ROC（Receiver Operating Characteristic）曲线则从误诊率和灵敏度两方面评价推理机制的综合性能[139]。诊断分类的决策损失细分中，两类错误的决策损失不一致时，使用最小概率误差准则就意味着贝叶斯网络忽略了决策错误推理的损失，尚不能精确控制和优化推理误判、漏判的决策损失及推理效果。贝叶斯网络应用最为广泛，它根据先验信息，可描述事件多态性和逻辑关系的非确定性，适用于条件性依赖的多因素控制决策。树增强朴素贝叶斯分类器（Tree Augmented Naive Bayesian Classifier，TAN）是其改进模型，在属性变量之间条件相互独立的假设下，允许任意属性节点最多可以依赖一个其他属性节点，以提高其综合性能为目标，更好地体现出使学习效率、分类精度和时间均衡折中的原则。但由于 TAN 基于判别决策数据集的两类样本点决策损失且误判和漏判的决策损失均相同的假设条件，而忽略了这两种错误推理结果所带来的决策损失，而误判（诊）和漏判（诊）的影响是系统决策鲁棒性的关键因素之一。

2.3.2　多模态数据管理模式

多模态数据底层特征具有异构性，并且不同模态数据间的关联信息难以被充分挖掘与利用。已有研究多集中在从多模态数据识别与分析角度，通过加强同类数据间的相关性，提高多模态数据信息检索和相关性分析效率。

1. 多模态数据辨识

对不同模态的语义特征进行融合及处理，多采用先验知识对信息进行识别、判断，进而实现跨模态检索。按照融合层次，现有多模态检索融合技术分为三类：多模态数据特征融合、多模态数据交叉索引及多模态数据结果融合[140]。多模态数据特征将研究文本、音频、视频特征融合在一个检索模型中，并在模型中描绘不同类型的多模态数据融合语义，通常采用的融合方式是隐马尔可夫链[141]。多模态特征融合分析，包括图像和视频内容特征融合分析[142,143]。多模态数据交叉索引则是先对文本、音频、视频等单模态信息进行处理，得到各模态结果，其生成的结果再对自身或者其他媒体数据流进行检索。而多模态数据结果融合则考虑：如果检索时没有一种单一媒体能够独立及准确反映多模态内容，则在处理时单独应用每种媒体特征进行检索并得到结果，再将结果综合起来考虑，这样多模态数据融合问题就被转化为了多结果融合问题。由于多模态数据所提供的结果或证据通常不完全或不一致，因此多源数据融合成为集成这些片段证据的有效途径[144]。数据融合为决策系统的多源、多目标、多平台数据检索提供了一套完整的模式。在医疗决策中，数据显示 ICU 中对患者生理状态误标（错误报警）的概率高达 86%，其中有 6%～40% 虽然正确但临床上并不显著（不需要立即采取医疗干预），并且实际上只有 2%～9% 的报警对患者监控是有实际意义的[145]。针对此类多模态数据监测问题，以 MIT、飞利浦医疗中心为代表的著名大学和机构，对 ICU 中的多参数多模态数据，如心电图（Electrocardiogram，ECG）信号、动脉血压（Arterial Blood Pressure，ABP）信号和光电容积图（Photo Plethysmography，PPG）等信号处理，并研发了基于数据感知的心电传感器和数据处理算法，实现了多模态心脏跳动监测[146]。虽然现有研究方法涉及了不同模态数据的分析与利用，但并未深入分析不同模态数据间的相关性推导与学习问题，不能用于实现跨模态相关性度量，因而不能够较好地支持跨模态信息检索，对多模态信息的挖掘与利用还不够全面，难以实现大数据的跨模态检索[147]。

2. 多模态数据处理

多模态数据之间同时具有相关性与互补性，而倚重某种特定类型的媒体通常只能获得部分数据特性，造成分析过程的局限性和不确定性。Guo 等人[148]挖掘了多模态数据间的相关性，缩小了检索过程中多模态底层特征和高层语义之间的语义差异，以提高检索效率。这些研究主要针对不同特征的多模态数据融合及相关性挖掘技术，常用的方法是将多种模态的特征向量拼接成一个新的特征向量，并采用用户交互及反馈、线性模型、概率模型等分析与建模方法[149,150]。

在 Web 图像检索方面，对于图像-文本的关系分析往往采用融合 Web 图像的不同属性特征方法解决图像与文本的相关性问题，如 Wu[151]认为如果同一类型中的两个对象都与另一类型中的一个对象相关，或与另一类型中两个不同但相似的对象分别相关，则这两个对象也相关。Giordano 等人[152]提出采用相似度传播算法，通过多次迭代计算并传播网页中图像的视觉特征和图像周围的文本信息间内部的相关性，以发现图片间的相似性，提高 Web 中图片检索的效率。在医疗决策方面，Hwang 等人[153]提出挖掘多模态数据间的共现相关性的方法，对网页中图像与文本的共现关系进行了研究。这些研究虽然和跨模态检索相似，但是其研究目的主要是利用一种模态提高另一种模态的数据检索效率，而不能用于实现跨模态相关性度量。

2.3.3　大数据分治方法

当前大数据处理研究主要包括范式、算法、平台以及非结构化数据处理应用四大类。从大数据分治、非结构化数据处理两个角度，重点对其研究内容与算法的演进过程进行评述。

1. 数据分治策略

处理数据的分治策略（Divide-And-Conquer，DAC）由 Bentley[154]率先提出，当数据量增大时，将其切割为规模较小的若干子集，且子集间相互独立，采用统计、可视分析等方法对各子集进行处理，使其结果规模远小于源数据的结果，再将各子集的结果融合，以得到最终结果。多数据表的知识表示和推理常用分治处理方法，其核心步骤为将输入矩阵划分为子矩阵、平行使用基于矩阵分解算法进行分解，融合子矩阵的推理结论，而其中融合推理中基于相似度检索数据的阶段，视为对大数据样本选取过程[155,156]。由于分治策略是一种启发式策略，若使用统计学方法推理，则需从数据集中获取置信区间。可通过重新采样，以获取数据评估值的波动范围来获取置信区间[157]。由于不完全抽样会导致在错误范围上产生波动而需要纠偏，以提供校准后的统计推理，因此在大数据处理上并不可行。分治策略是大规模数据处理的基本思想，目前较少采用数据集的分布知识和关联性，对此还需进一步深入探究，为鲁棒性决策提供支持[158]。

2. 非结构化数据处理机制

非结构化数据集的处理是大数据决策理论的重要组成部分。Rajput 等人[159]分析了贝叶斯网络从非结构化数据源的信息提取技术。Deng 等人[160]提出了一个计算相似性的推理模型，并探讨其可行性决策支持。Chawathe 等人[161]率先提出解决结构化数据和非结构化数据的快速融合问题。Tomasic 等人[162]描述分布式信息搜索组件构建；数据模型和数据源的连接，接口的基础数据源查询重写过程及语义查询处理。Zhu 等人[163]确定了四种类型语义相关的非均质性语义变化和在目前解决方案的基础上的扩展框架。网络资源通常使用一致的模板或布局编码数据记录，隐含的规律模板可用于自动推断出的结构和提取数据。Álvarez 等人[164]提出了一套新颖的技术来解决这个问题。黄瑞等人[165]提出了一种基于统计语义相关度计算方法，实现了结合关键词和异构语义信息的 Web 搜索。王博[166]提出了基于模式元素匹配的自治异构数据源多重聚集模型以及聚类组织的构建过程。Baars[167]将现有的数据挖掘方法映射到一个三层的商务智能框架，实现异构数据挖掘。在医疗非结构化数据处理方面，Hripcsak 等人[168]使用本体论、国际疾病分类手术码（International Classification of Diseases 10，ICD-10）、卫生信息交换标准（Health Level 7，HL7）、扩展性标识语言（Exteile Marku Laguage，XML）等电子病历相关技术，提取非结构化数据的特征量[169]。针对中文电子病历分词和词性标识，Miotto 等人[170]使用资格规则语法和本体（Eligibility Rule Grammar and Ontology，ERGO）方法，将非结构化文本临床试验的资质准则转化为可计算的结构化内容，为医疗数据深入分析与知识挖掘提供检索基础。

2.4　诊疗智能辅助系统

临床决策支持系统（Clinical Decision Support System，CDSS）是协助医护人员进行医疗决策的交互式专家系统，是人工智能理论在医疗领域的主要实践，目前主流的工作定义是 Robert Hayward 提出的："连接临床观察与临床知识，影响临床决策，改善临床结果。"CDSS 被设计成可以让医生在床旁操作，医生输入患者的资料后 CDSS 将生成针对个体情况的定制建议，再由医生选取有用的信息和删除错误的建议，并在整个治疗和处理过程中测试初步的临床决策，防止医疗过错的发生，同时也能够在错误发生之后及时制止。未来普通疾病的诊治将完全托付给 CDSS 执行。按系统结构划分，CDSS 可以分为：基于知识库的（Knowledge-Based）结构和非基于知识库的（Non Knowledge-Based）结构；按使用时点划分，CDSS 可以分为：诊断前（Pre-Diagnoses），即帮助医生准备诊断，诊断中（During Diagnoses），即帮助医生分析候选的诊断，诊断后（Post Diagnoses），即在患者的病史与临床研究资料中进行数据挖掘，从而预测预后。

大部分 CDSS 属于基于知识库的结构，由三大模块组成：知识库、推理机和通信模块。知识库存储着编译好的医学知识，比如，关于药物相互作用的指示可以写成规则"IF 服用了药物 X，AND 服用了药物 Y，THEN 显示警告信息"。推理机则根据知识库里的规则，以及患者的资料进行自动分析。分析的结果通过通信模块反馈给用户。另外，用户也可以通过通信模块更新或自定义新的规则，以适应医学的发展。而非基于知识库的 CDSS，主要是通过机器学习从已有的经验中自动攫取规则。Garg 等人[171]发表的一篇系统回顾显示，在 100 项涉及 CDSS 的研究中，有 64％的研究认为 CDSS 改善了医护人员的表现，有 13％的研究认为 CDSS 改善了患者的预后。同年，另一位作者 Kawamoto 发表的系统回顾显示[172]，在 70 项涉及 CDSS 的研究中，有 68％的临床实验显示 CDSS 可以改进临床工作。成功的 CDSS 具有如下特征：自动推送结果，而无须用户激活系统；整合入临床工作流程，而不是独立于临床工作流程；基于电子系统，而非基于纸质系统；在床旁使用，而不是接触病人之前或之后使用；提供推荐意见，而不是评估意见。

在互联网环境下，针对系统中的非完全信息，Pawlak 等人提出的粗糙集方法，获取决策系统中不确定性的知识[173]。在医疗决策领域，提出了参数自由约束的概率加权方式进行决策[174]，随着医疗人工智能时代的到来[175]，MIT 和哈佛大学等学者在临床决策支持[176]等方面呈现出了更多研究。人工智能方法也越来越多地被使用，形成诊断推理[177]、临床推理等智能决策方法。Clifford 等人[178]提出使用重症监护室的数据流提取鲁棒性特征供临床决策支持。虚拟病人[179]已被用来培训或在多人虚拟医疗环境中进行状态决策。在国内，杨善林等人[180]研究了云环境下的智能决策方法。针对医疗决策，俞梦孙等人[181]基于信号质量评估和卡尔曼滤波的心率估计算法对心率状态进行估计。人工智能与医疗决策的临床指南、证据信息等相结合，直接用于提升医疗品质和决策效率，其主要功能包括辅助医护人员进行医疗决策，是一类交互式的专家系统。它是医学人工智能（AIM）理论的主要实践，实现与临床观察和临床知识的无缝连接，并能够提升临床决策效率与品质，改善临床结果。AIM 自 20 世纪 70 年代初提出以来，不断涌现多种方法，广泛地解决医疗决策领域的问题，其主题及内容涉及 20 余项[182]，如表 2-1 所示。

表 2-1 医学人工智能（AIM）主要研究主题与内容

研究主题	实例	研究主题	实例
基于计算机的知识产生	MYCIN	数据和知识表示	ICD-10
临床数据挖掘	MIMCII 数据处理	基于知识的健康护理	Dxplain
概论和贝叶斯分析	序贯事件预测	特征选择/约减	基因数据分析
可视化	电子病历可视化	分类和筛选	心脏病诊断
信息检索	Watson	智能体的系统	智能健康监测
时态数据挖掘	传感器感知的生理信号数据处理	机器学习	智能健康评估
数据库中知识发现	预警的知识管理	文本处理	电子病历处理
决策支持系统	可信度规则库	图像处理	PECT 处理
模式识别	心电图模式辨识	临床指南	心脏病急救标准化流程
工作流	过程感知/序贯决策		

CDSS 历经单机系统（如 MYCIN[183]、Dxplain）、集成系统（如 HELP[184]等）、标准化系统（如 Arden Syntax[185]等）到面向服务系统（SEBASTIAN[186]，Watson[187]）四个阶段。CDSS 具有许多特征，最受关注的是：与临床工作流程相融合，而非独立工作；为诊断决策提供推荐意见，而不是评估意见或取代专家决策。因不同的患者生理数据具有实体异构性，而临床决策指南显得不够细化，将决策科学和临床指南相结合，基于智能决策和定制化筛检的患者预后结果能够优于基于临床指南的结果，所以这类决策机制和算法能够发挥重要作用。

智能医疗及临床决策相关理论及应用研究发展极为迅速，近年来的趋势是更强调其面向实际问题的应用性与实用性，研究重点也从宏观层面的理论模式研究逐渐转向微观层面的应用型问题，如临床决策推理准确性等。从医疗决策研究的演进过程来看，大致沿三个方向展开：一是集中在推理模式与机制等理论研究上，如从传统多准则推理模型角度探讨符合医疗决策系统要求的推理机制等，这些研究亦取得了相当的成果。但在模型与算法上尚存在缺陷，在一定程度上阻碍了其推广和应用。二是研究手段从传统 IE 技术转向智能 IE 技术。在工业工程领域，对于"品质与效率"的研究开始超越传统的基础工业工程方法，随着工业智能与智能制造的发展，开始研究如何将智能技术应用于医疗服务行业，通过引入智能化的方式、设备，从本源上提升临床决策系统的品质与效率。三是人工智能（Artificial Intelligence，AI）方法研究，其核心是解决临床决策所面对的多源异构性数据的融合推理和临床决策过程中的非结构化与不确定性决策的准确性问题，使临床决策的智能系统能够真正起到辅助诊断、减少人为失误的作用。但在如何更加符合临床实践、如何确定提高推理准确性的判别机制和准则体系以及实证研究上还存在欠缺。

随着互联网技术与应用的发展，在大数据环境下，医疗决策将面临由数据引发的科学问题，如多模态数据的知识表示与聚合，基于多元异构数据的并行推理能量效率的稳定性，以及有效消除医疗大数据中的冗余与干扰数据，以提高医疗决策精度与效率。

（1）在多模态数据管理方面，传统的数据管理方法倾向于数据精确的抽样推理决策并获取因果关系，面对传感器感知、分布存储的数据更加依赖于异构性实体的特征量相似性匹配。目前以结果精确度为目标的信息查询方法将不再适用于数据关联和分类模式，更加关注生成尽可能全的候选答案而不是某个结果的精确答案，即用于处理知识稠密型数据，也可以用于处理稀疏型数据。在获取单一答案信息资源的同时，还可以获取具有关联性的证据信息资源。

（2）在多模态数据关联与推理方面，数据融合中的证据推理与其自身观测值计算相比，数据不能再被仅仅看成单一粒度的结构，而应该被抽象成多粒度多维空间结构。现有研究很少利用数据融合中的知识推理来实现序贯决策，缺乏针对过程感知数据的序贯推理机制，更缺乏并行推理和序贯决策同时发生的鲁棒性决策方法。当前的研究重点：一是从计算的角度表达和处理认知、行为、概念、推演等层面上的智能特征；二是从并行推理、多粒度数据融合的角度进行知识表达和深度推理。

（3）基于数据分治的决策分析方面，复杂决策问题不能采用有限次静态数据进行决策，而应采用动态数据和过程感知数据进行决策。从时空异构、多粒度多尺度、主观感知模糊性等角度对动态决策问题进行系统分解，提炼证据推理的序贯决策问题并构建动态规划模型、判别矩阵、优化模型和更新算法，获取决策行为的转移状态和停止策略，寻找基于知识推理的动态决策规律。

已有研究在提炼规律、理论深度及应用与借鉴其他领域先验知识等方面，还需要进行深入的探讨。其具体存在的研究问题与不足体现在以下三点：

（1）从内部机理研究角度来看，对非结构化知识的处理、更深层次的探究在特征作用下的知识间的关联性与规律性，以及由此产生的异构性实体数据融合机制的研究较少。特别是临床诊断系统中存在大量的病例信息、诊断规则、专家知识、患者的病理数据等，其呈现出多源异构性特征，而临床数据与信息在感知、传递、融合、容错、纠偏等方面的研究对提高临床决策系统推理准确性显得尤为必要。研究基于多模态管理及数据分治的医疗鲁棒决策可用于解决多模态数据统一表示和聚合，丰富了从时空异构视角设计数据分治和信息共享机制的数据驱动决策理论；为多模态数据管理和并行推理提供了数学基础并解决能量效率不稳定问题。

（2）从应用问题角度来看，对影响智能医疗临床决策系统推理准确性及其差异性的分析、误诊率、漏诊率、推理损失及准确性的途径及解决策略等问题没有更深层次的探究。为讨论医疗大数据各元数据间存在高维度的关联模型和可伸缩性知识推理算法提供可能；构建符合患者生理-病理模型的分类决策优化算法并深化数据驱动决策模型，为解释医疗诊断决策行为的决策状态演化及提升医疗决策质量提供数学理论支持。

（3）从 AIM 系统角度来看，在智能医疗时代，基于可穿戴设备、移动互联等新型信息感知方式的数据提取与处理，及其在临床决策中的有效利用问题将是未来研究的重点，同时满足临床问题建模技术、用于"智能病人"嵌入式系统研发等方面尚有许多工作要做。

参考文献

［1］　Vijay K，Khandelwal，Terry Lynch. Reengineering of the patient flow process at the western sydney area health service ［C］. Maui，Hauaii，Proceedings of the 32nd Hawaii International Conference on System Sciences，1999. IEEE Computer Society，1999：4017.

［2］　Locock L. Healthcare redesign：meaning，origins and application ［J］. British Medical Journal，2003，12 (1)：53-58.

［3］　David M，Friedman，et al. Increasing operating room efficiency ehrough parallel processing ［J］. Annals of Surgery，2006，243 (1)：10-14.

［4］　Juan C Cendán，Mike Good. Interdisciplinary work flow assessment and redesign decreases operating room turnover time and allows for additional caseload ［J］. Arch Surg，2006，141 (1)：65-69.

［5］　Berger D H. Interdisciplinary work flow assessment and redesign decreases operating room turnover time and allows for additional caseload- invited critique ［J］. Journal of the American Medical Association，2006，141 (1)：70.

［6］　马谢民，英立平，钟军，等. 常见手术病种住院流程重组与缩短平均住院日的研究 ［J］. 中华医院管理杂志，1999，15 (10)：603-604.

［7］　钦军，陆龙，董军，等. 医院急诊流程重组应用研究 ［J］. 中国卫生质量管理，2004，11 (5)：15-18.

［8］　吴招兄，戴慧珊，毛雅芬. 六西格玛法在优化门诊患者就诊流程中的应用及效果 ［J］. 护理管理杂志，2007，7（4）：39-40.

［9］　贾璐，段钢，陈晓斌. 基于客户满意度的医院门诊业务流程优化研究 ［J］. 价值工程，2008，27（4）：105-108.

［10］　高岩，郭新望. 应用数理统计学结合运筹学模型进行医院管理初探 ［J］. 市场研究，2004（6）：14-15.

［11］　邱晓丹，伍刚. 线性规划在医院住院服务管理中的应用初探 ［J］. 中国卫生事业管理，1992，8（7）：417-419.

［12］　Chang Li-ping. Building a comprehensive competitiveness indicators set for medical center category hospital ［D］. Taiwan：National Taiwan University，2004.

［13］　Kuo Chia-ling. The application of AHP on hospital man-agreement ［D］. Taiwan：Soochow University，2007.

［14］　MaChi-kang. Multi-attribme hierarchical revenue planning ［D］. Taiwan：National Taiwan University，2010.

［15］　Jeffs L，Merkley J，Richardson S，et al. Using a nursing balanced scorecard approach to measure and optimize nursing performance ［J］. Nursing Leadership（Toronto，Ont.），2011，24（1）：47-58.

［16］　Greenslade J H，Jimmieson N L. Distinguishing between task and contextual performance for nurses：development of a job performance scale ［J］. Journal of Advanced Nursing，2007，58（6）：602-611.

［17］　Harrison J P，Lambiase L R，Zhao M. Organizational factors associated with quality of care in US teaching hospitals ［J］. Journal of Health Care Finance，2009，36（3）：1-12.

［18］　马建华，孔雪莲. 对医院护理单元绩效考核指标的科学确定 ［J］. 数学的实践与认识，2009，29（10）：67-74.

［19］　杨莘，邵文利，韩斌如，等. 基于岗位管理的护理团队绩效评价体系的建立与应用 ［J］. 中国护理管理，2012，12（5）：14-17.

［20］　Mosher C，Cronk P，Kidd A，et al. Upgrading practice with critical pathways ［J］. American Journal of Nursing，1992，15（5）：41-44.

［21］　Chu S，Cesnik B. Improving clinical pathway design：lessons learned from a computerised prototype ［J］. International Journal of Medical，1998，12（4）：34-45.

［22］　Karen Uzark. Clinical pathways for monitoring and advancing congenital heart disease care ［J］. Progress in Pediatric Cardiology，2003，18（2）：131-139.

［23］　Vincent C，Taylor-Adams S，Stanhope N. Framework for analysing risk and safety in clinical medicine ［J］. BMJ，1998（316）：1154-1157.

［24］　Daniela Karin Busses. Cognitive error analysis in accident and incident investigation in safety-critical domains ［D］. Scotland：University of Glasgow，2002.

［25］　高佳，黄祥瑞，沈祖培. 人的可靠性分析需要、状况和进展 ［J］. 中南工学院学报，1999，13（2）：11-25.

［26］　Embrey D E，Slim M. An approach to assessing human error probabilities using structured expert judgment ［R］. Washington，DC：US Nuclear Regulatory Commission，1984.

［27］　Hanaman G W，S purgin A J，Lukic Y. Human cognitive reliability model for PRA analysis（NUS 4531）［R］. Electric Power Research Institute，1984.

［28］　Williams J C. A data-based method for assessing and reducing human error to improve operational performance [C]. Monterey, California, IEEE 4th Human Factor and Power Plants, 1988: 436-450.

[29] 井上枝一郎, 細田聰, 菅沼崇, 等. ヒュマンファクタズ [J]. 労働の科学, 2002, 55 (10): 53-63.

[30] Kohn L T, Corrigan J M, Donaldson M S, et al. The institute of medicine to err is human: building a safety health system [M]. Washington: National Academy Press, 1999.

[31] Donna Shalala, Alexis Herman. The quality interagency coordination task force doing what counts for patient safety: federal actions to reduce medical errors and their impact [R]. Washington: US Dept of Health and Human Services, Agency for Healthcare Research and Quality, 2000.

[32] Nagatuma H. Development of an emergency medical video multiplexing transport system (EMTS): aiming at the nation-wide prehospital care in ambulance [J]. J-Med-St, 2003, 27 (3) : 225-232.

[33] Haimes Yacov Y. Total risk management [J]. Risk Analysis, 1991, 11 (2): 169-171.

[34] Chiara Verbano, Federica Turra. A human factors and reliability approach to clinical risk management: evidence from Italian cases [J]. Safety Science, 2010, 48 (5): 625-639.

[35] Knaus W A, Zimmerman J E, Wagner D P, et al. APACHE, acute physiology and chronic health evaluation: a physiologically classification system [J]. Crit Care Med, 1981, 9 (8): 563-624.

[36] Le Gall J R, Lemeshow S, Saulnier F. Development of a new scoring system, the SAPS II, from a European/North American multicenter study [J]. JAMA, 1994, 22 (1): 1-47.

[37] Knaus W A, Zimmerman J E, Wagner D P, et al. APACHE II: a severity of disease classification system [J]. Crit Care Med, 1985, 13 (10): 818-829.

[38] Knaus W A, Wagner D P, Draper E A, et al. The APACHE III prognostic system: risk prediction of hospital mortality for critically ill hospitalized adults [J]. Chest, 1991, 100 (6): 1619-1636.

[39] Aung Y O, Antony D G, Nirav C P, et al. Is off-pump coro-nary surgery justified in Euroscore high-risk cases? A propensity score analysis [J]. Interactive Cardiovascular and Thoracic Surgery, 2003 (2): 660-664.

[40] Udith E T, Ernest R, Ronald L K. Emergency medicine [M]. Xi'an: World Publishing Corporation, 1999.

[41] Baker R, Norton P, Brown A D. Governments and patient safety in Australia, the United Kingdom and the United States: a review of policies [R]. Institutional and Funding Frameworks, and Current Initiatives: Final Report, 2002 (8).

[42] Wolff A, Boarke J, Campbell I, et al. Detecting and reducing hospital adverse events: outcomes of the wimmera clinical risk management program [J]. The Medical Journal of Australia, 2001 (174): 621-625.

[43] 周克敏, Doyle J C. 鲁棒与最优控制 [M]. 北京: 国防工业出版社, 1999: 52-60.

[44] 李建勇, 鄂明成, 查建中. 制造系统鲁棒性的设计与优化 [J] . 北京交通大学学报. 2000, 24 (4): 43-46.

[45] Jen E. Definitions [EB/OL]. Santa Fe Institute Robustness Site, http: //discuss. santafe. edu/robustnes.

[46] Carlson J M, Doyle J. Complexity and robustness [J]. Proceedings of the National Academy

of Sciences of the United States of America，2002，99（Suppl 1）：2538-2545.

［47］　汪小帆，李翔，陈关荣. 复杂网络理论及其应用［M］. 北京：清华大学出版社，2006.

［48］　Hansen L P，Sargent T J. Robustness［M］. Princeton：Princeton University Press，2007.

［49］　Hansen L P，Sargent T J. Robustness and ambiguity in continuous time［J］. Journal of Economic Theory，2011，146（3）：1195-1223.

［50］　徐曼. 基于智能融合模型的心脏病急救决策鲁棒性研究［D］. 天津：天津大学，2011.

［51］　Rosenhead，Jonathan. Robustness analysis［M］. Newsletter of European Working Group on Multicriteria Decision Analysis，2002.

［52］　Ben-Tal A，Bertsimas D，Brown D B. A soft robust model for optimization under ambiguity［J］. operations research，2010，58（4-Part-2）：1220-1234.

［53］　Valiant L G. Robust logics［J］. Artificial Intelligence，2000，117（2）：231-253.

［54］　寿涌毅，伟王. 基于鲁棒优化模型的项目调度策略遗传算法［J］. 管理工程学报，2009，23（4）：148-252.

［55］　潘泉，张山鹰，程咏梅，等. 证据推理的鲁棒性研究［J］. 自动化学报，2001（06）：798-805.

［56］　Patel V，Shortliffe E H，Stefanelli M，et al. The coming of age of artificial intelligence in medicine［J］. Artificial Intelligence in Medicine，2009，46（1）：5-17.

［57］　余海燕. 基于证据链推理的鲁棒性分类及对心脏病诊断决策支持［D］. 天津：天津大学，2015.

［58］　Dismukes K，Young G，Sumwalt R. Cockpit interruptions and distractions：effective management requires a careful balancing act［J］. ASRS Direct line，1998（12）：4-9.

［59］　Morrow D，North R，Wickens C D. Reducing and mitigating human error in medicine［J］. Reviews of Human Factors and Ergonomics，2005，1（1）：254-296.

［60］　Woloshynowych M，Davis R，Brown R. Communication patterns in a UK emergency department［J］. Annals of Emergency Medicine，2007，50（4）：407-413.

［61］　Laxmisan A，Hakimzada F，Sayan O R，et al. The multitasking clinician：decision-making and cognitive demand during and after team handoffs in emergency care［J］. International Tournal of Medical Informatics，2007，76（11-12）：801-811.

［62］　Ahmad I Jarrah，Jon Goodstein，Ram Narasimhan. An efficient airline refleeting model for the incremental modification of planned fleet assignments［J］. Transportation Science，2000，34（4）：349-363.

［63］　胡祥培，张漪，丁秋雷. 干扰管理模型及其算法的研究进展［J］. 系统工程理论与实践，2008，28（010）：40-46.

［64］　Walderhaug S，Meland P H，Mikalsen M，et al. Evacuation support system for improved medical documentation and information flow in the field［J］. International Journal of Medical Informatics，2008，77（2）：137-151.

［65］　Guans Z H，Chen G，Yu X，et al. Robust decentralized stabilization for a class of large-scale time-delay uncertain impulsive dynamical systems［J］. Automatica，2002，38（12）：2075-2084.

［66］　胡祥培，丁秋雷，张漪，等. 干扰管理研究评述［J］. 管理科学，2007，20（2）：2-7.

［67］　Ozel F. Time pressure and stress as a factor during emergency egress［J］. Safety Science，2001，38（2）：95-107.

［68］　Green L V，Kolesar P J. Improving emergency responsiveness with management science［J］. Management Science，2004，50（8）：1001-1004.

［69］ Bagchi S，Srinivasan B，Whisnant K，et al. Hierarchical error detection in a software implemented fault tolerance (SIFT) environment ［J］. IEEE Transactions on Knowledge and Data Engineering，2000，12 (2)：203-224.

［70］ Kurant M，Thiran P Hagmannp. Error and attack tolerance of layered complex network ［J］. Physical Review Statistical Nonlinear &. Soft Matter Physics，2007，76 (2)：1064-1070.

［71］ Vakili S，Fakhraie S M，Mohammadi S，et al. Low-cost fault tolerance in evolvable multiprocessor systems：a graceful degradation approach ［J］. Journal of Zhejiang University-Science A，2009，10 (6)：922-926.

［72］ 叶俊，龙志强. 基于 Petri net 的故障诊断理论研究 ［J］. 控制与决策，2007，22 (12)：1403-1407.

［73］ 邓谱，杜双育，谢光彬，等. 基于复制技术的电力自动化系统容错模型的实现 ［J］. 武汉大学学报：工学版，2010 (4)：528-531.

［74］ Steven J Spear，DBA，MS，MS，Mark Schmidhofer，MD，MS. Ambiguity and workarounds as contributors to medical error ［J］. Annals of Internal Medicine，2005，142 (8)：627-630.

［75］ Como G，Fagnani F. Average spectra and minimum distances of low-density parity-check codes over abelian groups ［J］. SIAM Journal on Discrete Mathematics，2008，23 (1)：19-53.

［76］ G R Beddoe，S Petrovic. Selecting and weighting features using a genetic algorithm in a case-based reasoning approach to personnel rostering ［J］. European Journal of Operational Research，2006，175 (2)：649-671.

［77］ R Das，I. Turkoglu，A Sengur. Effective diagnosis of heart disease through neural networks ensembles ［J］. Expert Systems with Applications，2009，36 (4)：7675-7680.

［78］ C A Tighe，A Y Tawfik. Using causal knowledge to guide retrieval and adaptation in case-based reasoning about dynamic processes ［J］. International Journal of Knowledge-Based and Intelligent Engineering Systems，2008，12 (4)：271-281.

［79］ P J García-Laencina，J-L Sancho-Gómez，A R，Figueiras-Vidal，et，al. Nearest neighbours with mutual information for simultaneous classification and missing data imputation ［J］. Neurocomputing，2009，72 (7-9)：1483-1493.

［80］ Schank R C. Dynamic memory：a theory of reminding and learning in computers and people ［M］. New York：Cambridge University Press，1983.

［81］ Mukhopadhyay T，Vicinanza S S，Prietula M J. Examining the feasibility of a case-based reasoning model for software effort estimation ［J］. MIS Quarterly，1992，16 (2)：155-171.

［82］ Gayer G，Gilboa I，Lieberman O. Rule-based and case-based reasoning in housing prices ［M］. California The Berkeley Electronic Press，2007.

［83］ 郑大兵，薛华成，刘雪岩. 规则推理和人工神经网络在 IDSS 中的集成 ［J］. 管理科学学报，1998，1 (04)：87-90.

［84］ 马振林，于英杰. 基于 RBR 和 CBR 的故障诊断专家系统研究 ［J］. 微计算机信息，2010 (4)：111-112.

［85］ Patel V L，Shortliffe E H，Stefanelli M，et al. The coming of age of artificial intelligence in medicine ［J］. Artificial Intelligence in Medicine，2009，46 (1)：5-17.

［86］ Xu Man，Yu Haiyan，Shen Jiang. New algorithm for CBR/RBR fusion with robust thresholds ［J］. Chinese Journal of Mechanical Engineering，2012，25 (6)：1255-1263.

［87］ Xu Man，Yu Haiyan，Shen Jiang. New approach to eliminate structural redundancy in case resource pools using α mutual information [J]. Journal of System Engineering and Electronics，2013，24（4）：625-633.

[88] 沈江，余海燕，徐曼. 实体异构性下证据链融合推理的多属性群决策[J]. 自动化学报，2015，41（4）：832-842.

[89] Marling C R，Petot G J，Sterling L S. Integrating case-based and rule-based reasoning to meet multiple design constraints [J]. Computational Intelligence，1999，15（3）：308-332.

[90] Golding A，Rrosenbloom P S. Improving accuracy by combining rule-based and case-based reasoning [J]. Artificial Intelligence，1996，87（1-2）：215-254.

[91] Huang M-J，Chen M-Y，Lee S-C. Integrating data mining with case-based reasoning for chronic diseases prognosis and diagnosis [J]. Expert Systems with Applications，2006，32（3）：856-867.

[92] Nanni L，Lumini A. Orthogonal linear discriminate analysis and feature selection for micro-array data classification [J]. Expert System with Application，2010，37（10）：7132-7137.

[93] Beddoe G R，Petrovic S. Selecting and weighting features using a genetic algorithm in a case-based reasoning approach to personnel rostering [J]. European Journal of Operational Research，2006，175（2）：649-671.

[94] Rossille D，Laurent J-F，Burgun A. Modeling a decision-support system for oncology using rule-based and case-based reasoning methodologies [J]. International Journal of Medical Informatics，2005，74（2-4）：299-306.

[95] Prentzas J，Hatzilygeroudis I. Categorizing approaches combining rule-based and case-based reasoning [J]. Expert Systems，2007，24（2）：97-122.

[96] Kumar K A，Singh Y，Sanyal S. Hybrid approach using case-based reasoning and rule-based reasoning for domain independent clinical decision support in ICU [J]. Expert Systems with Applications，2009，36（1）：65-71.

[97] Luengo J，Herrera F. Domains of competence of fuzzy rule based classification systems with data complexity measures：a case of study using a fuzzy hybrid genetic based machine learning method [J]. Fuzzy Sets and Systems，2010，161（1）：3-19.

[98] Hillis J，Ernst M，Banks M，et al. Combining sensory information：mandatory fusion within，but not between，senses [J]. Science，2002，298（5598）：1627-1630.

[99] Gulsoy E，Simmons J，De Graef M. Application of joint histogram and mutual information to registration and data fusion problems in serial sectioning microstructure studies [J]. Scripta Materialia，2009，60（6）：381-384.

[100] Italo Zoppis，Erica Gianazza，Clizia Chinello，et al. A mutual information approach to data integration for alzheimer's disease patients [J]. Artificial Intelligence in Medicine，2009（5651）：431-435.

[101] Pandey B，Mishra R B. Knowledge and intelligent computing system in medicine [J]. Coputers in Biology and Medicine，2009，39（3）：215-230.

[102] Yang J B，Liu J，Wang J，et al. Belief rule-base inference methodology using the evidential reasoning approach-RIMER [J]. IEEE Transactions on Systems，Man and Cybernetics，Part A：Systems and Humans，2006，36（2）：266-285.

[103] Zhou Z J，Hu C H，Xu D L，et al. A model for real-time failure prognosis based on hidden markov model and belief rule base [J]. European Journal of Operational Research，2010，207（1）：269-283.

［104］　Tulabandhula T，Rudin C. Machine learning with operational costs ［J］. The Journal of Machine Learning Research，2013，14 (1)：1989-2028.

［105］　Bertsimas D，Chang A，Rudin C. Ordered rules for classification：a discrete optimization approach to associative classification ［J］. Annals of Statistics，2011，31 (1)：1-30.

［106］　Letham B，Rudin C，Madigan D. Sequential event prediction ［J］. Machine Learning，2013，93 (2-3)：357-380.

［107］　Alcala-Fdez J，Alcala R，Herrera F. A fuzzy association rule-based classification model for high-dimensional problems with genetic rule selection and lateral tuning ［J］. Fuzzy Systems，IEEE Transactions on，2011，19 (5)：857-872.

［108］　Solway A，Botvinick M M. Evidence integration in model-based tree search ［J］. Proceedings of the National Academy of Sciences，2015，112 (37)：11708-11713.

［109］　Vladimir N Vapnik. The nature of statistical learning theory ［M］. New York：Springer-Verlag，1995.

［110］　Allen D G，Bryant P C，Vardaman J M. Retaining talent：replacing misconceptions with evidence-based strategies ［J］. The Academy of Management Perspectives，2010，24 (2)：48-64.

［111］　Lee D K K，Zenios S A. An evidence-based incentive system for medicare's end-stage renal disease program ［J］. Management Science，2012，58 (6)：1092-1105.

［112］　Scott M，Boardman R P，Reed P A，et al. Managing heterogeneous datasets ［J］. Information Systems，2014，44 (0)：34-53.

［113］　Hoffmann S，Fischbeck P，Krupnick A，et al. Elicitation from large，heterogeneous expert panels：using multiple uncertainty measures to characterize information quality for decision analysis ［J］. Decision Analysis，2007，4 (2)：91-109.

［114］　Ramayya Krishnan X L，David Steier，Leon Zhao. On heterogeneous database retrieval a cognitively guided approach ［J］. Information Systems Research，2001，12 (3)：286-301.

［115］　Baron J，Mellers B A，Tetlock P E，et al. Two reasons to make aggregated probability forecasts more extreme ［J］. Decision Analysis，2014，11 (2)：133-45.

［116］　Fan J，Han F，Liu H. Challenges of big data analysis ［J］. National Science Review，2014，12 (1)：1-22.

［117］　Dey D，Sarkar S，De P. A probabilistic decision model for entity matching in heterogeneous databases ［J］. Management Science，1998，44 (10)：1379-1395.

［118］　Wang F，Sun J，Ebadollahi S. Composite distance metric integration by leveraging multiple experts' inputs and its application in patient similarity assessment ［J］. Statistical Analy Data Mining，2012，5 (1)：54-69.

［119］　Bordley R F. Using bayes' rule to update an event's probabilities based on the outcomes of partially similar events ［J］. Decision Analysis，2011，8 (2)：117-27.

［120］　Alizamir S，de Véricourt F，Sun P. Diagnostic accuracy under congestion ［J］. Management Science，2012，59 (1)：157-171.

［121］　Errucci D，Levas A，Bagchi S，et al. Watson：beyond jeopardy! ［J］. Artificial Intelligence，2013，199 (200)：93-105.

［122］　Golding A，Rrosenblook P S. Improving accuracy by combining rule-based and case-based reasoning ［J］. Artificial Intelligence，1996，87 (1-2)：215-254.

［123］　Wernz C，Deshmukh A. Unifying temporal and organizational scales in multiscale decision-making [J]. European Journal of Operational Research，2012，223（3）：739-751.

[124] Daphne Koller Nir Friedman. 概率图模型：原理与技术［M］. 王飞跃，韩素青，译. 北京：清华大学出版社，2015.

[125] Lehman L，Saeed M，Moody G，et al. Similarity-based searching in multi-parameter time series databases [J]. Comput Cardiol，2008，35（4749126）：653-656.

[126] Chaovalitwongse W A，Fan Y-J，Sachdeo R C. Novel optimization models for abnormal brain activity classification [J]. Operations Research，2008，56（6）：1450-1460.

[127] Fisch D，Gruber T，Sick B. SwiftRule：mining comprehensible classification rules for time series analysis [J]. IEEE Transactions on Knowledge and Data Engineering，2011，23（5）：774-787.

[128] Begum S，Barua S，Ahmed M U. Physiological sensor signals classification for healthcare using sensor data fusion and case-based reasoning [J]. Sensors，2014，14（7）：11770-11785.

[129] Xu M，Yu H，Shen J. New algorithm for CBR/RBR fusion with robust thresholds [J]. Chinese Journal of Mechanical Engineering，2012，25（6）：1255-1263.

[130] 潘定，沈钧毅. 时态数据挖掘的相似性发现技术 [J]. 软件学报，2007，（02）：246-258.

[131] Uma S. Mudunuri，Mohamad Khouja，Stephen Repetski，et al. Knowledge and theme discovery across very large biological data sets using distributed queries：a prototype combining unstructured and structured data [J]. Plosone，2013，8（12）：1-10.

[132] Zhou，Z H，Liu，X Y. On multi-class cost-sensitive learning [J]. Computational Intelligence，2010，26（3）：232-257.

[133] Masnadi-Shirazi H，Vasconcelos N. Cost-sensitive boosting [J]. IEEE Transactions on Pattern Analysis and Machine Intelligence，2011（2）：294-309.

[134] Cebe M，Gunduz-Demir C. Qualitative test-cost sensitive classification [J]. Pattern Recognition Letters，2010，31（13）：2043-2051.

[135] Turney，P. Cost-sensitive classification：empirical evaluation of a hybrid genetic decision tree induction algorithm [J]. Journal of Artificial Intelligence Research，1995（2）：369-409.

[136] Chi，C L，Street，W N，et al. A decision support system for cost-effective diagnosis [J]. Artificial Intelligence in Medicine，2010，50（3）：149-161.

[137] He H，Garcia E A. Learning from imbalanced data [J]. IEEE Transactions on Knowledge and Data Engineering，2009（9）：1263-1284.

[138] Cheng，T H，Lan，C W，et al. Cost-sensitive learning for recurrence prediction of breast cancer [C]. Proceedings of the Pacific Asia Conference on Information Systems，2010：1218-1228.

[139] Manjunath G，NarasimhaMurty M，Sitaram D. Combining heterogeneous classifiers for relational databases [J]. Pattern Recognition，2013，46（1）：317-324.

[140] M B Hurley. An extension of statistical decision theory with information theoretic cost functions to decision fusion [J]. Information Fusion，2005（6）：165-174.

[141] Poslad S，Kesorn K. A multi-modal incompleteness ontology model（MMIO）to enhance information fusion for image retrieval [J]. Information Fusion，2014（20）：225-241.

[142] J Sun，H Zhu，Z Xu，et，al. Poisson image fusion based on markov random field fusion model [J]. Information Fusion，2013，14（3）：241-254.

[143] Chen X，Hero III A O，Savarese S. Multimodal video indexing and retrieval using directed

information [J]. Multimedia, IEEE Transactions on, 2012, 14 (1): 3-16.

[144] Khaleghi B, Khamis A, Karray F O, et al. Multisensor data fusion: a review of the state-of-the-art [J]. Information Fusion, 2013, 14 (1): 28-44.

[145] Chambrin M C. Alarms in the intensive care unit: how can the number of false alarms be reduced [J]. Critical Care-London, 2001, 5 (4): 184-188.

[146] Imhoff M, Kuhls S. Alarm algorithms in critical care monitoring [J]. Anesthesia & Analgesia, 2006, 102 (5): 1525-1537.

[147] Silva I, Moody B, Behar J, et al. Robust detection of heart beats in multimodal data [J]. Physiological Measurement, 2015, 36 (8): 1629.

[148] Guo X, Yu Q, Alm C O, et al. From spoken narratives to domain knowledge: mining linguistic data for medical image understanding [J]. Artificial Intelligence in Medicine, 2014, 62 (2): 79-90.

[149] Chaovalitwongse W A, Fan Y-J, Sachdeo R C. Novel optimization models for abnormal brain activity classification [J]. Operations Research, 2008, 56 (6): 1450-1460.

[150] Shin H C, Orton M R, Collins D J, et al. Stacked autoencoders for unsupervised feature learning and multiple organ detection in a pilot study using 4D patient data [J]. Pattern Analysis and Machine Intelligence, IEEE Transactions on, 2013, 35 (8): 1930-1943.

[151] Wu L, Jin R, Jain A K. Tag completion for image retrieval [J]. Pattern Analysis and Machine Intelligence, IEEE Transactions on, 2013, 35 (3): 716-727.

[152] Giordano D, Kavasidis I, Palazzo S, et al. Nonparametric label propagation using mutual local similarity in nearest neighbors [J]. Computer Vision and Image Understanding, 2014, 131(c): 116-127.

[153] Hwang K H, Lee H, Choi D. Medical image retrieval: past and present [J]. Healthcare Informatics Research, 2012, 18 (1): 3-9.

[154] Bentley J L. Multidimensional divide-and-conquer [J]. Commun ACM, 1980, 23 (4): 214-229.

[155] Nelesen S, Liu K, Wang L-S, et al. Dactal: divide-and-conquer trees (almost) without alignments [J]. Bioinformatics, 2012, 28 (12): i274-i282.

[156] Chandrasekaran V, Jordan M I. Computational and statistical tradeoffs via convex relaxation [J]. Proceedings of the National Academy of Sciences, 2013, 110 (13): E1181-E1190.

[157] Kolling N, Hunt L T. Divide and conquer: strategic decision areas [J]. Nat Neurosci, 2015, 18 (5): 616-618.

[158] Ahmad A, Paul A, Rathore M M. An efficient divide-and-conquer approach for big data analytics in machine-to-machine communication [J]. Neurocomputing, 2016, 174 (86): 439-453.

[159] Rajput Q N, Haider S. Use of Bayesian network in information extraction from unstructured data sources [J]. International Journal of Information Technology, 2009, 5 (4): 207-213.

[160] Deng P S. Using case-based reasoning approach to the support of ill-structured decisions [J]. European Journal of Operational Research, 1996, 93 (3): 511-521.

[161] Chawathe S, Garcia-Molina H, Hammer J, et al. The tsimmis project: integration of heterogenous information sources [C]. Amsterdam: Elsevier Led, 1999.

[162] Tomasic A, Raschid L, Valduriez P. Scaling access to heterogeneous data sources with disco [J]. Knowledge and Data Engineering, IEEE Transactions on, 1998, 10 (5):

808-823.

[163] Zhu H, Madnick S E, Siegel M D. Representation and reasoning about changing semantics in heterogeneous data sources [M]. Berlin: Heidelborg, 2005.

[164] Alvarez M, Pan A, Raposo J, et al. Extracting lists of data records from semi-structured web pages [J]. Data & Knowledge Engineering, 2008, 64 (2): 491-509.

[165] 黄瑞, 史忠植. 一种新的 Web 异构语义信息搜索方法 [J]. 计算机研究与发展, 2008, 45 (8): 1338-1345.

[166] 王博, 郭波. 自治异构数据源聚集模型与算法研究 [J]. 计算机研究与发展, 2008, 45 (9): 1546-1553.

[167] Baars H, Kemper H G. Management support with structured and unstructured data-an integrated business intelligence framework [J]. Information Systems Management, 2008, 25 (2): 132-148.

[168] Hripcsak G, Albers D J. Next-generation phenotyping of electronic health records [J]. Journal of the American Medical Informatics Association, 2013, 20 (1): 117-121.

[169] 杨锦锋, 于秋滨, 关毅, 等. 电子病历命名实体识别和实体关系抽取研究综述 [J]. 自动化学报, 2014, 40 (08): 1537-1562.

[170] Miotto R, Weng C. Case-based reasoning using electronic health records efficiently identifies eligible patients for clinical trials [J]. Journal of the American Medical Informatics Association, 2015, 22 (e1): e141-e150.

[171] Garg A X, Adhikari N J, Mcdonald H, et al. Effects of computerized clinical decision support systems on practitioner performance and patient outcomes: a systematic review [J]. Jama, 2005, 293 (10): 1223-1238.

[172] Kawamoto K, Houlihan C A, Balas E A, et al. Improving clinical practice using clinical decision support systems: a systematic review of trials to identify features critical to success [J]. BMJ, 2005, 330 (7494): 765.

[173] Pawlak Z. Rough set approach to knowledge-based decision support [J]. European Journal of Operational Research, 1997, 99 (1): 48-57.

[174] Bleichrodt H, Pinto J L. A parameter-free elicitation of the probability weighting function in medical decision analysis [J]. Management Science, 2000, 46 (11): 1485-1496.

[175] Patel V L, Shortliffe E H, Stefanelli M, et al. The coming of age of artificial intelligence in medicine [J]. Artificial Intelligence in Medicine, 2009, 46 (1): 5-17.

[176] Wright A, Sittig D F, Ash J S, et al. Governance for clinical decision support: case studies and recommended practices from leading institutions [J]. Journal of the American Medical Informatics Association, 2011, 18 (2): 187-194.

[177] Patel V L, Kaufman D R, Arocha J F. Emerging paradigms of cognition in medical decision-making [J]. Journal of Biomedical Informatics, 2002, 35 (1): 52-75.

[178] Clifford G D, Long W J, Moody G B, et al. Robust parameter extraction for decision support using multimodal intensive care data [J]. Philosophical Transactions of the Royal Society, 2009, 367 (1): 411-429.

[179] Dev P, Heinrichs W L, Youngblood P, et al. Virtual patient model for multi-person virtual medical environments [J]. AMIA Annual Symposium Proceedings, 2007: 181-185.

[180] 罗贺, 杨善林, 丁帅. 云计算环境下的智能决策研究综述 [J]. 系统工程学报, 2013, 28 (1): 134-142.

［181］　李桥，Mark R G，Clifford G D，等. 基于信号质量评估和卡尔曼滤波的心率估计算法［J］. 中国医学物理学杂志，2007，24（06）：454-457.

［182］　Patel V L，Shortliffe E H，Stefanelli M，et al. The coming of age of artificial intelligence in medicine［J］. Artificial Intelligence in Medicine，2009，46（1）：5-17.

［183］　Shortliffe，Buchanan. A model of inexact reasoning in medicine［J］. Mathematical Biosciences，1975，23（3-4）：351-379.

［184］　Kuperman G J，Gardner R M，Pryor T A. HELP：a dynamic hospital information system［M］. Berlin：Springer Publishing Company，2012.

［185］　Health Level 7. Arden syntax for medical logic systems standard version 2. 9［R］America，Health Level 7. 2012.

［186］　Kawamoto K，Lobach D F. Design，implementation，use，and preliminary evaluation of sebastian，a standards-based web service for clinical decision support［J］. AMIA Annual Symposium Proceedings，2004，2005：380-384.

［187］　Ferrucci D，Levas A，Bagchi S，et al. Watson beyond jeopardy［J］. Artificial Intelligence，2013，199（200）：93-105.

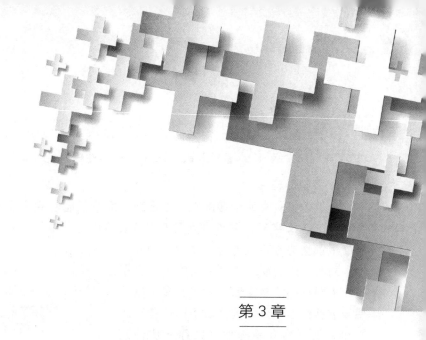

第 3 章

智能医疗的本质

　　智能医疗的核心是以最大限度的精确性对高水平医生诊疗过程进行模拟，其核心问题是基于数据融合的知识推理方法，论述决策系统数据融合中知识推理的模型要素及其相关命题。医疗数据存在高维度、实体异构性、非结构化和多粒度等系统特征，对证据推理，甚至是多源数据融合推理形成新的挑战。在分析数据驱动决策的特征后，需分析融合推理模型的构建及其要素，实现对大规模的医疗数据的检索和模型求解，进而实现对决策数据的多种预处理以及对融合推理解的决策鲁棒性分析。本书中决策鲁棒性是构建数据融合中推理模型的重要约束，基于数据融合的知识推理方法是后续证据链推理的理论基础。

3.1　数据驱动决策的特征

　　数据作为决策系统的资源，在实体异构性、多源数据结构和随时间增长方式上都呈现出一系列新的特征，这些特征对数据融合中知识推理（简称融合推理）的决策鲁棒性具有重要影响。决策系统中输入的多属性信息与查询问题关联，使得融合推理提供的可靠证据集收缩到查询问题的邻域空间，其关联矩阵也具有稀疏性。同时，决策系统的输出信息具有较强的解释性，不同于传统的单准则决策，融合推理的决策结论满足多准则特征。

3.1.1 决策数据的特征

决策系统的数据常包括多源异构性、时空多维特性、多尺度与多粒度特性、4V（Volume、Variety、Value、Velocity）特性等系统性特征。

1. 多源异构性

决策数据具有非常多的来源与类型，决策系统存在多参与者、多任务和多设备等元素，这些不同来源的数据无论是从结构上、组织方式上，还是维度尺度与粒度上都会存在巨大差异，即数据的异构性。同时，这些数据源自不同的关系数据库、不同水平的专家经验知识、多传感器感知数据集等，数据实体因不同的特征属性和关系而具有异构性（又称异质性）。以医疗诊断决策为例，数据的多源异构性表现为：已存储的患者群体数据为新患者病例查询提供异构性证据[1]，如图 3-1 所示。

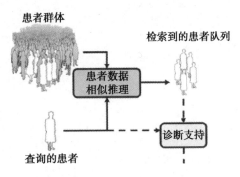

图 3-1 为查询案例提供的多源异构证据信息

智能医疗应用要求将这些多源异构数据进行有机的融合，通过挖掘活化数据间的相关性与相互作用方式来获取新知识。如何在一个统一的构架上分析异构性极强的多源数据，是学术界和产业界在进行智慧医疗探索中所面临的共同挑战。

2. 时空多维特性

时空多维特性中的动态过程是指医疗决策系统过程在时间压力下，具有大量的活动和特殊的突发事件而面临的时间约束，以时间因素为主要参照依据进行及时动态急救决策和流动性安排，其影响救护人员制定决策并决定着急救过程中生命救护结果，是医疗决策系统研究的重要领域。医疗决策系统过程包含多个时态，如医疗决策系统推理的初始时态、当前时态和结束时态，如图 3-2 所示。

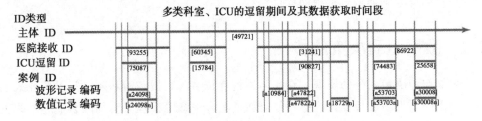

图 3-2 不同住院期间的时空数据

以 ICU 临床路径为基础的空间结构是医疗数据的一种基本组织方式，而诊断与治疗的快节奏方式也使得医疗数据对时间维度的变化非常敏感。因此，时空多维特性成为医疗数据的另一个重要特点。在空间上，根据患者生理检查部位不同及考虑的群体规模的不同，医疗数据具有不同尺度的空间跨度。在时间上，根据患者在重症监护室逗留期间不同，医疗数据具有与时间相关的变化和分布。因此在对其进行分析和应用时，一方面需要考虑时间和空间两个维度的数据演化特性，另一方面还需要充分利用时空维度上的数据关联关系。多属性是指医疗决策系统中的信息空间包含多个数量有限且满足离散和相互独立特性的病例、互相冲突的病例属性以及案例属性权重与量纲的不同，是医疗决策系统过程的关键因素。医疗决策系统中时空多维数据可以涵盖患者体征的相关属性，包括心电图、心率、血氧饱和度、血压及呼吸波等，以患者为例，感知数据的时空多维特性如图 3-3 所示。

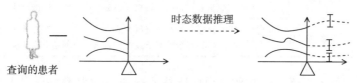

图 3-3　感知数据的时空多维特性

3. 多尺度与多粒度特性

常用的决策数据除了考虑时间和空间等多个维度之外，还需要考虑数据尺度和数据粒度对决策推理的影响。一方面，在规模尺度上，不同数据规模的数据影响着推理的模式选择、资源消耗等，需要确定多专家并行推理或是逐个推理，这是决策效率的一个重要因素。在时间尺度上，属性值在不同时间长度或时间窗口上，需要选择不同尺度的特征量，以进行预期的状态推理。此外，不同的决策问题还有其他相关尺度需要考虑，以医疗决策为例，还需要考虑生理结构尺度，从 DNA 到蛋白质的信号传递，还是从癌细胞到组织器官的状态决策。另一方面，在时间粒度上，根据数据采样设备的时钟、存储与传输能力、计算速度等因素产生不同的时间粒度。在时空多维度的条件下，高效处理多尺度与多粒度的海量数据，是有效利用医疗数据所必须解决的核心技术问题之一。以患者数据为例，感知数据的属性数据在不同监测时间段（窗）上，其数据的多尺度和多粒度如图 3-4 所示。

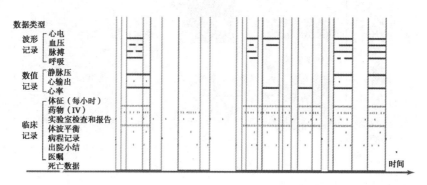

图 3-4　感知数据的多尺度和多粒度

4.4V 特性

以医疗数据为例说明决策数据的 4V 特性[2]，如表 3-1 所示。

表 3-1 决策数据的 4V 特性

维度	特性	实例
V1	容量大规模	体征检验结果、影响、设备生产的感应数据、基因数据等
V2	类型多样性	结构化数据，遵循标准的数据化标准（如电子病历的 HL7）；非结构化数据，如主诉、手写、照片、影像等
V3	价值不均匀	基于传感器实时感知、已有的历史纪录等数据进行分析，支持不同类型的业务，如患者病史、临床决策支持、归档影像分析等
V4	速度实时性	实时数据分析；数据以流的方式进入系统，进行抽取和分析；对于实时运行的每个时间节点产生影响，而不是事后处理

以被感知的人生理数据为例，说明决策系统数据的典型特征。人生理数据既包括传统的医疗数据，又包括可穿戴传感器感知的数据[3]。这些数据的主体规模庞大[4]、传感器众多。单个传感器采集的数据量积累也大，如心电监护仪，其工作频率是 500Hz，每小时产生 1 800 000 条数据，一天的纪录数据量将达到 43GB/台。对数据的输入和处理速度要求也很高，医疗数据包含的信息与知识极为丰富，对推动人类认识的扩展与科学技术进步有着巨大的价值，如图 3-5 所示。

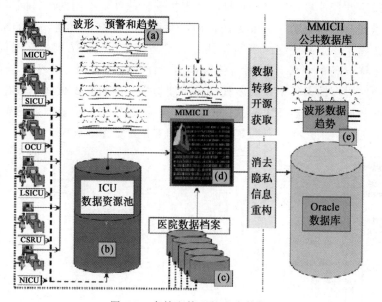

图 3-5 存储和管理的医疗数据

资料来源：MIMICII 数据库。

医疗大规模数据来源包括临床决策支持或其他临床应用（包括诊断相关的影像

数据）、患者行为或社交网络、费用报销、利用率，欺诈监管，以及制药企业或生命科学等数据，本文研究集中于临床决策支持的数据。医疗数据完全符合大数据所具有的特性，可谓是大数据概念范畴当中极具代表性的典型样本。人生理数据融合推理（状态分析），可用于生命健康状态的诊断和监测，其中监测还可以拓展到随时随地的生理状态分析支持管理决策，如人因工程中分析操作人员的工作效率，类似于泰勒管理原理的测量和分析方法。

3.1.2　融合推理的特征

融合推理不仅受到数据结构化程度的影响，还受到对决策需求时间长度的影响。小尺度的感知数据常具有显性决策时间，而大尺度数据的决策时间常是隐性的。融合推理首先利用专家将非结构化数据进行标识，然后利用 CBR、贝叶斯网络或 RBR 等方法构建融合推理模型。融合推理的决策情景从数据结构的横向维度和时间尺度纵向维度划分为四个类型，如表 3-2 所示。

表 3-2　决策数据的静态结构与动态性

决策状态 数据属性	较小的决策尺度	较大的决策尺度
结构化	时态数据表的推理，如制定日诊断等	静态推理决策数据表，如制订全生命周期的保健计划
非结构化	波形图决策推理，如心电图实时监测	过程感知的波形数据，如疾病筛检

1. 融合推理的静态性

针对多特征的输入数据，在建立模型时常从结构化和非结构化数据类型进行考虑。决策系统中数据静态性定义为层次状态空间中所感知、收集、传递、处理和决策的数据的空间结构及其关联关系。融合推理所处理的关系型数据库多为静态数据，包括监测数据中的结构化存储信息。结构化数据实例如表 3-3 所示。

表 3-3　结构化数据实例

数据元素标识符号	数据元名称	数据元描述	文章章节
HR42.02.012	诊断日期	进行诊断时的公元纪年日期	当前临床问题章节
HR55.02.004	疾病诊断代码	标识疾病临床诊断结果的分类代码，默认值为《国际疾病与健康相关问题分类代码 ICD-10》的分类代码	
HR55.02.040	疾病诊断名称	疾病诊断在特定分类代码体系中的名称，默认值为《国际疾病与健康相关问题分类代码 ICD-10》的疾病名称	
HR54.01.009	住院原因	标识患者此次住院的原因，如是否卫生机构转诊、体验、分娩等。默认值为患病	住院原因章节

（续）

数据元素标识符号	数据元名称	数据元描述	文章章节
HR55.02.041.01	住院患者入院诊断-名称	住院患者入院时的疾病诊断名称	入院诊断章节
HR55.02.041.02	住院患者入院诊断-代码	住院患者入院时疾病诊断在特定分类代码体系中的代码，默认值为《国际疾病与健康相关问题分类代码 ICD-10》的分类代码	
HR42.02.069	确诊日期	明确诊断的公元纪年日期	
HR51.99.003.01	住院症状-名称	患者临床表现的名称	
HR51.99.003.02	住院症状-代码	患者症状在特定编码体系中的代码，如 ICPC、LOINC、SNOMED 的代码值，默认值为《国际疾病与健康相关问题分类代码 ICD-10》、ROO-R99	
HR55.01.044	住院患者入院病情	患者此次入院时的病情危重程度	
HR55.02.042	住院患者传染性标识	标识患者是否具有传染性	
HR55.02.043	住院患者疾病状态	患者所患疾病所处的状态	
HR51.99.002.01	检查/检验-类别代码	检查/检验项目所属的类别	检查检验结果章节
HR51.99.002.02	检查/检验-项目名称	检查/检验项目的正式名称	
HR51.99.002.03	检查/检验-结果代码	标识检查/检验结果代码	
HR51.99.002.04	检查/检验-结果（定性）	检查/检验结果（定性）	
HR51.99.002.05	检查/检验-结果（定量）	检查/检验结果的测量值（定量）	
HR51.99.002.06	检查/检验-计量单位	定量检查/检验结果测量值的计量单位	

　　这些数据结构在数据感知过程中相对稳定。采用文献［5］等提出的 CBR/RBR 融合方法，使用状态空间表示法，通过映射的方式，描述决策系统的数据静态性和数据动态性，推导决策系统中属性量的传递规律，以确定系统的决策状态。

2. 融合推理的动态性

　　融合推理中的时态数据为一种典型的动态数据，包括时态感知的波形数据等。其涵盖分布式多源传感器、多属性时域数据（连续事件）、文本与语言标识等非结构化数据[6]，如监测数据中的波形数据、语言交互的问诊等数据[2]，处理方法常与静态数据有所区别。时态数据中的查询案例和基准案例实例，如图 3-6 所示。

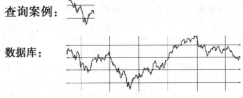

图 3-6　时态数据中的查询案例与基准案例实例

　　时态数据常包括三种类型：时间序列、事件序列和交易序列[7]。这三类数据的时间标签可以按照显性或隐性进行划分。对离散和连续时间，时态数据都存在类别推理[8]，时态数据推理分类问题与一般推理问题的区别主要包括两点[9]：①时间数据的长度不相等，不能直接把每条序列作为输入的一个属性向量。②即使时态数据所有维度长度都相等，但不同维度上的序列数据在相同位置上的数据值不一定具有可比性。如果直接使用一般分类方法，如支持向量机（SVM）、k-近邻匹配、神经网络[10]等，上述两因素可能导致推理决策缺乏鲁棒性。

3. 融合推理的深层次

深层推理使用多层次推理方式，将数据在感知属性、维度特征、领域决策等层次状态空间中进行融合推理，构建深层次融合推理模型[11]。这类模型分析了层次状态空间的转移过程及其状态信息场中的能量变化。将发送状态空间视为数据"源"，接收状态空间视为"汇"，它们之间的动态数据传递视为"场"。文献［12］研究了邻接实体间的作用强度网络，表明多阶段间决策状态存在关于结论数据的深度推理机制，并利用这种邻接实体间的共享数据进行决策，探讨使用多专家并行推理的决策机制。因在线诊断分类（序贯分类决策）和一次性（或周期性）分类决策收集数据而提供决策的反馈方式不同，决策模型输出状态的时间属性也不同，因此时间尺度作为纵向维度考虑具有重要意义。

3.2　融合推理模型构建

分析模型要素并提出相关命题，确定决策变量并采用多属性多准则决策方法建模，构建融合推理模型，作为后续融合推理模型的数据预处理和鲁棒性分析的理论基础。

3.2.1　融合推理模型要素

在数学空间中构建融合推理分类模型的要素包括：①决策过程的主体决策者，如医生及融合决策中的"人-机"组合。②候选方案（替代方案）、行为或策略，如候选的特征集、候选的证据集，包括分析研究对象的属性，确定目的和目标。属性是指决策数据表中实体（行）的特性，表示为决策数据表的列。它们是客观存在的，也是可以客观量度的，可由决策者主观选定来感知的，或在决策过程中通过决策者经验知识优选的，甚至通过机器学习方法筛选得到的，如进行心脏病诊断时，按照性别、年龄、收缩压、糖尿病史等数据来表明其属性。目的是表明属性选择的方向，如选择与推论相关性最大的属性集合，还是选择冗余性最小的属性集，反映了决策者的要求。目标为给出了参数值的目的，例如，当目的是选择一组推理准确性最高的证据集合时，则以证据组合对查询案例的相似度最高为目标。③准则，用来衡量选择方案，包括目的、目标、属性、正确性的标准，在决策时有单一准则和多准则之分。④其他要素，包括：事件不被决策者所控制且客观存在的将来发生状态，如案例的类别标识；事件发生所产生的结果；决策者的价值观等。决策过程中使用酉空间[13]来确定空间矩阵，使用相空间确定时态数据的特征值矩阵。

3.2.2　融合推理相关命题

给定决策问题的查询案例 x^i，将 x^i 的推论状态记为 c^i，其序数 $i=1,2,\cdots,n$。历史数据中基准数据 X_l 的观测值为 x^l，其决策状态记为 c^l，$c^l \in \{C_k \mid k=1,2,\cdots,K\}$，序数 $l=1,2,\cdots,L$，K 为决策状态的维度。$S(x^i)$ 为查询案例选择的证据系列，设 $u(c_k)$ 为单个决策结论 c_k 所对应的效用，包括结论对决策者的损失影响，存在期望效用[14]

$$\max\mu(S(x^i)) = \sum_{k=1}^{K} u(c_k^i)\beta_k^i$$

$$\begin{cases} \beta_k^i = \bigcap_{1 \leqslant l \leqslant L} \beta_k(x^i, x^l) \\ c^i = c^l, \ i = 1,2,\cdots,n \end{cases} \tag{3-1}$$

式中，$\beta_k(x^i, x^l)$ 表示 x^l 为 x^i 提供的边际可信度，$\bigcap$ 为逻辑连接符号，表示合取组合运算。β_k^i 为 x^i 的第 k 维决策的可信度，由决策者经验或主观估计等确定这一概率，反映了决策者对事件出现的信念程度，称为主观概率或可信度。

效用函数用于评价推论特征，可信度用于评价分类推理的可信度。尽管可信度不是研究对象的物理属性，不是对事件的知识现状本身的测度，但主观概率论者不是主观臆造事件发生的概率，而是依赖于对事件做周密的观察，如大规模数据的相似性匹配，获得事前信息。事前数据越丰富，则确定的可信度就越高。对于数据驱动的决策问题，可信度采用机器学习的算法方法或数据融合推理方法获取。不同于传统的决策方法需要事前明确效用曲线才能做出决策，数据驱动的决策方法是为了揭示数据融合推理的机理而简化模型，即设定决策者的价值观为中间型。

定义 3-1　为分析大规模数据驱动决策的准确性和效率，以及人机融合决策的性能，假设决策者对类别标识的效用是中间型的，给定效用函数 $u(\cdot)$，则 $u(C_1)=u(C_2)$。这一假设是为了简化数据融合的推理问题，实践中决策者即使对类别具有不同的效用偏好[15]，仅需对目标函数进行适当调整，将其拓展为多目标决策模式。

定义 3-2　在实体异构性情形下，查询案例一般不能通过获取单一实体得到满意决策结果，而需要多个近邻点作为证据进行融合决策。如果需从最相似的多个解中获取准确的行动方案或决策结论，则可将其视为从 L 个数据源（基准数据）中进行融合，得出结论。其中，L 可根据实际情况进行选取，如 k-NN 方法中 $k^3 \geqslant 3$ 的情形，也可采用鲁棒阈值[16]，选择近邻证据的子集。

命题分解中涉及的几个基本概念如下①决策过程的外生因素：决策过程中的内部行为受到决策系统外的干扰影响，包括噪声引起的数据实体类别错误标识等干扰；②决策过程的内生因素：决策过程中的内部行为受到的限制或约束，如实体异构性、时间约束等；③动静态数据融合推理：在给定不完全信息的静态数据基础上，过程感知的数据使得决策者具有主观感知模糊性，需要通过序贯决策的方式，动态获取决策的证据支持并实现可信更新，如证据链推理过程中的决策状态转移等。鲁棒性约束条件的逻辑关系、主要研究内容及其对应的研究方法，如图 3-7 所示。

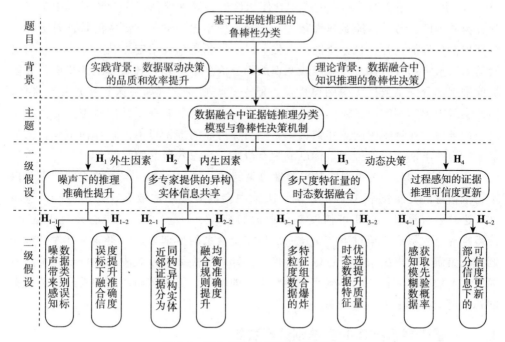

图 3-7　融合推理的假设与命题分解

假设 3-1　H_1：在数据驱动决策的融合推理中，噪声带来感知数据的类别错误标识（H_{1-1}），为使得推论的可信度在鲁棒范围内时，近邻证据子集需要满足一定的规模，利用集成的融合可信度提升决策的准确度（H_{1-2}）。错误标识是一种输入数据的类别标识噪声。例如，对数据的标识类别加入 1% 的噪声，意味着每一序贯决策或推理的每一步中，选择的最近邻证据都有 1% 的可能与训练样本所预期选择相反。层次关联的多准则决策，将决策模型的目标函数拓展到双目标模型，获取与标识类别之间的损失最小的决策解，提升决策的准确度。

假设 3-2　H_2：针对二元分类决策的查询案例，通过异构性实体数据共享，寻找的同质近邻和异质近邻证据链（H_{2-1}），构造并行推理的融合准则，以提升均衡准确度（H_{2-2}）。给定其相似度检索最近邻证据的最小子集，得出基于最优解的决策结构。对于多个数据源，该过程构造并行推理的融合准则，获取包含推论与可信度的决策解。这一命题说明，将多个来源甚至是较大规模的数据进行分块推理，用以提升决策数据的处理效率，进而检验决策结构在特异度和灵敏度上综合性能的差异。特别地，当已经存储的数据规模较大或是分块存储时，提出诸如均衡准确度等指标评价推理性能，改善证据链推理的鲁棒范围和增强分类决策鲁棒性。

假设 3-3　H_3：对于一个多维度的时态数据，从其细粒度数据序列中提取多尺度特征，但其特征组合集会产生爆炸式增长（H_{3-1}）；为检验这些特征量与分类推论之间的强弱分辨能力，选择具有信息价值最大的特征集，用以提升决策质量（H_{3-2}）。因事先知道训练样本的类别，使用最近邻规则评估每个训练样本中各特征的分类准确度。与采用原始属性量进行直接推理相比，采用被提取的特征量更加符合证据链推理的过程，且分辨能力更强。以上命题是假设给定参数为完全信息的决策类型。给定的（医疗）专家经验知识的部分信息中蕴含着规则或临床指南，并能据此推理部分关系数据库中的属性值，但这些规则知识（如临床指南）并不具体，因此实践中感知到的患者体征数据量会更多或者出现具有新属性的数据。如何利用这些尚未包含在规则中的感知数据，获取更加可靠的推论可信度，如何实现仅依据临床指南并不能完成的推理目标已成为有待进一步深入研究的问题。

假设 3-4 H_4：对主观感知模糊性决策问题，使用专家所掌握的规则知识获取不完全信息的先验概率（H_{4-1}）。实际决策中会进一步感知数据，在不完全信息条件下进行融合推理，更新可信度并获取后验概率（H_{4-2}）。进一步感知更多数据，使得推理过程贯穿决策过程，对比一次性完全信息的推理方法，更能有针对性地降低推理错误，使得决策具有更好的鲁棒性。针对于决策数据表中列的增长，可用特异度、灵敏度作为状态转移概率；针对于行的增长，需要按照数据中的最近邻子集的相似度加权频率来更新概率。

3.2.3 基于融合推理的多准则分类决策

多准则分类决策是指决策者根据方案在多个准则条件下进行评价，并将有限个方案进行分类的过程。以案例推理为例，待分类方案在各准则下的评价值已知，决策者需判断并给出部分方案的分类结果。决策准则常决定着模型目标函数的决策变量。多准则决策（Multiple Criteria Decision Making，MCDM）问题依据决策空间类型可划分为两类[17]：多目标决策（Multiple Objective Decision Making，MODM）和多属性决策（Multiple Attribute Decision Making，MAMD）。前者偏重于连续决策空间，主要着眼于具有多个目标函数的数学规划问题，而后者着眼于离散决策空间问题。

推理准则还可以从数据层和决策层的推理目标进行划分。在数据层，常使用基于级别优先关系和基于距离的分类方法，评价推理的主观概率[18]。对于优先关系，文献［19］提出证据精度、证据可信度以及证据自冲突程度等指标，评价综合推理性能并对决策进行排序。基于距离的分类方法的核心思想是用距离目标函数评价推理的准确性，如图 3-8 所示。使用推论值 $\hat{f}(x)$ 与假设

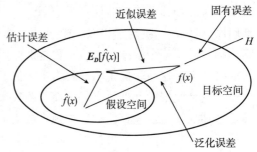

图 3-8 分类决策方法的距离度量

空间期望值的距离来表示估计误差，用这一期望值 E_D $(\hat{f}(x))$ 与目标空间的观测值 $f(x)$ 之间的距离表示近似误差，观测值与推论值之间的距离为泛化误差，而观测值与系统的真实值 y 之间的距离则为固定误差。

在决策层，常使用基于效用函数和前景理论准则等[20]。期望效用理论描述个人决策者的理性行为，而前景理论描述决策者个人实际的决策行为。使用机器学习的方法进行决策时，还常用受试者操作特征（ROC）曲线[21]来对决策效果进行总体分析，如图 3-9 所示。其纵坐标 $F_0(q_k)$ 为测试集中正样本的灵敏度，横坐标为 $F_1(\sigma)$，且 $(1-F_1(q_k))$ 为测试集负样本的特异度。$F_0(q_k)$ 越大，表明对正样本的分类能力越强；$(1-F_1(q_k))$ 越大，则表明对负样本的分类效果越好。

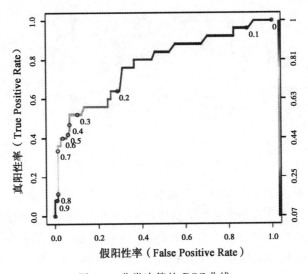

图 3-9　分类决策的 ROC 曲线

ROC 曲线上的点（0，0）表示把每个实例都预测为负类的模型，点（1，1）表示把每个实例都预测为正类的模型，点（1，0）表示完全正确推理的理想模型。同时以 ROC 曲线的下方面积（AUC）[22]衡量推理的综合性能。

$$AUC = \int_0^{+\infty} F_0(F_1^{-1}(s))\,ds \qquad (3\text{-}2)$$

因此，采用多准则实现融合推理分类决策，充分利用了各准则间的差异性或互补性，并且多准则可视为决策解的属性维度，用于构建融合推理模型的目标函数，满足群决策者多样化需求。利用多准则进行证据体评价，能够借助信息融合技术实现客观有效的证据选择性融合。

3.3　融合推理的数据预处理

在构建融合推理模型后，为实现对大规模医疗数据进行信息检索和模型求解，提出了针对融合推理模型输入数据的多种预处理方法。

3.3.1　数据分治

因数据规模越来越大，数据分治作为一种处理策略，用以实现对各子集的知识推理。处理数据的分治策略由 Jordan[23] 提出，其思想是当数据量增大时，将其划分为规模较小的若干子集，且子集与子集之间相互独立，采用统计、可视分析等方法处理各子集，使其规模远小于源数据的规模，最后将各子集的结果融合，得到最终结果。以图 3-10 说明了决策系统中的数据分治处理。

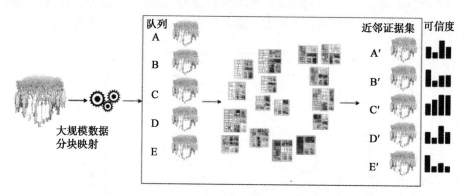

图 3-10　决策系统中的数据分治处理

数据集被划分成 A 到 F 的五个子数据集，然后并行推理融合，获取决策结构。数据集中不同案例信息对查询结果的重要性不相同。使用一定的性能标准选择代表性样本，将抽样构成原样本空间的一个子集，接着在这个子集上构造学习算法和推理。在不降低甚至提高推理在某决策准则上的性能的同时，最大限度地降低数据对时间空间的耗费。将融合推理中基于相似度信息检索的阶段，视为对大数据的样本选取。传统方法一般针对的是较小规模的数据集，如压缩最近邻、编辑最近邻、约减最近邻，它们的核心是寻找标识类别一致的最小子集。在找到这个子集过程中逐一测试每个案例，而对子集的归一化及感知的时态数据样本加入子集的顺序较敏感。分治策略是一种启发式策略。若使用统计学方法推理，则需从数据集中获取置信区间。在理论上可以通过重新采样获取数据评估值的波动范围来获取置信区间的方法，但对大数据处理是不可行的，因为不完全抽样会导致在错误范围内的波动。分治策略是大规模数据处理的基本思想，但目前较少利用数据集的分布知识和关联性，还需进一步探究。

3.3.2　可解释性推理

可解释性推理能够提供具有可追溯功能的证据信息，利用传感器感知的数据提供的片段证据，能够根据问题重构出所需要的完整证据链。推理的可解释性可视为面对实际问题时决策者的一个偏好，对知识推理或构建推理模型的可用性和适用性具有重要意义。

1. 可解释性推理概述

为了利用证据决策分析不同关联性知识对决策[24]的影响，文献［25］研究了基于证据的激励系统，将其用于疾病治疗的医疗保险分析上，根据病历、医疗专家的治疗方案等，使用这些证据推理出患者的可能结果。在模型算法方面，Vapnik等提出的支持向量机（SVM）[26]是在统计学习理论基础上，对线性分类器提出的一种设计最佳准则。其原理是从线性扩展到线性不可分，甚至将其扩展到非线性函数中。尽管这类方法具有较高的推理准确性，但缺乏可解释性。其结果及推理过程难以被一般的决策者或者其他领域决策者所快速理解，特别是普通的医疗专家（掌握相关医疗领域知识）。这类方法难以说服领域决策者理解其推理过程，并难以提供相关的推理证据，保证推论依据的可追溯性，甚至反馈给领域决策者进行分析和学习。因此，可解释性推理显得尤为重要，如文献［27］提出的可解释规则推理和问题因果解释[28]，采用这类证据推理方法，从结构化、非结构数据中提取决策知识。推理结束时，使用逆变换将结论映射到决策属性空间。

2. 可解释性推理矩阵

从领域知识或专家经验中提炼的规则是 RBR 的知识源泉。规则形式为"IF X THEN C"，其中，X 和 C 分别为规则前提和推论。在推理中，一个映射模型 $f: X \rightarrow C$，表示对数据（如案例、规则等）资源的存储、检索及更新的组织形式。用 $U = (X, C, f)$ 描述知识库，并作为 CBR 的关键资源。CBR 使用检索到的相近点提供的共享数据进行决策。给定 X 的规则的属性（列）为 $\{A_j | j = 1, \cdots, m\}$，案例实体（行）为 $\{R_l | l = 1, \cdots, L\}$；$V_j^l$ 为实体 R_l 对应的第 j 列的观测值，C^l 为其决策状态（类别）。文献［29］给出决策中的案例矩阵和规则矩阵的结构，如图 3-11 所示。

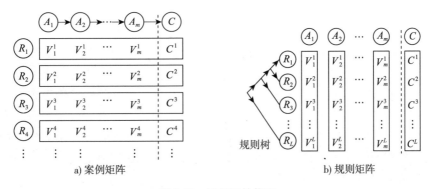

图 3-11　可解释性推理

证据的可解释性[30]表明推理的决策行为和推论对于决策者均具有实际意义。在证据链推理过程中，部分证据是预先给定的，其他证据是过程感知的，为将这两者融合并推理，并确定实体向量和特征向量的矩阵，将证据推理的融合矩阵分解为特征量

$A_1, A_2, \cdots, A_m$ 和特征量 $A_{m+1}, A_{m+2}, \cdots, A_m$ 所对应的两部分矩阵，如图 3-12 所示。

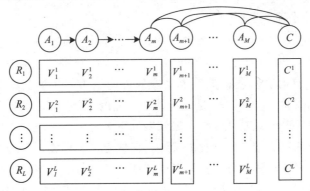

图 3-12   可解释性推理的融合矩阵

3.3.3   预处理方法

当衡量的数据包含的属性不同且观测值分布也不同时，融合推理在权衡多属性数据时存在一定的难度。例如，血压变化多少时等同于氧饱和度下降 5%？在融合推理之前，需要使用多种方法对这些参数进行数据预处理。

1. 一致性检验

为了直接利用证据数据对方案进行分类，需要了解决策准则对分类方法的基本性质。即使证据具有冲突、矛盾等不确定性，但结论需要根据多准则的性质，获取具有一致性的推理分类结果。在典型的层次推理中，如使用层次分析法，对查询类别进行分类排序，对其判断矩阵的一致性检验十分重要。其一致性指标与判断矩阵的主特征值和矩阵的阶数存在一定的关联性，并且一阶、二阶判断矩阵的一致性指标总是完全一致，计算一致性检验 $CI = (\lambda_{max} - n)/(n-1)$，$\lambda_{max}$ 表示最大特征值，n 为指标元素个数。满足一致性的条件为

$$CR = CI/RI \leqslant 0.1 \tag{3-3}$$

式中，CI 表示一致性系数，RI 表示判断矩阵中的随机一致性指标。深层融合推理中，决策变量对确定优化特征的选择和对证据链的选择，可视为层次总排序（不同的推理分类标识），如基于 CBR 的决策排序[31]，是一种特殊的分类推理。利用特征同一层次中所有层次单排序的结果，计算针对上一层次而言本层次所有元素重要性的权值[32]。从数据矩阵的特征层次到决策的证据链选择层次，从上到下逐层顺序进行。对于最高层次，进行层次单排序即为总排序。在计算层次总排序的结果一致性时，需要计算与层次单排序类似的检验量。

2. 滤波预处理

数据中的噪声常包括两类：一类是类别标识噪声[33]；另一类是传感器信号的噪声，如分类数据的标识中有 1% 的错误标识。这里主要探讨传感器感知的信号数据中不可避免的噪声，这些噪声会影响信号测量的精度和准确度。考虑到信号数据

噪声带来的稳定性影响，常用自适应的过滤器或算法进行感知数据的信号噪声消除，因为它的转换功能能够随着每个新的数据样本或特征而发生变化。自适应的过滤器一般是基于模型的。尽管基于模型的过滤器能够更加有效地抑制噪声，但是它们更趋向于密集型计算，并且它们的有效性依赖于使用的模型的准确率和适用性。对于医疗传感器感知的数据，文献［34］使用了一种非线性的卡尔曼滤波方法，提出了一个适用于 ECG 的基于模型的过滤方法，这是更适用于实时过滤的方法。因为该模型基于高斯的重合，所以它能比较容易地进行过滤和分类如血压等心脏血管的信号。但除非使用预分类算法，否则该模型将需要重新适应数据在形态学上的改变，以推理分类结果为正常或异常。

3. 归一化预处理

在数据分析前，通常需要先将数据标准化，利用标准化后的数据进行分析。数据标准化也就是统计数据的指数化。数据标准化处理主要包括数据同趋化处理和无量纲化处理两个方面。数据同趋化处理主要解决数据不同性质的问题，对不同性质指标进行简单的直接加总不能正确反映不同作用力的综合结果，必须先考虑改变逆指标数据性质，使所有指标对测评方案的作用力同趋化，再加总才能得出正确结果；数据无量纲化处理主要解决数据的可比性问题。去除数据的单位限制，将其转化为无量纲的纯数值，便于不同单位或量级的指标能够进行比较和加权。采用单项评价指标实际值与标准值进行对比所得的评价当量值，其计算公式为

$$y = \begin{cases} x_i/x_e, x_i \text{ 为正指标} \\ x_e/x_i, x_i \text{ 为负指标} \end{cases} \tag{3-4}$$

式中，x_i 表示有量纲数据，x_e 表示标准值数据，y 表示经过无量纲化的数据。数值标准化的方法通过合适的比例将特征值限制在 ［0，1］ 或 ［−1，1］ 范围内[35]，常包括最小-最大（max-min）型标准化、均值-方差型、Z-score 标准化和按小数定标标准化等。经过上述标准化处理，原始数据均转换为无量纲化指标测评值，即各指标值都处于同一个数量级别上，可以进行综合测评分析。对于第 k 个特征的 N 个数据，使用均值-方差型方法，获得归一化值为

$$v'_{ik} = \frac{v_{ik} - \overline{v}_k}{\xi_k}, \text{ 且 } \overline{v}_k = \frac{1}{N}\sum_{i=1}^{N}v_{ik}, k=1,2,\cdots,l; \xi_k^2 = \frac{1}{N-1}\sum_{i=1}^{N}(v_{ik} - \overline{v}_k)^2$$

$$\tag{3-5}$$

式中，v_{ik} 和 v'_{ik} 分别表示处理前和处理后的属性值（或特征值），$\overline{v}_k$ 和 ξ_k 分别为均值和均方差。处理后的数据具有零均值和单位方差，属于线性方法。

非线性函数归一化方法。除线性方法外，当数据不是均匀分布在均值周围时，还可使用非线性方法[36]，如使用非线性函数（如对数）变换将数据映射到指定区间。所谓的 Softmax 比例是一种通用的方法，由两个步骤组成。

$$v'_{ik} = \frac{1}{1 + \exp(-V)}, \text{ 且 } V = \frac{v_{ik} - \overline{v}_k}{r\sigma_k} \tag{3-6}$$

式中，v_{ik} 和 v'_{ik} 分别表示处理前和处理后的属性值（或特征值），$\bar{v}_k$ 和 σ_k 分别为均值和方差，r 是决策者赋予的参数值，V 为中间参数值，$\exp(\cdot)$ 为指数型函数。通过一系列的扩充逼近，当 V 很小时，上式可视为 v_{ik} 的近似线性函数。线性区域的范围取决于标准差和系数 r。当处理前属性值远离均值时，归一化后的属性值指数缩小。

3.4 融合推理的决策鲁棒性分析

决策鲁棒性分析是对融合推理模型解进行分析的重要内容。决策环境中提供的关于决策变量的数据，构成决策模型的约束条件。这些约束条件要求决策者从决策环境中获取充分的数据，如与量化的决策变量具有相关性的数据或估计近似值、决策系统的输入矩阵、决策资源数量、决策变量的关联矩阵或判别矩阵参数变化范围等，以分析决策模型的性质、推导的定理以及解空间。这些分析是在不考虑变化的静态模型基础上，再将变化量引入模型，分析静态模型的解与引入变化后模型的解之间的变化轨迹。在构建决策模型时，如考虑动态因素，则形成鲁棒性决策模型。

3.4.1 融合推理中两类不确定性

给定决策信息矩阵，使用其前件属性向量和推论间的关联性进行融合推理的模式学习和分类。决策中存在的不确定性包括可用概率分布表示的风险不确定性，以及包含模棱两可或模糊等歧义性信息的不确定性。

（1）可用概率分布表示的不确定性因素。表现在噪声、信息不足或过量等方面。例如，训练数据中存在的错误标识，在研究虚拟决策仿真问题中，对数据的标识类别加入 1% 的噪声，意味着每一序贯决策或推理的每一步中，选择的最近邻证据都有 1% 的可能与训练样本所预期选择的同质近邻或异质近邻相反。又如，当数据量极大时，由于医疗决策专家认知及实时处理海量数据的能力有限，通常是借助于比较粗略的坐标、比较大的数据粒度，或者选择其中最为重要的特征量，而忽略其他的数据。如果决策中的实体可用数据相互矛盾，则数据量的增加可能完全无助于降低不确定性，反之还会加剧矛盾[37]。决策噪声表现为实施一个选择决策中的随机错误。在推理的标识类别中，使用噪声表示错误类别的作用。

（2）感知模糊性（歧义性）。专家的主观知识，既包括了能用概率显性描述不确定性，还会存一些未知的或被忽略了的数据，即主观感知模糊性，又称歧义性。概率形式的可信度能从相对频率、历史案例和规则中判断评价风险，而一些稀有的证据或冲突的证据，可能造成重要的数据明显遗漏的歧义性问题。这对决策产生着重要影响，如"艾森伯格悖论"[38]。常用可信度来描述这些不确定性知识。

3.4.2　**决策鲁棒性**

系统鲁棒性的定义具有多种形式，特别是圣塔菲研究所给出的相关解释。本文针对决策鲁棒性，从鲁棒性决策、鲁棒性策略和鲁棒性控制三个角度进行阐释。

（1）决策鲁棒性研究的代表性学者，如 2011 年和 2013 年的诺贝尔奖获得者 Sargent 和 Hansen[39]，使用设定模型的求解与真实值之间的信息差异，使用度量方法（如互信息）进行量化分析。这种方法对传统决策模型中基于对决策者完全依赖的假设提出了挑战。他们提出，不确定条件下标准决策理论建议决策者构建统计模型，将结果与决策相联系，并选择结果的最优分布。这种情况假定决策者完全信任模型，但当模型不能被信任时，决策者该如何做呢？通常的做法是，让决策者承认在经济模型中存在误设，结合鲁棒控制理论，提出鲁棒性决策模型，并将其应用于各种动态宏观经济学的问题。

（2）在动态决策中，将某一策略与其他多样化策略进行仿真模拟，得知该策略在整体多样化环境中表现极佳。由于不存在独立于环境（对方）的绝对最优规则，其部分成功是由于在设计其他规则时，已预料到它的存在，并努力不与之产生冲突。判断是否具有鲁棒性，或检验鲁棒性方法，有两种途径：一是构造一系列的假想竞赛，这些竞赛具有完全不同类型的参赛规则；构想一系列假想的未来竞赛，一些规则将由于它们不太成功而不再出现在未来的竞赛中，而那些成功的规则将继续出现。这是对规则性能严格的检验，因为持续的成功要求这些规则必须与其他成功的规则相互兼容。二是使用 Axelrod 的《合作的演化》[40]中论述"一报还一报"的策略与分布有很大不同的参赛程序进行"囚徒困境"的竞赛，结果表明"一报还一报"的策略在 6 个竞赛中赢得了 5 个，证明了该策略的成果具有较高的鲁棒性。将鲁棒性作为一个问题的形式使其概念化，即"在一个由多种多样的复杂策略构成的多样化环境中，什么类型的策略可以繁荣发展"与其相区别的是稳定性，即在什么条件下这样的策略一旦完全建立就能阻止变异策略的入侵。

（3）文献［41］将医疗决策系统从系统所处状态角度定义鲁棒性。系统鲁棒性是在一定内部或外部参数摄动下，维持其原有的某些性能的特性。系统状态包括静态性能和动态性能。静态性能是指当系统内部各种因素、系统输入和外部干扰恒定不变时系统的状态特征，具体包括系统的稳定性、稳态误差、抗干扰性；动态性能是指当系统内部各种因素、系统输入或外部干扰发生变化时，系统由一种状态向另一种状态演变的过渡过程特征，包括响应的快速性等。这些静态性能和动态性能相互联系、相互影响，共同构成医疗决策系统鲁棒性。

除了与稳定性分析不同，鲁棒性分析还与灵敏度分析相区别。灵敏度分析常用在决策情景发生变化时，是原最优决策方案继续有效的理论分析。常从属性的数量变化、目标函数的系数变化、约束条件的系数变化、多目标决策的优先因子变化等角度进行分析，常能获取转折概率等结论。面对数据的不确定性鲁棒性决策模型，要求决策变量的解持续有效。灵敏度分析是在静态模型的基础上，对参数变量的动态变化分析[42]，而鲁棒性分析在建立模型时就考虑了不确定因素，包括模型本身的误差、参数误差和外部不确定性等，并表现出隐性、随机或不可控的特征。可见，鲁棒性分析涵盖了灵敏度分析。在分类决策中，决策者所能获得的全部数据都是不确定的参数值，实际上是特定场合下的可信度，即为一种主观概率。

（4）决策鲁棒性定义为在真实决策过程中，基于推理模型决策所选择的方案（或决策行为）难免会产生错误，这是因为其证据的标识类别是多源的、证据的实体具有异构性，且因单个证据推理的决策可能失效。由于某一决策者难以确定决策行为是无意的错误或是故意的错误选择，而群体证据的决策能够实现鲁棒性决策。在证据推理中，证据焦元的基本信任指派会改变，其推理结果不发生质的变化，则这种推理规则具有鲁棒性[43]。

3.4.3　推理模型的鲁棒性约束

为实现不确定性条件下的融合推理建模首先需要确定以何种方式在模型中描述不确定性问题。文献［43］利用模型误设引入鲁棒性原理。为研究存在模型误设的推理，分析给定的推理模型 f_{a_0} 与其领域中的可能数据生成过程的集合，即真实模型 f 的未知元素。因决策者未知 f，决策者仅基于显性的、特定的可获得模型，即误设模型 f_{a_0}。针对模型误设，决策者需要制定对模型集起作用的决策规则 $\Phi(f_a, f) < \eta_0$，其中 η_0 测量推理模型 f_a 近邻的模型集 F，这一鲁棒决策规则所构成的约束，如图 3-13 所示。

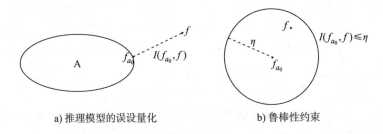

a) 推理模型的误设量化　　　　　　b) 鲁棒性约束

图 3-13　推理模型的决策鲁棒性约束

利用动态随机模型的参数分析设定决策规则的结果并假定 $u_t = -F y_t$，$\boldsymbol{F}$ 为不确定性的传递矩阵。y^* 作为随机干扰推理模型的下一阶段状态向量，其数据所在推理过程的状态概率密度为 $p(y^* \mid y)$，其分布为 $\mu(y)$。决策随机模型 $f_a(y^* \mid y)$，$\alpha \in \theta$，θ 是参数向量 α 的值集。如果不存在 $\alpha \in \theta$ 满足 $f_a = f$，则决策模型被误设。

决策模型常使用最大似然函数方法，最小化真实输出与决策输出之间的误差等方法衡量 α。在一些规律性的条件下，对于大样本最大似然函数估计算法 $\widehat{a}_0$ 收敛于

$$\Phi(f_a, f) = p\lim \widehat{a}_0 = \arg \min_{a \in A} \int I(f_a, f)(y) d\mu(y) \tag{3-7}$$

$I(f_a, f)(y)$ 为模型 f 对于模型 f_a 的互信息（或称条件相对熵），针对真实条件密度 $f(y^*|y)$，使用似然率的对数期望进行计算。

使用条件均值作为推理模型的误设，并将参数数据以历史状态数据进行反馈。使用互信息作为决策模型误设的度量方法，分析动态传递过程中潜在的耦合关系，推导模型差异，揭示真实模式对推理模式的反馈作用。鲁棒稳定性判据和灵敏度函数是深入研究医疗决策鲁棒性的基础。设 v 表示模型中所有确定性变量的值，如心脏病病例的年龄属性值等；$M(v)$ 表示稳健随机混合法模型；$M_0(v)$ 表示单纯由确定性变量决定的函数阵，$M_1(v)$ 和 $M_2(v)$ 表示由不确定性随机项的权函数阵；θ 表示不确定性的随机项，I 表示单位矩阵（见表 3-4）。

表 3-4　鲁棒稳定性判据-非构造性不确定情形

干扰类型	主要误差类型	鲁棒稳定性判据 $\Phi_Q(x)$
加法干扰	加法随机项模型参数误差 不确定单位圆外零点	$\| M_0(v) + M_1(v)\theta M_2(v) \|_\infty < 1$
乘法干扰	乘法随机项模型参数误差 不确定单位圆外零点	$\| M_0(v)[I + M_1(v)\theta M_2(v)] \|_\infty < 1$
输入相对干扰	输入相对随机项模型的参数误差 不确定单位圆外极点	$\| M_0(v)[I + M_1(v)\theta M_2(v)]^{-1} \|_\infty < 1$

设 $S_i(\lambda)$ 和 $S_0(\lambda)$ 分别称为闭环推理系统的输入灵敏度函数和输出灵敏度函数，$T_i(\lambda)$ 和 $T_0(\lambda)$ 分别称为输入补灵敏度函数和输出补灵敏度函数，其定义如下：

$$S_i(\lambda) = [I + C(\lambda)P_0(\lambda)]^{-1}, T_i(\lambda) = C(\lambda)P_0(\lambda)[I + C(\lambda)P_0(\lambda)]^{-1}$$

$$S_0(\lambda) = [I + P_0(\lambda)C(\lambda)]^{-1}, T_0(\lambda) = P_0(\lambda)C(\lambda)[I + P_0(\lambda)C(\lambda)]^{-1}$$

$P_0(\lambda)$ 代表对象的名义模型，即 $\Delta(\lambda) = 0$ 时的模型，很明显

$$S_i(\lambda) + T_i(\lambda) = I, \quad S_0(\lambda) + T_0(\lambda) = I \tag{3-8}$$

以上鲁棒稳定性判据和推理系统满足在其他调节品质方面的要求，可以用于构成医疗决策的推理约束条件。

3.5　小结

在融合推理中的数据呈现出复杂的系统特征，本章从多个角度给出融合推理的数据预处理方法，分析了异构数据驱动的决策系统融合推理模型要素及其相关命题。决策系统中融合推理模型的要素包括决策主体、可供选择的方案、准则，并阐述了基于融合推理的多准则分类决策方法。将鲁棒性作为构建数据融合中证据推理模型的约束，从信息融合角度分析推理决策结构的鲁棒性范围，为后续融合推理提供基础。

参考文献

[1] Ebadollahi S, Sun J, Gotz D, et al. Predicting patient's trajectory of physiological data using temporal trends in similar patients: a system for near-term prognostics [C]. AMIA Annu Symp Proc. 2010: 192-196.

[2] Dey D, Sarkar S, De P. A probabilisitc decision model for entity matching in heterogeneous databases [J]. Management Science, 1998, 44 (10): 1379-1387.

[3] H James Wilson. Wearables in the workplace [J]. Harvard Business Review, 2013, 9 (1): 20-24.

[4] Saeed M, Lieu C, Raber G, Mark R G. MIMIC II: a massive temporal ICU patient database to support research in intelligent patient monitoring [J]. Computers in Cardiology, 2002 (29): 641-644.

[5] 谢涛. CBR/RBR 融合推理模型构建及其在医疗中的应用 [D]. 天津大学硕士论文，2010.

[6] Deo S, Iravani S, Jiang T, et al. Improving health outcomes through better capacity allocation in a community-based chronic care model [J]. Operations Research, 2013, 61 (6): 1277-1294.

[7] 潘定，沈钧毅. 时态数据挖掘的相似性发现技术 [J]. 软件学报，2007, 18 (02): 246-258.

[8] Zhou L, Hripcsak G. Temporal reasoning with medical data—a review with emphasis on medical natural language processing [J]. Journal of Biomedical Informatics, 2007, 40 (2): 183-202.

[9] 杨一鸣，潘嵘，潘嘉林，等. 时间序列分类问题的算法比较 [J]. 计算机学报，2007, 30 (08): 1259-1266.

[10] 王聪，陈填锐，刘腾飞. 确定学习与基于数据的建模及控制 [J]. 自动化学报，2009, 35 (06): 693-706.

[11] Hinton G E, Osindero S, Teh Y-W. A fast learning algorithm for deep belief nets [J]. Neural Computation, 2006, 18 (7): 1527-1554.

[12] Pan W, Dong W, Cebrian M, et al. Modeling dynamical influence in human interaction: using data to make better inferences about influence within social systems [J]. IEEE Signal Processing Magazine, 2012, 29 (2): 77-86.

[13] 徐曼. 基于智能融合模型的心脏病急救决策鲁棒性研究 [D]. 天津大学博士论文，2011.

[14] WHO. World health statistics [R]. World Health Organization, 2011.

[15] Bleichrodt H, Pinto J L. A parameter-free elicitation of the probability weighting function in medical decision analysis [J]. Management Science, 2000, 46 (11): 1485-1496.

[16] Xu M, Yu H, Shen J. New algorithm for CBR/RBR fusion with robust thresholds [J]. Chinese Journal of Mechanical Engineering, 2012, 25 (6): 1255-1263.

[17] H J 齐莫曼，陈国青. 管理科学与计算智能 [M]. 北京：高等教育出版社，2005.

[18] 蔡付龄，廖貅武，杨娜. 基于案例信息的多准则群决策分类方法 [J]. 管理科学学报，2013, 16 (02): 22-32.

[19] 杨艺，韩德强，韩崇昭. 基于多准则排序融合的证据组合方法 [J]. 自动化学报，2012, 38 (5): 823-831.

[20] 胡军华，陈晓红，刘咏梅. 基于语言评价和前景理论的多准则决策方法 [J]. 控制与决策，

2009，24（10）：1477-1482.

［21］ Bensoussan A，Mookerjee R，Mookerjee V，et al. Maintaining diagnostic knowledge-based systems：a control-theoretic approach ［J］. Management Science，2009，55（2）：294-310.

［22］ Chi C-L，Street W N，Katz D A. A decision support system for cost-effective diagnosis ［J］. Artificial Intelligence in Medicine，2010，50（3）：149-161.

［23］ Jordan M I. Divide-and-conquer and statistical inference for big data ［C］. Proceedings of the 18th ACM SIGKDD International Conference on Knowledge Discovery and Data Mining. Beijing，China：ACM. 2012：4.

［24］ Allen D G，Bryant P C，Vardaman J M. Retaining talent：replacing misconceptions with evidence-based strategies ［J］. The Academy of Management Perspectives，2010，24（2）：48-64.

［25］ Lee D K K，Zenios S A. An evidence-based incentive system for medicare's end-stage renal disease program ［J］. Management Science，2012，58（6）：1092-1105.

［26］ Vladimir N Vapnik. The nature of statistical learning theory ［M］. New York：Springer-Verlag，1995.

［27］ Bertsimas D，Chang A，Rudin C. Ordered rules for classification：a discrete optimization approach to associative classification ［J］. Annals of Statistics，2011，31（1）：1-30.

［28］ Commenges D，GeGout-Petit A. A general dynamical statistical model with causal interpretation ［J］. Journal of the Royal Statistical Society：Series B（Statistical Methodology），2009，71（3）：719-736.

［29］ Kemp C，Shafto P，Tenenbaum J B. An integrated account of generalization across objects and features ［J］. Cognitive Psychology，2012，64（1）：35-73.

［30］ Kim B，Rudin C，Shah J A. The bayesian case model：a generative approach for case-based reasoning and prototype classification ［J］. Advances in Neural Information Processing Systems，2015（3）：1952-1960.

［31］ Vetschera R，Chen Y，Keith W. Rrobustness and information levels in case-based multiple criteria sorting ［J］. European Journal of Operational research，2010，202（3）：841-852.

［32］ Saaty T L. The modern science of multicriteria decision making and its practical applications：the AHP/ANP approach ［J］. Operations Research，2013，61（5）：1101-1118.

［33］ Schnoes A M，Brown S D，Dodevski I，et al. Annotation error in public databases：misannotation of molecular function in enzyme superfamilies ［J］. PLOS Computational Biology，2009，5（12）：605.

［34］ Clifford G D，Long W J，Moody G B，et al. Robust parameter extraction for decision support using multimodal intensive care data ［J］. Philosophical Transactions of the Royal Society，2009，367（1）：411-429.

［35］ 杨一鸣，潘嵘，潘嘉林，等. 时间序列分类问题的算法比较 ［J］. 计算机学报，2007，30（08）：1259-1266.

［36］ Louie K，Khaw M W，Glimcher P W. Normalization is a general neural mechanism for context-dependent decision making ［J］. Proc Natl Acad Sci USA，2013，110（15）：6139-6144.

［37］ Liu W. Analyzing the degree of conflict among belief functions ［J］. Artificial Intelligence，2006，170（2）：909-924.

［38］ K Seo. Ambiguity and second-order belief ［J］. Econometrica，2009，77（5）：1575-1605.

［39］　Hansen L P，Sargent T J. Robustness ［M］. Princetion：Princeton University Press，2007.

［40］　Axelrod R，Hamilton W D. The evolution of cooperation ［J］. Science，1981，211 （4489）：1390-1396.

［41］　Rosenhead，Jonathan. Robustness analysis ［J］. Newsletter of European Working Group on Multicriteria Decision Analysis，2002，3 （6）：6-10.

［42］　潘泉，张山鹰，程咏梅，等. 证据推理的鲁棒性研究 ［J］. 自动化学报，2001，27 （06）：798-805.

［43］　Hansen L P，Sargent T J. Robustness ［M］. Princetion：Princeton University Press，2007.

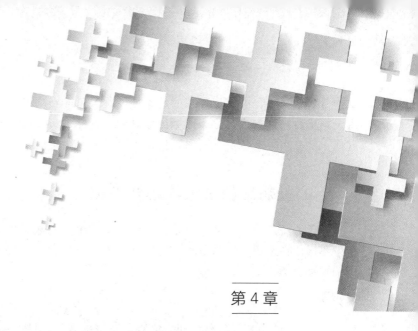

第 4 章

医疗急救决策：全员、全流程、全数据空间

4.1　背景

　　医疗急救过程是一个生化过程，是一个涉及多个参与者、多种设备的"测试→行动→评估→决策"循环动态过程，人与设备、设备与设备、人与人之间不断地进行着信息的传递、反馈与协调，形成各种具有随机性、模糊性、不完全性和不一致性的医疗数据，构成一个多层、异构、海量的复杂数据空间。由外界干扰引起的患者体征误差、病理实验参数误差和外部不确定性等所表现出隐性的、随机的或不可控的因素，导致医疗决策中存在抗干扰、容错和消除冗余性等问题。本章以心脏病急救为例，并基于国际心肺复苏术（Cardio Pulmonary Resuscitation，CPR）和心血管急救（Emergency Cardiac Care，ECC）的九大流程体系，使用病理-生理模型构建"维度-子集-属性"框架（简称 DSE 框架）和本体知识库，从病例、规则、资源和时间上解析构成医疗决策数据空间的集合和属性，表达医疗诊断领域知识，通过对知识库中知识的描述、管理、组织以及组合使用，解决大数据的标准化、结构化问题，使得多源决策数据通过便捷的方式实时提供给决策者，实现动态医疗诊断的目标。结合临床路径和指南，基于心脏病急救诊断决策流程中获取的实时数据，从医疗急救决策流程中提取特征变量，构建诊断决策数据空间，辅助临床路径和指南的诊断决策过程，实现数据驱动的医疗诊断决策支持。在医疗诊断决策中存在时间约束，为此本章使用合适的

结构分析数据融合中知识推理的动态性能，揭示诊断决策中患者实体的状态演化过程。采用恰当的方式对临床证据维度高的属性集进行约简，利用知识库和状态转移规律，提升当决策数据不断增长情况下临床诊断决策的推理效率。

4.2　心脏病急救决策流程及数据

　　基于心脏病急救流程，概括流程中获取或感知的数据类型，指出心脏病急救决策中不确定性来源，并从数据不完整性、多专家提供的决策数据模糊等角度对数据不确定性分类。

4.2.1　流程

　　《美国心脏协会心肺复苏和心血管急救指南（2010）》[1]，在1992年提出的"生存链"基础上，形成了一个完整的心肺复苏术CPR和ECC的急救流程体系⊖，即"早期识别求救、早期心肺复苏术，早期电除颤、早期救治以及心脏骤停后的救治"。CPR与ECC急救流程主要包括成人基础生命支持（Basic Life Support，BLS）流程、医务人员的BLS流程、高级生命支持流程、心脏骤停后救治流程、心搏呼吸骤停抢救程序、电复律的程序、紧急心脏急救程序等。为描述在心脏病急救决策过程中心脏病急救专家对患者的观察、急救决策和治疗的过程，以CPR与ECC急救流程中的紧急心脏急救程序的工作流程描述为例，如图4-1所示。该流程的主要操作节点包括气管插管、打开气道、吸氧、吸引、颈动脉搏动检查、心前区重击、除颤、起搏、药物治疗等。

　　CPR与ECC急救流程是标准性心脏病急救决策问题的规范性操作，而实际的心脏病急救决策过程由于复杂性及其不确定性等异构性特征，只能将规范性过程作为参考性框架，实际的操作过程仍需依赖心脏病急救专家的经验和知识进行决策。心脏病急救决策是病例知识共享、规则知识共享、急救资源共享和急救时间协调的过程，各部分间相互作用和影响，从而构成一个有机的心脏病急救决策系统。

4.2.2　急救决策推理的网链结构

1. 复杂系统网链的定义

　　急救过程的数据链可以描述为数据源中符合某种具有时间性数据构成的数据传递链状结构的集合，以心脏病急救为例，急救决策中的数据链（$link_i$，$i=1$，2，$\cdots$，n），如图4-2所示。急救过程是由多任务与时间节点构成的反馈系统，在这个系统中，各数据间形成多设备、多数据源的动态融合、协作与反馈过程。

　　⊖　CPR与ECC急救流程体系是指美国心脏协会（American Heart Association，AHA）制定的一个完整的心肺复苏术（Cardio Pulmonary Resuscitation，CPR）和心血管急救（Emergency Cardiac Care，ECC）的急救模式。

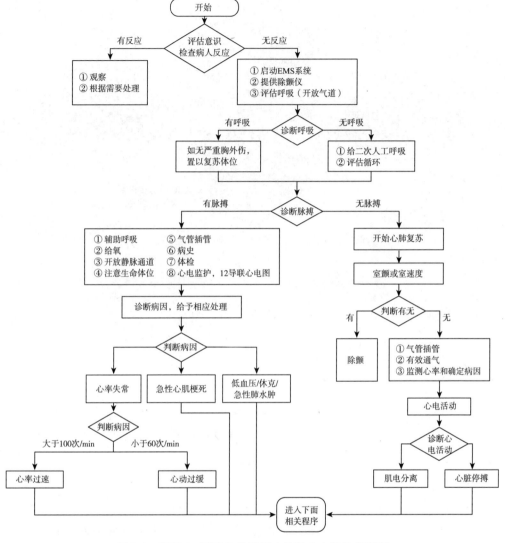

图 4-1　CPR 与 ECC 急救流程中的紧急心脏急救程序

2. 复杂系统网链的构成

以急救决策为中心的复杂系统网链结构主要由急救信息资源系统（EMIS）、急救规则系统（EMRS）、心脏病紧急救护系统（EMSS）、医护人员组织结构（MPO）、监护系统（ADS）和诊断系统（ESS）六个子系统构成。例如，医护人员组织结构包括主治医师、副主治医师、灌注师、临床工程师等，并且各主体之间进行着数据的连接与共享。

整个复杂系统网链结构由三个交互的数据链（$link$）构成，数据链（$link_1$）包括急救信息资源系统、临床路径在内的急救规则体系和诊断系统；数据链（$link_2$）包括监护系统和诊断系统；数据链（$link_3$）包括心脏病紧急救护系统、医护人员组

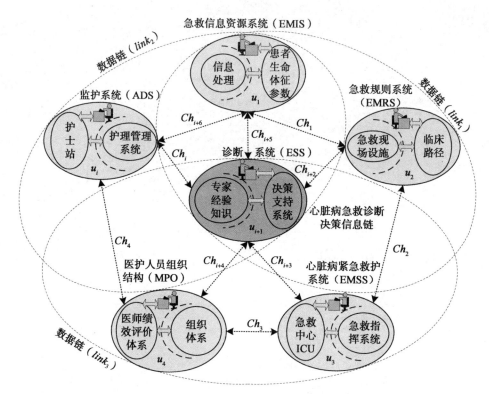

图 4-2 以心脏病急救决策为中心的复杂系统网链结构

织结构和诊断系统。各数据链又具有单独的子网链，通过传递渠道 Ch_i 来实现复杂系统网链结构的共享和调用。例如，从急救信息资源系统 u_1 中获取患者生命体征参数 $a_g^{(u_1)}$，包括患者生命体征参数如体温、血压、心跳（f_1，f_2，f_3，…）等属性特征，为急救专家提供急救决策数据。在急救决策的数据链上，因受传递渠道网络 Ch_i 阻力系数的制约，数据传递过程需尽量少地传递渠道网络 Ch_i 以实现数据的高效无缝传递。

3. 网链复杂性分析

从临床医学和系统工程看，急救决策过程是一个开放的复杂巨系统。对其数据空间进行深入分析时，应充分利用系统科学的原理对它的复杂性进行全面的分析，以便进行急救推理和决策，从而提升急救品质和效率。在急救决策过程中，专家知识形成各自独立链条进行数据放射性传递，同时各数据链间也不断地进行着数据间的传递、反馈与协调，相互干预与影响，形成多集合、多节点、网络化的交互结构，这体现出急救决策过程中，专家知识的共享和调用。

以急救决策为中心的复杂网络结构，解决了传统的医疗保健环境中松散联系的、组织上相互独立的关系。在传统的系统中，患者接受初级、中级及三级保健机构的护理，但这些机构之间很少有双向沟通和协作。患者被一个或多个初级医生及专家治疗。在住院治疗和门诊治疗之间几乎没有相互的协调和数据共享。在住院部门，患者的诊疗被分为不同的临床专业，每个专业都是独立的，常常不考虑其他专业的治疗方案。辅助部门就像一个独立的功能单位去完成其服务任务，仅仅提供检查报告，而不提供进一步的关于如何使用这些结论的建议，甚至不知道检查报告是否被送到主治医生处。住院费用所需的数据常常来自于一个完全独立的进程，从病历档案上收集散乱的数据并专门抽取出来以用于结算。

医疗保健信息系统因内外部压力而逐步改变现状，使得收集的数据以各种方式被重复利用。医疗保健中的许多新模型都增加了对协调、集成和合并数据的需求，尽管这些数据来自不同的部门和机构。各种各样的管理技术，如持续改进质量和病例管理，都需要及时、准确的患者数据摘要，因此临床分析和结果研究需要对整个病例群体做出全面的概括。它包括临床工作站和决策支持系统在内的先进工具，都要求按任务将患者的原始数据整理成结构化的形式，既简单如同总结报告，又复杂如同自动医疗诊断。其为个人、医疗保健提供者、健康计划和雇主提供标准化的标识符，以便跨系统识别参与者。例如，入院系统有患者被诊断患有心脏病的记录，药房系统有曾发给患者庆大霉素的记录，实验室系统有患者在肾脏功能检查中曾有某些异常结果的记录，放射系统有医生为需要静脉注射碘染料的患者安排了 X 射线检查的记录。其他系统需要用不同的方式存放这些数据，提供给临床用户，报告疾病和警告药物间可能的交互作用，提供给药剂量变化的建议，以及密切关注患者的治疗结果。

4.2.3　数据类型

心脏病急救决策过程中，具有复杂性的数据测量是心脏病急救数据空间中数据获取、传递的前提。这里根据数据测量方法的不同，可以将数据类型归纳为以下四种，如表 4-1 所示。

表 4-1　数据类型及其数据测量方法

数据类型	测量方法	特点	实例
数值型	名义、顺序、比例、区间和绝对等形式的测量	精确的数值	心电图测量
区间型	数值域、上下界	不需要精确，但边界"明确"	血压范围
语言型	多种语言	作为心脏病急救专家之间的沟通手段	急救过程中心脏病专家对助理的口头要求
符号型	数字、字母和图形	明确数据的具体价值和符号的定义	胸痛类型，轻微、严重和特别严重等

（1）数值型。为心脏病急救决策提供的数据，推理过程要求相关的数据可以用数值的形式表示。其测量方法有多种形式，例如名义测量、顺序测量、比例测量、区间测量和绝对测量。

（2）区间型。对于部分可用的不确定性心脏病数据，由于获取或传递的成本较高，且实际急救决策过程中并不需要在实数意义上要求十分精确。本文使用区间运算处理这种数据，获取到的区间数据同样能够用于有效的决策推理。其边界都需要是明确和确切的。

（3）语言型。与数值数据相比，由于语言的自身属性特征，很难找到一种方法来衡量自然语言数据的质量，例如无法定义自然语言的测量等级。语言型数据是作为心脏病急救专家之间的沟通手段而发展起来的，其推理即代表了专家的思维方式。

（4）符号型。数字、字母和图形都可使用符号来表示，但有时单词也被用作符号则增加了心脏病决策推理的难度，因为单词具有自然含义而符号则不具有。在使用符号数据的时候，需要明确该数据的具体价值并给符号以明确定义。

4.2.4 数据的不确定性

确定性意味着医疗健康专家拥有一定数量和质量的数据，能够准确地以数量化的方式描述、推理医疗决策行为或其他特性，而上述定义所不能描述的情况被称为不确定性。以心脏病急救决策为例，其不确定性指心脏病急救决策中参与急救决策空间所表现出隐性的、随机的或不可控的特征，如医护人员的医疗水平的差异、技术的局限、医疗急救设备的数据误差等。心脏病急救决策的不确定性来源主要存在四个方面，如表 4-2 所示。将这些不确定性情况转换为确定性情况，需要通过获取更多或更准确的数据才能实现。

表 4-2　医疗急救决策中不确定性的来源

不确定性的来源	实例
隐性的	患者自身身体条件和现有医疗技术限制等，使得采集的决策数据存在模糊性、不完整性
随机的	手术多参与者的不确定性，手术室中不可控的突发事件、多人员参与手术相互影响
不可控的	医疗急救设备的不确定性，仪器测量数字的原始误差、多仪器相互间电磁干扰引起的误差
外部干扰的	突发事件所面临的时间约束与系统干扰所带来的不确定性

心脏病急救推理中执行符号处理和语义推理，将不确定性看作是急救过程中的一种数据特征。采集的医疗数据常存在不完整性、多专家提供的数据模糊性、代价敏感性问题和证据不一致等不确定性问题。

1. 不完整性

在心脏病急救决策中，常存在数据缺失或不足。心脏病急救专家不能够或是由于成本太高而不愿意搜集足够大量的数据来进行急救决策。数据不足在某些场合中被称为"近似化"，且对于一般的心脏病急救专家而言可能是不可见的，例如心脏病急救专家用符号来代替某些体征的具体数值，因为这些数值是无法直接描述的。心脏病急救医生无法得到所有关于患者的体征数据，这是一种数量不足；心脏病急救医生知道患者可能存在各种病症，但并不能准确无误地对情况进行描述，这是一种数据质量不足。

2. 多专家提供的决策数据模糊

这种类型的不确定性原因在于专家个体认知及实时处理海量数据的能力有限。在此情形下，医疗专家需要将可用数据转化为认知信息，其在大脑中的数据处理过程通常可以模拟为：借助比较粗略的坐标，比较大的分析"粒度"，或者是聚焦于某些看起来最重要的特征，而忽略其他数据。数据的收集、分析以及使用是医疗诊断决策过程中的关键环节，数据提供了所患疾病的范围，帮助医生决定下一步采集哪些额外数据，从而更好地确诊疾病类型进而提供精准的医疗方案。在心脏病急救决策场景中，心脏病急救专家所能获得的数据具有主观性，是特定场合下特定形式的信度。因此，决策数据是模糊的。

3. 代价敏感性

数据在不同时间尺度上获取观测值，对用户不同健康状态的严重程度或疾病类别的辨识存在代价敏感性。对于用户健康状态的严重程度难以度量，存在不确定性、误判、漏判所带来的损失也难以精确评估。代价敏感性表明，在筛检试验等诊断支持中，对筛检试验结果呈阳性和疑似阳性的人必须进行进一步检查，对确诊后的病人进行治疗。

4. 证据不一致

一部分可用数据反映了心脏病急救决策的某种特定行为表现，另一些可用数据则反映了该过程的另一种行为表现。如果这两类可用数据相互矛盾，则数据量增加可能完全无助于降低不确定性，反而会加剧矛盾。这时要重新检查可用数据的正确性，某些情况下剔除部分数据可能有助于减少矛盾。

4.2.5　不确定性推理

心脏病急救流程中产生的不确定性造成了决策推理的不确定性：①不确定性的"来源"会对心脏病急救决策和不确定性模型之间的数据流产生影响；②所选模型或理论必须适用于可获得的输入数据的数量和质量；③所选理论决定了对可获得数据的处理方式；④基于时效原因，不确定性模型必须能通过恰当的语言将数据提供给医生。

心脏病急救推理中，所建立的数学模型都需要使用某种数值数据的测量方法，各种不确定性理论都可通过一个向量或结构进行描述，并且各种不确定性理论在数据处理及质量需求方面往往并不相同。在理想状况下，理论结构应该与其将要应用的情况框架相匹配。因此，如果一种不确定性方法中的数学运算所需的测量水平高于治疗决策可用数据能提供的测量水平，则不可使用这种方法。在这种数据的形式化表达中，如果选取单值表示，实际上就相对于符号处理；如果使用语言变量，那么需要对数据项的隶属函数进行处理。建模过程中，采用某种确定性模型来近似表达不确定性现象，也可引入足够的"松弛性"来明确描述不确定性。此外，医疗专家也可采取消除不确定性根源的方法来降低其影响的解决方案。

4.3　医疗决策全数据空间框架

在空间 L 中，构建心脏病急救决策全数据空间，维度是整个心脏病急救决策系统的一个顶层划分，包括病例维（CBR）、规则维（RBR）、资源维（RES）和时间窗（TIM）。维度之下又划分了子集的概念，每个维度之下都有相应的子集。而下一级的属性则详细描述了这些子集以及它们之间的关系。不同的子集包含有不同的属性，不同维度的子集属性采用不同的方法来进行描述。这种向量空间体系反映了心脏病急救最主要的特征，是心脏病急救模型建立的核心基础。

引入三元组构建"维度-子集-属性"框架（DSE 框架），通过构造 n 维的矩阵空间来描述整个心脏病急救的维度空间。在每个维度空间上用子集空间的概念来描述各维度空间的内容，在各子集空间上使用属性空间来构建局部的模型框架。维度空间（Z）是用来描述心脏病急救数据空间的 n 维立体向量空间结构模型，主要包括病例维空间、规则维空间、资源维空间和时间维空间。Z 可表示为 $Z=\{z\,|\,z\in\{Z_c,Z_r,Z_e,Z_t\}\}$，其中，$Z_c$、$Z_r$、$Z_e$、$Z_t$ 分别为病例维、规则维、资源维和时间维。子集空间（Se）是对于 N 维心脏病急救数据空间中的任意维度空间都存在的关于特征子集的向量空间结构模型。其中，Z_c 是心脏病急救专家急救决策经验构成的维度空间，表现心脏病急救专家急救决策经验的丰富程度。

属性空间（At）是指构成对应各子集空间具体的属性向量组合，可以用 $At=\{at_{di}(se)\,|\,z\in Z;se\in Se\}$ 表示。式中，$at_{di}(se)$ 的 at 代表属性分量，脚标 di 代表维度，se 代表子集分量。以体征集空间 Se_v 为例说明之间的关联性，体温、血压、心跳等属性分别记为 $a_1,a_2,a_3,\cdots,at_{CBR}(Se_v)$ 为 n 维属性向量，因此 $at_{CBR}(Se_v)=\{a_1,a_2,a_3,\cdots,a_n\}$。"维度-子集-属性"框架构建的心脏病急救状态空间知识表示模型，如图 4-3 所示。

4.3.1　心脏病急救决策病例维

病例维（CBR 或称 CBR 病例库）记录包含的内容有别于病例数据库中存在的多特征属性心脏病急救病例。这些病历所包含的特征属性为数值型、分类型或其他类型。在心脏病急救决策中，特殊属性的类别标记和其他特征属性之间一般存在逻辑上的因果关系，可以将这些病历记录分别划归某一个类别，以实现心脏病急救决策。心脏病的病例维是 CBR 的数据来源。CBR 病例库的形式化表示方法以框架和面向对象最为广泛。Z_c 是通过 CBR 的面向对象的病例表示方法组织病例框架的，将病例结构和特征通过基于面向对象的方法进行病例表示。以 Z_c 为例说明病例维

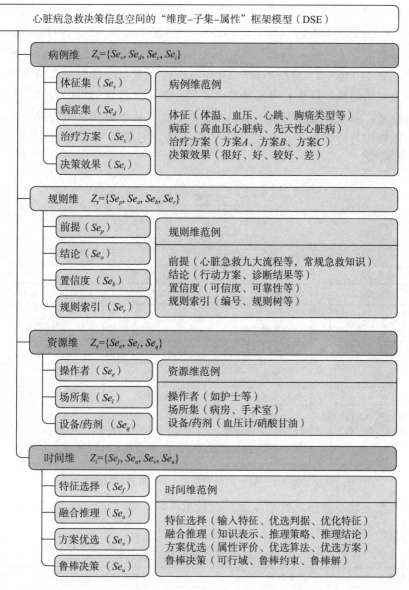

图 4-3　心脏病急救数据空间的"维度-子集-属性"框架

空间的子集构成。可表示为

$$Z_c = \{ se_i^{CBR} \mid se_i^{CBR} = (Se_v, Se_d, Se_c, Se_i), i = 1, 2, \cdots, m \}$$

式中，Se_v 为病案体征集；Se_d 表示病案病症集；Se_c 表示治疗方案集；Se_i 为病案索引集；m 是医疗专家急救决策经验数量；se_i^{CBR} 是医疗专家急救决策经验中的属性特征构成的第 i 个决策病案。类和对象是面向对象技术中的重要概念。类是对一组相似对象的共同抽象描述，其将该组对象所具有的共同特征（操作特征和存储特征）集中起来，用来说明该组对象的性质。类是创建实例对象的模板。在范例推理中，范例的结构化数据是通过不同层次数据加以表示的。首先是对象（Object），然后是对象类（Object Class），最后是类层次（Class Hierarchy）。这种层次数据也包含了对象间的相似性。用对象表示 CBR 的属性特征值，如每毫升的血糖浓度为 120mg/dl。对象类表示 CBR 病例的模板，由较为抽象的属性构成。可见，类是对象的抽象模板，对象是类的实例。类层次包含的病例内容一般有问题描述、解描述、效果描述这三个主要组成部分。这些从心脏病急救决策全流程获取的数据，能够作为辅助医生诊断的重要依据，描述心脏病 CBR 病例库的结构框架，如图 4-4 所示。

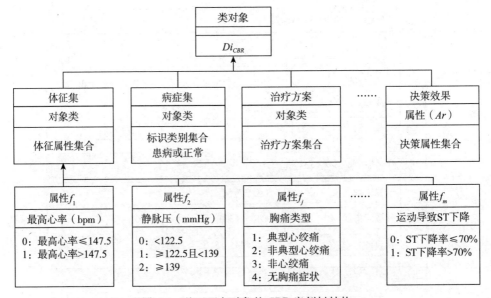

图 4-4　基于面向对象的 CBR 案例树结构

在急救流程中会获取到相应的实时数据，一个基于面向对象的 CBR 病例表示的病例表，如表 4-3 所示。

表 4-3　面向对象的 CBR 病例表

生命体征	动态性能	特征取值	实例
心电图	心率监测	5000 余种心电，心率	76 次/min
脉搏波	血氧饱和度	随血压、心率及其他因素变化	SpO_2：95.4%
血压	血管内的血液压强	收缩压、舒张压、平均动脉压	135mmHg
腋温或肛温	检测体温变化	37.5℃上下 1~2℃内波动	37.8℃
呼吸波	呼吸频率	呼气末 CO_2 波形及参数值	79 次/min

结合以心脏病诊断为目标的医疗数据资源，即医疗领域资源（如电子病历、医学影像、临床检验、医患行为等）、行业相关数据资源（如医保政务、医学文献等）、相关学科数据资源（如生命科学、人口学、环境科学等）、互联网数据资源

（如病友论坛、社交媒体等），形成决策病例集。有关心脏病急救决策的历史数据，如表 4-4 所示。

表 4-4 心脏病急救决策案例的表示与存储结构示例

案例编号	患者	年龄	性别	胸痛类型	静脉压/mmHg	最高心率/次/min	运动导致ST下降	每毫升的血糖浓度/mg/dl	急救决策
1	u_1	40	男	典型心绞痛	122.5	147.5	70%	120mg/dl	患有心脏病
2	u_2	63	女	无胸痛症状	117	143	72%	117mg/dl	健康
3	u_3	57	男	非心绞痛	125.5	142.5	69%	142mg/dl	患有心脏病
4	u_4	50	女	无胸痛症状	122	138.5	71%	132mg/dl	健康
5	u_5	55	男	非典型心绞痛	126.5	141.5	67%	128mg/dl	患有心脏病

4.3.2 心脏病急救决策规则维

规则维（RBR）是通过归纳学习将心脏病急救决策系统中的领域知识概括为特殊形式的知识表示框架。心脏病急救流程中，体征参数和流程规则是数据空间的重要数据来源。其中，体征参数作为医生的病历知识和患者的症状参数，心脏病急救的九大标准流程作为规则知识存储在知识库中，是心脏病急救决策的重要依据。规则知识是从心脏病急救专家的领域知识中获取到的。心脏病急救流程是专家重要的领域知识，且流程中存在大量的决策节点，对稀缺专家领域知识的依赖程度较高。所以，要通过对心脏病急救流程的分析，提炼出急救的规则，以使专家知识可复制、可参考，缓解稀缺的专家知识与专家知识利用效率不高的矛盾。为从心脏病流程中提取专家知识中有用的规则知识，可采用一种重要的可视化分析方法，即基于 Petri 网的 RBR 规则表示。

产生式规则是最早采用的 RBR 规则知识表示方法。Shortliffe 在著名的医学专家系统 MYCIN 中，首先引入了产生式规则的概念。该系统把专家的诊断经验及知识转换成产生式规则（IF-THEN 形式）。规则由两部分组成：第一部分是前提条件，表示诊断对象的症状集合；第二部分是结果，表示诊断的结论。若前提条件满足，则可推理结论或者执行相应的程序。产生式规则采用的知识表示形式与人类的思维习惯类似，在计算机中也较容易实现，具有自然、直观、便于实现推理的优点。

以下以紧急心脏急救程序的工作流说明产生式规则形成过程。利用统一建模语言（Unified Modeling Language，UML）表示，如图 4-5 所示。

N 表示没有发生（否定），Y 表示发生（肯定），Action 表示心脏急救程序工作流的行动集。Action ＝ ｛Action11，Action21，Action12，Action13，Action131，Action132，Action14，Action141，Action142，Action15，Action2｝。Action 描述了心脏急救的方法、目的、时间点和结果属性。应用 Petri 网[2]描述产生式的规则，

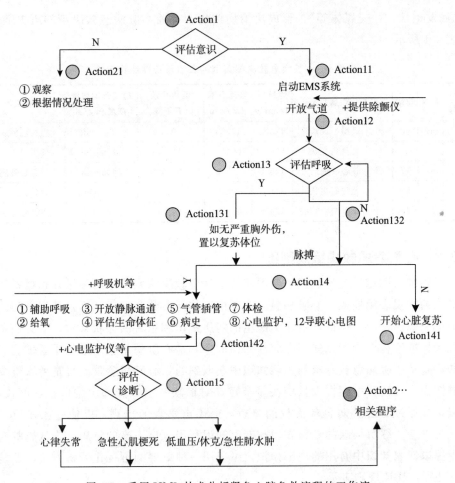

图 4-5 采用 UML 技术分析紧急心脏急救流程的工作流

可以简化规则的知识表示。为此，要提炼新的推理规则，从而提高推理效率。在 Z_r 中，基于 Petri 网的心脏病急救规则，是一个四元组（Se_f，Se_{If}，Se_b，Se_i），其中元素 Se_f 和元素 Se_b 分别称为 Petri 的库所（Place）集和变迁（Transition）集；Se_{If} 为流关系（Flow Relation），它是由元素 Se_f 和元素 Se_b 组成的有序偶的集合。其充分必要条件是：

（1）$Se_f \bigcap Se_b = \varnothing$；

（2）$Se_f \bigcup Se_b \neq \varnothing$；

（3）$Se_{If} \subseteq Se_f \times Se_b \bigcup Se_b \times Se_f$（×为笛卡尔积）；

（4）$dom(Se_b) \bigcup cod(Se_b) = Se_f \bigcup Se_b$。

式中，$dom(Se_b) = \{ p_i \mid \forall p_j : (p_i, p_j) \in Se_b \}$，$rem(Se_b) = \{ p_j \mid \exists p_i : (p_i, p_j) \in Se_b \}$，分别为 Se_b 的定义域和值域；Se_{Pr} 表示心脏病急救流程中的规则语句 p_i，$i = 1$，2，…，9，表示 Se_b 心脏病急救流程中存在规则的置信度；Se_{If} 表示心脏病急救决

策 RBR 的结论。

在 Petri 网中，根据初始标识和可达标识间所具有的关系，可得心脏病急救规则知识库 $R = \{R_1, R_2, \cdots, R_N\}$，如图 4-6 所示。

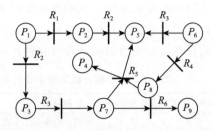

图 4-6 基于 Petri 网的心脏病急救流程规则

根据产生式规则，以上流程所包含的规则，可以列举如下。

(1) R_1：IF "意识评估" = "N"(P_1)THEN(P_2)。

(2) R_2：IF "意识评估" = "Y"(P_1)THEN(P_3)。

(3) R_3：IF "呼吸评估" = "Y"(P_4)THEN(P_6)。

(4) R_4：IF "呼吸评估" = "N"(P_4)THEN(P_5)。

(5) R_5：IF "脉搏" = "N"(P_7)THEN(P_8)。

(6) R_6：IF "脉搏" = "Y"(P_7)THEN(P_9)。

4.3.3 心脏病急救决策资源维

资源维（RES）是指在心脏病急救中涉及的医疗设备、场所集和全体操作者集合等所形成的诊断决策空间，如图 4-7 所示。图中给出了资源数据结构。例如，不同任务与职责的实习医生、灌注师、临床工程师、护士、护工等的多维人员数据；病例记录、检测报告、病理图像等多维患者生命体征数据，除颤仪、单导联心电图等监护设备的多维设备参数等。

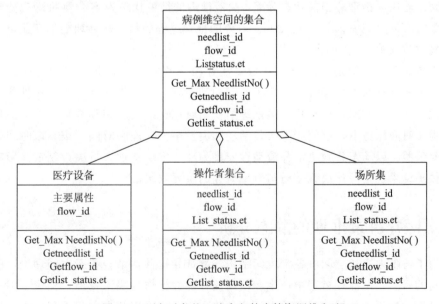

图 4-7 面向对象的心脏病急救决策资源维方法

以监测设备为例，说明资源维的表示方法。监测设备或系统是心脏病急救决策过程中用来监测生命体征参数的主要医疗设备，其包括床旁监护仪、除颤仪等，对其的操作会对参数的质量和可靠性产生重要影响，如表 4-5 所示。

表 4-5　心脏病急救决策中使用的主要医疗设备、监测参数及操作注意事项

编号	医疗设备名称	监测参数	操作事项
1	床旁监护仪	心电图、心率	需要连接患者胸前 4 个电极
		血氧饱和度	血氧探头夹在患者食指
		血压	将血压袖带绑于患者上臂
		腋温、肛温	水银需放置在腋窝中间及肛门内
		呼吸波、呼吸频率	呼气波 CO_2 探头与病人呼吸回路连接，连接患者胸前两个电极
2	药物治疗系统	药物种类	自定义添加、修改药物，保存药物列表
		给药方式	设置给药剂量，计算给入总量，通过皮内、皮下等方式给药
3	输液泵、注射泵	总量、流速	与药箱无缝连接
4	除颤起搏仪	除颤	选择同步或非同步模式
		起搏	起搏电流调节（0～140mA，步长 2mA）

4.3.4　心脏病急救决策时间窗

医疗诊断是一种在极强时间约束条件下，多资源与多进程交叉作用的网络状动态临床行为，为了清楚地描述心脏病急救决策的状态空间，需引入时间窗（TIM）的概念，来确定从推理的初始时态到结束时态进行有效心脏病决策推理的这一段时间区间。若决策推理的当前状态为 S，决策推理的结束状态为 S'，则推理当前时态到结束时态的时间窗为 $[t, t+\Delta t]$。对应的推理过程的状态转移和能量变化可表征心脏病急救决策系统的动态性能。

心脏病急救决策是由时间节点与多任务构成的，形成数据获取和传递的数据链，其中各数据间形成多设备、多子空间的动态融合、协作与反馈等动态性能。决策过程包含多个时态，如医疗决策推理的初始时态、时实时态和结束时态。医疗决策过程在时间压力下，可能产生大量活动和突发事件，面临时间约束。以时间因素为主要参照，以动态急救决策和流动性安排为准，影响救护人员决策制定并影响着急救救护结果，是医疗决策品质与效率研究的重要领域。

4.4　医疗决策推理的静态分析

为了清晰地表达空间中各维度间结构的复杂异构性，结合状态空间理论，引入子空间的概念。以推理过程中产生和使用的各种数据作为决策资源，构成了一个多层、异构、海量的数据空间。为表示这种状态，可以采用状态空间方程，将其转化为子空间。子空间法是分析辨识对象状态空间模型的系统辨识方法[3-4]。

4.4.1 急救决策状态空间

急救决策的数据构成复杂，根据信息学理论和方法可将急救决策的数据分为静态结构和动态性能两大类。静态结构定义为急救决策过程中获取或使用的数据、信息和知识的空间结构及其关联关系；动态性能定义为推理状态间的转移过程及将推理过程视为一个信息场时的能量变化。描述急救决策系统静态结构和动态性能的有力工具是状态空间。用状态空间进行描述，能够有效反应急救决策中全部属性特征变量的变化，从而确定系统的全部运行状态。子空间法是分析辨识对象状态空间模型的系统辨识方法[5]，可用于分析心脏病急救决策系统的状态空间模型。根据急救状态空间的结构和特点，将急救构架以及特征值视为线性空间的集合。采用向量空间描述复杂的急救决策系统，其生成的子空间描述急救状态空间。整个急救过程为复杂的巨系统，将其中产生和使用的各种数据和知识作为支持急救决策的资源，它们构成一个多层、异构、海量的复杂数据空间。表示这种状态可以采用状态空间方程，并可以转化子空间。由汉克尔（Hankel）矩阵组成的状态空间方程是子空间辨识中广泛应用的形式，大多数子空间辨识算法都是采用子空间及其映射方式进行的，本章采用正交投影获得急救状态向量空间。

急救决策过程是由"特征选择→融合推理→方案优选→鲁棒决策"集合形成的动态决策过程，其中各个集合又各自包含其属性空间，如特征选择集合包括输入特征、优选判据、优化特征等属性；融合推理集合包括知识表示、推理策略、推理结论等属性；方案优选集合包含属性评价、优选算法、优选方案等属性；鲁棒决策包括可行域、鲁棒约束、鲁棒解等属性。

4.4.2 决策空间的静态结构

静态结构（L）由属性数据空间（M）、决策信息空间（Q）和控制变量数据空间（D）构成。

定义 4-1 属性数据空间是定义在实数或复数域 F 上的向量空间，记为 M。它由维空间构成，并且维空间包含集合空间，集合空间又包含属性空间。因此，M 表示成为一个四元组

$$M(x) = \langle Z, Se, At, Q_{ij} \rangle \tag{4-1}$$

式中，Z、Se 和 At 分别表示维度空间、集合空间和属性空间，它们由决策推理数据向量组成。M 的维度空间主要包括 CBR 的病例维空间 Z_c、RBR 的规则维空间 Z_r、决策推理的资源维空间 Z_e 及决策推理的时间维空间 Z_t。维度空间具有多元多维性，且所包含的集合空间或属性空间存在着异构性，如 Z_c 中生命体征集合 Se_v 中的数据与 Z_e 中医疗决策设备集合 Se_{QU} 的自动控制数据异构。这些数据包括传感器捕获的数据和电子病历（EHR）中所有可能的观测状态，来自病史、主诉、体检、影像诊断、生理检查结果，以及医疗传感器提供的信号、数据、波段等。

下面引入数据驱动决策系统中决策推理空间的定义。

定义 4-2　Q 表示决策推理数据空间中用于决策过程的所有数据和知识所构成的知识结构称为决策推理空间。Q 为一个四元组

$$Q = \langle U, A, V, C \rangle \tag{4-2}$$

式中，U 表示融合决策推理空间元数据，A 为决策推理空间的特征集，其特征值的值域为 V，$V^{(u_i)}$ 为 u_i 的特征值向量，C 为决策推理空间的解。在 Q 中，C 与 U、A 之间形成一个推理函数 $f: U \times A \rightarrow C$。

依据状态空间中所对应空间向量的性质，以上关系说明 Q 可以划分为若干个子空间。结合空间 D，根据决策状态空间的定义，Q 可以分解为

$$Q^{-1}(x) = \begin{bmatrix} A - BD^{-1}C & \vdots & -BD^{-1} \\ \cdots & \vdots & \cdots \\ D^{-1}C & \vdots & D^{-1} \end{bmatrix}$$

$$Q^T(x^{-1}) = \begin{bmatrix} A^{-T} & \vdots & A^{-T}C^T \\ \cdots & \vdots & \cdots \\ -B^TA^{-T} & \vdots & D^T - B^TA^{-T}C^T \end{bmatrix}$$

可知，存在可逆矩阵 $S_i, i = 1, 2, \cdots, n$，使得

$$A - BD^{-1}C = S_i A^{-T} S_i^{-1}, BD^{-1} = -S_i A^{-T} C^T, D^{-1}C = -B^T A^{-T} S_i^{-1}$$

将上述方程中的第二式和第三式分别代入第一式，便可以得到如下关系式

$$A^T S_i^{-1} A - S_i^{-1} + C^T C = 0, A S_i A^T - S_i + BB^T = 0$$

定义 4-3　D 表示决策空间，即对于数据驱动决策问题，可行域中满足决策推理约束条件的解空间。

$$D = \{x^* \mid \Phi_Q[f(x^*)] \geqslant 0\} \tag{4-3}$$

式中，Q 为数据驱动推理空间，$\Phi_Q[f(x^*)]$ 为决策推理约束条件，包括融合策略、备选决策集、鲁棒性阈值、鲁棒性解集等。在医疗诊断中，决策空间为患者病理状态，表示患者身体的健康状态及其对应的信度，如正常或患有疾病，以及医师对这些状态所持有的先验数据。

4.4.3　状态空间的映射

心脏病急救状态空间——数据子空间具有多元多维性，所包含的异构知识具有不确定性和复杂性，经过统一表示和归一化处理，映射到推理知识空间，形成推理的数据输入，并转化为线性系统。推理知识空间根据自身推理的状态、模型、参数误差，形成推理鲁棒性的约束条件。经过知识的融合推理，急救决策空间的解集具有鲁棒性。决策空间 D 与推理空间 Q、数据子空间 S_i 的映射关系，如图 4-8 所示。其中，这一维度空间可划分成若干子空间，$\{\{S_j\}, \{S_i\}, \{S_k\}\}$，如检查诊断序列维度集合。在诊断中，维度空间为生理体征的状态。生理体征层包含推断病理状态所使用的生命体征，如心率、血压、呼吸频率等。

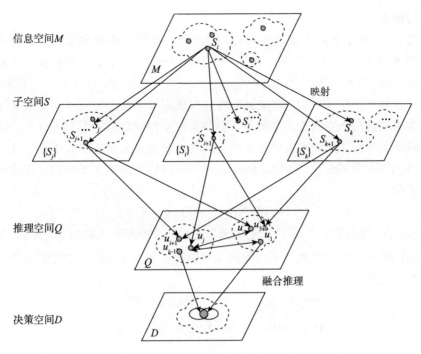

信息空间M

子空间S

映射

推理空间Q

融合推理

决策空间D

图 4-8 心脏病急救状态空间 L 的映射

"数据空间→推理空间→决策空间"的映射关系为 $p: M \to Q$，即对 $\forall a_i \in M$，i 为序号，$\exists li \in Q$，使得 a_i 与 li 对应，或 $p(a_i) = li$。

映射 $g: Q \to D$，即对 $\forall li \in Q$，$\exists d \in D$，使得 d 与 li 对应，或 $g(li) = di$。

映射 $p°g: M \to D$，即对 $\forall a_i \in M$，$\exists d \in D$，使得 d 与 a_i 对应，或 $f°g (a_i) = d$。

显然，p，g 和 $p°g$ 都是映射的，而其逆映射是单射。

将医疗诊断决策系统映射为状态空间，物理意义可分别表示为患者病理层、生理体征层、感知属性层和医生所持可信度等。积累病例和规则知识的数据库覆盖一系列代表单个病例的事件。在一个数据集合中的观察值意味着，实体是由一个患者预先给出的属性感知值、采取的诊断决策方案和结果表现所构成的。

对医疗诊断决策，使用状态空间之间的映射分析，更容易说明知识推理过程的可解释性。传统的方法使用输入到输出的结构，包括输入数据、输出的决策类别和医生所持的可信度。这里使用数据融合框架，在输入到输出的结构之间增加了多个层级。各层次状态空间的映射目的在于论述证据链推理的计算过程，这符合实际数据获取、集结和处理过程。证据链推理模型将选取特征量相关的决策变量，对推理计算过程进行控制和制定决策。

4.4.4 数据子空间

为了清晰地表达空间中各维度间结构的复杂异构性，结合状态空间理论，定义子空间的概念。

定义 4-4 对于数域 F 上的空间 Q，$Q \in F^n$，按照一致和完备原则划分线性子空间，用 S_i 表示，$i = 1, 2, \cdots, n$。子空间集 $\{S_i\}_{i=0}^n$ 满足的条件为：①$S_1 \cup S_2 \cup \cdots \cup S_n = Q$；②$S_i \cap S_j = \varnothing$，其中 $i, j = 1, 2, \cdots, n$。S_i 与 Q 具有相似的结构，但数据样本较小，即 $S_i \subseteq Q$。将决策推理空间依据推理状态完备性划分成若干子空间，称为决策推理子空间。决策推理子空间按照空间中数据的类型可划分为病例子空间和规则子空间，按照推理的状态可分为初始推理状态子空间和末推理状态子空间。设 S_1 和 S_2 是 $Q \in F^n$ 中满足 $\dim(S_1) = \dim(S_2)$ 的两个子空间。定义两子空间的距离为

$$dist(S_1, S_2) = \| \sin\Theta(Z_1, W_1) \|$$

式中，Z_1，W_1 分别为子空间 S_1，S_2 中选取标准正交基底构成的矩阵，$\Theta(Z_1, W_1) = \arccos(Z_1^* W_1 W_1^* Z_1)^{\frac{1}{2}}$ 是两个子空间的夹角矩阵。子空间上的正交投影和子空间的距离有如下关系

$$\| \sin\Theta(Z_1, W_1) \|_2 = \| P_{R(Z_1)} - P_{R(w_1)} \|_2$$

$$\| \sin\Theta(Z_1, W_1) \|_F = \frac{1}{\sqrt{2}} \| P_{R(Z_1)} - P_{R(w_1)} \|_F$$

4.5 医疗决策推理的动态性能

医疗推理空间中知识的获取和传递过程较为复杂，研究其推理空间的动态性能，有助于实现大数据驱动医疗与健康决策支持。从数据空间中采集、提取和挖掘出用于决策过程的知识空间（知识库），即从医疗数据子空间映射到推理知识空间。在多维的医疗决策数据空间中，获取和传递决策推理所需要的数据集，从而构成临床医疗决策推理的异构数据集。

4.5.1 状态空间的范数

为了研究数据驱动决策系统的性能，将推理过程视为一个知识场时推理空间能量变化的能量范数，并研究数据驱动决策过程的鲁棒性，引入数据驱动决策系统中 L 的范数（Norm）的概念。该范数描述的是状态空间的收敛性，例如，Q 中 Z_c 和 Z_r 的范数分别表示数据驱动推理空间中 CBR 维度空间和 RBR 维度空间的收敛性。根据数据驱动决策系统的不同时态、不同子空间对数据驱动决策性能的要求，定义了决策系统的状态空间增益。

定义 4-5 对数据驱动状态空间中的任意空间存在 x，$x \in L$，若映射 $\|\bullet\| : x \to L$ 满足

（1）对 x 中的向量 x，都有 $\|x\| \geqslant 0$，且 $\|x\| = 0$ 当且仅当 $x = 0$；

（2）对复数域 F 中的复数 c 和 x 中的元素 x，都有 $\|cx\| = |c| \bullet \|x\|$；

（3）对 x 中的向量 x 和 y，都有 $\|x+y\| \leqslant \|x\| + \|y\|$。

则称 $\|\cdot\|$ 为 x 上的一个范数，此时又称 x 为一个赋范空间（Normed Space）。

这里，元素 x 和 y 分别表示数据空间中的异构数据向量。则

$$\|x\|_p = \Big(k\sum_{i=1}^{n}|x_i|^p\Big)^{\frac{1}{p}}, 1 \leqslant p \leqslant \infty$$

是定义在 x 上的一个范数。该范数通常称为 Hölder l_p 范数。

当 $p=2$ 时，$\|x\|_2 = \sqrt{\sum_{i=1}^{n}|x_i|^2}$ 称为欧几里得范数（Euclidean Norm）；当 $p=\infty$ 时，$\|x\|_\infty = \max\limits_{1 \leqslant i \leqslant n}|x_i|$ 称为 ∞-范数。

定义 4-6　设 $x = \{x(k)\,|_{k=-\infty}^{\infty}\}$，其中 $x(k) \in \ell^n$，即 x 是一个指标集 $\{\cdots, -2, -1, 0, 1, 2, \cdots\}$ 上的 $n \times 1$ 维复数向量的序列。那么

$$\| |x| \|_p = \Big(\sum_{k=-\infty}^{\infty}\|x(k)\|^p\Big)^{\frac{1}{p}}, 1 \leqslant p \leqslant \infty \tag{4-4}$$

定义了一个数据 x 的范数。其中，$\|\cdot\|$ 为任意的 $n \times 1$ 维复数向量空间 ℓ^n 上的范数。当 $p=2$ 时，即 $\|\cdot\|$ 为欧几里得范数时，有

$$\| |x| \|_2 = \sqrt{\sum_{k=-\infty}^{\infty}\sum_{i=1}^{n}|x_i(k)|^2}$$

式中，数据 x 的范数称为 l_2 范数，对应推理空间视为一个知识场时推理空间的能量变化。当 $p=\infty$，即 $\|\cdot\|$ 为 ∞-范数时，有

$$\| |x| \|_\infty = \max_{\substack{-\infty \leqslant k \leqslant \infty \\ 1 \leqslant i \leqslant n}}|x_i(k)|$$

式中，向量 x 的范数称为 l_∞ 范数，对应推理的收敛性。

可见，状态空间范数从数据结构和映射关系角度反映了数据驱动状态空间的收敛性，但需要在此基础上定义状态空间的增益来反映决策系统的不同时态、不同空间的动态性能。

4.5.2　急救决策特征空间的状态链

急救决策中，推理知识的数据状态转移能够反映出该融合急救推理空间中所有推理操作及其全过程，数据状态和数据状态转移可以按照其先后次序形成一条链条，称之为决策特征空间的状态转移链，简称状态转移链。在状态转移链上，其数据量、能量、空间距离及其转移将发生变化[6]。

在推理知识传递方面，针对急救决策过程获取的全部属性，采用属性约简的办法，对形成的初始推理状态空间 S，消除属性冗余而保留核数据的相关属性集，t 时态推理状态 S 进行关系映射的数据表征、推理或受到不确定因素的影响，得到 $t+\Delta t$ 时态推理状态 S''，如此进行 N_S 步推理，最终得到急救决策知识 C，如图 4-9 所示。

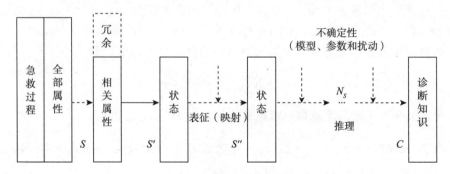

图 4-9 急救推理空间的状态链

在状态转移链上，对于急救推理空间 Q 中任意 t 和 $t+\Delta t$ 时态的两个数据状态子空间 $S=(U,AT,V,f)$ 和 $S'=(U',AT',V',f')$，其中属性值向量 AT，$AT'\subset A$，集合 S 和 S' 是 Q 中的两个推理状态子空间。

4.5.3　急救决策推理的脆弱性

急救决策推理过程可视为一个数据传递网络结构。如由心脏病数据集属性特征选择空间 Q_1、基于案例/规则的融合推理空间 Q_2 以及方案解集优选空间 D 组成，Q_1、Q_2 和 D 是三个独立的子空间，互为映射关系。决策系统对急救数据如患者的生命体征进行属性特征选择，将其分为主要决策点 $S_u(n_1)\in KEY$，KEY 是决策点空间，和辅助决策点 $S_u=\{s_{u_i}\}$，$i=1，2，\cdots$。通过属性特征选择消除属性特征变量的冗余性，利用专家的经验 DC 和规则 DR 进行融合推理，并利用心脏病的多属性知识和专家的领域知识进行多属性优选决策，获取心脏病急救决策的解 E_x。急救决策推理层次及数据传递网络结构，如图 4-10 所示。

决策过程中的大量决策节点和推理策略构成推理网络，如用于不确定性推理的贝叶斯网络，使用不同来源数据实现推理的证据链等。

针对查询案例，用涵盖 L 个数据源的多数据表进行推导，寻找最邻近的证据链集合，然后融合这些证据链获得推理结论。多源决策异构数据中，实体异构性作为一种特殊情形，使得检索到的实体可能不一致。实际中，如同一实体为患者，其诊断状态数据数量有限，就需要根据异构实体间的共享数据进行诊断决策。同时，由于医师诊断水平存在差异，诊断决策过程等同于从不同数据库中搜索到的多个病例或在同一数据库中搜索出的多个相关病例，其所构成的证据序列具有不同的可信度。实际中的决策不是将关联尺度最大的单一实体结论数据直接赋予查询案例，决策者更倾向于对关联证据选出的实体数据进行融合推理，得出查询病例的结论分布特征。

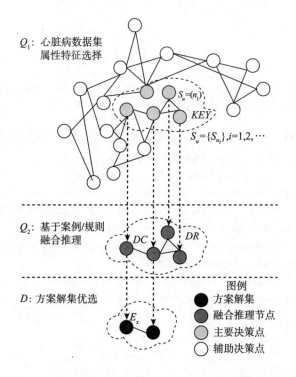

图 4-10　心脏病急救决策推理层次及数据传递网络结构

4.6　小结

围绕医疗决策的知识库，以心脏病急救过程为例，阐述其状态空间，从其静态结构和动态性能两方面，揭示推理过程的知识传递规律及决策空间结构。在静态结构上，通过对医疗决策数据空间的系统性特征分析，提出了医疗决策推理数据集合和属性，建立了"维度-子集-属性"框架模型。通过统一建模语言技术实现了医疗决策全工作流分析和全数据提炼，揭示出数据空间中急救决策推理的知识状态及其结构。在动态性能上，重点研究了网络化推理的状态链，揭示出医疗决策推理空间中实现数据获取和传递的规律。通过分析同态推理子空间中的属性冗余性及其"核属性"的属性约简作用，揭示推理过程在知识场中的增益、能量变化及其规律。DSE框架模型能用于实现以心电数据为中心，关联医院生化指标、诊断数据和医院外心电、血糖数据，临床指南、国家疾病标准的疾病模型、药品数据，以及其他体征、运动等各种碎片化数据，通过病理-生理模型形成 CBR 病例库和 RBR 规则库，以及基于其他生理信号参数的本体知识库。

参考文献

［1］ Ecc Committee, 2005 American heart association guidelines for cardiopulmonary resuscitation and emergency cardiovascular care ［J］. Subcommittees and Task Forces of the American heart association, 2005, 112 (24): 1-203.

［2］ Salimifard K, Wright M. Petri net-based modelxing of workflow systems: anoverview ［J］. European Journal of Operational Research, 2001 (3): 664-676.

［3］ Takagi T, Sugeno M. Fuzzy identification of systems and its applications to modeling and control ［J］. IEEE Transactions on Systems, Man, and Cybernetics, 1985, 15 (1): 116-132.

［4］ Venkatesh S R, Dahleh M A. On system identification of complex systems from finite data ［J］. IEEE Transactions on Automatic Control, 2001, 46 (2): 235-257.

［5］ Van Overschee P. Subspace identification for linear systems: theory, implementation ［M］. Boston: Kluwer Acadenuc Publishers, 1996.

［6］ Viejo A, Wu Q, Domingo-Ferrer J. Asymmetric homomorphisms for secure aggregation in heterogeneous scenarios ［J］. Information Fusion, 2012, 13 (4): 285-295.

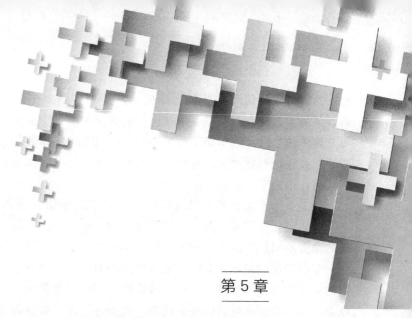

第 5 章

层次关联证据链推理的多属性群决策分类

本章针对传统的多属性决策推理中单个证据源难以解释查询方案的所有相关信息，以及证据类别存在错误标识的问题，提出类别误标下证据链融合推理的多属性群决策方法。采用证据推理中可信度函数的一致性、凸性和同态等理论和性质，以查询案例与证据链之间的属性关联相似度作为多源决策信息的权值，建立多属性群决策的混合整数规划模型，获取关联最紧密的证据系列。该模型考虑了决策类别的错误标识情形，依据可信度序的概念，将推导出的融合可信度作为查询案例推论的判决准则。

5.1 引言

为解决数据驱动决策的多属性融合推理，首先进行问题描述，并从多属性群决策、证据推理的角度进行研究评述。

5.1.1 群决策分类特点

随着日益增长的信息积累、传感器感知的大数据和对新出现案例决策规则知识的增长，面临的多属性群决策问题日趋复杂，根据单个证据信息源的案例或规则（虚拟案例）知识很难解释查询问题的所有相关方面，实际决策时往往需要多个决策信息源提供相关知识进行共同推理[1]。这类决策问题广泛应用于工程实践和管理中。例如，在一个数据库的表格中行代表实体（如患者），而列是对实体的特征记录，基本的数据库可能会有几千行——意味着有几千个实体的信息在一个数据库里，然后再收集每个实体的基本信息，并不需要太多，如实体的年龄、地址、身高、体重，这些数据足以了解在这个数据库中的每个实体。因为数据分析实体员对每个实体的个性和细节都十分感兴趣。所以有关实体数的行数在不断增加，更多的描述导致数据列数增加。此外，决策者不仅对每个实体的列感兴趣，对列的集合更感兴趣，因为它们有助于进行决策推理解释。

与单个决策信息源的推理问题相比，多决策信息源环境下的推理问题更加复杂。首先，在数据库中给出案例或规则的专家们，由于认知经验、从业领域和看问题的角度不同，各决策者在不同的层次，对推理问题的观点存在较大差异，需要按照一定的层次、规则，集成决策者们的不同看法，并产生群体推论。其次，多源信息的可靠性和参考价值不一样，其数据还可能存在类别错误标识，对最终决策结果也会形成不同的影响，需要在这类干扰条件下进行群决策分类推断。因此，研究多源信息类别误标下数据融合的知识推理问题具有挑战性和实际价值。

数据中的噪声常包括两类：一类是数据库中的证据存在错误标识（Mislabeled或 Misannotation)[2]；另一类是传感器信号的噪声。传统的决策方法，采用噪声分析数据，大多针对的是感知数据的噪声，如传感器获取数据的噪声，常使用卡夫曼等方法进行融合估计[3]，本章关注的是历史数据中分类标识的噪声，如分类数据的标识中有 1% 的错误标识。在数据驱动决策的融合推理问题中，错误标识作为一种输入数据中类别标识的噪声。

以一组医师提供群决策信息对疾病会诊为例，通过融合推理处理积累的证据和实时感知的查询案例，而使得医师专注于处理诊断中重要的环节[4]。以心脏病诊断为例，以 1 表示患有心脏病，0 表示没有心脏病；其中有一些列所描述的属性值能够很好地推理预测心脏病的发生。因此任何决策算法指令集里面都需要使用这些数据，进行可解释性推理，以找到有实际决策意义的模式。以 MIMIC II 数据库中的传感器波形数据 ECG V 为例[5]，说明类别标识，如图 5-1 中的虚线框所示。

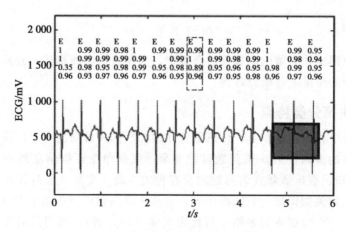

图 5-1　传感器感知数据的类别标识

图中 C_i^l 取值范围为 ｛E，A｝。这里的类别标识由 PhysioNet 研究机构中的多个领域专家提供，对 ECG V 信号数据在一段时间内的信号质量所做的分类。其对应的 b_i^l 为主观概率知识，这里没有明确给出，可将其记为 1 或 100％。每个类别标识下方对应的数据为多个属性取值，常通过统计特征值或信号质量指数计算得出，如图中的虚线框所示。

对数据的标识类别加入 1％ 的噪声，意味着决策推理的每一步中，选择的最邻近证据都有 1％ 的可能与训练样本所预期选择的邻近证据集相反。又如在医疗数据收集过程中，对描述数据序列（基因等）的功能进行类别标识（注释），对研究人员的实验室调查和计算推理都是极为重要的[6]，但所用的算法常对这些数据存在错误标识，如将编码为 E 的信号质量级别为极高的数据片段，错误标识为编码为 A 的中等质量的数据；或在多源数据监测的预警决策中，将正确报警类（True alarm）的数据样本标记为错误报警类（False alarm）。又如从同类科室其他电子病例中复制病例特征内容，并根据传感器获取的患者信息逐项修改这一电子病例的体征参数，但由于外部因素干扰而没有修改这一案例诊断结果，直接保留了上一案例的结果，如未患病（Absent），而事实上其诊断案例结果为患病（Present）。

5.1.2　群决策分类推理

从样本误标角度，考虑群决策分类是指决策者对多属性的查询方案依据决策经验（如案例）和相关领域知识（如规则）等多源信息下的评价值，给出有限个查询问题（如诊断）的分类结果[7]。目前关于群决策分类问题的研究已经成为决策分析领域中的热点[8]。现有的多属性决策分类方法中，推论具有可解释性的方法主要有两种：基于案例推理与基于规则推理。这两种方法只需要对案例特征的属性或对规则的前件属性进行关联匹配，并不需要提供推理边界等模型参数信息，并且推论具有向前可追溯到证据方案（规则或案例）的特征，使得推理结论具有可解释性。从决策信息结构来看，文献［7］提出基于可转移信度模型的案例推理方法，要求提供最紧密的 k 个案例信息作为证据，$k \geqslant 1$，拓展了传统的最近邻推理方法的适用性；使用可信度函数进行案例推理，将决策概率最高的类作为推理的类别[9]；提出相似度加权频率的案例推理方法，要求提供作为证据的所有案例和标识类别的可信度[10]；根据决策者提供的案例评价信息，提出案例信息的多属性推理方法，将可信度作为推理模型的评价标准，推导属性的权重和类别的边界值[11]；使用证据推理的规则推断方法，要求决策者提供证据的可信度分布、规则前件属性的精确性等信息，实现以单个独立性规则为证据源的可信度融合[12]；基于主成分分析的置信规则库结构学习方法，实现对前提属性过多时的置信规则库规模约简[13]。然而，这些方法主要是针对单决策信息源作为推论的直接推理证据，目前仅有少量文献探讨了群决策环境下的推理问题。尽管如此，群决策环境下多信息源的推理逐渐成为研究的热点，一些研究强调了现有的推理方法拓展至群决策环境的重要性。

现有的针对群决策的推理研究中，提供了属性权重的反馈模型，研究了针对决策者提供的多源证据信息的推理问题[14]。提出基于案例信息的群决策方法，给出多个决策者提供决策证据的不同权重，进而定义了案例信息的可信度，使用效用函数的决策规则构建推理模型，综合各决策信息源的可信度以确定一致性的分类结果[15]。利用鲁棒阈值的融合推理方法，推导出案例和规则的多源信息决策空间的特征值，以确定分类边界参数，然后使用信息融合方法综合这些个体决策信息源所确定的推理结果，以确定群体决策信息源所确定的推理结果[16]。

考虑到不确定性类别标识的案例而不能解决类别部分已知的情况，文献 [10]、文献 [17] 均使用精确标识的样本，数据库中的证据序列标识是完全确定的，在证据是完全确知的情况下实现证据更新，未考虑样本误标情形。从结论信息的形式，文献 [10] 和文献 [17] 给出结论的类别及其可信度或概率，文献 [7] 将决策概率最高的类作为推论。从考虑群决策信息源权重的角度，文献 [7]、文献 [17] 没有考虑信息源权重。

类别误标下证据链融合推理的多属性群决策方法将群决策信息源提供的案例和规则知识组合成关联证据链，使用可信度性质及可信度序概念，将基于证据链融合推理的多属性群决策问题转化为寻找候选证据序列的优化问题，然后使用查询案例与证据链之间的相似度信息和权重信息作为约束，构建基于融合可信度的混合整数优化模型，最后利用可信度序关系对查询案例进行推断。

5.2　决策状态空间与证据链

首先定义可信度命题空间，并给出可信度函数与可信度序关系的定义，进而对层次关联证据链融合推理进行知识表示。

5.2.1　命题空间与可信度性质

令 (C, R) 为命题空间，可信度域 R 是一个建立在决策事件可能集合 C 上的布尔代数。为了直接利用证据信息对查询案例进行推理，并将多决策者提供的评价信息进行一致性分析，需要了解基于可信度函数推理方法的基本性质。

定义 5-1　证据：模型中随机变量的子集 A，以及这些变量的实例 x。

定义 5-2　可信度函数：令 (C, R) 为命题空间，证据系列 EC 中，决策者在 R 中元素上的可信度可以根据可信度函数 β 进行量化，$\beta(R_l)$ 即为 β^l。

可信度函数是一个从 R 映射到一个封闭实数区间的函数，它关于包含关系单调，下极限在 Φ 上可达。具有以下性质：

（1）一致性。R_{l1} 和 $R_{l2} \in EC$，是相同证据系列中的两个证据链，它们建立在相同类别标识框架上，$\beta(\boldsymbol{R}_{l1})$ 和 $\beta(\boldsymbol{R}_{l2})$ 分别为其可信度。如果可信度等价，则 $\beta(\boldsymbol{R}_{l1})=\beta(\boldsymbol{R}_{l2})$。

（2）凸性。对于任意两个证据链 $\boldsymbol{R}_{l1}$ 和 $\boldsymbol{R}_{l2}\in EC$，其组合为 $\boldsymbol{R}_{l1}o\boldsymbol{R}_{l2}$，存在一个非负实数 θ，满足 $\beta_r^t(\boldsymbol{R}_{l1}o\boldsymbol{R}_{l2})=\theta\beta_r(\boldsymbol{R}_{l1})+(1-\theta)\beta_r(\boldsymbol{R}_{l2})$。

（3）同态。给定命题空间 (C,R)，在可信度域 R 中证据系列 EC 中在 C，C_1，C_2 情形下的可信度函数分别为 β，β' 和 β''，将证据链 $\boldsymbol{R}_l$ 增加到证据系列 EC 中之后导出的条件可信度函数分别为 $\beta_{\boldsymbol{R}_l}$，$\beta'_{\boldsymbol{R}_l}$ 和 $\beta''_{\boldsymbol{R}_l}$。如果存在一个非负实数 θ，满足 $\beta=\theta\beta'+(1-\theta)\beta''$，则 $\beta_{\boldsymbol{R}_l}=\theta\beta'_{\boldsymbol{R}_l}+(1-\theta)\beta''_{\boldsymbol{R}_l}$。同态表明证据系列的调节、可信度的修正与凸性共同改变。

此外，可信度具有连续性和有界性，当可信度完备时，$\sum_{r=1}^2\beta_r=1$，$\sum_{i=1}^n\beta_r\geqslant$ 0。当 $|\beta_1-\beta_2|$ 值越大，则称分类标识能力越显著，多属性群决策的推理性能越好。由性质（1）可知，针对查询案例，当 $x_{ij}=x_{lj}$，$j=1,\cdots,m$，意味着数据库中已经积累了这条证据链，与 $\boldsymbol{R}_i$ 同样的信息曾经被感知过，且 $\beta(\boldsymbol{R}_i)=\beta(\boldsymbol{R}_l)$，即 $\beta_r^t=\beta_r^t$（$r=$ 1,2）。性质（2）反映了两个不同证据链 $\boldsymbol{R}_{l1}$ 和 $\boldsymbol{R}_{l2}$ 的可信度函数的组合规则，以同时反映这两条证据链对查询案例的影响。将符号型的标识数据（定性结论）与数值型的不确定性推理联系起来，引入可信度序关系，以使用具有一致性的可信度函数，进行多属性群决策的融合推理。

定义 5-3　可信度序关系[18]：命题空间 (C,R) 中存在可信度函数 β，$\forall c_{r_1}$，$c_{r_2}\in C$，其对应的可信度分别为 β_{r_1} 和 β_{r_2}。可信度序关系＞满足：

$$c_{r_1}\succ c_{r_2}\leftrightarrow\beta_{r_1}>\beta_{r_2} \tag{5-1}$$

依据定义 5-3 可知，基于证据链融合推理的多属性群决策问题，可转化为寻找候选证据序列的优化问题。

5.2.2　决策状态与证据链

在各个感知数据的维度上，融合推理中心处理感知来的决策数据。采用数据融合和证据推理两种方法，识别问题是否应该被分解，或者如何将它们分成子问题。将数据融合的决策问题分解为两部分：已有的规则知识可以推理的部分，以及还不能用规则知识推理而可以使用感知的案例数据进行分类的部分。其可信度计算方法主要由以下两部分实现。

（1）在部分信息中，利用决策特征集合生成的先验概率确定初始可信度。例如，使用 Framinghan 研究指标[19]来确定 CHD 风险率。

（2）在部分信息中，对新感知的其他特征进行数据融合的知识推理，以确定后验概率。例如，对暂不能用规则推理的特征量，使用案例推理方法进行分类。

对于第（1）个问题，构建静态的证据链推理模型，将从本章逐步开始深入推理；关于第（2）个问题，涉及序列决策，将拓展证据链结构部分，重点探究可信度的更新机制。直观地定义以下潜变量。

定义 5-4 决策阶段：作为决策者对诊断服务对象所持有的可信度的演化阶段，$j=1,\cdots,m$，融合推理中心对逐次感知的局域数据的特征量进行推理。阶段之间的时间用于做决策准备，如使用多传感器获取数据等。

定义 5-5 决策状态空间：假设状态空间不受系统中决策需求者的数量限制，j 为已经完成了的感知特征量，$\beta_1(j)$ 为决策中 C_1 类型的主观概率，则决策状态空间为 $[j,C_k(j),\beta_k(j)]$，又称为决策结构。

因决策者的状态不能通过观察直接获取，在推理过程中使用可信度状态来标识决策者对查询案例所持有的概率分布。决策的状态不仅是 $C_k(j)$，还应该包括 $[C_k(j),\beta_k(j)]$，因为下一状态 $[C_k(j+1),\beta_k(j+1)]$ 由 $[C_k(j),\beta_k(j)]$ 确定。

对于诊断感知数据特征量对类别的推理，决策类别 $[j,C_k(j),\beta_1(j)]$ 作为推理转移的状态信息，其中 $k=1,2$ 作为类别的序号，j 为诊断检查对应的特征量序号，依据特征量进行决策状态转移。因为在离散时间更新感知特征量的信息，决策者在每个决策阶段末更新对应的状态信息。对获取信息的单个特征量，在知识库中搜索匹配后的结果表明为 C_1，则可能改变将来的决策优化解，并提升决策者总体上对 C_1 支持的可信度。

定义 5-6 决策行为：决策者与查询主体之间进行的交互 A_j，它会影响下一状态，这一交互过程即为决策行为。

在推理过程中，决策表中属性量的列数据，即为可能带有噪声的观测值。将过去的所有决策行为和观测信息所构成的序列称为历史信息，即为推理的知识库。根据所拥有的历史信息，决策者选择合适的行动是推理过程中的重要内容。

定义 5-7 观测空间：为了根据决策者当前状态推断出对应的可信度状态，常使用传感器感知数据获得的观测结果即为观测空间，其元素 $x_{lj} \in x$。

如果观测值仍存在模糊性，则使用模糊逻辑将观测值的分布可能性转化为一维度上的隶属度。

为构建数据融合中的静态模型，假设查询案例拥有完全的感知信息。那么，给出证据链知识表示 $\boldsymbol{R}_l$：

$$(\delta_l):\text{IF}\{(A_j^l \text{ is } \boldsymbol{x}_{lj}) \mid j=1,2,\cdots,m\}\text{THEN }\{(C_k^l \text{ is } \boldsymbol{c}_k^l,\beta_k^l) \mid k=1,2,\cdots,K\}$$

$$(5\text{-}2)$$

式中，x_{lj} 为第 j 个前件属性 A_j^l（或 X_j^l）的取值；C_k^l 是其第 k 个类别取值；δ_l 表示异构信息源的覆盖率；β_k^l 表示对诊断问题的部分观测状态的可信度，β_{nl} 为第 l 个元（案例或规则）知识对第 n 个输出结论提供的信念程度，即边际可信度。使用证据链在融合空间中统一表示案例序列和规则知识。可将传感器获取的数据和电子病历（EHR）视为案例，数据库中已存储的领域知识作为规则。查询案例输入信息集合可表示为 $Q=\{x_i \mid_{i=1}^{n}\}$，其中 i 为输入信息的序号；n 为输入信息数量；元素 x_i 表示第 i 个查询案例（实体数据）。

5.3　层次关联证据链推理模型 FUER

将融合推理的异构知识，在感知属性、维度特征、分类决策三层次上进行知识表示，并构建用以知识推理的证据链。从数据融合角度来看，决策过程可视为证据链上知识的融合；从推理角度来看，多源证据的集成又可视为证据链推理。本节将该过程称为证据链融合推理，有时简称为证据链推理或融合推理。

5.3.1　层次关联

运用状态空间方法，分析在证据链推理中决策数据之间的层次关系。这里的数据仅包括其中的诊断决策数据，因而将融合推理的信息空间记为决策-维度-属性层次空间，$\Theta=\langle D, F, A\rangle$，其中 D 表示决策变量，F 表示特征变量，A 表示属性变量。与 DSE 框架既相互联系又相互区别。相互联系的是这里的状态空间也使用一个三元组表示，它是 DSE 框架定义的一个子空间；相互区别的是，这里的层次空间按照融合推理的输入数据状态进行展开，这里的特征变量是指出决策数据的特征种类，而 DSE 框架的维度是指病例维、规则维、资源维和时间窗等在模型框构建中的维度。决策变量包含诊断任务有关的决策对象的物理特征，使用随机向量 D 表示。$D=\{C_k, \beta_k | k=1, 2, \cdots\}$，其中 C_k 和 β_k 表示相应的第 k 种决策状态的输出值和客观的分布值。特征向量为 $F=\{A_j | j=1, 2, \cdots, m\}$，意味着每个实体包含 m 个多源传感器感知的特征；属性变量包括所有特征信息的可能取值，用 A 表示，$A=\{X_i\}_{i=1}^{n}=\{x_i\}_{i=1}^{n}=\{x_{ij}\}_{i=1, j=1}^{n, m}$，为 n 个可能具有异构特征的实体信息。对查询案例，给出数据库，医生分析结果的概率评价集合，得出基于结果 $c \in C$ 的概率分布的评价，专家预判为 $Hp(C | x_i; A_j) \subset \triangle^{|R|-1}$，$\triangle^{|R|-1}$ 是维度为 $|R|-1$ 的数据空间，$|R|$ 为证据的特征数量，并得出可能结果的可信度，表示对患者采用 A_j 的诊断决策后的主观概率分布。虽然决策者可以依据其他证据链形成可信度，在这些证据链中所观测到的特征不同于 x_i，且方案也不同于 A_j，但通过可信度集成，仍能获取结论。

证据链（5-2）中，$(A_j^l \text{ is } x_{lj})$ 表示属性到特征（ATF）的关联映射，还可以拓展为 $(A_j^l \text{ is } x_{lj}, \varepsilon_{lj})$，其中 ε_{lj} 为 ATF 中感知数据的属性值在该特征上的模糊性（如隶属度[12]），反应数据获取过程的不确定性（如传感器精度），$j=1, 2, \cdots, m$。$\boldsymbol{R}_l(\delta_l)$ 中，使用 IF X THEN C 的形式，进行特征到决策（FTD）的关联映射，其置信度为 β_k^l。因数据可来自异构数据库[20]或不同水平的专家[1]、多样的传感器或具有不同特征的实体（如不同体格特质的患者）数据集，可以直接利用 CBR 库或 RBR 库。证据知识库中，多个证据链融合推理获得融合决策的关联映射（DTD）为：$f(\boldsymbol{R}_l, \delta_l) \rightarrow \{C_k, \beta_k^l\}$。

5.3.2　相似性度量

为了使构造的模型尽可能地接近证据链中的属性信息，需要确定一个合适的目标函数去关联查询案例与候选证据链的属性，评价模型的分类参数值。这里引入相似度来量化属性数据之间的关联紧密性。

1. 属性数据匹配

针对案例与规则异构知识所构成的证据链，提出两类数据关联处理方法。

（1）属性数据的观测估计为离散型（区间型）。属性数据关联向量为 $\alpha_{ij} = S(x_{ij}, A_{lj})\varepsilon_{lj}$，表示属性数据对准值。其中，$\varepsilon_{lj}$ 为模糊逻辑的隶属度[12]；当 $S(x_{ij}, A_{lj}) = 0$，第 i 个案例观测值不在第 l 个规则证据链特征区间内；当 $S(x_{ij}, A_{lj}) = 1$，第 i 个案例观测值在第 l 个规则证据链的特征区间内。

（2）属性数据的观测估计为连续型。输入的向量 A_i^* 隶属于第 l 条规则或案例知识的 A_{ij} 的程度，由 (X_i, ε_i) 确定，计算属性参考值分布

$$S(X_i, \varepsilon_i) = \left\{ \left(A_{ij}, \frac{S(A_i^*, A_{ij})\varepsilon_i}{\sum\limits_{j=1}^{m} S(A_i^*, A_{ij})} \right), j = 1, k, J_i \right\} \tag{5-3}$$

式中，使用 $\alpha_{ij} = S(A_i^*, A_{ij})\varepsilon_i / \left(\sum\limits_{j=1}^{m} S(A_i^*, A_{ij}) \right)$ 的物理意义是：输入的观测值数据转化中量化属性的可信度；ε_i 为第 i 个属性的输入值的模糊隶属度，表示其输入数据的不确定性。$S(A_i^*, A_{ij})$ 为相似度计算函数，即匹配函数。可见，$S(A_i^*, \varepsilon_i)$ 与 $S(A_i^*, A_{ij})$ 在物理意义上相区别。

为估计 $S(A_i^*, A_{ij})$，使用模糊逻辑的隶属函数计算匹配度，即 $S(A_i^*, A_{ij})$。在定量前件属性的评价中，可以使用客观性的评价。A_{13} 评价患者的"心跳状况"的体征，其参考值包括"正常""不可逆缺损"和"可逆缺损"，如果评价专家提供的信息是"30%的把握是该患者心跳状况处于'正常'；60%的把握是'不可逆缺损'；10%的把握是'可逆缺损'"，那么 $S(A_{13}^*, \varepsilon_i) = \{($正常$, 0.3); ($不可逆缺损$, 0.6); ($可逆缺损$, 0.1)\}$。案例序列 x_{ij} 与证据链前件 x_{lj} 依次进行属性数据配准，并通过关联矩阵将信息传递到融合推理模型中。

2. 特征变量关联

特征关联矩阵 $\boldsymbol{\Sigma} = [s_{ij}]_{i=1}^{i=n}$ 中，常用的关联度量为 $s_{il} = s_{il}(w_j, x_{ij}, x_{lj})$，其中，$x_{ij}$ 为传感器测量信号；x_{lj} 为规则知识的数据信号；w_j 为两个数据源信息相关联的方差阵，也是传感器感知信息的系数矩阵。如果观测数据来自同一目标或患者实体，可以通过卡尔曼滤波获得的协方差矩阵的逆矩阵来加权；对于异构数据源的参数关联，本节使用基于互信息的特征选择等方法进行加权[21]。

在知识库中，关联度量有多种方法，常见的包括马氏距离相似度、指数型相似度[22]等。第 l 个证据信息和第 i 个查询案例之间的指数型相似度定义为：

$$s_{il} = \exp\left[-\sum_{j=1}^{m} w_j \alpha_{ij}\right] \tag{5-4}$$

式中，α_{ij} 表示 x_i 和 x_l 的第 j 个属性数据关联向量；w_j 为证据的解释变量所对应的权值向量。s_{il} 为 $S(A_i^*, A_{ij})$ 的向量表示形式。加权范数 $w_j \alpha_{ij}$ 的值越小，s_{il} 的值越大，则赋予结论 C_i 的权重越高。

函数 s_{il} 除了满足相似度评价定义中的性质外，还具有以下性质：

(1) 对称性和乘传递性，即对于属性向量 A_1, A_2, A_3，有 $s_{il}(w_{(1,3)}, x_{i(1,3)}, x_{l(1,3)}) \geqslant s_{il}(w_{(1,2)}, x_{i(1,2)}, x_{l(1,2)}) \cdot s_{il}(w_{(2,3)}, x_{i(2,3)}, x_{l(2,3)})$。

(2) 单调递增。给定 $1 \leqslant i \leqslant n$，$s_{il}(w_j, x_{ij}, x_{lj})$ 对于 w_j 是非负、连续，并且它在 w_j 中三阶连续偏微。

这两个性质是证据链推理选择指数型相似度的主要因素，其区别于 Euclidian 距离、余弦相似度、相关性指数等方法。

传统的基于实例的推理，如相似度推理、CBR 中的案例检索等[23]，采用了相似度准则（最近邻法），强调的是案例一对一的属性匹配，将信息匹配取值最高的类别作为推论[24]。但是，实际的决策问题（如医疗诊断）要求决策者提供证据的可信度分布，并将知识库中的这些相关联的特征信息与新案例数据对准、关联，通过信息共享，进行可信度集成，以实现多属性群的决策分类。

5.3.3　可信度集成

将决策推理的可信度视为一个广义的概率函数。对于精炼后的证据链 R_l，$l = 1$，$2, \cdots, L'$，$L' = |\{l \in L | s(l) > \rho\}|$，$\rho$ 为证据链精炼的相似度临界值。当满足 $\sum_l \tau(l, k) \neq 0$，关联证据链推理模型（FUER）为

$$\widetilde{\beta}_k^i = \frac{\sum_l \delta_l \cdot s_{il} \cdot \tau(l, k) \cdot \beta_k^l}{\sum_l \delta_l \cdot s_{il}}, (l = 1, 2, \cdots, L'; k = 1, 2) \tag{5-5}$$

式中，$\tau(l, k)$ 是第 l 个证据链将概率 1 赋予类别 c_k 的单位向量，若支持结论 c_k 则 $\tau(l, k) = 1$，反之为 0；s_{il} 为关联相似度；β_k^l 为对应的证据链的先验信度知识；参数 δ_L 表示异构信息源的覆盖率。因医师诊断水平具有异构性，对同一诊断工作，不同医师具有不同的诊断结果，即分析诊断检查结果或传感器案例序列的能力不同，使诊断结论赋予的支持度 $\delta_l \cdot \beta_k^l$ 不同。

对于诊断推理的决策目标 $\{(c_k^i, \widetilde{\beta}_k^i), (k = 1, 2)\}$，如果 $\sum_{k=1}^{2} \bar{\beta}_1^i = 1$，则推论信度完备，不需要做更多的诊断检查；若 $\sum_{k=1}^{2} \bar{\beta}_1^i < 1$，则因数据的不确定性或已有信息不充分，推论信度不完备，对前者需采用不确定性推理方法，对后者需使用传感器感知更多的信息，做更多的诊断检查，以提供更加充分的信息并进一步推理；若

$\sum\limits_{k=1}^{2}\bar{\beta}_{1}^{i}>1$，则推论存在冲突，使用基于投票的信息融合方法进行加权推理。

对于 $1\leqslant l\leqslant L'$，当 $s_{il}(k)=1\Leftrightarrow x_i=x_l$ 时，意味着 x_i 曾经被感知过或积累的知识中已有这条规则。因此，推论 c_i 可从信息源中检索推理得出，同时可不用确定控制因子 δ。但如果 x_i 未曾被感知过，即不在信息源中，意味着可能发生两个完全相似的情形得出不同的输出，此时的 δ 计算就显得十分重要。

对于表示证据链覆盖率的参数 δ 的确定，本文给出统计频率方法和参数优化两种确定策略。数据库因异构知识更新和使用频率等因素所引起的案例权重，使用基于频率的参数法确定。设 N_R 为关联的频率，则 $\delta_l=N_R/n$。使用某一案例序列的频率越高，则该因子越大，意味着案例越经典，其适用性越好；反之则适用性差；又如规则库中提供规则知识的专家或信息来源越可靠，则该因子越大，反之则小。$\delta=1$，则意味着数据库中存储的知识可靠性一致。但对于较大规模的传感器感知的案例序列或 EHR，难以有效或精确统计出覆盖率，则提出第二种方法，即基于目标优化的参数估计。

5.4　类别误标下证据链的推理方法

基于混合整数优化的思想，提出了证据链推理模型，以确定用于推断查询问题的候选证据链。探讨了该模型在类别错误标识下的参数估计方法，以及模型的求解算法。

5.4.1　证据链推理的混合整数优化模型

为选择与查询案例 U_i 最紧密关联的证据链 R_l 作为直接证据源，令 δ_{il} 为 $0-1$ 决策变量，构建基于证据链推理的混合整数优化模型 $HAEC(\delta_{il},\beta_i^i)$ 如下：

$$\max\Delta\beta^i=\mid\beta_1^i-\beta_2^i\mid \tag{5-6}$$

$$s.t.\ \ \beta_k^i-\frac{\sum_l s_{il}\cdot\delta_{il}\cdot\beta_k^l}{\sum_l s_{il}}=0,k=1,2 \tag{a}$$

$$s_{il}\cdot\delta_{il}-s_{il}+\varepsilon_i\geqslant0,l=1,2,\cdots,n \tag{b}$$

$$\sum\nolimits_{l=1}^{n}\delta_{il}\geqslant1,\delta_{il}\in\{0,1\} \tag{c}$$

$$0\leqslant\varepsilon_i<1 \tag{d}$$

其中，目标函数反映了推论可信度的一阶差分最大值能使得决策分类标识能力最大化，这一推理模型尽可能使得查询案例的结论远离其分类标识的边界。等式（a）反映了属性关联相似度与推论可信度的关系，以这些不同来源信息的相似度作为群决策信息源的权重，获取查询案例的可信度。不等式（b）在证据系列 $\{R_l\mid l=1,2,\cdots,L\}$ 中挑选出与查询案例最紧密关联的证据链。（c）式表明 δ_{il} 为 $0\sim1$ 决策变量，δ_{il} 取值为 1 时，选择对应的证据链；δ_{il} 取值为 0 时，不选择对应的证据链；且证据链的取值总数不小于 1。(d) 式表明 ε_i 为小于 1 的非负实数，用于控制候选证据链的规模，当 $\varepsilon_i = 0$ 时筛选出的是相似度取最大值的证据链。

利用 Matlab、C++等软件可求解上述模型。解集为 δ_{il}^* 和 $\widetilde{\beta}_k^i$ 的值所对应的向量。将 $\delta_{il}^* = 1$ 的证据链，按 s_{il} 由大到小的顺序排列，即 $\{R_h | h = h_1, h_2, \cdots, h_q\}$，其中 h 为序数。

使用互信息方法[21]对多维属性变量进行加权，估计 w_j。对于证据链总体 N，$|N| = \sum_r |N_r|$，$|N_r|$ 是推理结果为 C_r 的证据链个数。A_j 有 v_j 个不同的属性值，记为 $\{x_{\lambda_j} | \lambda_j = 1, \cdots, v_j\}$，据此可将 N 划分为 v_j 个不同证据链子集 $\{N_{\lambda_j} | \lambda_j = 1, \cdots, v_j\}$。其中，子集 N_{λ_j} 为 N 中包含特征 A_j 的属性值 x_{λ_j} 的证据链；$|N_{\lambda_j}| / |N|$ 表示第 λ_j 个子集的权重，即子集 N_{λ_j} 中的证据链数量除以总体证据系列数量。对于 N_{λ_j}，其相对于 C_r 划分的子集为：$N_{\lambda_j} = \{N_{\lambda_j, r} | r = 1, 2\}$，$|N_{\lambda_j, r}|$ 为对应的数量。

信息熵：$E(A_j) = -\sum_{r=1}^2 P_r \log_2 P_r$，其中 P_r 是证据链总体按照 C_r 划分的概率，$P_r = |N_r| / |N|$。$E(x_{\lambda_j}) = -\sum_{r=1}^2 P_{\lambda_j, r} \cdot \log_2 P_{\lambda_j, r}$，其中，$P_{\lambda_j, k} = |N_{\lambda_j, k}| / |N_{\lambda_j}|$。

条件熵：$E(C | A_j) = \sum_{\lambda_j = 1}^{v_j} [|N_{\lambda_j}| / |N| \cdot E(x_{\lambda_j})]$

互信息：$MI(A_j) = E(A_j) - E(C | A_j)$

属性权重：

$$w_j = MI(A_j) / \sum_{A_j \in A} MI(A_j) \tag{5-7}$$

5.4.2　模型推理必要条件和敏感性分析

针对决策证据类别的错误标识的情形，需要分析模型的融合推理的必要条件，以及对证据链类别错误标识情形的敏感性分析。

定理 5-1　假设 $HAEC(\delta_{il}, \beta_k^i)$ 模型的最优解为 $(\delta_{ih}^*, \widetilde{\beta}_k^i)$，使 $s_{i, h_1} \leqslant \sum_{h = h_2}^{h_q} s_{i, h}$ 成立的必要条件是 $\sum_{h = h_1}^{h_q} \delta_{i, h} \geqslant 3$。

证明：假设 $\sum_{h = h_1}^{h_q} \delta_{i, h} = 2$，由该命题的假设知 $s_{i, h_1} \leqslant s_{i, h_2}$，这与 $HAEC(\delta_{il}, \beta_k^i)$ 模型最优解的约束条件 (b) 即 $s_{ih_1} \geqslant s_{i, h_2}$ 矛盾。另外，显然 $\sum_{h = h_1}^{h_q} \delta_{i, h} = 1$ 不能满足本命题条件。证毕。

定理 5-1 给出了可行解集所包含的证据链为 $\{R_{h_1}, R_{h_2}, R_{h_3}, \cdots\}$。令 $k = \sum_{h = h_1}^{h_q} \delta_{i, h}$，前 3 个关联相似度最高的证据链是查询案例推论的直接依据，$s_{i, h_1} \leqslant \sum_{h = h_2}^{hq} s_{i, h}$ 的意义在

于能避免因某一证据链 R_h 存在类别标识错误时使得仅依据单一证据链的推理可信度不一致，类别标识失真。k 的上界根据实际需要设置。

定义 5-8 任意证据链 R_{l_1}（查询案例）推论的 β^{l_1} 与另一证据链 R_{l_2} 的类别标识的 β^{l_2} 的可信度序关系一致，则满足：当 $\beta_1^{l_1} > \beta_2^{l_1}$，则 $\beta_1^{l_2} > \beta_2^{l_2}$；反之亦然。

定理 5-2 设 HAEC（δ_{il}，β_r^i）模型最优解为（δ_{ih}^*，$\widetilde{\beta}_r^i$），R_{h_1}，R_{h_2}，R_{h_3} 为紧密关联的证据链，$s_{i,h_1} > s_{i,h_2} + s_{i,h_3}$，且 R_{h1} 的其分类标识能力最显著，即 $|\beta_1^{h_1} - \beta_2^{h_1}| \geqslant |\beta_1^{h} - \beta_2^{h}|$（$h = h_2, h_3$）时，查询案例推论的 β^i 与 R_{h_1} 的类别标识的 β^{h_1} 的可信度序关系一致，满足：当 $\beta_1^{h_1} > \beta_2^{h_1}$，则 $\beta_1^i > \beta_2^i$；当 $\beta_1^{h_1} \leqslant \beta_2^{h_1}$，$\beta_1^i \leqslant \beta_2^i$。

证明： $\beta_1^{h_1} > \beta_2^{h_1}$，①不妨设 $\beta_1^h \leqslant \beta_2^h$，$h = h_2, h_3$，

$$\beta_1^i - \beta_2^i = \frac{\sum_h s_{ih} \cdot (\beta_1^h - \beta_2^h)}{\sum_h s_{ih}} = \frac{s_{i,h_1}(\beta_1^{h_1} - \beta_2^{h_1}) + s_{i,h_2}(\beta_1^{h_2} - \beta_2^{h_2}) + s_{i,h_3}(\beta_1^{h_3} - \beta_2^{h_3})}{\sum_h s_{ih}}$$

$$= \frac{s_{i,h_1}(\beta_1^{h_1} - \beta_2^{h_1}) - s_{i,h_2}(\beta_2^{h_2} - \beta_1^{h_2}) - s_{i,h_3}(\beta_2^{h_3} - \beta_1^{h_3})}{\sum_h s_{ih}} \geqslant \frac{(s_{i,h_1} - s_{i,h_2} - s_{i,h_3})(\beta_1^{h_1} - \beta_2^{h_1})}{\sum_h s_{ih}}$$

因 $s_{i,h_1} > s_{i,h_2} + s_{i,h_3}$，又 $\beta_1^{h_1} > \beta_2^{h_1}$，故 $\beta_1^i - \beta_2^i > 0$ 成立。

②$\beta_1^h > \beta_2^h$，$h = h_2, h_3$，$\beta_1^i - \beta_2^i \geqslant \dfrac{(s_{i,h_1} + s_{i,h_2} + s_{i,h_3})(\beta_1^{h_1} - \beta_2^{h_1})}{\sum_h s_{i,h}} > 0$，故 $\beta_1^i - \beta_2^i > 0$ 成立。

③设 $\beta_1^{h_2} \leqslant \beta_2^{h_2}$ 和 $\beta_1^{h_3} > \beta_2^{h_3}$，

$$\beta_1^i - \beta_2^i = \frac{\sum_h s_{ih} \cdot (\beta_1^h - \beta_2^h)}{\sum_h s_{ih}} > \frac{(s_{i,h_1} - s_{i,h_2})(\beta_1^{h_1} - \beta_2^{h_1})}{\sum_h s_{ih}}，故 \beta_1^i - \beta_2^i > 0，成立。$$

④$\beta_1^{h_3} \leqslant \beta_2^{h_3}$ 和 $\beta_1^{h_2} > \beta_2^{h_2}$，与③同理可证。当 $\beta_1^{h_1} \leqslant \beta_2^{h_1}$，类似可证 $\beta_1^i \leqslant \beta_2^i$。证毕。

定理 5-2 给出了 HAEC（δ_{il}，β_r^i）模型最优解中包含 3 条证据链时，查询案例的推论与最紧密关联的单一证据链的可信度序关系一致的充分条件，即证明了最近邻推理方法[8]是 HAEC（δ_{il}，β_k^i）模型的特殊情形。该定理还表明，当最紧密关联的证据链 R_{h1} 的分类标识能力最显著时，如果将该查询案例按这一证据链的可信度序进行决策，其结论与模型 HAEC（δ_{il}，β_k^i）的最优推理结果一致。

定理 5-3 设模型 HAEC（δ_{il}，β_k^i）的最优解集为（δ_{ih}^*，$\widetilde{\beta}_k^i$），目标值为 $\Delta\beta^i$。当某一紧密关联的证据链的类别被错误标识时，存在最优解（δ_{ih}^*，$\widetilde{\beta}_k^{i'}$）和目标值 $\Delta'\beta^i$，则

$$\Delta^2\beta^i = |\Delta'\beta^i - \Delta\beta^i| = \min\{2|a|, 2|b|\} \tag{5-8}$$

式中，$a = \dfrac{\sum_{h \neq h'} s_{ih} \cdot (\beta_1^h - \beta_2^h)}{\sum_h s_{ih}}$；$b = \dfrac{s_{ih'} \cdot (\beta_2^{h'} - \beta_1^{h'})}{\sum_h s_{ih}}$

证明：设存在类别误标的紧密关联的证据链为 $R_{h'}$，$h' \in \{h_1, h_2, \cdots, h_q\}$，$\delta_{ih} = 1$。因

$$\Delta\beta^i = |\beta_1^i - \beta_2^i| = \left| \frac{\sum_h s_{ih} \cdot \delta_{ih} \cdot \beta_1^h}{\sum_h s_{ih}} - \frac{\sum_h s_{ih} \cdot \delta_{ih} \cdot \beta_2^h}{\sum_h s_{ih}} \right|$$

$$= \left| \frac{\sum_{h \neq h'} s_{ih} \cdot \beta_1^h + s_{ih'} \cdot \beta_1^{h'}}{\sum_h s_{ih}} - \frac{\sum_{h \neq h'} s_{ih} \cdot \beta_2^h + s_{ih'} \cdot \beta_2^{h'}}{\sum_h s_{ih}} \right|$$

$$= \left| \frac{\sum_{h \neq h'} s_{ih} \cdot (\beta_1^h - \beta_2^h) + s_{ih'} \cdot (\beta_1^{h'} - \beta_2^{h'})}{\sum_h s_{ih}} \right| = |a + b|$$

$$\Delta'\beta^i = \left| \frac{\sum_{h \neq h'} s_{ih} \cdot \beta_1^h + s_{ih'} \cdot \beta_2^{h'}}{\sum_h s_{ih}} - \frac{\sum_{h \neq h'} s_{ih} \cdot \beta_2^h + s_{ih'} \cdot \beta_1^{h'}}{\sum_h s_{ih}} \right|$$

$$= \left| \frac{\sum_{h \neq h'} s_{ih} \cdot (\beta_1^h - \beta_2^h) + s_{ih'} \cdot (\beta_2^{h'} - \beta_1^{h'})}{\sum_h s_{ih}} \right| = |a - b|$$

所以，$\Delta^2\beta^i = |\Delta'\beta^i - \Delta\beta^i| = |a+b| - |a-b| = \min\{2|a|, 2|b|\}$ 证毕。

定理 5-3 对 HAEC(δ_{il}, β_k^i) 模型在最坏情形下，某紧密关联的证据链存在类别标识错误时，进行了推理性能的敏感分析。这一定理的结论为：类别错误标识的证据链出现在推理模型的解集中时，群决策的融合推理性能变化值不超过其单一作为证据信息源的可信度推理值，反映了上述推理模型的合理性。

5.4.3　类别误标下模型推断

由于推理过程中知识的不足或冲突，未能测量类别误标的噪声率 σ，而使得融合推理模型存在内在随机性。将推理模型的推论信息 (C_k^i, β_k^i) 视为系统的输出状态，它依赖于决策模型中输入信号 X_i，即查询问题的解释变量，以及训练模型的数据 D，$x_l \in D$。将融合推理模型在决策系统中输出与输入之间的关系简单记为 β^i (D, X_i)。

对于错误类别标识下的模型参数或决策变量，可由决策系统的样本数据进行似然推理来获得。在此概率模型上分析噪声不确定性的随机扰动项，解决错误标识的噪声等不确定问题。给出 β_k^l 和下标不为 k 的 $\beta_{\{1,\cdots,K\}-k}^l$，Pr 表示发生的概率，则错误标识类别证据链的结论为 (C_k^l, $\bar{\beta}_k^i$)。类别误标证据链的可信度服从一个离散型随机概率分布，即两点分布 $\bar{\beta}_k^i \sim \text{Bernoulli}(L, 1-\sigma)$，其中 L 为数据库中证据链的数量，σ 为噪声率，满足：σ 期望值为 0，方差为 ξ^2 的独立同分布。则

$$\bar{\beta}_k^i = \begin{cases} \beta_k^l, & \text{Pr} = 1 - \sigma \\ \beta_{\{1,\cdots,K\}-k}^l, & \text{Pr} = \sigma \end{cases} \qquad (l = 1, \cdots, L)$$

给出查询案例 $i=2$，…，n，使用（5-9）式计算可信度 $\bar{\beta}_k^i$：

$$\bar{\beta}_k^i = \frac{\sum_l \delta_l \cdot s_{il} \cdot \tau(l,k) \cdot \bar{\beta}_k^i}{\sum_l \delta_l \cdot s_{il}}$$

数学期望为

$$E(\bar{\beta}_k^i) = \frac{\sum_l \delta_l \cdot s_{il} \cdot \tau(l,k) \cdot \left[(1-\sigma)\beta_k^l + \sigma\beta_{\{1,\cdots,K\}-k}^l\right]}{\sum_l \delta_l \cdot s_{il}}$$

如果可信度完备，满足 $\beta_k^l + \beta_{\{1,\cdots,K\}-k}^l = 1$，则：

$$E(\bar{\beta}_k^i) = \frac{\sum_l \delta_l \cdot s_{il} \cdot \tau(l,k) \cdot \beta_k^l}{\sum_l \delta_l \cdot s_{il}} + \frac{\sigma(\beta_{\{1,\cdots,K\}-k}^l - \beta_k^l)}{\sum_l \delta_l \cdot s_{il}}$$

$$= \frac{\sum_l \delta_l \cdot s_{il} \cdot \tau(l,k) \cdot \beta_k^l}{\sum_l \delta_l \cdot s_{il}} + \frac{\sigma(1 - 2\beta_k^l)}{\sum_l \delta_l \cdot s_{il}}$$

随机扰动项模型为

$$\bar{\beta}_k^i = E(\beta_k^i) - \sigma_i \tag{5-9}$$

式中，扰动项的期望和方差分别为

$$E(\sigma_i) = \frac{\sigma(1 - 2\beta_k^l)}{\sum_l \delta_l \cdot s_{il}}, \mathrm{Var}(\sigma_i) = \frac{\sum_i (\delta_l \cdot s_{il})^2 \mathrm{Var}(\bar{\beta}^i)}{\left(\sum_l \delta_l \cdot s_{il}\right)^2}$$

错误标识数据集的随机干扰参数的无偏估计为：

$$\sigma^* = \frac{\sum_{l=1}^{L} I_{\bar{\beta}^i \neq \beta^l}}{L}$$

其中，$I_{\bar{\beta}^i \neq \beta^l}$ 作为错误标识与否的指示向量，当 $\bar{\beta}^i \neq \beta^i$ 时，$I_{\bar{\beta}^i \neq \beta^l} = 1$，否则 $I_{\bar{\beta}^i \neq \beta^l} = 0$。

5.4.4　干扰下模型参数学习

使用模型中随机扰动项 $\{\sigma_l\}$，进一步对模型的作用机理及模型参数学习。使用数据库中的 L 个证据链学习参数，模型（5-9）改写成矩阵形式

$$S\vec{\beta} = \vec{\sigma}$$

式中，$\vec{\beta} = (\beta^l, \cdots, \beta^n)'$，$S$ 是 $L \times L$ 的下三角阵，元素 $s_{il}(w_j, x_{ij}, x_{lj})$ 简记为 $s_{w,i,l}$，不依赖于变量 β^i；$\vec{\sigma}$ 是均值为 0、方差为 $((1-2\beta_k^l)\xi)^2/(\sum_l \delta_l \cdot s_{il})^2$ 的高斯变量 $L \times 1$ 向量。设

$$H_w = \begin{pmatrix} 0 & 0 & \cdots & 0 \\ s_{w,2,1} & 0 & \cdots & 0 \\ \vdots & & \ddots & \vdots \\ s_{w,L1} & \cdots & s_{w,L,L-1} & 0 \end{pmatrix}$$

并设 $\vec{1}$ 为一个 $L \times 1$ 的元素为 1 的向量，e_j 为第 j 个元素为 1 其他为 0 的单位向量，

$$Y_w = \begin{bmatrix} (e_1' H_w \vec{1}) - 1 & 0 & \cdots & 0 \\ 0 & (e_2' H_w \vec{1}) - 1 & & 0 \\ \vdots & & \ddots & \vdots \\ 0 & \cdots & 0 & (e_n' H_w \vec{1}) - 1 \end{bmatrix}$$

得出

$$S(w) = I - Y_w H_w$$

式中，I 为 L 级单位矩阵。

$$s_{w,i,l} = \exp\left(-\sum_{j=1}^{m} w_j \alpha_{ij}\right) = \exp\left(-\sum_{j=1}^{m} w_j (x_{ij} - x_{lj})^2\right)，因此$$

$$\frac{\partial s_{w,i,l}}{\partial w_j} = -\frac{s_{w,i,l} (x_{ij} - x_{lj})^2}{2\alpha_{ij}(x_i, x_l)}$$

记 $H_{w,j} = \partial H_w / \partial w_j$，有以下结论。

引理 5-1　$\vec{\sigma} \{\sigma_l\}_{l=1}^L$ 是随机变量的一个序列，它们的均值都为 0，方差为 ξ^2，有界累计量 K_j，$j \geq 3$。对于所有 $l = 3, \cdots, L$ 和 $i < l$，若 $w \neq w'$，观测值矩阵 $X = [X_j]_{j=1}^m$，则集合 $\{X_j \mid [Y_w H_w(X, w)]_{i,l} \neq [Y_w H_w(X, w')]_{i,l}\}$ 存在一个正的勒贝格测度。给定 $\widetilde{X}_{L,m}$ 为所有 $(L \times m)$ 非随机实矩阵，则矩阵 X 存在于 $\widetilde{X}_{L,m}$ 中。

引理 5-1 可通过文献 [25] 中的推导得出结论，为参数估计提供理论基础。

因为 $\vec{\sigma}$ 的联合概率分布为

$$f(\vec{\sigma}) = (2\pi\xi^2)^{-L/2} \exp\left(-\frac{\vec{\sigma}\vec{\sigma}'}{2\xi^2}\right)$$

且因为相似度矩阵的秩为 1，即 $\det(S) = 1$，$\vec{\beta}$ 的联合密度为

$$f(\vec{\beta}) = (2\pi\xi^2)^{-L/2} \exp\left(-\frac{\vec{\beta}' S' S \vec{\beta}}{2\xi^2}\right)$$

使用符号 $\theta = (\xi^2, w_1, \cdots, w_m)$ 代表模型中所有的未知参数，并且 $\theta \in \Theta \subset R_+^{m+1}$。通过最大似然估计权重 w_j。令 $O = S'S / \xi^2$，θ 的对数似然为

$$likelihood(\theta) = -\frac{L}{2} \log(2\pi\theta) - \frac{1}{2} \vec{\beta}' O(\theta) \vec{\beta}$$

θ 的最大似然估计为

$$\hat{\theta} = \arg \max_{\Theta \subset R_+^{m+1}} likelihood(\theta)$$

因此，经过融合信度的递推算法和随机项的似然估计，随机项模型能够较为精确地估算融合推理模型中的参数 $w_j = (w_1, \cdots, w_m)$。

5.4.5 相似度加权近邻算法 sf-NN

利用所提出的模型，通过传感器感知的案例序列信息与已有的规则知识进行关联，形成四个推理步骤。

（1）异构数据预处理。对传感器感知的案例序列和规则等异构信息，提取特征属性$\{x_{ij}\}_{i=1,j=1}^{n,m}$，并离散化处理，将符号属性数值化，对每个特征用 Max-min 型归一化处理，并将缺失数据平滑处理，使用证据链统一知识表示。对诊断决策目标等级 λ_1、λ_2 赋初值。

（2）证据链关联。使用基于互信息的特征选择方法获得$\mathbf{w}_j$，使用关联度量方法对案例序列与证据链前件信息进行匹配，计算关联度量矩阵，获取相似度矩阵$\mathbf{s}_{il}$。并根据鲁棒阈值方法给出的临界值 ρ，精炼证据链。

（3）证据链推理的可信度融合；①根据领域知识，给出治疗阈值 β_1^* 和诊断阈值 $\tilde{\beta}_2^i$。进行证据链推理，实现可信度融合（c_k^i，$\tilde{\beta}_k^i$）和更新；②结合推理模型的目标函数，优化证据链的覆盖率参数 δ_l，返回①执行推理的优化迭代过程，直到融合模型的分类区分能力最优化。

（4）推论信息分享（c_k，β_k）。依据 β_k 获取推论 C^t，通过信息融合的逆变换：$f^{-1}(c_k,\beta_k^l)\rightarrow f(x_1,x_2,\cdots,x_m)$，分享证据链。输入的案例序列如果为矩阵，则经证据链关联后，将优化的结论分享与每个输入案例，并与领域专家得出的病理结论比对，检验模型性能。新的案例或规则固化知识，形成新的关联证据链，以多次利用数据提升医疗决策价值。

输入数据集 U 包括了传感器数据或虚拟传感器信息，形成查询案例中实体信息 X，以及领域专家对类别标识 C 的预判。临界值 β_1^* 范围为 $0.5\sim1$；为简化，令诊断阈值 $\beta_2^*=1-\beta_1^*$，并提出相似度频率加权算法 sfNN。

Input：$U=\{X, C\}$，x_i is the observation of X_i, x_{ij} is the jth value, c_k^i is the lable of X_i. Testing set $X^T=\{x_l\}$.

Output：decision (c_k^i, $\overline{\beta}_k^i$) of each x_i.

Initialization：Set $\overline{\beta}_k^I=0$; Generate EC base $R=\{R_l \mid l=1, 2, \cdots, L\}$,

$\mathbf{R}_1$：IF X_1^l is $x_1^l \wedge X_2^l\ is\ x_2^l \wedge \cdots \wedge X_m^l$ is x_m^l THEN $\{$ (C_1^i is c_1^l, $\overline{\beta}_1^I$), ($C_2^l\ is\ c_2^l$, $\overline{\beta}_2^I$)$\}$ using the multiple data sets; Initializes the evidence chain coverage $\delta_l=\{1/n\}$. Obtain ρ and β_1^* as the robust thersholds, and the weight vector w_j.

$for\ i=\{1, 2, \cdots, n\}$ do

    $for\ l=\{1, 2, \cdots, L\}$ do

        Compute the matrix $\mathbf{s}_{il}$ using (5-4), and refine the EC base with ρ,

            remaining the EC under the condition $\mathbf{s}_{il}>\rho$;

Use　β_k^i from R_i and use (5-5) to compute the combining belief for x_i；

if ($\bar{\beta}_1^i > \beta_1^*$)　　then C_1^t is c_1^t；else C_1^t is c_2^t；

end if

Optimize the total loss of the testing set using (5-6)；

update the weihgt δ_l；

$l++$；

　　end for

　i++；

end for

与传统案例与规则融合推理策略方法相比，FUER 的特点包括：①通过证据链关联，在融合空间中实现传感器感知的案例序列与规则知识推理，将传感器的检查信息、EHR、领域知识或专家经验等多源异构信息融合，使得诊断结果具有高准确性。②精炼的证据链与嵌入式的诊断临界值和基于互信息的特征选择方法相结合，实现诊断的多维感知信息快速目标关联。同时，信息融合的推论逆变换过程实现信息共享，增强决策适用性。

5.4.6　鲁棒性分析

利用已存储的群决策证据链，针对有限个查询案例进行推理。获取融合可信度后，需要对模型的推理结果进行分析。

1. 结论一致性分析

如果模型选择出的证据链集合存在可信度序关系一致，即 $\beta_{k=k_0}^h > \beta_{k\neq k_0}^h$，$k_0, k \in \{1,2\}$ 则可直接得出查询案例的可信度序关系，$\beta_{k=k_0}^i > \beta_{k\neq k_0}^i$，并根据可信度序定义得出 $c_{k_1}^i > c_{k_2}^i$，$h = h_1, h_2, \cdots, h_q$。

如果模型选择出的证据链集合存在可信度序关系不一致，即 $\beta_{k=k_0}^h > \beta_{k\neq k_0}^h$；$\beta_{k=k_1}^h > \beta_{k\neq k_1}^h$，$k_0 \neq k_1, k, k_0, k_1 \in \{1,2\}$，$h = h_1, h_2, \cdots, h_q$。则使用模型（a）对查询案例进行推理，计算融合可信度 $\widetilde{\beta}_{k=k_0}^i$，$\beta_{k\neq k_0}^i$；需要决策者查验，甚至修订这些优选的证据链结论信息。如果决策者满意推理模型的目标函数值 $\Delta\widetilde{\beta}_k^i$ 及决策分类标识能力，则根据可信度序定义推理出结论标识类别序列，获得查询案例的 (c_k^i, β_k^i)；否则，调整选择出的证据链集合，重新使用模型推理，直到决策者满意。

查询案例的结论经由决策者检验正确后，又形成新案例或提炼规则知识，固化、存储到知识库，形成新的关联证据链，以多次利用数据，增加数据驱动决策的知识使用价值，提升多属性群决策的推理性能。

2. 证据链歧义性消解

使用基于关联证据链的 CBR/RBR 融合推理模型,决策者诊断推理的结论是概率分布集合,不仅是对决策结论的唯一结论进行推理。这能帮助医师解决对特殊病例仅获取唯一结论而存在的两个方面的问题:一方面,医师不再因缺乏观测值(如被忽视的隐含变量的值)而对观测的频率存在怀疑,可收集更多的同类数据以降低歧义性;另一方面,已有案例的观测值不一致或冲突时,所提出的方法使用证据链的覆盖率,辨识了不同案例之间关系的不完整性,进而降低了融合推理的结论歧义性。如医生拥有患 C_1 病的患者的大量数据,并评价出该类病症的不同治疗方案,但使用这些证据链分析 C_2 症状的案例时却显得证据不足。此外,证据链的覆盖率从主观方面还可理解为,该条证据相对于其他证据链对决策者的效用或权重。对证据链歧义性的消除提升了诊断决策的品质和效率,即增强决策鲁棒性。

5.5 小结

多属性群决策的推理中,决策者依据经验案例、领域规则等知识对多属性决策方案进行类别标识,动态积累决策数据并为后续决策提供证据。在决策过程中,由于单个决策者对问题理解的不完整性及其提供的证据信息对查询案例支持程度不同,常常需要多决策者共同提供证据信息进行融合推理。然而,现有的多属性决策推理方法主要集中在对全部正确标识的证据信息进行决策推理,对证据信息误标环境下的推理问题研究不深。为此,本章提出了一个类别误标下证据链融合推理的多属性群决策方法。与已有的多属性群决策方法相比,本方法最大特点是直接利用多决策证据信息和可信度函数的一致性和凸显性进行融合推理,避免了误标的单决策信息源作为最接近的决策证据而出现错误推理,并不需要设置推理边界参数。另外,本方法在融合推理过程中最大限度地考虑了各决策证据链信息和决策权重,这主要体现在:① 将决策证据链与查询案例之间的关联相似度作为群决策信息源的权重,优化目标使得融合可信度最大限度地满足查询案例的分类标识能力;② 在挑选群体证据链集合时,通过混合整数规划模型使得挑选出来的证据链与查询案例的属性信息尽可能接近。同时,证明了该方法依据可信度序定义的条件,在群决策证据链不少于 3 个时实现证据链误标下的融合推理。群决策所提供的多源证据信息已给出可信度完备的分类标识,并通过互信息方法计算相似度量的权值参数,而没有分析知识库中证据链感知数据的不确定性,以及动态更新策略和模型参数的学习过程,这将需要研究更深层的推理和决策机制。

参考文献

[1] Hoffmann S,Fischbeck P,Krupnick A,et al. Elicitation from large,heterogeneous expert

panels: using multiple uncertainty measures to characterize information quality for decision analysis [J]. Decision Analysis, 2007, 4 (2): 91-109.

[2] Ipeirotis P G, Provost F, Sheng V S, et al. Repeated labeling using multiple noisy labelers [J]. Data Mining and Knowledge Discovery, 2014, 28 (2): 402-441.

[3] Clifford G D, Long W J, Moody G B, et al. Robust parameter extraction for decision support using multimodal intensive care data [J]. Philosophical Transactions of the Royal Society of London A: Mathematical, Physical and Engineering Sciences, 2009, 367 (1887): 411-429.

[4] Alizamir S, de Véricourt F, Sun P. Diagnostic accuracy under congestion [J]. Management Science, 2012, 59 (1): 157-171.

[5] Li Q, Clifford G. Dynamic time warping and machine learning for signal quality assessment of pulsatile signals [J]. Physiological Measurement, 2012, 33 (9): 1491-1501.

[6] Bootkrajang J, Kabán A. Classification of mislabelled microarrays using robust sparse logistic regression [J]. Bioinformatics, 2013, 29 (7): 870-877.

[7] Denoeux T. A k-nearest neighbor classification rule based on dempster-shafer theory [J]. Systems, Man and Cybernetics, IEEE Transactions on, 1995, 25 (5): 804-813.

[8] Fu C, Yang S. An attribute weight based feedback model for multiple attributive group decision analysis problems with group consensus requirements in evidential reasoning context [J]. European Journal of Operational Research, 2011, 212 (1): 179-189.

[9] Denoeux T, Smets P. Classification using belief functions: relationship between case-based and model-based approaches [J]. Systems, Man, and Cybernetics, Part B: Cybernetics, IEEE Transactions on, 2006, 36 (6): 1395-1406.

[10] Billot A, Gilboa I, Samet D, et al. Probabilities as similarity-weighted frequencies [J]. Econometrica, 2005, 73 (4): 1125-1136.

[11] 蔡付龄, 廖貅武. 案例信息不确定下的多属性分类方法 [J]. 系统工程理论与实践, 2010, 30 (3): 513-519.

[12] Yang J B, Liu J, Wang J, et al. Belief rule-base inference methodology using the evidential reasoning approach-rimer [J]. Systems, Man and Cybernetics, Part A: Systems and Humans, IEEE Transactions on, 2006, 36 (2): 266-285.

[13] 常雷雷, 李孟军, 鲁延京, 等. 基于主成分分析的置信规则库结构学习方法 [J]. 系统工程理论与实践, 2013, 33 (1): 1-8.

[14] Fu C, Yang S. An attribute weight based feedback model for multiple attributive group decision analysis problems with group consensus requirements in evidential reasoning context [J]. European Journal of Operational Research, 2011, 212 (1): 179-189.

[15] 蔡付龄, 廖貅武, 杨娜. 基于案例信息的多准则群决策分类方法 [J]. 管理科学学报, 2013, 16 (2): 22-32.

[16] Xu M, Yu H, Shen J. New algorithm for CBR/RBR fusion with robust thresholds [J]. Chinese Journal of Mechanical Engineering, 2012, 25 (6): 1255-1263.

[17] Zhou Z J, Hu C H, Xu D L, et al. A model for real-time failure prognosis based on hidden Markov model and belief rule base [J]. European Journal of Operational Research, 2010, 207 (1): 269-283.

[18] Wong S K M, Lingras P. Representation of qualitative user preference by quantitative belief functions [J]. IEEE Transactions on Knowledge and Data Engineering, 1994, 6 (1): 72-78.

[19] Jahn G, Braatz J. Memory indexing of sequential symptom processing in diagnostic reasoning [J]. Cognitive Psychology, 2014, 68 (1): 59-97.

［20］ Tversky A，Shafir E. Preference，belief，and similarity ［M］. Massachusetts：MIT Press，2004.

［21］ Xu M，Yu H，Shen J. New approach to eliminate structural redundancy in case resource pools using alpha mutual information ［J］. Journal of Systems Engineering and Electronics，2013，4（24）：768-777.

［22］ Lieberman，O. Asymptotic theory for empirical similarity models ［J］. Econometric Theory，2010，26（04）：1032-1059.

［23］ 赵卫东，李旗号，盛昭瀚. 基于案例推理的决策问题求解研究 ［J］. 管理科学学报，2000，3（04）：29-36.

［24］ Letham B，Rudin C，Madigan D. Sequential event prediction ［J］. Machine Learning，2013，93（2-3）：357-380.

［25］ Gilboa I，Lieberman O，Schmeidler D. Empirical similarity ［J］. The Review of Economics and Statistics，2006，88（3）：433-444.

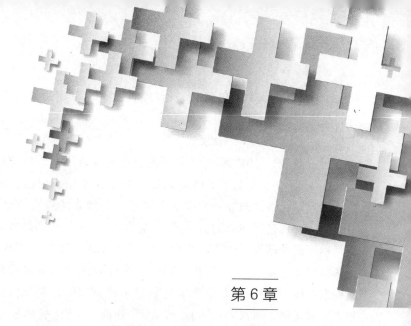

第 6 章

基于鲁棒性阈值的 CBR/RBR 融合推理机制

    传统方法通常将 CBR 和 RBR 知识在各自的空间中进行推理，未使用统一的数据结构研究知识空间的静态结构和动态性能，未能从实质上解决融合系统的脆弱性问题，因而统一的数据结构空间对具有不确定性、不可控性及异构性等决策知识融合具有重要意义。本章采用一个广义的数据结构空间，如融合酉空间进行知识表示，一方面研究其静态结构，如将信息抽象成知识并分类，采用数据挖掘方法分析信息源的知识关联性与映射关系，对基础信息参数进行归一化；另一方面，采用功能研究方法，分析研究其动态性能，如将异构空间中知识流的输入与输出过程视为一个融合信息场，综合研究该信息场的能量、空间决策的调和映照和协同优化、决策知识的获取及推理知识的传递规律等。

6.1　引言

    CBR/RBR 融合推理方法的研究难点在于采用何种推理策略，克服由系统知识的不完全确定和推理的不完全可靠所带来的系统脆弱性，并在该前提下实现有效的知识融合[1,2]。考虑到 CBR/RBR 融合推理的脆弱性，系统鲁棒性能够表征系统面临内部结构或外部环境改变时维持其功能的能力[3]，因而系统鲁棒性的分析方法将有助于解决系统的脆弱性问题。

    Golding 等人[4]率先开创了使用案例相似度阈值（RC-Hybrid）解决规则奇异

问题的先河，对 CBR 和 RBR 分别进行推理，采用决策竞争策略实现两者结果比较，是一种非融合推理策略。其后许多研究试图探讨 CBR 与 RBR 融合方式，典型类型包括 CBR/RBR 结合模式[5,6]、CBR/RBR 混合模式[7,8]以及 CBR/RBR 集成模式[9]等。首先，RBR 修改 CBR 的融合策略采取了先比较规则后匹配案例的规则优先方式[10]，存在着由于案例知识没有被率先应用，而造成的系统推理效率与准确性降低问题。在协同处理方式下，通过一个独立的应用控制规则的黑板框架模块，对 CBR/RBR 进行融合的方法[11]，它仅提供一个启发式框架，而未给出清晰的融合判别规则及其推理细节。其次，使用调和模块的 CBR/RBR 融合推理方法因需要特殊领域专家知识[12]，而在实际应用中受到人为因素影响较大。在基于规则的案例检索系统[13]中，规则聚类法有效缩小检索空间，提高检索效率，但其结果可能非全局最优解。再次，Luengo 等人[14]分析了 CBR 规则推理系统的行为与知识的不确定关系，结合所给出的关系构建融合策略，但并未从系统鲁棒性分析角度解决融合系统的脆弱性问题。在鲁棒性分析方面，许多研究思路与方法来源于自动控制领域，如使用直框图方式构建鲁棒性阈值的估计方法分析系统噪声的不确定性[15]；针对鲁棒解优化问题，Bental 等人[16]给出了标准型鲁棒优化目标函数的可行解形式等。这些方法能够降低系统的脆弱性，但尚不能直接应用于具有异构多元不确定信息的 CBR 与 RBR 融合问题。

　　针对心脏病急救决策系统本身的复杂性和环境、诊断经验等信息的不确定性，提出了一种通过对系统进行酉空间奇异值分解的鲁棒性阈值推理策略，实现 CBR、RBR 异构信息融合的方法（CRFRT）。传统的 CBR/RBR 融合方法将 CBR 和 RBR 在各自的知识空间中进行推理，再将推理进行融合。因此，其均未从融合空间中将 CBR 与 RBR 知识进行统一表达，也没有全面界定知识源与目标问题之间的关联性，并未从实质上解决推理融合系统的脆弱性问题。CRFRT 方法定义了一个融合酉空间，实现异构的案例和规则知识在融合空间中统一表示，并采用鲁棒性阈值向量明确界定了知识源的元数据与决策目标解集之间的关联性。根据鲁棒阈值思想，定义了融合推理模型的鲁棒性解，并在融合空间中制定融合推理策略，解决融合系统的脆弱性问题。

6.2　CBR/RBR 及其融合推理

6.2.1　CBR 推理

　　CBR 最早由 R. Sehank[17]提出，其核心思想是相似问题有相似解，即利用已有的案例知识解决新问题。CBR 推理包括案例检索、案例重用、案例改进与案例存储四个过程。案例检索是从案例库中检索与目标问题相似的案例或案例集，常用的方法有基于相似度检索和基于 K-D 树的检索；案例重用是比较目标案例和相似案例的差异，提交可行解；案例改进是推理系统对不满意方案进行修改或重新设计；案例存储是将有价值的案例保存到案例库中。CBR 避免了知识获取上的困难，自学习能力较强，同时能够充分利用经验知识，适用于心脏病急救决策过程，但是 CBR 在案例库不完备的情况下，很难得到精确解。

1. 基于相似度的 CBR 推理方法

基于相似度的 CBR 推理方法是从案例库中检索和匹配得到与目标案例最相似的案例。CBR 推理能够简单、快速地得到结果，筛选与目标案例最相似案例，计算案例库中每个案例到目标案例的距离，并选择距离最近的案例，即最近相邻法（Nearest Neighbor Search），它是在基于相似度的案例推理方法中使用最为广泛的一种。

案例 x 与 y 间距离 D_{xy} 的计算公式（欧氏距离）

$$D_{xy} = \sqrt{\sum_{h=1}^{n} w_h \left(a_{xh} - a_{yh}\right)^2} \tag{6-1}$$

式中，n 为特征总数，a_{xh} 为第 x 个案例的第 h 个特征的值，w_h 为第 h 个特征的权值。所有特征值已归一化：均值为 0，标准差为 1。

则案例间相似度定义为

$$Sim_{xy} = \begin{cases} 1 - D_{xy}, D_{xy} \in [0,1] \\ \dfrac{1}{1 + D_{xy}}, D_{xy} \in (1, +\infty) \end{cases} \tag{6-2}$$

最近相邻法的计算过程可描述如下：

步骤 1：计算"案例"与"问题案例"就单个特征属性的相似度，通常使用欧式距离；

步骤 2：将单个调整属性的匹配度进行加权计算，获得案例与问题案例的综合匹配度；

步骤 3：综合匹配度作为衡量"案例"与"问题案例"相似的依据，检索出相似案例，以达到检索目的。

由于最近相邻法的计算速度较慢，特别当案例库中的案例数据量特别巨大时，这一缺点会凸显出来。根据时间复杂度分析可知，最近相邻法的计算与案例库中的案例数量呈线性关系，即做一个单独的案例预测花费的时间与案例库中案例的数量呈比例关系，处理整个测试目标案例集所花费的时间与案例库中案例数量和测试目标案例集案例数量的乘积呈比例关系。

2. 基于 K-D 树的 CBR 推理方法

为解决多维大数据量案例检索效率低的问题，在 CBR 案例库的案例存储和案例检索上采用 K-D 树方法。该方法是适合于多维特征数据检索的一种数据结构，也称为 K 维搜索树，是一种基于案例空间分解的树型数据结构，K 表示空间的维数。K-D 树用一个超平面将案例空间分割开，再继续对分隔开的各个部分进行递归分割，每一层通过检查不同的案例属性取值米决定选择分枝的方向。K-D 树拥有同二叉树类似的结构，因而同样具有结构简单、存储和搜索效率高的特点，是一种高效的适用于多维空间的数据索引结构，非常适合用于 CBR 案例库的案例存储和案例检索。

在 K-D 树上进行案例检索，就是从 K-D 树中寻找到与目标案例最相似的案例，即距离最近的案例数据点。在 K-D 树构建的案例库中，K 维案例的欧式空间可被 $K-1$ 维超平面分割，使得 K-D 树中的案例以特定的"次序"存储于若干子空间（称为 bin）中。只要找到与目标案例数据点所处的子空间，则距离最近的案例数据点或者在这个子空间中，或者就在与这个子空间相邻的子空间中。因此，K-D 树案例检索的核心问题是，如何快速找到距离目标案例最近的案例数据点。

目前，K-D 树的检索算法主要有 NN（Nearest Neighbor）方法和 BBF（Best-Bin First）方法。

（1）NN 方法。传统的 NN 方法在案例检索时，需要穷举遍历整个案例库，搜索效率很低。Wess 等人（1994）[18] 将 K-D 树引入 CBR 中用于存储案例库，并使用 NN 算法对 K-D 树的案例进行检索，该算法分为以下三步：

步骤 1：寻找目标案例数据点所处的子空间。采用深度优先策略，由 K-D 树根节点出发，逐层比较节点对应维度的特征值。若目标案例数据对应维度特征值小于该节点值，则进入该节点左子树递归查找；否则进入该节点右子树递归查找。由此可寻找到目标案例数据点对应的 K-D 树子空间，该子空间中的案例数据点为一个与目标案例比较接近的点。同时，可以得到该点与目标案例数据点的距离，这一距离为当前最近距离。

步骤 2：对 K-D 树进行剪枝。从 K-D 树根节点出发，对大于步骤 1 中所得的当前最近距离的所有 K-D 树分支进行剪枝。

步骤 3：确定最邻近案例数据点。对经过剪枝的 K-D 树进行穷举查找，最终确定与目标案例数据点最邻近的案例数据点，即为与目标案例最相似的案例。

Wess 提出的基于 K-D 树的 NN 方法，借助 K-D 树的存储结构优势，在算法的第 1 步只需进行 $\log_2 N$ 次查找，就能够找到目标案例数据点对应的 K-D 树中的子空间，其中 N 为 K-D 树中的案例个数。并且，经过算法第 2 步的剪枝后，K-D 树的待搜索节点空间大幅缩小。虽然该方法较传统 NN 方法有更高的搜索效率，但是并没有考虑到案例特征的维度问题。当 K-D 树存储案例的特征维度增大后，算法第 2 步剪枝的效果急剧下降，剪枝后的 K-D 树检索空间仍然非常巨大，导致 NN 检索算法的性能严重降低。

Moore 等人（1999）[19] 对 K-D 树的 NN 检索算法进行了改进，该算法不用计算包围目标点的超球体（Ball Within Bound，BWB），且使用两个"对角"点来表示超矩形，划分时计算目标点与远端分枝所在的超矩形的最近点的距离，若此距离大于当前最近距离，则将该分枝剪掉，这样可以实现更快地剪枝。但是，该算法每次划分时都将对这两个点的所有维度（即超矩形的所有边线）进行遍历，以找出超矩形到目标点的最近点并计算其距离。但如果设 K 为案例的特征维数，则该算法每次划分遍历至少需要进行 K 次比较与 K 次赋值；其次，该算法还要通过遍历每个分量来计算目标案例数据点与远端最近点的距离，至少需要 K 次减法，K 次乘法和 $K-1$ 次加法。因此，当案例特征维度较高（K 值较大）时，该算法的搜索效率仍然较低。

刘宇等人（2008）[20] 提出了有界 K-D 树的检索算法。该算法中的所谓"包围盒"实际上就是超矩形，计算"包围盒"也就是计算超矩形，算法复杂度并没有降低，仍为 $O(k)$。使用的优先级队列只是用于保存 K-NN 的前 K 个最邻近点。从算法的本质上看，该算法只是在 NN 算法的基础上使用了普通的回溯法。

（2）BBF 方法。Jeffrey 等人（1997）[21] 针对 K-D 树的搜索算法进行了改进，提出了一种快速的 K-D 树检索方法，称为 BBF 方法。在检索过程中，使用一个优先级队列（Priority Queue）保存未访问的分支节点与目标案例数据点的对应维度差值。当一次遍历完成并检索到叶节点后，将叶节点的对应维度差值与优先级队列中的最小值进行比较，如果叶节点维度差值比优先级队列中的最小值小或检索次数达到最高阀值，则检索算法终止。否则，取出优先级队列中的最小值，并以该位置继续进行检索，直至满足上述终止条件结束。

理论上，BBF 方法使用一个优先级队列来保存和排序远端区域，减少了需要访问的节点数，可以提高 K-D 树的搜索性能。但由于 BBF 方法需要保存和维护优先队列，每个远端区域都需要插入到优先级队列，在案例数相对较少的情形下，维护优先队列的时间效率对整体搜索时间效率的影响也比较大，总体上看可能更加耗时。因此，当案例数较少时，BBF 方法的性能未必高于 NN 方法，甚至可能不如 NN 方法。另外，由于 BBF 方法设置了检索次数最高阀值，达到阀值后检索算法终止。因此，BBF 方法并不是总能找到最精确的匹配案例节点。

黄宣达 2009 年[22] 在分析了 NN 方法和 BBF 方法的基础上，提出了改进的 BBF 方法，在查找中值时，使用 Median of Medians 算法替代原算法使用的快速排序算法。但是无论 BBF 还是改进的 BBF，在计算最近边界距离的时候都采用近似计算，虽然在该论文实验结果中 BBF 算法随着维度增加其效率下降得较慢，但是对于 1-NN 查找而言，其准确率难以保证，并且 BBF 算法中利用优先级队列存放回溯分支，对于长为 n 的优先级队列，其插入删除过程也需要消耗 $O(lgn)$ 的时间，因此其效率也不能保证会比一般 NN 算法高。

除了使用 NN 算法和 BBF 算法改进 K-D 树的案例检索性能外，还有研究人员尝试通过精简 K-D 树结构的方式优化检索性能。黄河等人（2006）[23] 构造 K-D 树时，为每个树节点建立了一个链表，链表中保存 K-D 树上关键字相同的子序列。这种方式是通过简化 K-D 树的节点结构，将搜索过程的一部分安排到子序列中进行，以此提高搜索速度，但是并没有对 K-D 树的搜索算法本身做出实质性的改进。

综上所述，基于 K-D 树的案例检索算法的研究，核心问题是 K-D 树案例检索中如何更快速地找到与目标案例数据点最邻近的案例节点。NN 算法只适用于案例特征维度较低的情形，当案例特征维度较高时，其搜索性能急剧下降；而 BBF 算法的优先级队列本身需要一定的性能开销，降低了总体搜索性能，并且不能确定找到的案例节点为最邻近节点。两者的搜索算法存在一个共同缺陷，即在寻找最近点的过程中无法利用已经建好的 K-D 树结构提高寻找效率，并且在计算远端最近距离时算法效率较低，导致案例的检索性能较低。因此，从已建好的 K-D 树获取其结构的有效信息以及优化远端最近距离计算方法，是提高 K-D 数案例检索效率的关键问题。

6.2.2　RBR 推理

通常情况下，医疗决策依据患者的医学检查结果，由医生根据自己所掌握的医学知识以及临床经验，结合患者的病情，经过分析和推断后得到诊断结果，其诊断效果直接取决于主治医生的医术水平，很大程度上受到主观因素的影响。为突破这一局限，各种医疗决策支持系统（或医疗专家系统）被开发和应用，包括咨询、辅助教学、临床诊断等领域。由于 RBR 的方法形式直观、推理简单，因此是应用较早也是较为成熟的医疗决策系统的推理模型。采用 RBR 的医疗决策系统主要有两类：一类是基于产生式规则的诊断系统（Production Rule Based Diagnosis Systems，PRBDS）；另一类是基于决策树的诊断系统（Decision Tree Based Diagnosis Systems，DTBDS）。

1. 基于产生式规则的推理方法

产生式规则是一种基本的、经典的知识表示方法。Shortliffe 在医学专家系统 MYCIN 中，首先引入了产生式规则的概念。该系统把医疗专家对患者的诊断经验及知识转换成产生式规则（IF-THEN 形式）。规则的前提条件是诊断对象的症状集合，规则的结果是诊断的结论。如果假设满足，则可推得结论或者执行相应的动作。

产生式规则采用的 IF-THEN 知识表示形式模拟人类思维习惯，同时在计算机中比较容易实现，这种知识的表示方法具有自然、直观、便于实现推理的优点。因此，有许多专家系统的知识库都是采用这种知识表示方式或在这种方式基础上改进的知识表示方式。产生式表示的主要缺点是求解效率低，此外它不能表示结构化的知识，而这对于医疗决策系统的准确性等有关键影响。

RBR 方法的关键问题也是处理时的瓶颈，问题在于知识的获取模式。首先，专家需要长时间的积累才能获得诊断领域的知识；其次，把所获取的知识转换成医疗决策系统可利用的产生式规则也不是一件容易的工作。除难度较大之外，基于产生式规则的诊断系统还存在以下问题：如何把人类所熟知的医学术语转换成可信度的数值；如何统一医师的诊断标准与尺度；患者新的症状如何及时反馈到数据库以改变规则的可信度的精确性；如何实现对规则的增量更新。

2. 基于决策树的推理方法

决策树（Decision Tree）是采用归纳算法生成规则对样本数据进行处理的一种方法，并以内部节点或分枝等类树状结构进行存储和表示的规则。

相对于产生式规则的推理方法，基于决策树的推理方法的优势在于具有可解释性的特点。一是由于决策树节点中的条件简单、易于理解；其图形输出能够直观地展示各种可能的结果和结果中误判的频率；当获得新的信息时能够很容易修正决策树。二是规则获取，决策树通过进行宽度优先搜索，从根节点到叶节点的每条路径对应于条件的合取，因而这些路径可以用 IF-THEN 表示并形成规则库，解决了基于产生式规则系统难以更新规则的问题。另外，决策树还可以通过剪枝简化结构，避免"过度拟合"，使生成的规则具有更好的泛化推理能力。目前，主流的决策树算法包括 ID3 算法、C4.5 算法等。

（1）ID3 算法。ID3 算法是由 Quinlan 在 1986 年提出的一种决策树推理算法。该算法的特点在于，在决策树各级节点上选择属性时以信息增益（Information Gain）作为属性选择标准，使得在每个非叶子节点进行测试时能获得关于被测记录的最大类别信息。ID3 算法还具有方法简单和学习能力较强的优点。但该算法也存在以下不足：1）倾向于选择属性值取较多值的属性，而这类属性不一定就是最优属性，因此只能得到局部最优解，而无法获得全局最优解；2）只对比较小的数据集有效，且对信息干扰（噪声）较敏感；3）不能以增量形式接受训练数据集，新样本的增加可能导致原来已建好的决策树被抛弃，从而需要构建新的决策树，使系统成本加大。

（2）C4.5 算法。在 ID3 算法的基础上，Quinlan 在 1993 年又提出了 C4.5 算法。在继承 ID3 算法优点的基础上，对 ID3 算法进行了改进：1）采用信息增益率作为选择标准，克服了 ID3 算法中侧重于选择取值更多属性的不足；2）实现了对连续属性的离散化处理；3）在决策树构造过程中进行剪枝；4）根据已有知识对不完整数据进行处理。

由于 C4.5 算法的性能优势，2006 年被评为数据挖掘十大算法第一名[24]，C4.5 算法成为使用决策树的首选算法。

基于决策树推理的医疗决策系统，既能够通过学习数据样本来获取规则，又能够将所获取的规则以树状结构的形式形象地表达出来，有利于专家的验证及对推理过程进行可视化解释。但是要建好决策树，并对决策树进行合理的剪枝，仍然要依靠专家经验，对医疗知识的依赖性很强。

6.2.3　多分类器集成的决策树优化方法

分类器根据其满足性能指数可分为单一分类器和多个分类器。单一分类器的性能有限，面对实际的分类问题，单一分类器可能无法满足性能要求，并且对单一分类器性能优化的代价远高于其所提高性能的收益。通常是采用多分类器分别对样本进行分类，根据经验或指标对分类器进行评价，选择性能最优的分类器，再对该分类器进一步优化和改进。将多个分类器的分类结果进行结合，其性能往往比单个分类器更好，这已经被证明是一种行之有效的方法[25]。其典型应用如多分类器系统、基于委员会的学习等，通常将这种机器学习方法统一称为"集成学习"[26]。

泛化能力是此类方法的重要特征之一。泛化能力是指系统由已有数据建立的模型可以很好地处理新数据的能力[27]。泛化能力越强，则系统处理新数据的能力就越强。因此，泛化能力是机器学习重点关注的根本问题。而集成学习可以有效地提高泛化能力，因此国际权威学者 T. G. Dietterich 将集成学习列为机器学习四大研究方向之首[28]。

集群优化推理需要寻找一组基学习器（Base-Learner），它们采取的决策包括使用不同的学习算法来训练得到不同的基学习器；使用相同的学习算法但使用不同的超参数得到基学习器；使用相同输入对象或事件的不同表示可使集成不同类型的感知器、测量或特征成为可能；以及使用不同的训练集训练不同的基学习器[29]。集群优化推理注重的是基学习器在组合后的准确性，而非开始时各基学习器的准确性。组合多个学习器最简单的方法是通过投票（Voting），相当于学习器的线性组合，这种方法也称为线性判断组合（Linear Opinion Pool）。

Bagging 是一种典型的投票方法，根据均匀概率分布从数据集中重复抽样的技术[30]，通过降低基学习器方差改善了泛化误差，其性能依赖于基学习器的稳定性。但并不侧重于训练数据集中的任何特定实例，所以对于一些很难分类的样本并不合适。Boosting 是以概率近似正确（Probably Approximately Correct，PAC）学习理论为基础提出的一种用于提高任意给定的"弱分类器"分类准确度的方法[31]。它更关注于难以分类的样本，给每个训练样本赋一个权值，在下一轮提升过程结束时自动调整权值，即在前一个学习器所犯错误上训练下一个学习器，增加分类错误样本的权值，并减小被正确分类样本的权值。但 Boosting 算法也同样存在一个重要的不足，即在训练形成"强分类器"之前，需事先获得"弱学习器"的学习准确度的下限值，而实际上这种下限值获得很困难。

针对这一问题，Freund 和 Schapire（1996）[32]提出一个改进 Boosting 算法的 Adaboost 算法（Adaptive Boosting），即自适应提升算法。Adaboost 算法可重复使用相同的训练集，因而不要求数据集很大。Adaboost 算法还可以组合任意数量的基学习器，而原始的 Boosting 算法只能组合三个基学习器。Schapire 等人[33]指出 Adaboost 算法的成功源自其扩展边缘。如果扩展边缘增加，训练实例可以更好地被分隔从而可以避免误分类的发生。由于 Adaboost 算法在实际应用中所表现出来的良好性能，该算法被公认为"世界上最好的多分类器训练算法"。因此，使用 Adaboost 算法对 C4.5 决策树进行训练和集成，有利于提高 RBR 模型的分类性能。

6.2.4 CBR/RBR 融合推理

CBR 医疗决策支持系统对于已拥有大量医疗诊断病例的疾病，能够比较充分地利用经验知识，以及方便地实现案例库的扩充与更新，完善和提高系统的诊断推理能力。但是，基于 CBR 的医疗决策支持系统也存在一些缺陷，例如不能直观和准确地表达易于理解的医学知识；案例检索过程中对干扰（噪声数据）比较敏感；主要依赖于医学专家，案例改写和复用缺少知识；案例库中案例数量增大后存在冗余案例，缺乏有效办法维护案例库。

RBR 医疗决策支持系统多数只侧重于将某一医疗领域的专家经验总结归纳形成诊断规则，是以知识表达和规则推理为基础开发出来的。但是，这种医疗决策支持系统的处理方式是一种简单、机械的方式，而实际上医疗诊断是一个非常特殊和复杂的过程，这种方法难以在医疗诊断中得到与病人的实际情况相一致的诊断结果。此外，基于 RBR 的医疗决策支持系统的诊断规则库中的规则获取困难，难以实现医学知识和专家经验的动态更新，使这类系统无法有效应对和处理复杂的、动态变化的医疗诊断问题。

虽然 CBR 与 RBR 融合模型已经在医疗领域有一些应用，但仍不够深入，特别是在心脏病决策领域，CBR 与 RBR 融合模型的应用还非常有限。主要的关注重点都在 CBR 与 RBR 的融合和集成上，而融合模型中所使用的具体 CBR 推理方法与 RBR 推理方法都属于相对简单的算法（如最邻近检索、产生式规则等）。因此，最后得到的 CBR/RBR 融合模型还只是简单算法的组合。

在 CBR 与 RBR 的融合方式上，主要有 4 种类型，如表 6-1 所示。

表 6-1　CBR/RBR 融合方式总结

CBR/RBR 融合方式	案例	说明	应用
RBR 为主，CBR 为辅	Park[34]，2000	首先使用 RBR 推理，当 RBR 推理得不到合适的结果，或案例属于特殊问题时，通过 CBR 查找过去的案例进行推理	评估病人睡眠状态
	Stefania[35]，2000	RBR：问题识别及建议，扩充案例库 CBR：基于案例检索	糖尿病治疗计划
CBR 为主，RBR 为辅	Bareiss 等人[36]，1988	CBR：基于案例检索 RBR：使用规则表示知识计算案例相似度	听力失调诊断
	Koton 等人[37]，1988	CBR：基于案例检索 RBR：评价及修正检索到的案例	心力衰竭诊断
	Huang[38]，2006	RBR：DM 挖掘规则，决策树规则推理 CBR：WRF 检索案例	慢性疾病诊断
CBR 与 RBR 并行推理	Phuong 等人[39]，2001	CBR 与 RBR 分别推理，两者推理结果由公式合成	肺部疾病诊断
	Romaine[40]，2003	CBR 与 RBR 并行推理，CBR 案例使用最邻近检索算法	心脏和肺病诊断教学
CBR 与 RBR 深度融合	Montani[41]，2002	数据分析：RBR 与 CBR 结合 建议生成及选择：RBR 治疗方案修改：RBR 与 CBR 结合	I 型糖尿病诊断

多数研究人员在考虑 CBR 与 RBR 方法相结合时，是以医疗领域实际应用问题为出发点进行考虑的。

当案例数量较少时，往往"以 RBR 为主，CBR 为辅"，即首先考虑使用 RBR 进行规则推理。例如，文献［42］将 CBR 与 RBR 相结合用于慢性疾病的预测和诊断，首先使用数据挖掘（Data Mining，DM）方法从医疗健康档案中提取规则，然后使用这些规则进行疾病预测，再利用 CBR 方法为慢性疾病的诊断和治疗提供支持，最后对这一过程中产生的知识进行提炼，并在系统中实现共享。

当案例数量较多时，则倾向于使用"CBR 为主，RBR 为辅"的融合模型，即利用丰富的病例数据构建 CBR 案例库，并使用数据挖掘工具从案例库中提取规则到 RBR 规则库中，辅助 CBR 进行推理。

在"CBR 与 RBR 并行推理"模型中并未真正实现 CBR 与 RBR 融合，因而实际推理难以达到最佳效果。而所谓"CBR 与 RBR 深度融合"模型由于仅面向某些具体应用问题，其效果与具体问题有很大关联，也较难成为通用的模式。

事实上，"CBR 为主，RBR 为辅"的融合模型是今后一种重要的发展模式，因为现在所有医院的医院信息系统（Hospital Information System，HIS）中都存在大量医疗数据，这些医疗数据中蕴藏着大量有价值的信息，只是绝大多数信息还没有被挖掘和利用。

6.3 融合酉空间及矩阵奇异值分解

将 CBR/RBR 融合推理系统所包含的具有异构多元不确定特征的知识，置于统一的空间数据与状态结构中，实现统一知识表示。引入融合酉空间概念，分析酉空间的性质，并对案例属性值矩阵、规则隶属度矩阵及其乘积矩阵进行奇异值分解，提取三类奇异值归一化后的最大奇异值构成鲁棒性阈值向量。

心脏病急救决策推理过程中在对数据处理时，常常需要考虑几个重要的问题：实际的观测数据存在某种误差或不确定性，而且对数据进行的数值计算也会产生误差，数据不确定性对决策推理有何影响？数据处理和数值分析的算法是否稳定？融合推理是否具有鲁棒稳定性？为解决这些问题，本节采用了矩阵理论的奇异值分解（Singular Value Decomposition，SVD）方法。

6.3.1 融合酉空间

为利用矩阵理论进行 CBR/RBR 融合推理，引入融合酉空间及其酉矩阵概念，并简要说明其性质。

定义 6-1 融合酉空间

设 E 是复数域上的线性空间，在 E 上定义一个二元复矩阵 N，Q，$a \in F$，$C \in E$，具有以下性质：① $(N,Q) = \overline{(N,Q)}$；② $(aN,Q) = a(N,Q)$；③ $(N+Q,C) =$

$(N,C)+(Q,C)$；④$(N,N)\geqslant 0$，当且仅当 $N=0$ 时 $(N，N)=0$，称为融合酉空间。

在 E 中，设方阵 $C=[c_1,c_2,\cdots,c_m]\in E$，$c_i$ 是矩阵 C 的 m 维列向量，如果对任意的 $1\leqslant i\leqslant j\leqslant k$，$c_i^*=\bar{c}_i^T$，都有 $c_i^* c_j=1$，则矩阵 C 为融合酉矩阵[43]。

定义 6-2　酉矩阵

对 n 级复矩阵 A，用 $\bar{A}$ 表示以 A 的元素的共轭复数作元素的矩阵。如 A 满足 $\bar{A}'A=A\bar{A}'=E$，就叫作酉矩阵。酉矩阵的行列式的绝对值等于 1。

对于任意的向量 α，β 有 $|(\alpha,\beta)|\leqslant|\alpha||\beta|$，当且仅当 α，β 线性相关时等号成立。$(\alpha，\beta)=0$ 时，向量 α，β 为正交的或互相垂直。

在 n 维酉空间中，可定义正交基和标准正交基，任意一组线性无关的向量可以用施密特过程正交化，并扩充为一组标准正交基。两组标准正交基的过渡矩阵是酉矩阵。

定义 6-3　酉变换

酉空间 V 的线性变换 A，满足

$$(A\alpha,A\beta)=(\alpha,\beta) \tag{6-3}$$

则称为 V 的一个酉变换，酉变换在标准正交基下的矩阵是酉矩阵。

如酉矩阵 A 满足

$$A^H=A \tag{6-4}$$

则称 A 为埃尔米特（Hermite）矩阵。埃尔米特矩阵的特征值为实数，其属于不同特征值的特征向量必正交。

若 A 是埃尔米特矩阵，则有酉矩阵 C，使

$$C^{-1}AC=\bar{C}'AC \tag{6-5}$$

是对角形矩阵。

设 A 为埃尔米特矩阵，二次齐次函数

$$f(x_1,x_2,\cdots,x_n)=\sum_{i=1}^{n}\sum_{j=1}^{n}a_{ij}x_i\bar{x}_j=X'A\bar{X} \tag{6-6}$$

叫作埃尔米特二次型。必有酉矩阵 C，当 $X=CY$ 时

$$f(x_1,x_2,\cdots,x_n)=d_1 y_1\bar{y}_1+d_2 y_2\bar{y}_2+\cdots+d_n y_n\bar{y}_n \tag{6-7}$$

6.3.2　融合酉空间的奇异值分解

在 CBR/RBR 融合推理过程中，奇异值分解是心脏病急救决策推理数值计算的重要方法，该方法有助于分析 CBR/RBR 融合推理过程中数据处理和数值分析算法的稳定性及融合推理的鲁棒性。

1. 奇异值分解理论及性质

定理 6-1　（矩阵的谱分解）设属性值矩阵 A 为 Hermite 矩阵，则存在酉矩阵

U，使

$$U^H A U = \begin{bmatrix} \lambda_1 & & & O \\ & \lambda_2 & & \\ & & \ddots & \\ O & & & \lambda_n \end{bmatrix} = \Lambda \tag{6-8}$$

若将 U 写成列向量形式，即 $U = [u_1 u_2 \cdots u_n]$，U 表示了 A 的特征向量，则

$$A = U \Lambda U^H = [u_1 \; u_2 \; \cdots \; u_n] \begin{bmatrix} \lambda_1 & & & O \\ & \lambda_2 & & \\ & & \ddots & \\ O & & & \lambda_n \end{bmatrix} \begin{bmatrix} u_1^H \\ u_2^H \\ \vdots \\ u_n^H \end{bmatrix} = \sum_{i=1}^{n} \lambda_i u_i u_i^H \tag{6-9}$$

U 为属性列特征向量；U^H 为行属性值特征向量。

定理 6-2　（非奇异矩阵的酉对角分解）设属性值矩阵 A 为 n 阶非奇异矩阵，则存在 n 阶酉矩阵 U 及 V，使得

$$U^H A V = \begin{bmatrix} \sigma_1 & & & O \\ & \sigma_2 & & \\ & & \ddots & \\ O & & & \sigma_n \end{bmatrix}, \sigma_i > 0(i = 1, 2, \cdots, n) \tag{6-10}$$

若将 U，V 写成 $U = [u_1 \; u_2 \cdots u_n]$，$V = [v_1 \; v_2 \cdots v_n]$，则 $A = \sum\limits_{i=1}^{n} \sigma_i u_i v_i^n$

证明：$A^H A$ 也为 n 阶非奇异矩阵，而且是 Hermite、正定矩阵，故存在 n 阶酉矩阵 V，使

$$V^H (A^H A) V = \begin{bmatrix} \sigma_1^2 & & & O \\ & \sigma_2^2 & & \\ & & \ddots & \\ O & & & \sigma_n^2 \end{bmatrix} \tag{6-11}$$

σ_i^2 为 $A^H A$ 的特征值。

令

$$\boldsymbol{\Sigma} = \begin{bmatrix} \sigma_1 & & & O \\ & \sigma_2 & & \\ & & \ddots & \\ O & & & \sigma_n \end{bmatrix} \tag{6-12}$$

则 $V^H A^H A V = \boldsymbol{\Sigma}^2$

令 $U^H = \boldsymbol{\Sigma}^{-1} V^H A^H$，$U = A V \boldsymbol{\Sigma}^{-1}$，故有 $U^H U = \boldsymbol{\Sigma}^{-1} (V^H A^H A V) \boldsymbol{\Sigma}^{-1} = I_n$，即 U 也是酉矩阵，且 $U^H A V = \boldsymbol{\Sigma}^{-1} V^H A^H A V = \boldsymbol{\Sigma}$，证毕。

酉对角分解算法是：先对 $A^H A$ 对角化（酉对角化），求出变换矩阵 V，再令 $U = AV\Sigma^{-1}$ 即可。

定理 6-3　（一般矩阵的奇异值分解）设 A 为属性值矩阵，则存在 m 阶酉矩阵 U 及 n 阶酉矩阵 V，使

$$U^H A V = \begin{bmatrix} \sigma_1 & & & & 0 & \\ & \sigma_2 & & & & O \\ & & \ddots & & & \\ 0 & & & \sigma_r & & \\ & & O & & & O \end{bmatrix} \tag{6-13}$$

即

$$A = U \begin{bmatrix} \sigma_1 & & & & 0 & \\ & \sigma_2 & & & & O \\ & & \ddots & & & \\ 0 & & & \sigma_r & & \\ & & O & & & O \end{bmatrix} V^H \tag{6-14}$$

证明：考虑 $A^H A$，因为 $rank(A^H A) = rank(AA^H) = rankA$，故 $A^H A \in C_r^{n \times n}$，而且是 $Hermite$、半正定的，存在 n 阶酉矩阵 V，使

$$V^H (A^H A) V = \begin{bmatrix} \sigma_1^2 & & & & O \\ & \sigma_2^2 & & & \\ & & \ddots & & \\ & & & \sigma_r^2 & \\ O & & & & O \end{bmatrix}_{n \times n} \tag{6-15}$$

令

$$\Sigma = \begin{bmatrix} \sigma_1 & & & O \\ & \sigma_2 & & \\ & & \ddots & \\ O & & & \sigma_r \end{bmatrix} \tag{6-16}$$

$$V = [V_1 \mid V_2]$$

则

$$V^H (A^H A) V = \begin{bmatrix} A_1^H (A^H A) V_1 & A_1^H (A^H A) V_2 \\ A_2^H (A^H A) V_1 & A_2^H (A^H A) V_2 \end{bmatrix} = \begin{bmatrix} \Sigma & O \\ O & O \end{bmatrix}$$

$$V_1^H (A^H A) V_1 = \Sigma^2, V_1^H (A^H A) V_2 = O_{r \times (n-r)}, V_2^H (A^H A) V_2 = O_{(n-r) \times (n-r)} \tag{6-17}$$

令 $U_1 = AV_1 \Sigma^{-1}$ 则 $U_1^H A V_1 = \Sigma$，又 $(AV_2)^H (AV_2) = 0 \Rightarrow AV_2 = 0$

在 U_1 的基础上，构造酉矩阵 $U = [U_1 \mid U_2]$，即 $U^H U = I$。

由基扩充定理可知是可行的，

$$U_1^H U_1 = I_r, U_1^H U_2 = O_{r \times (n-r)}, U_2^H U_2 = I_{n-r}$$

故

$$\boldsymbol{U^H A V} = \begin{bmatrix} U_1^H \\ U_2^H \end{bmatrix} \boldsymbol{A} [V_1 V_2] = \begin{bmatrix} U_1^H \boldsymbol{A} V_1 & U_1^H \boldsymbol{A} V_2 \\ U_2^H \boldsymbol{A} V_1 & U_2^H \boldsymbol{A} V_2 \end{bmatrix} \tag{6-18}$$

其中，已知

$$U_1^H \boldsymbol{A} V_1 = \boldsymbol{\Sigma} U_1^H \boldsymbol{A} V_1 = \boldsymbol{S}$$

而

$$U_1^H \boldsymbol{A} V_2 = 0, U_2^H \boldsymbol{A} V_2 = 0$$

$$U_2^H \boldsymbol{A} V_1 = U_2^H (U_1 \boldsymbol{\Sigma}) = (U_2^H U_1) \boldsymbol{\Sigma} = 0$$

定理得证。

定理 6-4 （矩阵乘积的奇异值分解）令 $B^H \in C^{m \times p}$，$C \in C^{p \times n}$，则存在酉矩阵 $U \in C^{m \times m}$，$\boldsymbol{V} \in C^{n \times n}$ 和非奇异矩阵 $\boldsymbol{Q} \in C^{p \times p}$ 使得

$$\boldsymbol{UB^H Q} = \begin{bmatrix} I \\ & O_B \\ & & \Sigma_B \end{bmatrix}, \quad \boldsymbol{Q^{-1} CV^H} = \begin{bmatrix} O_C \\ & I \\ & & \Sigma_C \end{bmatrix} \tag{6-19}$$

$$\Sigma_B = diag(s_1, s_2, \cdots, s_r); 1 > s_1 \geqslant s_2 \geqslant \cdots \geqslant s_r > 0 \tag{6-20}$$

$$\Sigma_C = diag(t_1, t_2, \cdots, t_r); 1 > t_1 \geqslant t_2 \geqslant \cdots \geqslant t_r > 0 \tag{6-21}$$

$$s_i^2 + t_i^2 = 1, i = 1, 2, \cdots, r \tag{6-22}$$

$B^T C$ 的奇异值有 $s_i t_i$ 给出，$i = 1, 2, \cdots, r$

心脏病急救推理决策中，如何从不确定信息中提取特征信息和特征属性是心脏病急救决策的关键。

设 $\boldsymbol{A}$ 的奇异值分解为

$$\boldsymbol{A} = \boldsymbol{U \Sigma V^H} = (U_1, U_2) \begin{pmatrix} \Sigma_1, 0 \\ 0, & 0 \end{pmatrix} \begin{pmatrix} V_1^H \\ V_2^H \end{pmatrix} \tag{6-23}$$

则有 $\boldsymbol{Q} = UV_1^H$，$\boldsymbol{H} = U_1 \Sigma_1 V_1^H$

其中，$\boldsymbol{Q} = UV_1^H$ 和 $\boldsymbol{H} = U_1 \Sigma_1 V_1^H$ 是酉矩阵，$U_1 \in C^{m \times n}$，$V_1 \in C^{m \times n}$，

$$\Sigma_1 = diag(\sigma_1, \sigma_2, \cdots, \sigma_r), \sigma_1 \geqslant \cdots \geqslant \sigma_r > 0$$

U_1，V_1 分别是案例特征向量和规则特征向量。

若 $\boldsymbol{A}$ 的奇异值分解为 $\boldsymbol{A} = \boldsymbol{U \Sigma V^H}$，$\boldsymbol{\Sigma} = \begin{bmatrix} \sigma_1 & & & & 0 \\ & \sigma_2 & & & O \\ & & \ddots & & \\ 0 & & & \sigma_r & \\ & O & & & O \end{bmatrix}$，其中 $U \in C^{m \times m}$，

$V \in C^{n \times n}$，$\sigma_1 \geqslant \sigma_2 \geqslant \cdots \geqslant \sigma_r > 0$，$r = \min\{m, n\}$，则有如下性质：

（1）矩阵 $\boldsymbol{A}_{m\times n}$ 与复共轭转置矩阵 $\boldsymbol{A^H}$ 具有相同的奇异值。

（2）矩阵 $\boldsymbol{A}_{m\times n}$ 的非零奇异值是 AA^H 或者 A^HA 的非零特征值的正平方根。

（3）σ 是矩阵 $\boldsymbol{A}_{m\times n}$ 的单奇异值，当且仅当 σ^2 是 AA^H 或者 A^HA 的单特征根。

（4）$\boldsymbol{A^H A}$ 的迹 $tr(A^HA)=\sum\limits_{i=1}^{r}\sigma_i^2$。

（5）矩阵 $\boldsymbol{A}$ 的谱范数等于 $\boldsymbol{A}$ 的最大奇异值，即 $\parallel A\parallel_2=\max\limits_{1\leqslant i\leqslant r}\sigma_i=\sigma_1$。

（6）矩阵 $\boldsymbol{A}$ 的 Frobenius 范数 $\parallel A\parallel_F=\left[\sum\limits_{i=1}^{m}\sum\limits_{j=1}^{n}|a_{ij}|^2\right]^{\frac{1}{2}}=\sqrt{\sigma_1^2+\sigma_2^2+\cdots+\sigma_r^2}$。

证明：仅证明 $\parallel A\parallel_F=\left[\sum\limits_{i=1}^{m}\sum\limits_{j=1}^{n}|a_{ij}|^2\right]^{\frac{1}{2}}=\sqrt{\sigma_1^2+\sigma_2^2+\cdots+\sigma_r^2}$

根据矩阵的奇异值分解定理，结合矩阵的 Frobenius 范数 $\parallel A\parallel_F$ 是酉不变范数，即

$$\parallel U^HAV\parallel_F=\parallel A\parallel_F \tag{6-24}$$

故有

$$\begin{aligned}\parallel A\parallel_F&=\left[\sum_{i=1}^{m}\sum_{j=1}^{n}|a_{ij}|^2\right]^{\frac{1}{2}}\\&=\parallel U^HAV\parallel_F-\parallel\Sigma\parallel_F\\&=\sqrt{\sigma_1^2+\sigma_2^2+\cdots+\sigma_r^2}\end{aligned} \tag{6-25}$$

证毕。

2. 融合推理空间属性值矩阵的奇异值

（1）案例属性值矩阵。心脏病诊断决策过程，需要分析多种可能的症状，参考大量相似案例，进行综合辨证施治。而症状的描述具有模糊性，如症状和疾病之间存在着一定的模糊性，某一症状的出现对诊断疾病所起的作用不同且模糊，患者的状态很难准确定义等。

定义 6-4　案例属性值矩阵

设 $\boldsymbol{P}=(p_{ij})_{mn}\in V$，$p_{ij}$ 表示案例库中第 i 个案例的第 j 个属性的值。则

$$\boldsymbol{P}=\begin{bmatrix}p_{11}&p_{12}&\cdots&p_{1n}\\p_{21}&p_{21}&\cdots&p_{2n}\\\vdots&\vdots&&\vdots\\p_{m1}&p_{m2}&\cdots&p_{mn}\end{bmatrix}$$

称为案例属性值矩阵。

归一化得

$$\boldsymbol{P^*}=\begin{bmatrix}p_{11}^*&p_{12}^*&\cdots&p_{1n}^*\\p_{21}^*&p_{22}^*&\cdots&p_{2n}^*\\\vdots&\vdots&&\vdots\\p_{m1}^*&p_{m2}^*&\cdots&p_{mn}^*\end{bmatrix}$$

由奇异值分解定理知：存在酉矩阵 $U_{P^*} \in C^{m \times m}$，$V_{P^*} \in C^{n \times n}$，使得 $P^* = U_{P^*}$ $\Sigma (V_{P^*})^H$，记 $r = rank(P^*)$，则

$$\Sigma = \begin{bmatrix} \Sigma_{P^*} & O_{r(n-r)} \\ O_{(m-r)r} & O_{(m-r)(n-r)} \end{bmatrix}$$

其中

$$\Sigma_{P^*} = \begin{bmatrix} \sigma_1(P^*) & & & O \\ & \sigma_2(P^*) & & \\ & & \ddots & \\ O & & & \sigma_r(P^*) \end{bmatrix} \tag{6-26}$$

$$1 > \sigma_1(P^*) \geqslant \sigma_2(P^*) \geqslant \cdots \geqslant \sigma_r(P^*) > 0 \tag{6-27}$$

（2）规则隶属度矩阵。不同患者的相似症状可能由不同病症引起，反之，同一种病症，对不同患者又存在不同的症状表现，病症与症状之间存在着复杂的对应关系。在对患者病症进行诊断中，需要预先确定出病症与症状之间的归属程度，即确定各种病症与症状之间的隶属度。隶属度的大小，可以根据医疗专家的经验或者理论研究获得。当征兆集合 $X \in A$ 和病性集合 $Y \in C_{CB}$ 均为有限集合时，可以用一个模糊矩阵 Q 表示征兆 X 与 Y 之间的模糊关系。

定义 6-5 规则隶属度矩阵

设 $Q = (q_{ij})_{mn} \in V$，q_{ij} 表示第 i 个症状与第 j 个病性结论之间的关联程度，则

$$Q = \begin{bmatrix} q_{11} & q_{12} & \cdots & q_{1n} \\ q_{21} & q_{21} & \cdots & q_{2n} \\ \vdots & \vdots & & \vdots \\ q_{m1} & q_{m2} & \cdots & q_{mn} \end{bmatrix}$$

称为规则隶属度矩阵。行表示各种病性与某种征兆的关联程度；列表示各种症状与某种病性的关联程度。

归一化得

$$Q^* = \begin{bmatrix} q_{11}^* & q_{12}^* & \cdots & q_{1n}^* \\ q_{21}^* & q_{22}^* & \cdots & q_{2n}^* \\ \vdots & \vdots & & \vdots \\ q_{m1}^* & q_{m2}^* & \cdots & q_{mn}^* \end{bmatrix}$$

由奇异值分解定理知：存在酉矩阵 $U^Q \in C^{m \times m}$，$V^Q \in C^{m \times m}$。使得 $Q^* = U_Q^* \Sigma$ $(V_Q^*)^H$，记 $r = rank(P^*)$，则

$$\Sigma = \begin{bmatrix} \Sigma_{Q^*} & O_{r(n-r)} \\ O_{(m-r)r} & O_{(m-r)(n-r)} \end{bmatrix}$$

其中

$$\Sigma_{Q^*} = \begin{bmatrix} \sigma_1(Q^*) & & & O \\ & \sigma_2(Q^*) & & \\ & & \ddots & \\ O & & & \sigma_r(Q^*) \end{bmatrix} \quad (6\text{-}28)$$

$$1 > \sigma_1(Q^*) \geqslant \sigma_2(Q^*) \geqslant \cdots \geqslant \sigma_r(Q^*) > 0 \quad (6\text{-}29)$$

3. PQ^H 的奇异值分解

设 $P_{m \times n} \in V$，$Q_{n \times m}^H \in V$ 分别表示案例属性矩阵和规则隶属度矩阵，PQ^H 融合了来自案例和规则的信息。由乘积的奇异值分解定理得

$$\Sigma_P = diag(s_1, s_2, \cdots, s_r), 1 > s_1 \geqslant s_2 \geqslant \cdots \geqslant s_r > 0$$
$$\Sigma_Q = diag(t_1, t_2, \cdots, t_r); 1 > t_1 \geqslant t_2 \geqslant \cdots \geqslant t_r > 0$$

则 PQ^H 的奇异值 $diag(s_1 t_1, s_2 t_2, \cdots, s_r t_r)$。

6.4　鲁棒阈值方法

6.4.1　融合推理空间鲁棒性解集

知识源中的复杂关系主要体现在相似度区分关系、规则分辨关系和推理可靠性三个角度。融合空间的奇异值是心脏病急救决策过程内在特征性的数量标定，以奇异值构造三维鲁棒性阈值向量。

定义 6-6　推理鲁棒性阈值向量

案例属性值矩阵 P、规则隶属度矩阵 Q 以及 PQ^H 的归一化奇异值构造的三元向量

$$T = [\sigma_1(P^*), \sigma_1(Q^*), s_1 t_1] = (\sigma_1, \sigma_2, \sigma_3) \quad (6\text{-}30)$$

称为推理鲁棒性阈值向量。

以奇异值作为鲁棒性阈值，考虑了来自案例知识和来自规则知识的数量矩阵的内在特征，既表征了知识源的元数据与决策目标解集间的关联性，也反映了阈值在融合空间内的差异性，克服了以往融合方法中主观性偏强，具有较强的稳健性，有效提高推理的可靠性。

定义 6-7　融合推理鲁棒性解集

令 $X \subseteq L^2\{N, Q\}$，X 是非空闭的凸集，$f(x)$ 为融合推理算子，$\Phi_{\sigma_i}(\cdot)$ 是融合推理鲁棒性函数，σ_i 为酉矩阵 T 的第 i 个奇异值，若

$$X(N, Q) \triangleq \{x^* \in X : \inf_{\sigma_i \in \Theta} \Phi_{\sigma_i}[f(x^*)] \geqslant 0\} \quad (6\text{-}31)$$

则称集合 $X(N, Q)$ 为融合推理的鲁棒解集。

以规则和案例的相似度关系为例，其融合推理鲁棒性模型为

$$f(x) \triangleq \min_{x \in X(N,Q)} \left\{ -\inf_{\sigma_i \in \Theta} \left[\sum_{l=1}^{M} (k_l \cdot s_l) \cdot S(a_j^{u_i}) \right] x - \sigma_i \right\} \quad (6\text{-}32)$$

根据鲁棒优化（Robust Optimization，RO）理论[44]，为使融合推理模型对系统知识的不确定性和推理的不可靠性具有免疫能力，对融合推理模型中不确定性或变动的参数值 σ_i 建立一个 min-max 型目标函数并实现最优化处理。若 $x \in X$（N，Q），则满足

$$\min_{x \in X(N,Q)} \max_{\sigma_i \in \Theta} \{ - \inf_{\sigma_i \in \Theta} \Phi_{\sigma_i} [f(x)] - \sigma_i \} = \max_{\sigma_i \in \Theta} f(\sigma_i x) \tag{6-33}$$

6.4.2 知识关联性

实现心脏病急救决策系统信息融合系统鲁棒性分析的关键是分辨知识源的各种元数据与决策目标解集 C_q 之间的关联性。采用数据挖掘的知识粒度方法可将其分解成三种关系。

1. 相似度区分关系

描述知识源的案例数据 u_i 与 C_q 间在所有优化特征集上的相似程度。通过特征选择方法得出的特征权重记为 w_k，则案例相似度为

$$Sim = 1 - \sqrt{\sum_{k=1}^{n} w_k (a_{xk} - a_{yk})^2} \tag{6-34}$$

式中，$D(a_{xk}, a_{yk})$ 为属性 a_{xk} 和 a_{yk} 的距离。

2. 规则分辨关系

刻画规则元知识 s_l 对 C_q 的分辨程度。在 Q 中，所有条件类 Q/X_l 的知识能够被正确地映射到决策类 Q/Y_l 之中的对象集记为 $POS_{x_i}(Y_l)$；集合 X_l 的基表示为 card(X_l)，则

$$\vartheta(s_l) = \frac{card(POS_{x_i}(Y_l)) - card(POS_{X-|x_i|}(Y_l))}{card(X_l)} \tag{6-35}$$

3. 推理可靠性关系

衡量知识源中的元数据相对于 C_q 的条件属性的信任程度。推理过程形式为 IF $x_{l1}(cf_1) \wedge x_{l2}(cf_2) \wedge \cdots \wedge x_{lM}(cf_M)$ THEN Y_l，cf_l 为 C_q 的第 l 个条件属性的置信度，则推理可信度为

$$CF_i = \min_{l=1,\cdots,n} (k_l cf_l) \tag{6-36}$$

鲁棒性阈值设计目的在于对以上三种知识关联性进行阈值设定。根据鲁棒性阈值定义，其分辨关系可分为不相关阈值、区分阈值和反对阈值三种。与此对应的三种关系强度为不相关性、弱相似性和强相似性。通过基于最优匹配分数阈值方法，可以制定出具有语意逻辑（如 AND 及 OR 等）形式的融合推理关系。该方法在自动化领域的信息融合中已经得到很好的应用[45,46]。

在融合推理系统中，知识源到决策目标解集之间的知识空间状态变化受到多种因素的影响，如推理检索路线、推理复杂度、推理效率等，这里使用一个

融合推理的推理函数来表示知识空间的这种状态变化。在 $L^2\{N，Q\}$ 中，知识空间状态变化的推理函数矩阵表示为 $\boldsymbol{T}(\boldsymbol{x})$，且记 $F_i(x)$ 为推理矩阵的行向量，则

$$\boldsymbol{T}(\boldsymbol{x}) = \begin{bmatrix} F_1(x) \\ \vdots \\ F_n(x) \end{bmatrix} = \begin{bmatrix} F_{11}(x) & \cdots & F_{1m}(x) \\ \vdots & \ddots & \vdots \\ F_{n1}(x) & \cdots & F_{nm}(x) \end{bmatrix} \tag{6-37}$$

由于 $\boldsymbol{T} = R\Sigma S^*$，根据 Σ 中的变换性质 $(aN,Q) = a(N,Q)$ 和 $(N+Q,C) = (N,C) + (Q,C)$ 等，转置变换得

$$\Sigma = R^{-1}\boldsymbol{T}(\boldsymbol{x})S^* - 1 \tag{6-38}$$

因 CBR 案例酉矩阵 $\boldsymbol{R} = [r_1, r_2, \cdots, r_n]$，RBR 规则酉矩阵 $\boldsymbol{S} = [s_1, s_2, \cdots, s_m]^T$

$$\boldsymbol{\Sigma} = [r_1, r_2, \cdots, r_n]^{-1} \begin{bmatrix} F_{11}(x) & \cdots & F_{1m}(x) \\ \vdots & \ddots & \vdots \\ F_{n1}(x) & \cdots & F_{nm}(x) \end{bmatrix} \begin{bmatrix} s_1 \\ \vdots \\ s_m \end{bmatrix}^{-1} \tag{6-39}$$

6.4.3　相似度计算

记 p_{xk} 为第 x 个案例的第 k 个特征的属性值，p_{yk} 为新案例中第 k 个特征的属性值，且特征的属性值归一化处理后为 a_{xh}，$a_{yk} \in [0, 1]$，w_k 为特征权重向量 w 个元素，即第 k 维特征的属性权重，n 为特征权重向量的维数。

在相似度计算中，除欧氏距离外，还可以采用以下形式表示：

1. 海明距离（Hamming Distance）

$$D_E = \sum_{k=1}^{n} w_k a_{xk} \neq a_{yk} \tag{6-40}$$

$$Sim = 1 - \sum_{k=1}^{n} w_k \tag{6-41}$$

2. 曼哈顿距离（Manhattan Distance）

$$D_M = \sum_{k=1}^{n} w_k \mid a_{xk} - a_{yk} \mid \tag{6-42}$$

$$Sim = 1 - \sum_{k=1}^{n} w_k \mid a_{xk} - a_{yk} \mid \tag{6-43}$$

由于假定案例 X 与案例 Y 之间的特征集是一致的，且两个案例的特征权重向量也相同，所以案例基于距离的相似度能够通过上述四个公式衡量。

6.4.4　知识粒度及推理信度计算

刻画规则元知识 s_l 对 C_q 的分辨程度。在 Q 中，所有条件类 Q/X_l 的知识能够被正确地映射到决策类 Q/Y_l 之中的对象集记为 $POS_{s_i}(Y_l)$。集合 X_l 的基表示为 $\mathrm{card}(X_l)$，则

$$\theta(s_l)\,\frac{card\left[POS_{x_i}(Y_l)\right]-card\left[POS_{X-|x_i|}(Y_l)\right]}{card(X_l)} \tag{6-44}$$

设决策表为 $S=(U,A,V,f)$ ，U 是论域；$A=C\cup D$ 是属性集合，子集 C 和 D 分别为条件属性和决策属性。$C=\{c_i\},i=1,2,\cdots,m$ ，m 为案例特征属性个数，则可计算得到案例特征 c_i 的粗糙集重要度。

$$\beta(c_i,D)=\frac{card\left[POS_{c_i}(D)\right]-card\left[POS_{C-|c_i|}(D)\right]}{card(U)} \tag{6-45}$$

式中，$\beta(c_i,D)$ 表示案例特征属性 c_i 的粗糙集重要度，$0\leqslant\beta(c_i,D)\leqslant1$ ；POS_C (D) 表示 C 的正区域，即论域 U 中所有的条件类 U/C 所表达的知识能够被正确地分类到决策类 U/D 之中的对象集合；$card(X)$ 表示集合 X 的基。

若 $\beta(c_i,D)>0$ ，说明属性 c_i 在 C 中是必要的特征属性。

6.4.5　阈值的鲁棒性

定理 6-5　阈值的鲁棒性

设 $L^2\{N,Q\}\subset E$ ，设 $E_0=\inf\{\Phi_{\sigma_i}(X):X\subseteq L^2\{N,Q\}\}$ ，关于 $x\in X$ 的推理算子矩阵 $\boldsymbol{T}(x)$ ，σ_i 为第 i 个奇异值，则 $\|\sigma\|_{1,p,E_0}\leqslant1$ ，即阈值具有鲁棒性。

证明：在 $L^2\{N,Q\}$ 中，融合推理系统的知识源与决策目标解集之间的关系，是融合酉空间上知识流的输入和输出过程，因此融合酉空间可视为一个能量场。根据能量泛函定义[47]，融合酉空间的体积元记为 dx ，得到

$$\Phi_{\sigma_i}(x)=\int_L|\boldsymbol{T}(x)|^2dx$$

由于

$$L^2\{N,Q\}\subset E$$

则有

$$\int_L|\boldsymbol{T}(x)|^2dx\leqslant1$$

又

$$\Sigma=R^{-1}\boldsymbol{T}(x)S^*-1$$
$$E_0=\inf\{\Phi_{\sigma_i}(X):X\subseteq L^2\{N,Q\}\}$$

故

$$|\Delta x|=|\boldsymbol{T}(x)|\leqslant E_0|dx|^2\text{ 且}\int_L|\Delta x|^pdx\leqslant1$$

已知 σ_i 为第 i 个奇异值，则

$$\|\sigma\|_{1,p,E_0}\leqslant\|\Delta x\|_{0,p,E_0}+\|x\|_{0,p,E_0},1<p<E_0$$

且

$$1/\max_i\boldsymbol{\sigma}_i=\sup_{x\in X}\Phi_{\sigma_i}(x)$$

由 Sobolev 空间嵌入定理知，如果 p 无限趋近于 E_0 ，那么 $\|\sigma\|_{1,p,E_0}\leqslant1$ ，因

此阈值具有鲁棒性。证毕。

因此，三种关系强度的鲁棒性阈值可表示为

（1）对于案例矩阵 N，若相似度 $S(a_j^{u_i}) \in [\sigma_1, 1]$，则它们之间具有强相似性；反之，若 $S(a_j^{u_i}) \in [0, \sigma_1)$，则它们之间具有弱相似性。

（2）对于 RBR 规则矩阵 Q，若规则知识粒度 $\theta(s_l) \in [\sigma_2, 1]$，则意味着规则具有时效性和稳定性，且规则知识的覆盖率高；若规则粒度 $\theta(s_l) \in [0, \sigma_2]$，则规则的稳定性较差或存在一定延迟性，决策目标为规则知识的奇异问题。

（3）对于知识源矩阵（N，Q），若推理置信度 $CF_i \in [\sigma_3, 1]$，则推理过程可靠性较高；反之，若 $CF_i \in [0, \sigma_3)$，则融合系统的推理过程可靠性较低。

6.5　融合推理策略及步骤

6.5.1　融合推理策略与融合推理解

定理 6-6　融合推理解的唯一性定理

设 $x \in X$，如果 $S(a_j^{u_i}) < \sigma_1$ 或 $\theta(s_l) < \sigma_2$，并且 $CF_i \geqslant \sigma_3$，$f(x)$ 为 CBR/RBR 融合推理算子，则存在一个唯一解 x^*，使得

$$\inf_{\sigma_i \in \Theta} \Phi_{\sigma_i} [f(x^*)] \geqslant 0$$

证明：$x \in X$，$\Phi_{\sigma_i}(x)\rfloor_L = |T(x)|^2 dx$

由奇异值分解定理可知

$$\inf_{\sigma_i \in \Theta} \Phi_{\sigma_i} [f(x^*)] \geqslant 0$$

$$T = R \Sigma S^*$$

则

$$T^{-1} = S \Sigma^{-1} R^*$$

故有

$$\bar{\sigma}(T^{-1}) = \bar{\sigma}(\Sigma^{-1}) = 1/\underline{\sigma}(\Sigma) = 1/\underline{\sigma}(T)$$

$f(x)$ 为 CBR/RBR 融合推理算子，令 Δ 为融合推理算子 $f(x)$ 的结构变量，由奇异值定义得

$$\underline{\sigma}(T + \Delta):$$

$$= \min_{\|x\|=1} \| (T+\Delta)x \| \geqslant \min_{\|x\|=1} \| \|Tx\| - \|\Delta x\| \| \geqslant \min_{\|x\|=1} \|Tx\| - \max_{\|x\|=1} \|\Delta x\|$$

$$= \underline{\sigma}(T) - \bar{\sigma}(\Delta)$$

所以存在一个解 x^*，使得

$$\inf_{\sigma_i \in \Theta} \Phi_{\sigma_i} [f(x^*)] \geqslant 0$$

在上述过程中，用 $T+\Delta$ 代替 T，用 $-\Delta$ 代替 Δ，于是得到

$$\underline{\sigma}(T+\Delta) - \underline{\sigma}(T) \leqslant \bar{\sigma}(\Delta)$$

由

$$S(a_j^{u_i}) < \sigma_1 \text{ 或 } \vartheta(s_l) < \sigma_2, \text{并且} CF_i \geqslant \sigma_3, Ts_i = \sigma_i r_i$$

可得 $\inf\limits_{\sigma_i \in \Theta} \Phi_{\sigma_i}[f(x^*)] \geqslant 0$ 成立的解 x^* 唯一。

证毕。

定理 6-6 的含义为融合策略是一个不断积累循序渐进的过程，在此过程中，可以生成一个符合推理假设的新规则指导下一步的推理。Petrovic 等人（2007）曾分析了在知识源积累的初期，案例规模较小的情形下，目标问题与候选案例集之间存在较弱相似性，即 $S(a_j^{u_i}) < \sigma_1$。而随着知识源的不断积累、候选案例集扩大，规则会得到经常更新，规则粒度 $\vartheta(s_l) < \sigma_2$，规则推理过程表现出较强灵活性。当满足推理的置信度条件时，则有 $CF_i \geqslant \sigma_3$。这表明了推理过程是 CBR/RBR 完善知识源的过程。

由此，可得出以下推论

推论 6-1 令 $x \in X$，如果 $S(a_j^{u_i}) \geqslant \sigma_1$ 或 $\vartheta(s_l) < \sigma_2$，并且 $CF_i \geqslant \sigma_3$，则使用 CBR/RBR 融合推理算子 $f(x)$ 得到鲁棒性解 x^*

$$x^* = \{x \in X \mid \inf\limits_{\sigma_i \in \Theta} \Phi_{\sigma_i}[f(x^*)] \geqslant 0\} \tag{6-46}$$

推论 6-1 表明随着推理过程的进行，知识源积累的知识量增加，目标案例与候选案例之间相似性增强，则 $S(a_j^{u_i}) \geqslant \sigma_1$；规则经常更新，规则粒度 $\vartheta(s_l) < \sigma_2$，规则推理过程表现出较强灵活性。推理过程具有较高的可靠性，则 $CF_i \geqslant \sigma_3$。

推论 6-2 令 $x \in X$，如果 $S(a_j^{u_i}) \geqslant \sigma_1$ 且 $\vartheta(s_l) \geqslant \sigma_2$ 或者 $CF_i \leqslant \sigma_3$，则使用 CBR/RBR 融合推理算子 $f(x)$ 得到鲁棒性解 x^*

$$X(N,Q) \triangleq \{x^* \in X: \inf\limits_{\sigma_i \in \Theta} \Phi_{\sigma_i}[f(x^*)] \geqslant 0\} \tag{6-47}$$

推论 6-2 表明知识源积累的知识量大，目标案例与候选案例之间存在强相似性，$S(a_j^{u_i}) \geqslant \sigma_1$，且能够通过 CBR 调整和更新规则的参数，规则知识高覆盖率且比较稳定，$\vartheta(s_l) \geqslant \sigma_2$；规则也能为一些奇异问题（如 $CF_i \leqslant \sigma_3$）提供一个更高效的新解，整体上提高融合方法的可信度。

其融合策略的关键环节是通过 CBR/RBR 融合推理构建分级索引空间，通常设置为一级索引空间、二级索引空间。分级的目的是为了降低比对的样本数量、缩小搜索范围和减少搜索路径，以提高效率。

在案例库的元数据内部冲突关系中，可以使用粗糙集方法，将冲突分为可分辨和不可分辨的，但不能解决融合推理系统的外部冲突消解问题[48]。Hall 等人（2001）在军事目标的信息融合决策中，使用 D-S 融合方法成功地解决了异构系统的外部冲突问题。由于 CBR/RBR 融合推理的相似性，因此这里的推理融合冲突消解方法使用 D-S 融合方法。在 E 上，$X \subseteq L^2\{N, Q\}$，$X_1 \subseteq X$ 和 $X_2 \subseteq X$，$CF(X_i)$ 是与 X_i 相关联的证据置信度，对于融合推理的鲁棒解 x^*，决策置信度融合为

$$CF(x^*) = \sum_{X_1 \cap X_2 = x^*} CF(X_1) \cdot CF(X_2) / \sum_{X_1 \cap X_2 \neq \varnothing} CF(X_1) \cdot CF(X_2) \quad (6\text{-}48)$$

6.5.2　融合推理执行步骤

考虑到知识源的相似积累与重用问题，在单纯的 CBR 包含问题表示、案例检索、解传递、特征映射和调整非对应的解五步骤[49]与 RBR 的问题识别、生成建议方案、建议评估和筛选及方案修改四步骤的方法[50]的基础上，提出采用鲁棒性阈值的 CBR/RBR 融合推理方法（CRFRT），具体实施步骤如下。

步骤 1：知识表示与问题识别。在融合酉空间 E 的知识源（N, Q）上，生成案例库 CB 和规则库 RB。对目标问题进行识别，建立目标问题集 C_q，并将案例酉矩阵 $\boldsymbol{R}$，规则酉矩阵 $\boldsymbol{S}$，融合推理的鲁棒解 x^* 和推理算子矩阵 $\boldsymbol{T}(X)$ 置空。

步骤 2：融合酉空间映射与归一化处理。对知识源（N, Q）中的案例数据和规则知识 V_{ij} 进行归一化处理

$$v_j^{(u_i)} = (V_{ij} - \min_{i=1,2,\cdots,N} V_{ij}) / (\max_{i=1,2,\cdots,N} V_{ij} - \min_{i=1,2,\cdots,N} V_{ij}) \quad (6\text{-}49)$$

对案例集合使用正交判别方法获取 R，并构建决策树规则和获得 S，从而形成融合推理的融合酉空间 $\boldsymbol{E}$。

步骤 3：确定鲁棒性阈值和融合推理策略。利用奇异值分解，求出鲁棒性阈值向量 $[\sigma_1, \sigma_2, \sigma_3]$，并在 $\boldsymbol{E}$ 中对目标问题 C_q 和知识库中的元知识进行关系界定进而制定融合推理策略。

步骤 4：在知识空间 $\boldsymbol{E}$ 中融合推理，反复迭代，直到获得鲁棒性解的方案。

（1）检索。对知识库依次进行特征识别、分级搜索和优化匹配，并针对目标问题计算出 $S(a_j^{u_i})^*$、$\vartheta(s_l)^*$ 和 CF_i^*。

（2）融合。根据 $S(a_j^{u_i})^*$、$\vartheta(s_l)^*$、CF_i^* 的实际值，执行对应的 RBR/CBR 融合策略。

（3）消解冲突。使用调和策略消解冲突，获得 x^* 的决策融合置信度 $CF(x^*)$。

（4）迭代。依据相关反馈信息进行融合推理控制，反复激活检索和融合推理过程以精化结果，直到最终获得鲁棒性的决策解。

步骤 5：调整决策方案及固化知识。将知识空间 $\boldsymbol{E}$ 中的鲁棒性解逆变换为具有可解释性的决策知识，经过调整后得到可操作的解决方案。新形成的方案又可存入知识库，增加知识库的有用信息量，并将频繁使用的案例知识转化为规则知识，提高决策知识复用性及增强融合推理系统鲁棒性。

$$T^* : If V_{i1}^* \wedge V_{i2}^* \wedge \cdots \wedge V_{i\varphi}^* \quad (6\text{-}50)$$

6.6 小结

本章主要针对 CBR/RBR 融合推理模型中涉及的主要方法的相关理论及研究现状做详细地分析和介绍。

介绍了基于相似度和基于 K-D 树的 CBR 案例检索方法。最近相邻算法简单实用，但当案例库中的案例数据量增大后检索效率很低。K-D 树的检索算法主要有 NN 方法和 BBF 方法，但检索性能较低。从基于产生式规则、基于决策树和多分类器集成的决策树优化三个方面分析了 RBR 规则推理方法，指出使用基于产生式规则的推理方法的关键问题在于知识的获取和规则的更新。基于决策树推理的诊断系统有利于专家的验证及对推理过程进行可视化的解释，但建立决策树并对决策树进行合理的剪枝，仍然需要专家经验，对领域知识有很强的依赖性。

在详细论述建立医疗决策支持系统的 CBR/RBR 方法的优点和缺点的基础上，总结了 CBR/RBR 融合方式及适用领域，并采用基于鲁棒性阈值的 CBR/RBR 融合方法、RBR 异构信息融合的方法（CRFRT）融合推理建模。首先，在提出融合酉空间概念的基础上将异构的案例和规则知识在融合空间中统一表示，采用了矩阵理论的奇异值分解方法，将知识源的案例属性值矩阵、规则隶属度矩阵及其乘积进行奇异值分解，并将奇异值构造为融合推理鲁棒性阈值向量。其次，从案例相似度区分关系、规则分辨关系和推理可靠性关系三个角度度量知识的关联性，界定知识源的元数据与决策目标解集之间的关联度。最后，针对不同解的收敛性问题，用鲁棒性阈值向量作为融合推理的约束条件，确定了融合推理鲁棒性解集的边界，并证明了满足鲁棒性阈值的融合推理解的唯一性。以鲁棒阈值向量界定融合推理系统的元知识与决策目标解集之间的关系，提高推理系统的知识分辨力，进而给出具体的融合推理策略及其实现步骤。在多元多属性异构信息的系统环境下，基于鲁棒性阈值的融合推理方法，可充分融合案例信息和规则知识，以奇异值作为鲁棒性阈值，具有较强的稳定性，克服了以往融合方法中主观性偏强的问题，提高推理可靠性。

与单纯的 CBR、RBR 和传统的 CBR/RBR 融合推理方法相比，在理论上和实践中都体现了 CRFRT 的优越性。采用鲁棒性阈值的 CBR/RBR 融合方法在构建的融合酉空间中，实现了异构的案例和规则知识在空间中统一表示；CRFRT 方法更注重的是整个融合空间有效的知识融合，而非各自的推理结论融合；在构建的融合模型中，将融合空间的奇异值构造为鲁棒性阈值，并将知识关联性从相似度区分关系、规则分辨关系和推理可靠性关系三个角度进行分析，提升了知识分辨能力；结合鲁棒性分析和阈值设计方法，制定的融合推理策略能够获得融合推理模型的鲁棒性解。

参考文献

［1］ Sun R. Robust reasoning：integrating rule-based and similarity-based reasoning ［J］. Artificial Intelligence，1995，75 (2)：241-295.

［2］ Marling C R，Petot G J，Sterling L S. Integrating case-based and rule-based reasoning to meet multiple design constraints ［J］. Computational Intelligence，1999，15 (3)：308-332.

［3］ Baker J W，Schubert M，Faber M H. On the assessment of robustness ［J］. Structural Safety，2008，30 (3)：253-267.

［4］ Golding A，Rrosenbloom P S. Improving accuracy by combining rule-based and case-based reasoning ［J］. Artificial Intelligence，1996，87 (1-2)：215-254.

［5］ Tung Y-H，Tseng S-S，Weng J-F，et al. A rule-based CBR approach for expert finding and problem diagnosis ［J］. Expert Systems with Applications，2010，37 (3)：2427-2438.

［6］ Luengo J，Herrera F. Domains of competence of fuzzy rule based classification systems with data complexity measures：a case of study using a fuzzy hybrid genetic based machine learning method ［J］. Fuzzy Sets and Systems，2010，161 (1)：3-19.

［7］ Coudray N，Buessler J-L，Urban J-P. Robust threshold estimation for images with unimodal histograms ［J］. Pattern Recognition Letters，2010，31 (9)：1010-1019.

［8］ Bental A，Bertsimas D，Brownd B. A soft robust model for optimization under ambiguity ［J］. Operations Research，2010 (58)：1220-1234.

［9］ Luengo J，Herrera F. Domains of competence of fuzzy rule based classification systems with data complexity measures：A case of study using a fuzzy hybrid genetic based machine learning method ［J］. Fuzzy Sets and Systems，2010，161 (1)：3-19.

［10］ Rossille D，Laurent J-F，Burgun A. Modelling a decision-support system for oncology using rule-based and case-based reasoning methodologies ［J］. International Journal of Medical Informatics，2005 (74)：299-306.

［11］ Prentzas J，Hatzilygeroudis I. Categorizing approaches combining rule-based and case-based reasoning ［J］. Expert Systems，2007，24 (2)：97-122.

［12］ Kumar K A，Singh Y，Sanyal S. Hybrid approach using case-based reasoning and rule-based reasoning for domain independent clinical decision support in ICU ［J］. Expert Systems with Applications，2009，36 (1)：65-71.

［13］ Tung Y-H，Tseng S-S，Weng J-F，et al. A rule-based CBR approach for expert finding and problem diagnosis ［J］. Expert Systems with Applcations，2010，37 (3)：2427-2438.

［14］ Luengo J，Herrera F. Domains of competence of fuzzy rule based classification systems with data complexity measures：a case of study using a fuzzy hybrid genetic based machine learning method ［J］. Fuzzy Sets and Systems，2010，161 (1)：3-19.

［15］ Coudray N，Buessler J-L，Urban J-P. Robust threshold estimation for images with unimodal histograms ［J］. Pattern Recognition Letters，2010，31 (9)：1010-1019.

［16］ Bental A，Bertsimas D，Brown D B. A soft robust model for optimization under ambiguity ［J］. Operations Research，2010，58 (4)：1220-1234.

［17］ Schank R. Dynamic Memory：A theory of learning in computers and people ［M］. NewYork：Cambridge University Press，1982.

[18] Wess S, Althoff K, Derwand G. Using k-d trees to improve the retrieval step in case-based reasoning [J]. Topics in Case-Based Reasoning, 1994: 167-181.

[19] Moore A. Very fast EM-based mixture model clustering using multiresolution KD-trees [J]. Advances in Neural Information Processing Systems 11, 1999: 543-549.

[20] 刘宇, 熊有伦. 基于有界 K-D 树的最近点搜索算法 [J]. 华中科技大学学报: 自然科学版, 2008, 36 (7): 73-76.

[21] Beis, Jeffrey S, David G Lowe. Procedings of the IEEE Conference on Computer Vision and Pattern Recognition [C]. 1997: 1000-1006.

[22] 黄宣达. 基于混合匹配策略的航拍建筑物识别 [D]. 厦门大学硕士论文, 2009.

[23] 黄河, 史忠植, 郑征. 基于形状特征 K-D 树的多维时间序列相似搜索 [J]. 软件学报, 2006, 17 (10): 2048-2056.

[24] Wu X, Kumar V, Ross Quinlan J, et al. Top 10 algorithms in data mining [J]. Knowledge and Information Systems, 2008, 14 (1): 1-37.

[25] Dietterich, T G. An experimental comparison of three methods for constructing ensembles of decision trees: bagging, boosting and randomization [J]. Machine Learning, 2000, 40 (2): 139-158.

[26] Opitz D, Maclin R. Popular ensemble methods: an empirical study [J]. J Artif Intell Res, 1999, 11 (1): 169-198.

[27] Jakel F, Scholkopf B, Wichmann F A. Generalization and similarity in exemplar models of categorization: insights from machine learning [J]. Psychon Bull Rev, 2008, 15 (2): 256-271.

[28] T G Dietterich. Machine learning research: four current directions [J]. AI Magazine, 1997, 18 (4): 97-136.

[29] Tanwani A K, Afridi J, Shafiq M Z, et al. Proceedings of the evolutionary computation, machine learning and data mining in bioinformatics, proceedings [C]. Berlin, F, 2009 (5483): 128-139.

[30] Zhou Z H, Yu Y. Ensembling local learners through multimodal perturbation [J]. IEEE Trans Syst Man Cybern Part B Cybern, 2005, 35 (4): 725-735.

[31] Schapire R E. The strength of weak learnability [J]. Machine Learning, 1990, 5 (2): 197-227.

[32] Freund Y, Schapire R. Experiments with a new boosting algorithm [C]. Bari, Italy, Proceedings of the 13th International Conference on Machine Learning, 1996: 1-15.

[33] Schapire R, Freund Y, Bartlett P, et al. Boosting the margin: a new explanation for the effectiveness of voting methods [J]. The Annals of Statistics, 1998, 26 (5): 1651-1686.

[34] Huang M-J, Chen M-Y, Lee S C. Integrating data mining with case-based reasoning for chronic diseases prognosis and diagnosis [J]. Expert Systems with Applications, 2006, 32 (3): 856-867.

[35] Phuong N H, Prasad N R, Hung D H, et al. Proceedings of the joint 9th international fuzzy systems association world congress and 20th international conference of the North American fuzzy information processing society IEEE, 2001: 883-888.

[36] Evans-Romaine K, Marling C. Prescribing exercice regimens for cardiac and pulmonary disease patients with CBR [C]. ICCBR, 2003: 45-62.

[37] Montani S, Bellazzi R. Supporting decisions in medical applications: the knowledge management

perspective [J]. International Journal of Medical Informatics, 2002, 68 (1-3): 79-90.

[38] Horn R A, Johnson C A. Matrix analysis [M]. New York: Cambridge University Press, 1986.

[39] Nanni L, Lumini A. Orthogonal linear discriminant analysis and feature selection for microarray data classification [J]. Expert System with Application, 2010, 37 (10): 7132-7137.

[40] Aamodt A, Plaza E. Case-based reasoning: foundational issues, methodological variations, and system approaches [J]. AI Communications, 1994, 7 (1): 39-59.

[41] Beddoe G R, Petrovic S. Selecting and weighting features using a genetic algorithm in a case-based reasoning approach to personnel rostering [J]. European Journal of Operational Research, 2006, 175 (2): 649-671.

[42] Schapire R, Freund Y, Bartlett P, et al. Boosting the margin: A new explanation for the effectiveness of voting methods [J]. The Annals of Statistics, 1998, 26 (5): 1651-1686.

[43] Castro J L, Navarro M, Sánchez J M, et al. Loss and gain functions for CBR retrieval [J]. Information Sciences, 2009, 179 (11): 1738-1750.

[44] Wu X, Kumar V, Ross Quinlan J, et al. Top 10 algorithms in data mining [J]. Knowledge and Information Systems, 2008, 14 (1): 1-37.

[45] Ben-Tal A, Goryashko A, Guslitzer E, et al. Adjustable robust solutions of uncertain linear programs [J]. Mathematical Programming, 2004, 99 (2): 351-376.

[46] Hillis J, Ernst M, Banks M, et al. Combining sensory information: mandatory fusion within, but not between, senses [J]. Science, 2002, 298 (5598): 1627-1630.

[47] Q Tao, R Veldhuis. Threshold-optimized decision-level fusion and its application to biometrics [J]. Pattern Recognition, 2009, 42 (5): 823-836.

[48] Choen R S, Yau S T. Harmonic maps [M]. MA: International Press, 1997.

[49] Pawlak Z, Skowron A. Rough sets and boolean reasoning [J]. Information Sciences, 2007, 177 (1): 41-73.

[50] Mukhopadhyay T, Vicinanza S S, Prietula M J. Examining the feasibility of a case-based reasoning model for software effort estimation [J]. MIS Quarterly, 1992, 16 (2): 155-171.

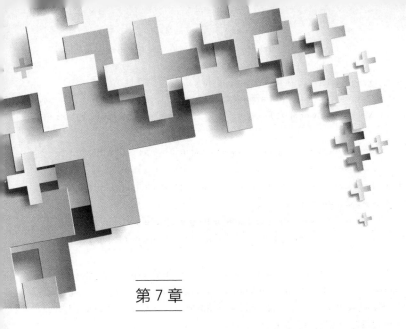

第 7 章

基于贝叶斯网络的 CBR/RBR 融合推理机制与方法

复杂决策系统中信息源具有隐性、随机性和不可控性，产生的信息表现出多维度、动态性和不确定性等系统特征。当信息源确定时，一般可以通过 CBR/RBR 稳态融合推理机制进行推理分析。在决策条件不确定的情况下，本章提出采用稳健随机混合法，在确定性稳态推理模型的基础上，对于环境不确定性、测量误差等外部不确定性量采用随机变量予以描述。本章在 CBR/RBR 融合推理稳态研究的基础上，通过添加随机项建立知识推理的不确定性模型，分析以上不确定性带来的影响。

7.1　引言

对于随机项的知识表述，贝叶斯网络表现出强大的处理能力，它能够在不完整、不确定的信息条件下进行学习和推理，用条件概率表示各信息要素之间的关联关系，进行数据预测，因此选择贝叶斯网络方法表示知识推理中的不确定性。构建稳态与动态相结合的鲁棒贝叶斯 CBR/RBR（Bayesian Network CBR/RBR，BN-CRB/RBR）模型有效处理心脏病急救决策中的不确定信息，降低推理决策对不确定性信息的依赖程度。

在智能推理结果的基础上，不确定性的增加、案例属性集发生变化、智能推理信息系统更新不及时等原因，导致智能推理解决问题的能力受到一定程度的限制。

医疗专家在处理推理中的隐形、非结构化问题中表现出超强的能力，能够有效提升决策效率。因此，提出利用专家的主观思维进行对智能推理补充、修正，将智能决策推理求解结果、医疗专家依靠本领域的经验知识和患者的实际情况，通过形象思维进行分析决策求解的结果进行融合，即进行人机融合决策，对决策结果进行优化。

心脏病急救决策过程作为一个复杂决策系统具有不确定的特性，这主要是由系统本身模型误差、参数误差和外部不确定性的存在造成的。欲使诊断获得合理、准确的结果，科学的处理不确定性成为其首要解决的关键问题之一。

在不确定情形下，处理外部不确定性和误差等因素对系统建模的影响时，一种行之有效且被普遍采用的方法是将这些不确定行为的量作为随机变量。这种方法在实际工程实践中经受了长期的、广泛的检验。在心脏病急救决策中，在没有不确定性因素影响下，建立确定性稳健推理模型。然而实际心脏病急救决策中可能存在不确定性因素的影响，需要使用稳健随机混合法将对外部干扰或模型误差等不确定性因素通过随机项进行描述，建立鲁棒性推理模型。为此，针对心脏病急救决策系统构建稳定的 CBR/RBR 融合推理模型，其推理决策过程中的模型误差、参数误差和外部不确定性量采用随机变量予以描述，在 CBR/RBR 融合推理的稳态研究基础上，通过添加随机项建立知识推理的不确定性模型，分析以上不确定性量带来的影响。

7.2　不确定信息条件下的推理机制及建模

7.2.1　稳健随机混合法

采用加法随机项模型描述心脏病急救决策中的不确定性。设 v 为确定性变量的值，如心脏病病例的年龄、性别属性值等；$M(v)$ 表示稳健随机混合法模型；$M_0(v)$ 表示单纯由确定性变量决定的函数阵，$M_1(v)$ 和 $M_2(v)$ 表示由不确定性随机项的权函数阵；θ 表示随机项，I 表示单位矩阵。加法随机项模型为：

$$M(v) = M_0(v) + M_1(v)\theta M_2(v), \ \|\theta\|_\infty \leqslant 1 \tag{7-1}$$

在 $\theta = 0$ 时，上式中的推理算子称为心脏病急救决策的稳定模型。而这些方程中的推理算子 θ 称为决策中的随机项。从模型的具体表示中，可以看到，对于随机项 θ，除幅度约束条件以外，没有其他方面的要求。另外，当推理算子 θ 的幅度在 [0, 1] 内变化时，式（7-1）可以定义一个模型集，它由满足该方程的所有推理算子构成。

在分式随机项模型中，推理算子 $G(v)$ 表示为 $G(v) = \begin{bmatrix} G_{11}(v) & G_{12}(v) \\ G_{21}(v) & G_{22}(v) \end{bmatrix}$，随机项模型表示为 $M(v) = G_{11}(v) + G_{12}(v)\theta[I - G_{22}(v)\theta]^{-1}G_{21}(v)$，$\|\theta\|_\infty \leqslant 1$，当

$G_{11}(v) = 0$，$G_{12}(v) = M_2(v)$，$G_{21}(v) = M_1(v)$，$G_{22}(v) = M_0(v)$ 时，可转化成为加法随机项的模型。

针对心脏病急救决策问题，其数据空间结构由心脏病案例集 U、心脏病病例属性集 A、属性特征集 V 及其医疗专家集 E 四部分组成。其中病例集 $U = \{u_i | i = 1, 2, \cdots, n\}$，$u_i$ 为第 i 个心脏病病例；属性集 $A = \{a_j | j = 1, 2, \cdots, m\}$，$a_j$ 为第 j 个病例属性；属性特征值的值域为 $V = \{V^{(u_i)} | u_i \in U\}$，$V^{(u_i)}$ 为 u_i 的属性特征值向量，$V^{(u_i)} = \{V_{ij} | j = 1, 2, \cdots, J\}$，$V_{ij}$。$u_i$ 的第 j 个属性特征值；医疗专家集 $E = \{e_r | r = 1, 2, \cdots, s\}$，$e_r$ 为第 r 个医疗专家。急救决策的目标案例记为 T，决策案例特征矩阵可定义为 $\mathbf{V} = [\mathbf{V_U} \ \mathbf{V_T}]^T$。心脏病急救推理由稳定状态模型和不确定状态模型两部分构成。

1. 稳定状态模型

将 U, A, V 输入 CBR/RBR 融合推理的稳定状态模型 M_0 中，通过对案例数据和规则的归一化处理、特征属性的选择，确定鲁棒性阈值和融合推理策略，对知识库进行识别、搜索、匹配等一系列检索过程，针对目标问题计算出 $S(a_j^{u_i})^*$、$\vartheta(s_l)^*$ 和 CF_i^*，执行 CBR/RBR 的融合策略，最终得出目标案例的最相似案例集 $U_S = \{U_{Sk} | k = 1, 2, \cdots, K\}$。心脏病案例属性及其属性特征值和最相似案例集之间存在的关系，可用推理算子表示为

$$U_S = M_0(U, T, A, V) = \sum_{i=0}^{\infty} H_i [S(a_j^{u_i})^* \cdot S(a_j^{u_i})^* \cdot CF_i^*] \tag{7-2}$$

其中，$H_i |_{i=0}^{\infty}$ 代表心脏病急救系统的归一化信息矩阵。由此可以看出，当 $H_i |_{i=0}^{\infty}$ 已知时，推理过程的推理算子也可以唯一确定。但在外部不确定性为零且心脏病样本数据充分多时，$H_i |_{i=0}^{\infty}$ 也可以从心脏病样本数据中确定很大一部分。例如，当样本数据为心脏病病例库样本数据且矩阵 u_0 可逆时，有

$$\begin{bmatrix} H_0 \\ H_1 \\ H_2 \\ H_{n-1} \end{bmatrix} = \begin{bmatrix} u_0 & 0 & \cdots & 0 \\ u_1 & u_0 & \cdots & 0 \\ \vdots & \vdots & & \vdots \\ u_{n-1} & u_{n-2} & \cdots & u_0 \end{bmatrix} - 1 \begin{bmatrix} v^{u_0} \\ v^{u_1} \\ \vdots \\ v^{u_{n-1}} \end{bmatrix} \tag{7-3}$$

因此，当 $\det(u_0) \neq 0$ 时，$H_i |_{i=0}^{\infty}$ 便可以根据 $(u_i, v^{u_i}) | n-1_{i=0}$ 唯一确定。

2. 不确定状态模型

将 U, A, V 输入 CBR/RBR 融合推理的稳定状态模型 M_0 的基础上，需要将随机项 θ 加入模型中将稳定态与不确定态相结合，以使推理模型更符合心脏病急救决策的实际过程，保证决策系统的鲁棒性。在加入不确定状态随机项的推理模型得出结果 U_S 的基础上，融入专家库 $E = \{e_r | r = 1, 2, \cdots, S\}$ 中专家的瞬时主观知识，医疗专家根据目标案例的实际情况，对案例 u_i 的第 j 个属性特征值给出的与目标案例 T 的相似度分值 $\gamma_{rj}^{u_i}$，最终得出主客观相结合的决策结果，即最相似案例 u_s^*。

心脏病案例属性及其属性特征值和最相似案例集之间的存在关系可表示为

$$U_S = M_0(U,T,A,V) + M_1(U,T,A,V)\theta \tag{7-4}$$

融入专家知识后，整体模型的决策推理关系可表示为

$$u_s^* = M_0(U,T,A,V) + M_1(U,T,A,V)\theta + F(\gamma_{rj}^{u_i}) \tag{7-5}$$

式中，(U, T, A, V) 为相对应维数的信息矩阵，θ 是一个数学期望为 0 的弱平稳随机变量，其表示模型误差、参数测量误差、外部干扰等不确定性量，如心脏病病例中的最大心率属性值缺失或者模糊。θ 的具体权重受到案例集中案例与目标案例的影响，故设定其权重函数为 $M_1(U,T,A,V)$。式（7-5）中，$F(\gamma_{rj}^{u_i})$ 表示利用专家知识建立的多属性决策优化函数。式（7-4）、式（7-5）所描述的稳定状态与随机变量的整体推理模型的输入/输出之间的关系，即稳健随机复合叠加模型的机制，如图 7-1 表示。

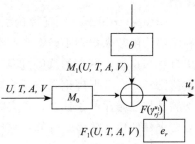

图 7-1　心脏病急救决策的稳健随机复合叠加模型

在图 7-1 中，对于心脏病急救决策的输入数据、状态信息和不确定性量，$\theta(B, V^{u_i}, V^T)$ 为零均值，并且其期望满足

$$E[\theta(B,V^{u_i},V^T) \cdot \theta(B,V^{u_i},V^T)^T] = \begin{bmatrix} Q & S \\ S^T & R \end{bmatrix}\delta_{ij} \tag{7-6}$$

式中，$E(\cdot)$ 为数学期望算子，δ_{ij} 为克罗内克（Kronecker）符号。

对于心脏病急救决策子空间，式（7-6）可以表达为

（1）心脏病急救决策是渐近稳定的。

（2）当 $\theta(B, V^{u_i}, V^T)$ 与输入不相关时，对于任意 i 有随机项期望值为 0，即

$$\bar{E}[\theta(B,V^{u_i},V^T)] = 0 \tag{7-7}$$

式中，$\bar{E}$ 定义为

$$\bar{E}[\theta(B,V^{u_i},V^T)] = \lim_{N\to\infty}\frac{1}{N}\sum_{i=1}^{N}E[\theta(B,V^{u_i},V^T)] \tag{7-8}$$

不确定状态的建模首要任务是选择合适的方法，寻找稳健随机复合叠加模型中的随机项表示方法。

7.2.2　随机项建模

Parsaye 和 Chignell[1]指出，对于不确定性在不同事件之间的相互联系，可以将不确定信息体进行合并来统一表示。这种不确定性数学表示可用 0~1 之间的数值刻画事件发生与否的预期，并采用贝叶斯网络、证据理论和置信度等方法进行分析。

贝叶斯网络是用来表示变量间连接概率的图形模式，用节点表示变量，用有向边表示变量间的影响关系，用条件概率分布表示影响关系的强弱。首先确定变量的先验概率分布，并根据证据进行推理，得到后验概率，并作为决策的一个条件。Slezak 和 Ziarko[2] 提出的贝叶斯粗糙集模型（BRSM），通过比较引入条件前后目标集发生的条件概率与先验概率间的关系来分析该条件对决策的影响。

Dempster-Shafer 证据理论引入信任函数的概念，对经典概率模型加以推广。利用信任函数来辨别不确定性的类型，在边界难以获得的情况下，信任函数允许使用自身知识限定概率的赋值范围。证据理论满足比概率理论更弱的公理系统，当概率值已知时，证据理论先演变成概率理论。证据理论的缺点是要求辨识框架中的元素满足相互排斥的条件，这在实际应用系统中是难以做到的，同时基本概率分配函数要求赋的值比较多，计算过程比较复杂。

置信度方法是 Shortliffe 与 Buchanan 等人在开发医疗诊断专家系统 MYCIN 时提出的一种不确定推理模型，采用置信度表示基于证据对一个假设的信任程度。该模型采用可信度 $CF(h,e)$ 作为不确定测度，可信度和条件概率不同，其取值范围是 $[-1, 1]$[3]，表示假设 h 在证据 e 下主观信息度的一种修改值，反映了领域专家对不确定知识增加或减少信任的程度。由于理论自身的不完善，置信度方法并没有得到广泛的应用。

上述方法具有各自的特点、优势和不足，适用于不同性质的不确定信息表示，三种方法的比较如表 7-1 所示。

表 7-1　不确定性随机项表示方法比较

表示方法	特点	优点	不足
贝叶斯网络	①拥有变量间的因果关系与关系强弱两个语义；②运用独立关系节省存储空间	①知识获取和领域建模过程简化；②推理过程的复杂性低；③通过学习处理缺失数据	建模过程需要给定一些限定条件来降低学习难度
Dempster-Shafer 证据理论	利用信任函数来区分不确定性和无知	①无须具体概率值，可根据已掌握知识对不确定事件的概率分布加以约束；②满足比概率理论更弱的公理系统	①框架中元素满足相互排斥的条件难以满足；②计算过程比较复杂
置信度方法	采用可信度作为假设的测度	反映领域专家对不确定知识增加或减少信任的程度	理论自身不完善，如置信度的计算

贝叶斯网能够利用变量之间的条件独立性，使用条件概率分布代替联合概率分布，能够大幅度降低计算的复杂性，同时保持概率的一致性。贝叶斯网能够根据变量间的依赖关系处理缺失数据，通过学习变量间的关系，能够深入对领域问题的理解，对预测结果进行修正。心脏病急救决策过程具有大量的案例数据做基础，应用贝叶斯网络的网络学习功能完全可以从数据库中进行学习得到各病例属性间的关联

关系及其强弱，并在某些属性特征值缺失的情况下通过推理对其进行预测，保证诊断决策结果的准确性。因此，贝叶斯网络能够解决案例推理过程中属性特征值缺失引起的不确定问题，适用于心脏病急救推理决策模型的不确定性信息的表示。

在案例推理空间 $Q = \langle U, A, V, c \rangle$ 中，对于给定的 U, A, V，通过案例样本数据学习构建起相应的贝叶斯网络 $B(S, P)$。进行案例检索过程中，若任意案例库案例 u_i 的属性特征值 V^{u_i} 与目标案例 T 的属性特征值 V^T 不存在模糊或缺失情况，则可直接进行案例匹配衡量；当案例属性特征值 V^{u_i}、V^T 存在不确定情况时，则通过贝叶斯网络对案例属性特征值进行处理。因此，将推理过程的随机项 θ 表示如下

$$\theta = \theta(B, V^{u_i}, V^T) \tag{7-9}$$

式中，B 为推理模型的贝叶斯网络，其具体定义在下文中给出。

为了能够获得统一的框架，各算法都使用过程形式的状态空间方程。根据不确定项的特征，可以构造出随机项 θ 的一个集合，使得该集合中所有元素都具有不确定性量的共同特征，如干扰存在边界等，记这种集合为 $Z(\theta)$。这里 ε 用于描述集合 $Z(\theta)$ 的大小。当 $\varepsilon = 0$ 时，$Z(\theta)$ 退化为零干扰元素集合。如

$$\begin{aligned} Z_{l\infty}(\theta) = &\{ \eta_i \mid_{i=0}^{\infty} \mid \eta_i \in \ell^n, \eta_i \\ = &[\eta_{i1}\ \eta_{i2}, \cdots, \eta_{in}]^T, \mid \eta_{ij} \mid \leqslant \theta, 1 \leqslant j \leqslant n, i = 0, 1, 2, \cdots \} \end{aligned}$$

是一个常用的不确定项集合。

此外，对于不确定性的处理需要更多的有关心脏病的病例信息，这种信息一般通过增加相应的病例数及其相关数据得到。用 E_N 表示这一过程，即

$$E_N: f \times Z(\varepsilon) \times U^I \rightarrow \{ (u_i^I, v^{u_i^I}) \mid_{i=0}^{N-1} \} \tag{7-10}$$

式中，U^I 代表待新增案例的集合，u_i^I 和 $v^{u_i^I}$ 表示新增心脏病病例及其属性值，N 表示新增心脏病病例个数。

根据这些先验信息和病例样本数据，可将心脏病急救决策的一个实证模型表示为

$$\begin{aligned} &M(U, T, A, V) \\ = &\left\{ M_0(U, T, A, V) \left| \begin{array}{l} v^{u_i} = E_N(M_0(U, T, A, V), (\eta_i, u_i) \mid_{i=0}^{N-1}) \\ i = 0, 1, \cdots, N-1, M_0(U, T, A, V) \in f, \eta_i \mid_{i=1}^{N-1} \in Z(\theta) \end{array} \right. \right\} \end{aligned}$$

$$\tag{7-11}$$

同时，每个属于集合 $M(U, T, A, V)$ 的推理算子都有可能代表整个推理决策实证的一个动态窗口。也就是说，任何集合 $M(U, T, A, V)$ 中的推理算子都不可能被已知的有关心脏病急救决策信息和不确定性信息所否定。

7.3 推理模型的贝叶斯网络构建

7.3.1 贝叶斯网络

1. 贝叶斯网络的定义与结构

使用 Pearl 给出的关于贝叶斯网及其结构的定义[4]，定义心脏病急救推理知识的贝叶斯网络。设 A 是一个病例属性变量的有限集合，A^1、A^2 为 A 中两个不相交的病例属性变量集，$A^1 \subset A$，$A^2 \subset A$，$A^1 \bigcap A^2 = \varnothing$，$x \in A^1$，$y \in A^2$，$P(A^1 = x)$、$P(A^2 = y)$ 为 A^1、A^2 中变量的概率分布，简记为 $P(x)$ 和 $P(y)$，如果满足

$$P(xy) = P(x) \cdot P(y) \tag{7-12}$$

则 A^1 与 A^2 是独立的，记作 $I(A^1, A^2)$。那么，若 A^3 为 A 中存在一个与 A^1，A^2 不相交的病例属性变量集，$A^3 \subset A$，当 $A^3 = z$ 满足：$P(x|y,z) = P(x|z)$，则称 A^1 与 A^2 在给定 A^3 的情况下条件独立（Conditionally Independent），记作 $I(A^1, A^2, A^3)$。

在有向无环图 S 中，如果 A^1 中一个节点到 A^2 中的一个节点的任一路径都不同时满足以下两个条件：① 所有具有汇聚箭头的节点都在 Z 中，或者有子孙节点在 Z 中；② 所有其他的节点都不在 A^3 中，则称 $A^3 d^-$ 分离 A^1 与 A^2，记为 $\langle A^1 \mid A^3 \mid A^2 \rangle$。

定义 7-1 若 S 里的所有 d^- 分离关系均对应 P 里一个条件独立关系，即：$\langle A^1 \mid A^3 \mid A^2 \rangle \Rightarrow I(A^1, A^3, A^2)$，则称 S 是关于概率分布 P 的一个 I-map。如果 I-map 里任何一个关联关系都不能删除，就称其为最小 I-map。

定义 7-2 P 为 A 中变量的联合概率分布，当且仅当 S 是一个最小 I-map，则称 $S = (A, \vec{E})$ 是一个关于概率分布 P 的贝叶斯网络。

由以上定义可知，贝叶斯网络包含了条件概率表的有向无环图（Directed Acyclic Graph，DAG）。有向无环图由若干节点和连接这些节点的有向边组成，变量用节点表示，节点之间的相关关系或因果关系用有向边代表。也就是说，如果节点之间存在有向边，就表示这两个节点对应的变量是相互依赖的；而如果节点间没有连接，就表示这两个节点对应变量相互独立。条件概率表示子节点与其父节点之间的关联强度或置信度，无父节点的节点，它的条件概率就是其先验概率。由此可见，贝叶斯网对随机项的表示由两部分组成，网络节点与网络结构和条件概率。一个二元组的形式可以用来表示贝叶斯网络，即贝叶斯网络为 $B(S, P)$。

表示心脏病急救决策的 CBR/RBR 推理知识的贝叶斯网络同样由以上两部分组成，其中网络节点表示病例属性，节点之间的有向边表示病例属性间的相关关系或因果关系，各病例属性状态的概率分布用条件概率 P 表示，各病例属性看作离散变量，其状态由相应的离散化处理结果来表示。这样贝叶斯网络就可以直观地表示各

心脏病病例属性间的因果关系。所以 CBR/RBR 患病诊断推理过程中的随机项能够用贝叶斯网络很好地表示，且对于网络中的每一步推理都可以做出很好的解释。

2. 概率推理

先验概率是根据心脏病病例库资料和医疗专家的主观知识确定的概率分布，即没有经过验证的概率。一般情况下先验概率可分为客观的先验概率、主观的先验概率两种。前者是根据病例库资料信息的统计计算得出的概率，后者是在客观信息缺失或不完全的情况下，医疗专家根据主观的经验知识给出的概率。

后验概率是指通过贝叶斯公式，通过医疗调查、实验等方法获取了新的附加诊断决策信息后，对先验概率进行修正而得到的概率。其典型特点是更符合诊断决策的实际状况。后验概率的计算主要采用全概率公式和贝叶斯公式进行。

心脏病案例的属性集 A 中，属性 a_i，$a_i \in A$，与其有关联关系的属性 a_j，$a_j \neq a_i$，$a_j \in A$，同时 $\forall j$，$P(a_j) > 0$，则有

$$P(a_i) = \sum P(a_j) P(a_i \mid a_j)$$

已知 a_i 的先验概率为 $P(a_j)$，通过学习或调查得到新的概率信息 $P(a_i \mid a_j)$，则有后验概率公式

$$P(a_j \mid a_i) = \frac{P(a_j) P(a_i \mid a_j)}{\sum_j P(a_j) P(a_i \mid a_j)}$$

急救决策贝叶斯推理就是根据确定的网络结构和每个属性变量节点的条件概率表，计算出联合概率。

根据链规则，联合概率 $P(a_1, a_2, \cdots, a_n)$ 的计算公式为

$$P(a_1, a_2, \cdots, a_n) = P(a_1) P(a_2 \mid a_1), \cdots, P(a_n \mid a_1, a_2, \cdots, a_{n-1}) \quad (7\text{-}13)$$

对于任意的 a_i，如果存在 $\pi(a_i) \subseteq \{a_1, a_2, \cdots, a_{n-1}\}$，使得给定 a_i 的父节点集 $\pi(a_i)$，a_i 与 $\{a_1, a_2, \cdots, a_n\}$ 中的其他变量条件独立，即

$$P(a_i \mid a_1, a_2, \cdots, a_n) = P[a_i \mid \pi(a_i)] \quad (7\text{-}14)$$

则有

$$P(a_1, a_2, \cdots, a_n) = \prod_{i=1}^{n} P[a_i \mid \pi(a_i)] \quad (7\text{-}15)$$

上式为联合概率的一个分解形式。在约束型贝叶斯网络中，类别属性节点 C 是所有特征节点的父节点，故根据式中的联合概率 $P(a_1, a_2, \cdots, a_n, c_k)$ 可写为

$$P(a_1, a_2, \cdots, a_n, c_k) = P(c_k) \prod_{i=1}^{n} P[a_i \mid \pi(a_i)] \quad (7\text{-}16)$$

7.3.2　贝叶斯网络学习

复杂医疗决策问题涉及的属性变量较多，变量之间的关系难以判断，条件概率分布难以确定。从病例样本数据中学习贝叶斯网的方法成为贝叶斯网构建的重要路

径。一个完整的贝叶斯网络由网络拓扑结构和节点间的条件概率构成，因此贝叶斯网络学习将包括结构学习和条件学习。

贝叶斯网络的结构学习和参数学习不是完全独立的，一方面节点的条件概率很大程度上依赖于网络拓扑结构；另一方面，网络结构直接由联合概率的分布函数来确定，两者之间的关系，如图 7-2 所示。

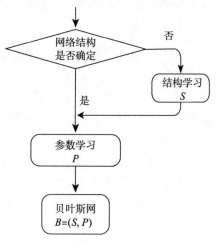

在心脏病急救决策案例数据集 U 中，设贝叶斯网络 $B=(S,P)$，式中 S 作为 B 对应的网络结构，P 作为结构 S 相对应的参数。如果属性变量间的关系确定，即决策推理网络确定，贝叶斯网学习的主要任务是学习概率参数；如果结构未知，则既要进行结构学习确定贝叶斯网络结构，又要进行参数学习确定节点

图 7-2 贝叶斯网络学习

的条件概率。为提高贝叶斯网作为知识模型的可用性，使之在学习过程中寻找一种最简单的网络结构，含有较少的、可能的病例属性及依赖关系。

1. 贝叶斯网络结构学习

贝叶斯网络的获取方式主要有三种：①依靠直觉直接获取，主要应用于属性间依赖关系较少的领域；②依靠专家知识得到，主要应用于逻辑关系较强，易于逻辑关系表达的领域；③依靠对数据库中大量的数据学习得到，应用于属性变量较多，关系复杂的领域。由于前两种方式具有很大的局限性，通过学习方法构建网络结构是常用的方式。

从大量数据中学习获得贝叶斯网络结构的方法可以分为两大类，其算法的比较分析如表 7-2 所示。

表 7-2 网络结构学习方法

网络结构学习方法	机理	应用条件	算法
基于打分搜索的方法	利用打分函数对可能的网络结构进行打分，选择最优	需对搜索空间进行限定，可能得不到最优的网络结构	基于贝叶斯方法的算法、基于最小描述长度的算法、基于最大熵的算法
基于依赖关系的方法	通过条件独立性测试判断节点间的关系	大量的样本数据集，较稀疏的网络	从完全图删减边的方法、Ploytree 表示概率网的方法、采用互信息估计的方法

心脏病急救决策基于大量样本数据而构建依赖关系，本章采用互信息估计（EMI）的结构学习方法进行，其基本思想是根据数据信息估计变量间的互信息大小，来确定变量节点的优先关系，再根据打分函数确定变量之间的指向关系。

在 Q 中，特征集合 A 中的两个特征 $a_i \in A$ 与 $a_j \in A$ 之间的互信息可表示为

$$M(a_i;a_j) = \sum_{a_i,a_j \in A a_j \neq a_i} P(a_i,a_j) \log_2 \frac{P(a_i \mid a_j)}{P(a_i)P(a_j)} \tag{7-17}$$

$M(a_i;a_j)$ 越大，这两个特征随机变量 a_i 与 a_j 之间的联系越紧密；$M(a_i;a_j)$ 趋近于 0 时这两者之间相互独立。

在给定特征变量 a_k 的条件下特征集合 A 中的两个特征 $a_i \in A$ 与 $a_j \in A$ 之间的条件互信息可表示为

$$M(a_i;a_j \mid a_k) = \sum_{a_i} \sum_{a_j} \sum_{a_k} P(a_i,a_j,a_k) \log_2 \frac{P(a_i,a_j \mid a_k)}{P(a_i \mid a_k)P(a_j \mid a_k)} \tag{7-18}$$

互信息 $M(a_i;a_j)$ 和条件互信息 $M(a_i;a_j \mid a_k)$ 具有以下性质：

(1) $M(a_i;a_j) = M(a_j;a_i)$；$M(a_i;a_j \mid a_k) = M(a_j;a_i \mid a_k)$。

(2) $M(a_i;a_j) \geqslant 0$；$M(a_i;a_j \mid a_k) \geqslant 0$。此外，当且仅当 $M(a_i;a_j) = 0$ 时，a_i 与 a_j 条件独立，同理，当且仅当 $M(a_i;a_j \mid a_k) = 0$ 时，a_i 与 a_j 在给定 a_k 的条件下条件独立。

从特征属性间的互信息含义及其性质中可以得到判断两个特征变量是否独立的方法：当给出特征变量的一个概率分布 $P(x)$ 时，可以通过判断 $M(a_i;a_j \mid a_k)$ 的大小确定特征变量间是否存在关联关系。当 $M(a_i;a_j \mid a_k) = 0$ 时，则 a_i、a_j、a_k 是相互独立的，在完全有向图中 $\langle a_i,a_j \rangle$ 的边是可以删除的，否则 a_i 与 a_j 在给定 a_k 的条件下是相互依赖的。

在实际计算过程中并不能得到真正的概率分布 $P(x)$，通常是根据样本数据 D 计算出一个经验分布 $\hat{P}_D(x)$ 来近似估计 $P(x)$。计算得到的 $M(a_i;a_j \mid a_k)$ 只是基于 $\hat{P}_D(x)$ 的一个近似值 $M_D(a_i;a_j \mid a_k)$，它总是大于 0 的。因此，设定一个很小的正数作为阈值 ε，若 $M(a_i;a_j) < \varepsilon$，则认为 a_i 与 a_j 条件独立；同理当 $M(a_i;a_j \mid a_k) < \varepsilon$ 时，则认为 a_i 与 a_j 在给定 a_k 的条件下是相互独立的。

单纯判断特征变量间是否存在关联关系并不能完全确定一个可信的贝叶斯网络结构，对于相邻节点 a_i 与 a_j 之间的关系可以是 $a_i \rightarrow a_j$，也可以是 $a_i \leftarrow a_j$。CHEN J. 等人提出基于 V-结构的方向确定方法[2]，该方法通过 CI 测试识别贝叶斯网络中的 V-结构，并确定相应边的方向，但有时不能确定所有边的方向。在此基础上根据打分方法的可分解性，设计一个可度量 a_i 与 a_j 之间依赖度的打分函数。将 a_i 对 a_j 的依赖度表示为

$$r(a_j \rightarrow a_i) = \sum_{a_j} \sum_{a_i} (P_D(a_i \mid a_j) - \overline{\mu_k})^2 \tag{7-19}$$

式中，$\overline{\mu_k}$ 为 a_j 一定的情况下，$P_D(a_i \mid a_j)$ 的概率均值。

函数 $r(a_j \rightarrow a_i)$ 表示在 a_j 确定的条件下 a_i 的确定程度，$r(a_j \rightarrow a_i)$ 越大表示 a_i 对 a_j 的依赖性越大。

该方法在确定边的方向时，主要遵循如下几条规则：

(1) 当 $|r(a_j \rightarrow a_i) - r(a_i \rightarrow a_j)| \leqslant \varepsilon$ 时，则存在 $a_i \rightarrow a_j$、$a_i \leftarrow a_j$ 两种情形。

（2）当 $r(a_j \to a_i) - r(a_i \to a_j) > \varepsilon$ 时，则确定弧的方向为 $a_j \to a_i$。

（3）当 $r(a_i \to a_j) - r(a_j \to a_i) > \varepsilon$ 时，则确定弧的方向为 $a_i \to a_j$。

根据以上规则，在方向选择过程中，可能存在 $a_j \to a_i$、$a_i \to a_j$ 两种模式并存的情形，这说明 a_i 与 a_j 具有相互依赖关系，整个系统具有多种贝叶斯网络结构。此时需由专家根据经验知识进行评价得到最符合实际情况的结构。

2. 贝叶斯网络参数学习

心脏病急救决策系统贝叶斯网中参数学习的目的是确定病例属性间的条件概率分布，即当给定病例训练样本集 U 和网络拓扑结构 S，用先验知识来确定贝叶斯网络模型各个节点处的条件概率密度，记作：$P(\theta | S, U)$。

当确定了急救决策系统贝叶斯网络结构 S 和病例样本数据属性集 A，对网络结构里的每个属性 a_i，它的值域为 $\{v_1, v_2, \cdots, v_m\}$，病例数据样本为 $U = (U_1, U_2, \cdots, U_m)$，属性 a_i 的父节点集记作 $\pi(a_i)$。父节点集 $\pi(a_i)$ 为第 j 种可能取值，节点 a_i 为第 k 种取值的概率，用 $P(a_i^k | \pi(a_i)^j)$ 表示，此概率记作 Q_{ijk}。

由于医疗资源的有限性，心脏病急救决策所依据的病例样本数据通常不能达到完备状态。而在样本数据不完备的情况下，似然函数的计算将变得很复杂，精确计算极大值难以实现，此时一般借助近似学习算法。采用常用的近似算法是期望极大化（EM）算法，对所有的变量 a_i 和所有的参数集合 D，计算条件概率 $P(a_i, \pi(a_i) | D_l, \theta^{(t)})$。给定了数据集 D，其似然函数是

$$l(\theta | D) = \sum_l \ln p(D_l | \theta) = \sum_{ijk} f(a_i^k, \pi(a_i)^j) \ln \theta_{ijk} \tag{7-20}$$

这里，$f(a_i^k, \pi(a_i)^j)$ 表示当 a_i 且 $r_i = j$ 时在数据集中的取值，最大似然函数 θ 可以由下式得到

$$\theta_{ijk} = \frac{f(a_i^k, \pi(a_i)^j)}{\sum_{ijk} f(a_i^k, \pi(a_i)^j)} \tag{7-21}$$

开始设定一个初始估计 $\theta^{(0)}$ 是 EM 算法的主要思想，然后再不断地修正它。从当前估计的 $\theta^{(t)}$，到下一估计的 $\theta^{(t+1)}$ 需要两个步骤，也就是期望计算与最大化。

给定 D 时，计算当前 θ 的似然函数期望

$$l(\theta | \theta^{(t)}) = \sum_l \sum_i \ln p(D_l, a_i | \theta) p(a_i | D_l, \theta^{(t)}) \tag{7-22}$$

对于所有的 θ，应满足 $l(\theta | \theta^{(t+1)}) \geqslant l(\theta | \theta^{(t)})$ 有

$$l(\theta | \theta^{(t)}) = \sum_{ijk} f(a_i^k, \pi(a_i)^j) \ln \theta_{ijk} \tag{7-23}$$

最大化当前期望似然函数值期望，argmax 表示寻找最大评分参量，则

$$\theta_{ijk}^{(t+1)} = \text{argmax} E[p(D | \theta) | D, \theta^{(t)}, S] = \frac{f(a_i^k, \pi(a_i)^j)}{\sum_{ijk} f(a_i^k, \pi(a_i)^j)} \tag{7-24}$$

式（7-23）和式（7-24）分别为 EM 算法的期望计算和最大化计算等式。

7.3.3　贝叶斯网络构建

基于变量间互信息的结构学习方法能够利用变量间的互信息对其进行独立性测试，确定变量间是否具有关联关系，通过打分函数确定边的方向，从而得到完整网络结构。在此基础上，通过对样本数据的参数学习确定各个变量的条件概率，最终得到完整推理模型的贝叶斯网。结构与参数学习网络构建步骤如下。

1. 构建初步网络

（1）在 Q 中，针对属性集合 $A=\{a_k\,|\,k=1,2,\cdots,m\}$ 的变量构建初步有向图 $P_G=\{\langle a_i,a_j\rangle\}$ 其中 $\langle a_i,a_j\rangle$ 表示 a_i 与 a_j 的关联关系且 $i\neq j$。

（2）对每一个节点对 (a_i,a_j)，$a_i,a_j\in A$，通过式（7-18）计算其互信息 $M(a_i,a_j\,|\,A-a_i-a_j)$ 估计值。针对给定的某一阈值 ε 节点对，若 $M(a_i,a_j\,|\,A-a_i-a_j)<$ ε 则删除 P_G 中 $\langle a_i,a_j\rangle$。对所有节点对进行检查并删减其关联关系后 P_G 中仅包含具有依赖关系的变量间的有向边。

2. 定向过程

（1）对 P_G 中每一个变量节点对 (a_i,a_j) 根据公式（7-20）计算 $r(a_j\rightarrow a_i)$ 和 $r(a_i\rightarrow a_j)$ 按照定向规则确定边的方向。

（2）若通过上述三个步骤得到一个以上的网络结构则由医疗专家进行打分得到最终网络结构；否则转入剪枝过程。

3. 剪枝过程

贝叶斯网的推理已被证明是 NP 难题，即使是近似推理也是 NP 难题。网络规模越大，则推理难度也越大。所以在推理之前进行网络剪枝，删除与本次决策无关的病例属性节点，能够降低推理难度，加快求解速度。在心脏病急救决策中采用基于规则的方法（RBR）对网络进行剪枝，删除冗余节点。

这里将对进一步决策推理不产生影响的病例属性变量称为冗余变量，从贝叶斯网中删除一个冗余变量包括删除该变量本身和删除与该变量相关的所有边，并调整受影响变量的概率分布。设心脏病急救决策贝叶斯网 S，X、Y 是其变量，现有推理 $P(a_i\,|\,a_j=v_j^k)$，$a_j=v_j^k$ 代表证据，现对此推理过程进行冗余变量查询。

定义 7-3　推理属性变量 a_i 和证据变量 a_j 之间的无向路径成为核心路径 $a_i\rightarrow a_j$。记变量集合 $a_i\bigcup a_j$ 包含以下变量：①q_i 与 a_j 之间所有有向路径上所有变量的集合。②分别从 a_i 与 a_j 变量向上回溯，直到遇上第一个交点 a_k 为止，记作 $a_j\rightarrow a_k\rightarrow a_i$ 为一条路径，所有这样的路径上所有变量的集合。

定理 7-1　所有不属于 $a_i\bigcup a_j$ 的叶子变量都与 $P(a_i\,|\,a_j=v_j^k)$ 计算无关。

令 $A_n(a_i\bigcup a_j)$ 表示 $a_i\bigcup a_j$ 中的变量以及这些变量的祖先变量的集合，重复使用定理 7-1，可以得到以下定理。

定理 7-2　所有不属于 $A_n(a_i\bigcup a_j)$ 的变量都与计算 $P(a_i\,|\,a_j=v_j^k)$ 无关。

于是可以得到以下的剪枝规则 1。

剪枝规则 1　如果某变量是叶子变量且不属于任何一个 $A_n(a_i \bigcup a_j)$，则删除之。其中 a_i 代表查询变量，$a_j = \{v_j^1, \cdots, v_j^k\}$ 代表不同的证据变量。

定理 7-3　所有被 $a_j d^-$ 分离于 a_i 的变量都与计算 $P(a_i | a_j = v_j^k)$ 无关。

d^- 分离是比条件独立更充分的条件，如果变量 a_k 被 $a_j d^-$ 分离于 a_j，则 a_k 和 a_i 是条件独立的，也就是说当 a_j 成为证据变量时，a_k 和 a_i 是独立的，对 a_i 的后验概率的求解是无关的。于是得到剪枝规则 2。

剪枝规则 2　如果某变量集合 a_k 被一个证据变量 $a_j d^-$ 分离与查询变量 a_j，则删除 a_k。

4. 确定变量的条件概率

根据先验知识和参数学习方法，对给定的样本 D 进行参数学习，确定贝叶斯网络中各变量的条件概率。

为了更好地描述以上过程，以心脏病急救推理贝叶斯的一个片段为例进行说明。以 UCI 心脏病数据集作为原始信息数据库，取心脏病病例的 6 个属性，其具体的物理含义和取值情况，如表 7-3 所示。通过参数学习，属性间的条件概率结果，如图 7-3 所示。

表 7-3　节点属性含义及其取值情况说明

节点	属性特征	名称	取值说明
a_1	Age	年龄	0：年龄＜5.5 周岁　　1：年龄≥55.5 周岁
a_2	Sex	性别	0：男　1：女
a_3	Cp	胸痛类型	1：典型心绞痛；　　　2：非典型心绞痛 3：非心绞痛；　　　4：无胸痛症状
a_4	Trestbps	静脉压	0：静脉压＜122.5mmHg 1：静脉压≥122.5mmHg 且小于 139mmHg 2：静脉压≥139mmHg
a_5	Fbs	每毫升的血糖浓度是否超过 120mg/dl	0：血糖浓度＜120 mg/dl　1：血糖浓度≥120 mg/dl
a_6	Restecg	安静时的心电图结果	0：正常；1：显示 ST-T 异常　2：结果显示有左室肥大迹象

图 7-3 所示的贝叶斯网络实例，可以明确心脏病病例中各个属性特征之间的因果关系，如静脉压的大小直接影响每毫升血液中的血清含量。并且在静脉压确定的情况下，该实例可以根据贝叶斯网络确定每毫升血液中的血清含量超过 120mg/dl 的概率。这些属性间的关系及关系强弱的表示可直接用于 CBR/RBR 融合推理模型中，如表 7-4 所示。

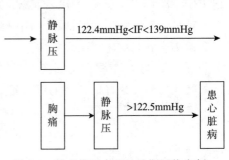

图 7-3　推理模型中的贝叶斯网络实例

表 7-4　节点 a_4、a_5 的概率分布

先验概率		条件概率		全概率		后验概率（修正概率）	
$P(a_4)$		$P(a_5|a_4)$		$P(a_5\cap a_4)$		$P(a_4|a_5)$	
		a_5'	a_5^o	a_5'	a_5^o	a_5'	a_5^o
a_4'	0.3	0.8	0.2	0.24	0.06	0.77	0.09
a_4^o	0.7	0.1	0.9	0.07	0.63	0.23	0.91

心脏病急救决策推理的一个实例，如图 7-4 所示。

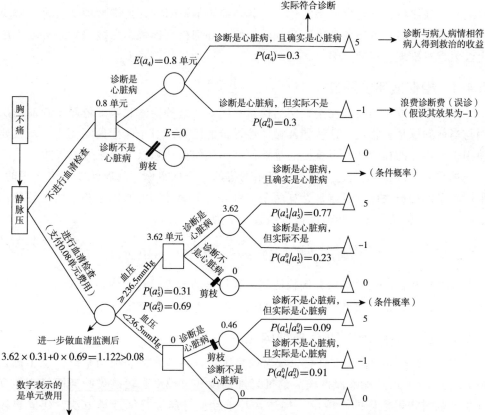

结论：若患者胸不痛，需要进一步对其进行血清重要监测，可大大提高诊断正确率，即血清监测是有效的。
　　　例如，若患者静脉压在162mmHg，但没有胸痛反应时，在进行血清监测的情况下，若其血清重量为250mg，即可判断其患有心脏病。

图 7-4　CBR/RBR 心脏病急救决策推理的一个实例

由此可提取如下规则

①IF"静脉压高于 139mmHg，胸痛"THEN 属于心脏病患者。

②IF"静脉压高于 139mmHg，无胸痛，每毫升血液中的血清重量高于 236.5mg"THEN 属于心脏病患者。

③IF"静脉压高于 139mmHg，无胸痛，每毫升血液中的血清重量低于 236.5mg"

THEN 属于健康人员。

推理结论：若患者静脉压为 162mmHg，每毫升血液中的血清重量为 250mg，没有胸痛。通过图 7-4 的推理，可以得出结论——患心脏病。

7.4   BN-CBR/RBR 推理模型

通过构建心脏病急救决策系统的贝叶斯网络，决策系统不确定的知识可以通过贝叶斯网络的强大处理能力进行学习和推理，用后验概率表示各病例属性之间的关联关系，最终使不确定信息确定化。将其与稳态的 CBR/RBR 模型项结合可以解决不确定条件下的心脏病急救决策问题，较好地处理模型误差、参数误差和外部不确定性因素对推理过程的影响。

7.4.1   相似度评价函数

案例推理成功的关键在于案例的检索和匹配，这种检索和匹配依赖于存储的病例与当前问题是否相关，这就涉及相似性评价的问题。对于医疗诊断而言，不仅要使用表面特征的相似性，更重要的是要使用结构相似性和深层特征的相似性。

通常 CBR 检索是通过对比案例库中的案例与目标案例间的属性差异来实现的，采用较多的相似度评价函数是计算两个案例 u_i，T 属性间的欧氏距离。所有特征值已归一化，则 CBR 一般相似度评价函数定义为

$$S^T = \max_{i \in \{1,2,\cdots,N\}} \left\{ 1 - \sqrt{\sum_{j=1}^{J} \left[v_j^{(u_i)} - v_j^{(t)} \right]^2} \right\} \tag{7-25}$$

这样的相似函数缺乏对案例特征间关联信息的考虑，对案例中隐含信息的挖掘不足。因此，在处理属性特征值缺失的问题时，其鲁棒性将难以保证。

7.4.2   鲁棒 BN-CBR/RBR 模型构建

对于 BN-CBR/RBR 心脏病急救决策系统，鲁棒性是指表征当系统信息不确定（如变得无序）时仍能够保持较高的推理准确度和灵敏度。通过贝叶斯网络相似度评价函数对知识推理的不确定性描述，基于互信息属性特征选择方法，建立鲁棒 BN-CBR/RBR 模型。

在 7.4.1 中心脏病急救推理的相似度评价函数的基础上，通过贝叶斯网络相似度评价函数对知识推理的不确定性描述，提出改进后的相似度评价函数。

$$S^T = \max_{i \in \{1,2,\cdots,N\}} \left\{ 1 - \sqrt{\sum_{j=1}^{J} \theta \left[v_j^{(u_i)} - v_j^{(t)} \right]^2} \right\} \tag{7-26}$$

$$\theta = M_1(U,T,A,V) = \begin{cases} 1 & v_j^{u_i} = v_{jk}^{u_i}, v_j^t = v_{jk}^t \\[2mm] \dfrac{1 - \theta_{jhk}^t}{(v_j^{u_i} - v_j^t)^2} & v_j^{u_i} = v_{jk}^{u_i}, v_j^t = \varphi \\[4mm] \dfrac{1 - \theta_{jhk}^{u_i}}{(v_j^{u_i} - v_j^t)^2} & v_j^{u_i} = \varphi, v_j^t = v_{jk}^t \end{cases}$$

$$u_i \in U, t \in T, a_i \in A, v_j \in V \tag{7-27}$$

式中，$v_j^{u_i} = v_{jk}^{u_i}$，$v_j^t = v_{jk}^t$ 表示病例库中案例和目标案例的属性 a_j 的特征值均确定；$v_j^t = \varphi$ 表示目标案例的属性 a_j 的特征值不确定（缺失或者模糊）；$v_j^{u_i} = \phi$ 表示病例库中案例的属性 a_j 的特征值不确定（缺失或者模糊）；θ_{jhk}^t 和 $\theta_{jhk}^{u_i}$ 为推理模型贝叶斯网络中的条件概率。

以上相似度评价函数仍没有考虑到案例库消除冗余性的特征集及其综合权重，因而影响模型的推理效率和鲁棒性。针对案例库的特征选择问题，数据挖掘中互信息判据方法可进行鲁棒性特征选择，该过程能够提高推理的准确度，互信息方法能用于增强贝叶斯网络的不确定性知识的表述。

考虑到特征的互信息与冗余度，由专家给定经验指数 α，采用互信息方法得到案例推理空间 Q 特征 a_j 的综合权重 w_j。

$$w_j = \alpha \times \frac{M(c; a_\lambda; S)}{\sum\limits_{a_\lambda \in C} M(c; a_\lambda; S)} + (1-\alpha) \frac{M(c; a_j)}{\sum\limits_{a_j \in S} M(c; a_j)} \tag{7-28}$$

w_j 作为 BN-CBR/RBR 模型的关键参数之一，对推理的准确度起到重要作用。采用互信息算法的 BN-CBR/RBR 模型（MI-BN CBR/RBR）案例匹配函数为

$$S^T = \max_{i \in \{1,2,\cdots,N\}} \left\{ 1 - \sqrt{\sum_{j=1}^J w_j \theta \left[v_j^{(u_i)} - v_j^{(t)} \right]^2} \right\} \tag{7-29}$$

通过案例匹配度的计算，得出匹配度最高的几个案例（可以选前 4～6 个）组成相似案例库 U_S，作为专家进行优化决策的依据。该模型使用互信息方法得出优化特征集合 S 和案例特征最优权重 w_j，消除了案例库的特征集冗余性并客观地计算出它们的综合权重，提升模型的推理准确度和鲁棒性。

7.4.3　改进的 K-D 树 （K-D Tree） 方法

由于互信息方法进行的特征选择过程耗用时间长而降低求解过程的效率，所以使用改进的 K-D 树对 Q 进行检索，降低检索复杂性，提升检索效率。为克服传统的最近邻方法（NN）因为需要遍历整个案例库而导致搜索效率低的问题，Wess 使用 K-D 树方法改进 NN 方法[5]，但该方法中的 K-D 树用两个"对角"点来表示超矩阵且每次划分都需要遍历这两个点的所有维度，其搜索效率仍不高。这里使用改进的 K-D 树 （FN K-D Tree） 的 NN 方法，设 A 点所在直线 L_1 将平面划分成两个

区域，左（右）子树的最小边界为 $S_1(S_2)$。S_1 经过 L_2 的划分，其右子树次最小边界为 S_3。经过 L_3 的划分，S_2 左子树的次最小边界为 S_4，具体检索方法，如图 7-5 所示。

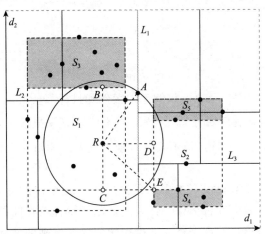

图 7-5　基于改进的 K-D 树（K-D Tree）NN 检索方法

计算一个边界到目标点的距离，首先求出边界到目标点的最近点 R，然后求其距离。在所有案例节点中，记 $d_{|TU_i|}$ 为目标案例与案例 U_i 的远端最近距离，基于 R 的近端区域最近点距离。

$$S_{u_i}^T = 1 - \min\{d_{|RD|}, d_{|RB|}, d_{|RE|}, \cdots\} \tag{7-30}$$

$$S_{u_i}^T = 1 - \min\{\,|\,d_1^{(R)} - d_1^{(D)}\,|\,,\,|\,d_2^{(R)} - d_2^{(B)}\,|\,,$$
$$(\,|\,d_1^{(R)} - d_1^{(D)}\,|^2 + |\,d_2^{(R)} - d_2^{(B)}\,|^2)^{1/2}, \cdots\} \tag{7-31}$$

在 FN K-D Tree 的 NN 检索方法遍历 Q 的过程中，K-D 树搜索每经过一次划分，$S_{u_i}^T$ 不变，远端区域则只需更新当前维度上的距离。然后判定 $d_{|TU_i|}$ 与 $S_{u_i}^T$ 当前最近距离的大小，若 $d_{|TU_i|}$ 较大，则该区域就无须继续查找。该方法能够使模型在不降低推理准确度的条件下使案例推理空间效率具有较强的鲁棒性。

7.4.4　代价敏感学习

贝叶斯网络最大后验概率缺乏对推理代价敏感性的分析，引入 ROC 曲线平均损失，以实现鲁棒贝叶斯推理。

贝叶斯网络最大后验概率准则用于推理辨识 x 的 c_j 类别：$Pr(c_j|x_1,\cdots,x_n) = \max\limits_{j=1,\cdots,l} Pr(c_j|x)$，又称为最小误差概率准则。按最小风险准则也就是按最小总风险期望进行决策，贝叶斯网络推理的最小推理代价 $R(x_i|c) = E_{X,c}[L(x,c)] = \min\limits_{i=1,\cdots,n} L(x_i|c)$。

设 $Pr(x_i|c_j)$ 是 x 实际类别为 c_j 时的概率，ROC 的误诊率 $1 - F_0(x)$ 和漏诊

率 $F_1(x)$，其分布概率所形成的 ROC 曲线平均损失函数，其中 Pr_{c_j} 表示 c_j 所对应的概率。

贝叶斯网络推理最小误差概率准则考虑推理代价，得到的最小总风险期望推理函数为

$$f^* = \arg\min_f E_{X,C}[L_m(x,c)]$$

由 Dmochowski J. P. 最优诊断推理的 BDR（推理代价不敏感的充分条件）[6] 可得

$$f^* = \min_{Pr_{c_j}} \max_x E_{X,C}\left[\ln \frac{Pr_{C|X}(c_1 \mid x)\lambda_1}{Pr_{C|X}(c_2 \mid x)\lambda_2}\right]$$

为实现贝叶斯网络鲁棒性，对于非平衡数据所面临的代价敏感性问题，需要满足推理损失的最小化。

基于梯度下降法给出代价敏感的最优性原理，本文提出推理损失最小化定理及其证明。

定理　代价敏感性学习

令 $\alpha = \frac{\sum_j \lambda_j}{2}$，$\beta = \frac{1}{2}\ln(\frac{\lambda_2}{\lambda_2})$，$Pr_c(x) = \frac{e^{\alpha f(x)+\beta}}{e^{\alpha f(x)+\beta}+e^{-\alpha f(x)-\beta}}$，$I(\cdot)$ 是示性函数，推理期望损失函数

$$E_{X,C}[L(x,c)] = [I(c_i = 1)e^{c_i \cdot \lambda_1 f(x)} + I(c_i = -1)e^{-c_i \cdot \lambda_2 f(x)}]$$
$$- E_{X,C}[s_i \cdot \ln[Pr_c(x)] + (1-s_i)\ln[1 - (Pr_c(x)]]$$

通过 $Pr_{C_j|X}(1 \mid X)$ 的非对称符号逻辑变换形式最小化

$$f(x) = \frac{1}{\sum_j \lambda_j}\ln\frac{Pr(c_j = 1 \mid X)\lambda_1}{Pr(c_j = c^* \mid X)\lambda_2}$$

证明：求解第一项指数损失的推理敏感函数的最小值，需要求解关于 x 的最小期望损失 $f(x)$ 函数，根据代价敏感的最优性原理，有

$$l_e(x) = E_{X|C}\{[I(c_i = 1)e^{c_i \cdot \lambda_1 f(x)} + I(c_i = -1)e^{-c_i \cdot \lambda_2 f(x)}] \mid X\}$$
$$= Pr_{X|C}(1 \mid x)e^{\lambda_1 f(x)} + Pr_{X|C}(-1 \mid x)e^{\lambda_2 f(x)}$$

将导数设为零，则

$$\frac{\partial l_e(x)}{\partial f(x)} = -\lambda_1 P_{C|X}(1 \mid x)e^{-\lambda_1 f(x)} + \lambda_2 P_{C|X}(-1 \mid x)e^{\lambda_2 f(x)} = 0.$$

从而有 $\dfrac{Pr(c_j = 1|x)\lambda_1}{Pr(c_j = c^* \mid x)\lambda_2} = e^{f(x) \cdot \Sigma_j \lambda_j}$ 且 $f(x) = \dfrac{1}{\sum_j \lambda_j}\ln\dfrac{Pr(c_j = 1|x)\lambda_1}{Pr(c_j = c^* \mid x)\lambda_2}$，二阶

导数很明显为非负，那么 $f(x)$ 是最小损失函数。

求解第二项二项式损失的推理代价敏感形式的最小值，也需求解关于 x 的最小期望损失 $f(x)$ 函数

$$l_b(x) = -E_{C|X}[((c'\ln(Pr_c(x)) + (1-c')\ln(1 - Pr_c(x)) \mid x]$$
$$= -Pr_{C|X}(1 \mid x)\ln(Pr_c(x)) - Pr_{C|X}(0 \mid x)\ln(1 - Pr_c(x))$$

$Pr_c(x)$ 由先验概率公式给出。因而，计算关于 $Pr_c(x)$ 的最小值，令其导数为零

$$\frac{\partial l_b(x)}{\partial Pr_c(x)} = -\frac{1}{Pr_c(x)}P_{c|x}(1\mid x) + \frac{1}{1-Pr_c(x)}Pr_{c|x}(0\mid x) = 0$$

即 $\ln\dfrac{Pr_c(x)}{1-Pr_c(x)} = \ln\dfrac{P_{C|X}(1|x)}{Pr_{C|X}(0|x)}$，利用条件 α 和 β，将其转化为 $2(\alpha f(x)+\beta)$

$= \ln\dfrac{P_{C|X}(1|x)}{Pr_{C|X}(0|x)}$，即 $f(x) = \dfrac{1}{\sum_j \lambda_j}\ln\dfrac{Pr(c_j=1|X)\lambda_1}{Pr(c_j=c^*|X)\lambda_2}$，又因为 $\dfrac{\partial^2 l_b(x)}{\partial Pr_c(x)^2} \geqslant 0$ 和 $Pr_\lambda(x)$ 关于 $f(x)$ 单调递增，所以它为极小值。证毕。

在推理损失最小化定理的基础上，针对病例及诊断标准规则资源的鲁棒性贝叶斯网络推理过程提出融合推理算法。按照推理空间的损失最小化定理，提出 CBNF 模型求解的树增强型的贝叶斯推理（Tree-Boosted BN Reasoning，TBNR）算法。假定属性变量之间的关系符合树状结构，松弛了贝叶斯网络中属性变量之间相互独立的假定条件，并允许每个属性节点最多可以依赖一个其他属性节点。

7.5　基于多属性决策的 BN-CBR/RBR 优化协同

基于同态理论的互信息属性特征选择模型可获得鲁棒性特征子集，并通过鲁棒 BN-CBR/RBR 模型得到与目标案例相似的案例集，这是基于历史经验和案例数据库的结果。由于医疗诊断知识具有隐形逻辑关系强、因果关系强的特征，医疗专家的经验和个人判断力在正确决策中起到关键性作用；同时，由于知识不确定性、案例属性集变更、智能推理信息系统更新不及时等原因，导致智能推理能力受到一定程度的限制。此外，心脏病急救决策具有严格的时间限制，其理想状态是在最短的时间内做出准确判断。一个有经验的专家可根据某些属性特征快速做出决策，而不需要机器进行全部案例搜索。因此，利用专家的主观思维模式对智能推理补充与修正是十分必要的。它正是利用了人的思维在模糊、不确定的感觉信息中抽取信息的能力比较强来弥补这一缺陷，可以提升准确度，缩短决策时间。在智能推理模型的基础上，医疗专家依靠本领域的经验知识和患者的实际情况，通过形象思维对分析决策求解的结果进行融合，实现决策结果的优化，即进行人机融合决策。

7.5.1　多属性的人机融合决策模式

从融合模型的角度，这种优化决策问题有人主机辅、机主人辅和人机共商三种类型。人主机辅模式常用于处理不确定因素较多且难以定量化的复杂问题；机主人辅模式基本上以计算机系统为主，人的干预作用主要是监督，常用于处理程序化问题；人机共商方式中，主要体现机器和人合理分工协同与智能协同取长补短。三种融合模式的特点与作用对比，如表 7-5 所示。

表 7-5　人机融合方式对比分析表

人机融合方式	人主机辅	机主人辅	人机共商
作用机理	人为处理问题的主要力量，机器辅助协作	机器为处理问题的重要力量，人辅助监督	机器和人共同处理问题，合理分工协同
决策问题特点	影响因素具有不确定性和不可定量化	涉及外界因素少，确定性因素多，结构化的问题较多	涉及因素较多，存在一定的由未来环境引起的不确定性，结构化和非结构化问题并存
任务分工	专家在计算机系统的辅助下，提出决策问题、明确目标，分析并求解	专家只是在问题较复杂的情况下，参与问题的求解	在工作开始阶段进行人机决策任务分配，人机分工协作
应用	战略决策	业务决策	管理决策

由于心脏病急救决策涉及因素较多、具有不确定性，其中既有结构化问题，如案例搜索、属性选择等；也有非结构化问题，如模糊信息的感知、突发事件处理等，在重要决策节点上尤其需要专家的形象思维与判断能力。因此，这里采用人机共商融合模式，以获得更为准确且快速的决策推理结果，如图 7-6 所示。

具体思路是以鲁棒 BN-CBR/RBR 模型得到最佳相似案例集作为备选案例，以同态互信息属性特征选择模型得到鲁棒特征子集作为决策属性，医疗专家通过考虑多个决策属性对备选案例进行重新排序、优选，完成多属性决策，对整个心脏病急救决策的影响表示为 $F(\gamma_{rj}^{u_i})$，

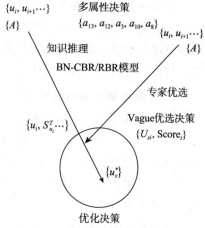

图 7-6　多属性决策 BN-CBR/RBR
的融合模式及其推断优化

通过模型复合方式对智能推理决策结果和多属性决策结果进行综合分析，做出最终决策。

针对复杂问题做出决策时，模型复合方式有串联复合和并联复合两种基本方式。在串联复合方式中，复合模型为 "$M_i + M_j$"，其中 M_i 的输出为 M_j 的输入，最后输出 M_j 的结果；在并联复合方式中，模型为 "$M_i + M_j + M_r$"，其中，M_i 和 M_j 的共同输出作为 M_r 的输入，最后输出 M_r 的结果。通过分析心脏病急救决策整体过程，进行人机任务分工并融合：设计专家多属性决策优化模型与鲁棒 BN-CBR/RBR 模型的融合模式，采用模型复合中的串联、并联相结合的融合模式，即整个心脏病急救决策过程由鲁棒 BN-CBR/RBR 模型和专家多属性决策优化模型组成。其中，鲁棒 BN-CBR/RBR 模型推理得出的相似案例库作为多属性决策优化模型的决策案例集，通过专家知识对各决策案例进行重新排序得到案例 Vague 值得

分，最终将案例相似度与其相应的 Vague 值得分进行融合，输出目标案例的最匹配案例，如图 7-7 所示。

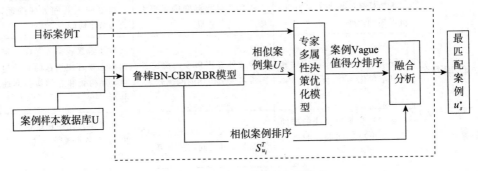

图 7-7 多属性人机融合决策模式

多属性人机融合决策在计算机智能推理和专家群决策过程中，考虑多个属性或准则的约束和影响，根据已获得的决策信息，采用一定的科学方法，对有限多个备选案例进行排序优选。多属性决策作为现代科学决策的重要组成部分，其理论和方法已被广泛应用于各种决策中。

1. 多属性融合决策的特征分析

结合心脏病急救决策问题的特征可归纳为：

（1）多个决策案例。作为决策客体的备选案例可以由多个相互冲突的属性或准则来描述。通过鲁棒 BN-CBR/RBR 推理模型在众多案例中对案例特征的比较，进行初步筛选得出相似案例集 U_S，作为优选案例集。这些案例数量有限且满足离散和相互独立的特性。

（2）多个案例属性。针对每个决策问题决策者会产生相应的相互冲突属性，每个问题都具有多个决策属性，其多少通常由问题的复杂程度决定。基于同态理论互信息属性特征选择模型，在众多属性特征的案例中，选择出可以描述案例鲁棒性的特征子集作为进一步决策的决策属性。医疗专家需要考虑各决策案例的属性特征进行分析决策，得到首选案例 u_s^*。

（3）属性权重不同。每个属性的权重是多属性决策问题的重要信息，属性权重的确定是多属性决策研究的一个重要问题，其确定的原始信息通常以决策者的经验知识为依据。每个案例属性表征病人的一项生命体征，在急救诊断中的重要性不同，专家需依据经验知识对其重要性分布情况进行判断。

（4）量纲不同。描述问题的属性对问题刻画使用不同的测量单位，这使得各属性对应的数值不能直接进行案例整体的比较，而需要通过一定的处理将各属性信息进行集结后作为案例排序的依据。描述病人体征的病例属性具有不同的测量单位，如每毫升血液中的血清重量用 mg/dl 刻画，心跳情况用次/分钟表示等。在进行决策之前需要对其进行归一化处理，以便于各种属性信息的集结。

2. 多属性融合决策问题表示

多属性决策问题的数据空间结构由决策案例集 U_S、决策属性集 A 与证据集 C 及其决策者集 E 三部分组成。

决策案例集 $U_S = \{u_h | h = 1,2,\cdots,n\}$，其中 u_h 为第 h 个备选案例。由 m 个决策属性组成的决策点集合是 U 的一个属性集，$A = \{a_k | k = 1,2,\cdots,m\}$，其中 a_k 为 A 中任意决策属性 $\forall a_k, \exists a_k \in A_t, t = 1,2,3$。$A_t$ 为 A 的属性类：最小值类 A_1，即属性值越小越好；最大值类 A_2，即属性值越大越好；最佳值类 A_3，即属性值越接近某个最佳值或状态越好，如某项性能指标、特定要求等，$A_1 \oplus A_2 \oplus A_3 = A$。

各决策属性上的分值状态由证据集 C 表示，$C = \{c_k | k = 1,2,\cdots,m\}$，其中 c_k 为任意决策属性 k 的数值。决策属性与证据集 C 均为集合 U 的属性集，且 U 满足属性 A 的同时必然具有属性 C，故认为 A 与 C 相关联，记为 $A \rightarrow C$。因此 C 相应也具有 A 的三种属性类，分别表示为 C_1、C_2、C_3，且 $C_1 \bigcup C_2 \bigcup C_3 = C$，$A_1 \rightarrow C_1$，$A_2 \rightarrow C_2$，$A_3 \rightarrow C_3$。

决策属性反映了决策过程中，处于不同属性的医疗专家的偏好与期望及其差异性。设由 s 位医疗专家组成的决策者集合为 E，$E = \{e_r | r = 1, 2, \cdots, s\}$，其中 e_r 为不同的医疗专家。从整体工作流角度，决策点呈现出多层面、多维度交叉分布状态，体现了心脏病急救诊断工作流的连续性。各决策点既可独立评价，也可根据特定目标案例进行组合评价。

7.5.2　基于 Vague 集的优化模型

在现有多属性决策系统中，由于方法与策略的选取不当存在着诸多问题，主要表现在决策规则刚性与柔性的冲突、决策过程确定性与模糊性的冲突，以及决策信息结构化与非结构化的冲突等。为此，许多学者从不同角度提出了相应的算法和模型，如线性规划[7]、混合整数规划算法[8]、AHP 及其改进方法[9]、神经元网络[10]、案例推理（CBR）[11]、基于 Vague 集的多目标决策[12]等，但这些研究或将重点放在算法本身合理性的讨论上，或采用混合算法，以求得决策案例优劣排序，而忽略了实际决策过程中跨职能、多节点以及不同管理策略间的协同。

通过对心脏病急救决策进行多属性决策的知识表述，建立决策推理机制，引入基于 Vague 集模糊决策的嵌入式算法，构造决策规则，将候选案例的决策问题与心脏病诊断工作流相结合，使智能决策系统分析功能更强，对医疗专家知识的融合程度更高，对非结构化信息的处理更有效。同时采用 Vague 集中真假隶属度和未知度描述对候选案例的认可程度和不确定程度，解决案例优选问题中的模糊性和不确定性问题。1993 年，Gau 和 Buehere 提出了 Vague 集概念，引入真假隶属度和未知度概念以详细描述决策者对备选案例认识的肯定程度、否定程度和不确定程度，更好地反映决策者对事物的把握程度和认识水平[13]。1994 年，Chen 和 Tan 首次将 Vague 集理论应用于多目标模糊决策，并提出了一种基于评分函数的决策方法，使决策行为更具弹性、准确性和有效性[14]。Vague 集具有直观的物理模型解释，由于其定义本身体现出了对模糊概念的隶属程度，所以较传统的模糊集有更强的表示不确定性的能力[15]，这已在模式识别、案例决策中得到成功应用。

考虑医疗专家在经验水平、知识结构上的差异，采用专家权重来表现其关注点及相关经验对决策点的影响，使决策结果置信度更高，构建如下决策规则：

规则 1：设专家权重集为 $\widetilde{\Phi}=\{\widetilde{\varphi}_r\,|\,r=1,2,\cdots,s,r\leqslant s\}$，$0\leqslant\widetilde{\varphi}_r\leqslant100\%$，$\sum_{r=1}^{s}\widetilde{\varphi}_r=100\%$，其中 $\widetilde{\varphi}_r$ 为第 r 位专家的专家权重值；设第 r 位评审专家对 m 个决策点给予的权重集合为 $\hat{W}^r$，$\hat{W}^r=\{\hat{\omega}_k^r\,|\,k=1,2,\cdots m\}$，其中 $\hat{\omega}_k^r$ 为第 r 位评审专家给予第 k 个决策点的决策点权重。

映射 $f:U_S{\rightarrow}C$ 对于 $\forall\,x_h\in X$，$\exists\,Y^h\in C$，其中 $Y^h=(\gamma_{rk}^h)_{sm}$，$h=1$，2，$\cdots n$，$k=1$，2，$\cdots m$，$r=1$，2，$\cdots s$。γ_{rk}^h 表示第 h 个备选案例 u_h 在第 k 个决策属性 a_k 获得第 r 位医疗专家的分值。显然映射 f 是 U_S 到 C 的双射。

备选案例 u_h 符合决策点 a_k 的程度称为隶属度，Vague 集 V 由真隶属度函数和假隶属度函数 f_v 描述。

规则 2：令 $1-f_v(u_{hk})=tr_v^*(u_{hk})$，则备选案例集 U_S 的 Vague 集记为：

$$V=\{(a_1,[t_v(u_{h1}),tr_v^*(u_{h1})]),(a_2,[t_v(u_{h2}),tr_v^*(u_{h2})]),\cdots,$$
$$(a_k,[t_v(u_{hk}),tr_v^*(u_{hk})]),\cdots,(a_m,[t_v(u_{hm}),tr_v^*(u_{hm})])\}.$$

$t_v(u_h)$ 为支持案例 u_h 的证据集 C 所导出的肯定隶属度的下界，即备选案例 u_h 满足评价决策属性 a_k 程度的下界；$f_v(u_h)$ 是由反对案例 u_h 的证据集 C 所导出的否定隶属度的下界，即备选案例 u_h 不满足评价决策属性 a_k 程度的下界。$t_v(u_h)$ 和 $f_v(u_h)$ 将区间 $[0,1]$ 中的实数与 X 中的每一个案例联系起来，即 $t_v:X{\rightarrow}[0,1]$；$f_v:X{\rightarrow}[0,1]$，其中 $t_v(u_h)+f_v(u_h)\leqslant1$。案例 u_h 在 V 中隶属度函数被区间 $[0,1]$ 的一个子区间 $[t_v(u_h),tr_v^*(u_h)]$ 所界定，称该区间为 u_h 的 Vague 值。

对于映射 $T:V{\rightarrow}C$，可确定映射 $T^{-1}:C{\rightarrow}V$，且 T^{-1} 为双射。

证明：若对于 $\forall\,t_v(u_h),tr_v^*(u_h)\in V$，$t_v(u_h)\neq tr_v^*(u_h)$，在 C 中必有 $T(t_v(u_h))\neq T(tr_v^*(u_h))$，则 T 为一个单射；由规则 2 知 $T^{-1}(C)=V$，则 T^{-1} 为满射，综上所述，T^{-1} 为双射。从而有复合映射 $f{\circ}T^{-1}:X{\rightarrow}U_S{\rightarrow}V$。证毕。

当各备选案例作为相互独立个体参与评价时，认为 U_S 中的案例为离散状态，其 Vague 集 V 记为

$$V=\sum_{h=1}^{n}[t_v(u_h),1-f_v(u_h)]/u_h,u_h\in U_S \tag{7-32}$$

当评价对象不仅包括案例，还包括子案例，此时认为 U_S 中的案例为连续状态，其 Vague 集 V 记为

$$V=\int_X[t_v(u_h),1-f_v(u_h)]/u_h,u_h\in U_S \tag{7-33}$$

令 $\pi_v(u_h)=1-t_v(u_h)-f_v(u_h)$，$0\leqslant\pi_v(u_h)\leqslant1$ 为 u_h 关于 V 的未知度，也称犹

豫度，反映案例 u_h 对于决策点集 A 的不确定性程度，$\pi_v(u_h)$ 越大，u_h 关于 A 的不确定性程度越高，决策把握越小。当 $t_v(u_h) + f_v(u_h) = 1$，$\pi_v(u_h) = 0$ 时，V 退化为普通模糊集，此时 u_h 对于 A 中的决策点成为确定性问题。

7.5.3　基于 Vague 集的嵌入式算法

为进行案例优选，在案例排序时，调用基于 Vague 集的嵌入式结构的算法程序来完成相应的命令。该结构的优点在于针对模糊决策，集成度高、可重用、可连续训练以节约计算资源。

步骤 1：对专家意见 $\hat{W}^r$ 集结形成专家矩阵 Θ^{u_h}。

对 $\hat{W}^r$ 归一化处理后，采用先专家后决策点的收缩方式形成专家矩阵 Θ^{u_h}。

$$\omega_k^r = \frac{\hat{\omega_k^r}}{\sum_{k=1}^m \hat{\omega_k^r}} \tag{7-34}$$

$$\Theta^{u_h} = (\gamma_{rk}^{u_h})_{s \times m} \times \Psi \tag{7-35}$$

式中，ω_k^r 为第 r 位医疗专家对于第 k 个决策点归一化后的权重值。归一化后的权重集为 $W^r = \{\omega_k^r \mid k = 1, 2, \cdots, m, k \leqslant m, r \leqslant s\}$，$0 \leqslant \omega_k^r \leqslant 100\%$，$\sum_{k=1}^m \omega_k^r = 100\%$。$\Psi$ 为集结后的决策点权重值集合，$\Psi = \{\psi_k \mid k = 1, 2, \cdots, m, k \leqslant m\}$，$0 \leqslant \psi_k \leqslant 100\%$，$\sum_{k=1}^m \psi_k = 100\%$，其中 ψ_k 为集结后的第 k 个决策点权重。$\Theta^{u_h} = [\vartheta_1^{u_h}, \vartheta_2^{u_h}, \cdots, \vartheta_m^{u_h}]$ 为对案例 u_h，专家权重集结后，决策点 k 上的分值。

步骤 2：决策点模糊化处理。

将医疗专家原始偏好矩阵转化为相对有效性矩阵 $M = [\mu_{hk}]_{n \times m}$。$E(\vartheta_h)$ 是 ϑ_{hk} 期望值。元素均为属于区间 $[0, 1]$ 的实数，行向量 $\mu(h) = (\mu_{h1}, \mu_{h2}, \cdots, \mu_{hm})$，表示案例 u_h 在 m 个决策点上的模糊值。

$$\mu_{hk} = \frac{f(a_k)}{\max_k \vartheta_{hk} - \min_k \vartheta_{hk}}$$

$$f(a_k) = \begin{cases} \vartheta_{hk} - \min_k \vartheta_{hk} & a_k \in A_1 \\ \max_k \vartheta_{hk} - \vartheta_{hk} & a_k \in A_2 \\ |\vartheta_{hk} - E(\vartheta_h)| & a_k \in A_3 \end{cases} \tag{7-36}$$

步骤 3：Vague 集估计。

将医疗专家均视为风险规避型，即偏于保守型估计。以 max-min 算子表示的风险估计[16]为

$$\alpha_k = \max_{1 \leqslant h \leqslant n}\{\max_{1 \leqslant k \leqslant m}\{\mu_{hk}\}\}, \beta_k = \min_{1 \leqslant h \leqslant n}\{\min_{1 \leqslant k \leqslant m}\{\mu_{hk}\}\} \tag{7-37}$$

式中，α_k 为决策者可接受的满意度下界，β_k 为决策者不可接受的不满意度上界。分如下情况讨论：

（1）若 $\mu_{hk} \geqslant \alpha_k$，则称 u_h 支持决策点 a_k，即对决策点 a_k，u_h 可以作为供货

对象。

(2) 若 $\mu_{hk} \leqslant \beta_k$，则称反对决策点 a_k，即对决策点 a_k，u_h 不适合作为供货对象。

(3) 若 $\beta_k \leqslant \mu_{hk} \leqslant \alpha_k$，则称备选案例 u_h 对于决策点 a_k 处于中立状态，即对于决策点 a_k 不能准确判断出 u_h 是否可以成为供货对象。

步骤 4：案例记分及排序

假设备选案例 u_h 以单独个体参与评价，即 $u_h x_h$ 为离散变量，其 Vague 值的效用估计采用王伟平等提出的方法[17]。

7.6 小结

系统模型本身或参数存在的误差以及外界干扰因素的存在使复杂医疗决策系统具有不确定性。针对不确定决策基于贝叶斯网络的 CBR/RBR 融合推理机制与方法，主要做出了如下工作：①使用稳健随机混合方法构建复合叠加模型。提出不确定决策条件下的 CBR/RBR 融合推理模型，将其表示为稳定态 CBR/RBR 融合推理模型加上推理过程随机项的复合叠加模型。其推理决策过程中的模型误差、参数误差和外部不确定性量采用随机变量予以描述，并采用随机期望算子对其进行表示。②构建基于互信息的贝叶斯网络 CBR/RBR 融合推理模型。提出了基于互信息的贝叶斯网络 CBR/RBR 融合推理模型（MI-BNCBR/RBR），优化特征数据而获得鲁棒性特征子集。在使得系统具有鲁棒性的条件下，采用基于远端距离 K-D 树的方法改善基于互信息的案例推理的检索效率。③提出基于多属性决策的 BN-CBR/RBR 优化机制。利用专家主观知识对智能推理进行补充，采用人机融合决策中的人机共商方式将智能推理的客观结果和专家多属性决策的主观结果进行有效融合。提出了基于 Vague 集的多属性决策方法，采用 Vague 集中真假隶属度和未知度描述对候选案例的认可程度和不确定程度，解决案例优选问题中的模糊性和不确定性问题，提高急救决策效率。

参考文献

[1] Schmidt R，Montani S，Bellazzi R，et al. Cased-based reasoning for medical knowledge-based systems [J]. International Journal of Medical Informatics，2001，64 (2-3)：355-367.

[2] Stezak D，Ziarko W. The investigation of the bayesian rough set model [J]. International Journal of Approximate Reasoning，2005，40 (1)：81-91.

[3] J L Castro，M Navarro，J M Sánchez，J M Zurita. Loss and gain functions for CBR retrieval [J]. Information Sciences，2009，179 (11)：1738-1750.

[4] C Sotriffer，H Gohlke，G Klebe. Docking into knowledge-based potential fields：a comparative evaluation of drug score [J]. Journal of Medicinal Chemistry，2002，45 (10)：1967-1970.

［5］　张少中. 基于贝叶斯网的知识发现与决策应用研究 ［D］. 大连理工大学，2003.

［6］　Dmochowski J P，Sajda P，Parra L C. Maximum likelihood in cost-sensitive learning：model specification，approximations，and upper bounds ［J］. The Journal of Machine Learning Research，2010 (11)：3313-3332.

［7］　Peal J. Probabilistic reasoning in intelligent system：networks of plausible inference ［M］. San Mateo，CA：Morgan Kaufmann，Inc，1988.

［8］　Chen G J，Greiner R，Kelly J，et al. Learning bayesian networks from data：an information-theory based approach ［J］. Artificial Intelligence，2002，137 (1-2)：43-90.

［9］　Mukhopadhyay T，Vicinanza S S，Prietula M J. Examining the feasibility of a case-based reasoning model for software effort estimation ［J］. MIS Quarterly，1992，16 (2)：155-171.

［10］　Schmidt R，Montani S，Bellazzi R，et al. Cased-based reasoning for medical knowledge-based systems ［J］. International Journal of Medical Informatics，2001，64 (2-3)：355-367.

［11］　S Wess，K Althoff，G Derwand. Using k-d trees to improve the retrieval step in case-based reasoning ［M］. Topics in Case-Based Reasoning，Springer Berlin Heidelbery，1993：167-181.

［12］　Hong G H，Park S C，Jang D S，Rho H M. An effective supplier selection method for constructing competitive supply-relationship ［J］. Expert Systems with Applications，2005，28 (4)：629-639.

［13］　Ustun O，Demirtas E A. An integrated multi-objective decision-making process for multi-period lot-sizing with supplier selection ［J］. Omega，2008，36 (4)：509-521.

［14］　Liu D T，et al. A method of components and parts suppliers selection for SMMEs based on uncertainly voting AHP group decision making ［A］. Proceedings of the 1st International Symposium on Pervasive Computing and Applications ［C］. Washington，D. C.，USA：IEEE，2006：17-22.

［15］　Li Q. A fuzzy neural network based multi-criteria decision making approach for outsourcing supplier evaluation ［A］. Proceedings of ICIEA 2008-3rd IEEE Conference on Industrial Electronics and Applications ［C］. Washington，D. C.，USA：IEEE，2008：192-196.

［16］　Humphreys P，McIvor R，Chan F. Using case-based reasoning to evaluate supplier environmental management performance ［J］. Expert Systems with Applications，2003，25 (2)：141-153.

［17］　Chen S M，Tan J M. Handling multi-criteria fuzzy decision-making problems elements ［J］. Fuzzy Sets System，1994，67 (2)：163-172.

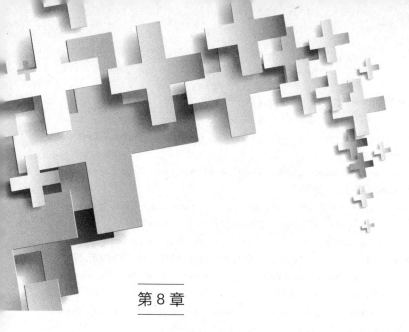

第 8 章

同态推理空间下的互信息属性特征建模

在数据驱动决策中，特征选择判据是使特征选择模型具有鲁棒性的关键。为了描述属性变量的属性值分布的无序程度，引入熵的概念并用归一化互信息矩阵度量高维度二次 Renyi 熵的互信息，构建冗余性属性判据。通过对 MIFS 模型、MIFS-U 模型和 mRMR 模型的改进，建立同态推理状态空间中的属性特征约简模型（R^2 MIFS），并使用广义浮动属性特征选择算法消除空间中的冗余属性。

8.1 引言

属性特征选择是数据驱动决策过程中知识推理的重要环节。数据驱动决策的病历数据是病历库和诊断规则库中的记录，每个记录均存在复杂的属性特征。这些属性特征可以是数据型、分类型和数值型等。将这些病历记录分别识别为某一种特定的症状特征，则这一个特殊属性特征即为标识类别，与其他属性特征之间存在逻辑上的因果关系。一方面，数据记录的属性特征是对该数据分类的重要依据。另一方面，数据挖掘的结论数据通常来自已有的数据库。数据记录中部分属性可能与当前决策任务无关，而与决策任务相关的属性，对决策结果的影响也不完全一致。因此，数据属性特征选择的合理性将直接影响到决策结果的准确性。

常用的分类器包括决策树分类器、贝叶斯分类器、最近邻分类器等，这些不同的分类方法和模型各有其优势和弱点，但其均要求所输入样本数据的属性特征集合具有鲁棒性，即要求对数据驱动决策的学习样本数据集表现出很高的决策效率和较小的决策误差，且当某样本数据集不满足优化属性特征集合时，因误差率不会明显提高而表现出鲁棒性。考虑到上述问题，需要根据综合性能选择确定一种最适合数据驱动决策问题的鲁棒性特征选择方法与模型，尤其是其特征选择的判据，之后可用此方法来实际解决该类问题中未知对象的标识类别归属。

常见的鲁棒属性特征选择方法主要通过对样本特征进行加权的方式来体现特征的重要程度。Sun 等人[1]和 Deng[2]等使用 Relief 方法对特征加权并提出了新的鲁棒性属性特征选择方法，但 Relief 方法本身具有的一些缺陷，如抗干扰能力不强，无法消除特征冗余性，这在一定程度上影响了所选特征的鲁棒性。Yang 等人[3]、Torre[4] 和 Huan 等人[5] 使用鲁棒性主成分分析法（PCA）进行特征降维，表现出较强的抗干扰性和消冗余性，但该种方法中对于离群点的分析要求数据集的样本量大，对于样本量小的数据集鲁棒性不强。为了较好地处理小样本问题中离群点的不确定性，Kim[6]使用鲁棒 Fisher 线性判别分析（LDA）方法进行属性特征选择，但由于其要求协方差矩阵具有奇异性而导致该方法缺乏稳健性。

为了实现鲁棒性特征选择，近年来学术界研究并提出了一些基于信息论的属性特征选择算法。Kaski 等人[7]提出信息判别分析方法（IDA）通过最大化非对称互信息来消除特征的冗余性，但其通过产生式概率模型计算的互信息的适应性不强。Battiti[8] 提出的 MIFS 法和 Huang 等人[9]基于 MIFS 改进的 SOMIFS 法用直方图法估算特征值的概率分布，但这类方法采用数个二维互信息的和来近似估计高维特征之间的冗余度的鲁棒性不强。此外，Kwak[10] 和 Chow 等人[11]提出了高维互信息属性特征选择方法，但这类方法在高维数据集中容易产生互信息估算的误差干扰。为了在不引入干扰的条件下消除特征冗余，Peng[12] 提出了采用非参数核密度的互信息属性特征选择准则 mRMR 法，然而预设的固定冗余性缺乏权重参数使得该方法缺乏刚性。

上述方法虽然在一定程度上解决了鲁棒性属性特征选择所面临的问题，但是仍然没有考虑以下假设：第一，在推理状态空间同态的条件下进行属性特征选择，讨论同态的属性特征选择通过消除冗余性属性对知识推理鲁棒性的影响；第二，对样本数据的属性特征条件变化时，系统地进行属性冗余性权参数讨论，使得所选择属性集合对后续的知识推理过程具有鲁棒性。本章对数据驱动决策的鲁棒性特征的冗余性问题，运用时间窗的概念研究急救决策推理过程，提出了急救推理空间中的同态性。

8.2　空间的同态理论与信息场

为了拓清推理状态空间中数据驱动决策知识的传递过程及其规律，将该传递过程视为一个信息场。对推理知识的传递过程不能够实现信息的理想传递，分析空间的知识场合知识量，并从整体上分析推理知识的信息量、能量、空间距离、空间增益及其转移代价等。

8.2.1 状态空间同态

为研究决策推理空间的同态，引入关系映射的概念和经典集合的扩展原理。设 f 是一个从 U 到 V 的映射

$$f:U \to V, u \to f(u) = v \in V, \forall u \in U \tag{8-1}$$

经典集合的扩张原理认为：f 可以诱导一个从幂集 $P(U)$ 到幂集 $P(V)$ 的映射及一个从 $P(V)$ 到 $P(U)$ 的逆映射，即

$f:P(U) \to P(V), A \to f(A) = \{v \in V \mid v = f(u), u \in A\}, \forall A \in P(U)$,

$f^{-1}:P(V) \to P(U), B \to f^{-1}(B) = \{u \in U \mid v = f(u), u \in B\}, \forall B \in P(V)$

则 $f(A)$ 称为 A 的象，$f^{-1}(B)$ 称为 B 的逆象。

由于经典集合的扩展原理把元素间的映射扩展到集合间的映射。

根据扩展原理，提出了关系映射和逆关系映射的定义。

定义 8-1 设 $f: U \to V$，$x \mid \to f(x) \in V$，$x \in U$。f 能诱导一个从 $\Re(U)$ 到 $\Re(V)$ 的映射和一个从 $\Re(V)$ 到 $\Re(U)$ 的映射，即

$$\hat{f}:\Re(U) \to \Re(V), R \to f(R) \in \Re(V), \forall \Re(U)$$

$$\hat{f}(R) \underset{=}{\Delta} \bigcup_{x \in V} \{f(x) \times f(R_s(x))\}$$

$$\hat{f}:\Re(V) \to \Re(U), R \to f^{-1}(P) \in \Re(U), \forall R \in \Re(V)$$

$$\hat{f}^{-1}(P) \underset{=}{\Delta} \bigcup_{y \in V} \{f^{-1}(y) \times f^{-1}(R_s(y))\} \tag{8-2}$$

则称 $\hat{f}$ 和 $\hat{f}^{-1}$ 为由 f 诱导的关系映射和逆关系映射。称 $\hat{f}(R)$ 为 V 上的由 f 诱导的二元关系，$\hat{f}^{-1}(P)$ 为 U 上的由 $\hat{f}^{-1}$ 诱导的二元关系。在下面的讨论中，将 $\hat{f}$ 简记为 f，$\hat{f}^{-1}$ 简记为 f^{-1}。

定理 8-1 设 $f: U \to V$ 且 f 是满射，$R \in \Re(U)$，$P \in \Re(V)$ 则

（1）若 $R(P)$ 是自反的，则 $f(R)(f^{-1}(P))$ 是自反的。

（2）若 $R(P)$ 是对称的，则 $f(R)(f^{-1}(P))$ 是对称的。

（3）若 P 是传递的，则 $f^{-1}(P)$ 是传递的。

（4）如果 f 是 U 上关于 R 的第一类协调函数，则 R 是传递的 $\Rightarrow f(R)$ 是传递的。

对于映射 $T: V \to C$，可确定映射 $T^{-1}: C \to V$，且 T^{-1} 为双射。

证明：若对于 $\forall t_v(x_h)$，$tr_v^*(x_h) \in V$，$t_v(x_h) \neq tr_v^*(x_h)$，在 C 中必有 $T(t_v(x_h)) \neq T(tr_v^*(x_h))$，则 T 为一个单射；$T^{-1}(C) = V$，则 T^{-1} 为满射，综上所述，T^{-1} 为双射。从而有复合映射 $foT^{-1}: X \to C \to V$。

定义 8-2 同态，设 $S = (U, AT, f)$ 和 $S' = (U', AT', f')$ 是两个推理状态空间，设 h_0 是一个由 U 到 U' 的映射，h_{AT} 是一个由 AT 到 AT' 的映射，为了简便，

式中用 h_A 来代替 h_{AT}。h_D 是一个 V 到 V' 的映射。对于三元组 $h=(h_0,h_A,h_D)$，推理状态空间 S 到 S' 是同态的条件，对任意 $x\in U$ 和任意 $a\in AT$，当且仅当

$$h_D(f(x,a))=f'(h_0(x),h_A(a))$$

8.2.2　同态下推理空间的性质

为研究同态急救推理空间的性质，则分析两个推理状态子空间的映射关系。

引理 8-1　设 $h=(h_0,h_A,h_D)$ 是一个由 S 到 S' 的推理状态空间同态，其中 h_0 是满射，且 h_D 是一对一的。如果 $a\in AT$ 在 AT 中是冗余的，则 $h_A^{-1}(h_A(a))\subset AT$ 在 AT 中也是冗余的。在此条件下，如果 $a\in AT$ 在 AT 中是冗余的，则在 AT 中与 a 在 h_A 下有相同象的属性，均在 AT 中是冗余的。所以，引入同态推理状态空间中关于属性集合冗余性的定理。

定理 8-2　设 $h=(h_0,h_A,h_D)$ 是由 S 到 S' 的推理状态空间同态，其中 h_0 和 h_A 是满射，h_D 是一对一的。如果属性集合 $P\subset AT$ 在 S 中是冗余的，那么 $h_A(P)$ 在 S' 中也是冗余的。

证明：事实上令 $AT''=h_A(AT)$，则 $S''=(U',AT'',f'')$，其中 $V''=U_{a'\in h_A(AT)}V_{a'}$，$f''$ 是 f' 在 $u'\times AT''$ 上的限制，是 S' 的一个子系统。这样 h 在 S 到 S'' 满足定义 8-2 的条件，由引理 8-1 可知 $h_A(P)$ 在 S'' 中是冗余的。由于 $AT''\subseteq AT'$，故 $h_A(P)$ 在 AT' 中也是冗余的，即 $h_A(P)$ 在 S' 中是冗余的。证毕。

可以看出，AT' 中属性可以被分为两类，一类是 AT 的必要属性的象，另一类是 AT 中的冗余属性的象，在定理条件下，冗余的属性的象也是冗余的。那么，如果 $P\subseteq AT$ 在 S 中的一个简约，则 $h_A(P)\subseteq AT'$ 是 AT' 在 S' 中一个简约。

例如，设 $S=(U,AT,V,f)$ 和 $S'=(U',AT',V',f')$ 是心脏病推理知识空间中的两个状态子空间，如表 8-1 和表 8-2 所示。心脏病的病历库中的病例 $x_i\in U$，$i=1，2，\cdots，9$，心脏病属性特征 $a，b，c，d\in AT$，其对应的属性特征值 $v_a^j，v_b^j，v_c^j，v_d^j\in V，j=1，2，3$。病例 $y_i\in U$，$i=1，2，\cdots，7$，心脏病属性特征 $a'，b'，c'，d'\in AT'$，其对应的属性特征值 $v_{a'}^j，v_{b'}^j，v_{c'}^j，v_{d'}^j\in V'，j=1，2，3$。

表 8-1　一个推理状态空间 S

	A	b	c	d
x_1	v_a^1	v_b^2	v_c^2	v_d^1
x_2	v_a^2	v_b^1	v_c^1	v_d^3
x_3	v_a^1	v_b^3	v_c^2	v_d^2
x_4	v_a^3	v_b^1	v_c^1	v_d^1
x_5	v_a^1	v_b^2	v_c^2	v_d^1
x_6	v_a^1	v_b^3	v_c^2	v_d^2
x_7	v_a^2	v_b^2	v_c^1	v_d^1
x_8	v_a^2	v_b^1	v_c^1	v_d^3
x_9	v_a^3	v_b^3	v_c^1	v_d^2

表 8-2　一个推理状态空间 S'

	a'	b'	c'	d'
y_1	$v_a^{1'}$	$v_b^{2'}$	$v_c^{2'}$	$v_d^{1'}$
y_2	$v_a^{1'}$	$v_b^{3'}$	$v_c^{2'}$	$v_d^{2'}$
y_3	$v_a^{2'}$	$v_b^{1'}$	$v_c^{1'}$	$v_d^{3'}$
y_4	$v_a^{1'}$	$v_b^{1'}$	$v_c^{1'}$	$v_d^{3'}$
y_5	$v_a^{3'}$	$v_b^{1'}$	$v_c^{1'}$	$v_d^{1'}$
y_6	$v_a^{2'}$	$v_b^{2'}$	$v_c^{1'}$	$v_d^{1'}$
y_7	$v_a^{3'}$	$v_b^{3'}$	$v_c^{1'}$	$v_d^{2'}$

设 h_0 是一个由 U 到 U′的按照表 8-3 定义的映射。

表 8-3　U 到 U' 的一个映射

x_1，x_5	x_3，x_6	x_2	x_8	x_4	x_7	x_9
y_1	y_2	y_3	y_4	y_5	y_6	y_7

设 h_A 是一个由下式定义的由 AT 到 AT' 的映射：

$$h_A(t) = t', t \in AT = \{a,b,c,d\}$$

设 h_D 是 V 到 V' 的映射，由 h_a、h_b、h_c 和 h_d 组成，它们的定义如下：

$$h_t(v_t^i) = v_{t'}^i \quad t = a,b,c,d \quad i = 1,2,3$$

容易验证 $h = (h_0, h_A, h_D)$ 是由 S 到 S' 的一个心脏病推理状态空间的同态映射，且 h 满足定理 8-2 的条件。可以看到 c 在 S 中是冗余的；$\{a, b\}$ 和 $\{a, d\}$ 是 AT 的两个约简。容易验证 c 在 h_A 下的象 c' 在 S' 中也是冗余的；$\{a', b'\}$ 和 $\{a', d'\}$，$\{a, b\}$ 和 $\{a, d\}$ 的象，也是 AT' 的两个约简属性特征集合。

8.2.3　推理状态空间的信息场

在数据驱动决策的推理过程中，推理状态空间之间的信息流的输入和输出可视为一个信息场。在推理过程的初始状态 U 与下一个中间状态 U′之间形成的知识场 C 中，推理信息在信道中的传递过程还会受到环境干扰和推理的作用，如图 8-1 所示。

定义 8-3　设 $C = \langle S, S', N, \leqslant_N \rangle$ 的知识结构为 $F_1 = \langle C_1, W_1, K_1 \rangle$ 与 $F_2 = \langle C_2, W_2, K_2 \rangle$，若存在映射 $h: R^{K_1} \rightarrow R^{K_2}$，满足：

(1) h 在偏序下严格单调，即 $\forall R_1, R'_1 \in R^{K_1}(R_1 \leqslant_{dic} R'_1 \Rightarrow h(R_1) \leqslant_{dic} h(R'_1))$；

(2) $\forall n \in N, (h(W_1(n)) = W_2(n))$；

(3) $(\exists \varepsilon \in R)(\forall n, n' \in N)(dis_1(W_1(n), W_1(n')) = \varepsilon \cdot dis_2(W_2(n), W_2(n')))$；

式中，$dis_1: R^{K_1} \times R^{K_2} \rightarrow R$，$dis_2: R^{K_1} \times R^{K_2} \rightarrow R$，则称 F_1 与 F_2 为 $(dis_1,$

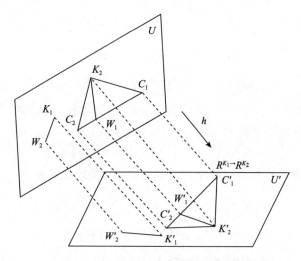

图 8-1　心脏病急救推理空间信息场

dis_2）推理状态空间称为知识场。当某一项知识是由 M 个知识元所组成的，则该项知识的知识量为：

$$v = \sum_{m=1}^{M} v_m \Leftarrow \sum_{m=1}^{M} q_m = \sum_{m=1}^{M} r_m W_m \tag{8-3}$$

式中，v_m 为第 m 个知识元的知识量；q_m 为表达第 m 个知识元，即所需的第 m 个目标状态的信息量；r_m 为第 m 个目标状态的实现度；W_m 为第 m 个目标状态的知识的完全信息量。输入的推理知识的知识量为 v，输出的知识量为 v'，系统中推理知识的传递在传递过程中存在规律。

8.2.4　信息增益

在空间 L 中，需要定量描述不同时态、不同空间的动态性能，本章引入心脏病急救状态空间增益的概念。

定义 8-4　对 L 中的任一空间 x，$x \in L$，任意的元素 y 和 u，它们的范数比值的上确界（或最大值），称为心脏病急救状态空间 L 的导出范数，简称为状态空间增益，即

$$\| L \|_{q,p} = \sup_{\| u \|_p \neq 0} \frac{\| \| y \| \|_q}{\| \| u \| \|_p} \tag{8-4}$$

状态空间增益的意义为，当 x 中的信息不确定时，考察 x 的信息在最坏情形下的比值。对于线性的心脏病急救状态空间 $L(\cdot)$ 而言，式（8-4）还可以表示为

$$\| L \|_{q,p} = \sup_{\| u \|_p \leqslant 1} \{ \| \| L(u) \| \|_q \} = \sup_{\| u \|_p = 1} \{ \| \| L(u) \| \|_q \} \tag{8-5}$$

若记 L 中的推理算子阵为 $L(z)$，那么傅里叶变换后，可以进一步证明，若 $p = q = 2$，则

$$\| L \|_{2,2} = ess \sup_{0 \leqslant \omega \leqslant 2\pi} \bar{\sigma}[L(e^{j\omega})] \tag{8-6}$$

若 $p=q=\infty$，则

$$\| L \|_{\infty,\infty} = \max_{1 \leqslant i \leqslant m} \sum_{k=-\infty}^{\infty} \sum_{j=1}^{r} |l_{ij}(k)| \tag{8-7}$$

其中，$\| L \|_{2,2}$ 和 $\| L \|_{\infty,\infty}$ 分别简称为系统的 L_2 范数和 L_∞ 范数。

又对于决策推理的当前时态 t，L 为 $m \times n$ 矩阵，则

$$L(t) = [l_{ij}(t)]_{i=1,j=1}^{i=m,j=n}, -\infty \leqslant t \leqslant \infty$$

其中，i，j 分别为矩阵行和列的序数，则 L 的 L_∞ 范数度量为

$$\| L \|_{\infty,\infty} = \max_{1 \leqslant i \leqslant m} \int_{k=-\infty}^{\infty} \sum_{j=1}^{n} |l_{ij}(k)| \, dt$$

8.3 同态下的属性特征选择及互信息

推理状态空间中存在着大量无序的属性特征信息，特别是属性特征空间中的冗余性信息，这些信息会影响决策推理过程的鲁棒性。这里使用属性特征选择方法将推理状态空间有效分解为冗余属性子空间和核属性子空间，采用信息熵研究同态空间中的属性特征变量的属性值分布规律，采用互信息（Mutual Information，MI）研究属性特征变量之间的冗余性[13]，并使用基于互信息的属性特征冗余性判据研究属性特征选择的机理，消除冗余性属性而获得优化的特征集合。

8.3.1 属性特征选择

在推理状态空间 U 中，设 A 是特征集合中的一组特征逻辑视图，称为特征表示；T 是一组目标特征的逻辑视图，是将输入特征集合中冗余属性特征删除后的特征集合，称为最优特征子集；P 是一种用于构建特征表示与选择目标之间关联性的模式；$\hbar(f_\lambda, C)$ 是排序函数，该函数输出一个关于最优特征子集的特征序列，$f_\lambda \in A$，C 为包含 m 个标识类别 C_i 的标识类别集，即 $C = \{C_i | i = 1, 2, \cdots, m\}$，针对属性 f_λ 对 C 的关联性，将属性特征划分为核属性和冗余属性。

定义 8-5 集合 $T \subseteq A$，T 的不可省略的原始关系簇称为 A 的 T 核，表征该关系簇的属性称为核属性（Core Attribute）。它们所构成的集合称为核属性集，记为 $Core_T(A)$。

定义 8-6 假设属性 $f_\lambda \in A$，但 $f_\lambda \notin \in Core_T(A)$，即 f_λ 在 C 中是冗余的，则称 f_λ 为冗余属性（Redundancy Attribute）。此类属性构成的集合称为冗余性属性集，记为 $Red(A)$。

设属性特征选择后，基于时间窗的推理状态空间为 U'，则 $\hbar(f_\lambda, C_k)$ 是由 U 到 U' 的一个同态映射，则 U' 为 U 在 $\hbar(f_\lambda, C_k)$ 下的同态像。

在 U 与 U' 同态下，定义两个关于 T 和 A 的等价关系簇，属性特征选择分为相

对约简和绝对约简两种：

（1）设 $T \subseteq A$，如果属性集 A 和属性集 T 相对于标识类别 C_k 的效用一致，则称 T 为 A 的相对约简，记为 $TND(T) = TND(A)$。属性特征相对约简表明特征维数更低的属性集 T 与属性集 A 具有相同的推理能力。

（2）如果 $TND(T) = TND(A)$，且 T 中的属性变量相互之间是独立的，则称 T 是 C 的一个绝对约简。绝对约简的属性集 T 中的属性变量记为核属性。

由于属性特征选择前后的推理状态空间 U 与 U' 是同态的，属性特征选择模型可以描述为：设包含有 n 个特征的原始特征表示为 A，包含 m 个标识

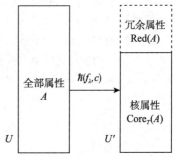

图 8-2　同态 U 与 U' 属性特征选择

类别的标识类别集为 C，现要从 A 中选择 k 个最有效的特征，形成一个新的特征序列的最优特征子集 T，满足 $\hbar(f_\lambda, C_k), \lambda = 1, 2, \cdots, k$，要求 $k < n$。在 U 中的属性特征选择的排序函数 $\hbar(f_\lambda, C_k)$ 是属性特征选择的方法和模型的关键环节，通过属性特征相对约简，所选特征子集 S 与标识类别 C 之间的冗余性属性逐渐降低，直到所选择的特征 f_λ 是仅包含核属性的最优特征子集 T，完成属性特征的绝对约简。

8.3.2　属性互信息

为了描述属性变量的属性值分布的不确定性或无序状态，引入信息熵的概念。

定义 8-7　设推理状态空间 U 中，某一离散型属性变量 $f_i \in A$，它的属性值为 $X = \{X_1, X_2, \cdots, X_n\}$，对应的概率分布为 $P_i = P(X_i)$，则定义

$$H(X) = -\sum_{i=1}^{n} P(X_i) \log \frac{1}{P(X_i)} \tag{8-8}$$

$H(X)$ 为 f_i 的信息熵。当某个 p_i 为零时，则理解为 $0 \cdot \log_2 0 = 0$。当特征变量为连续时，也可得出类似结论。信息熵表示属性变量 f_i 的属性值 X 分布的不确定性或无序程度。

设 U 中另一个离散型属性变量 $f_i \in A$，其属性值分布为

$$Y = \begin{Bmatrix} Y_1 & Y_2 & \cdots & Y_m \\ q_1 & q_2 & \cdots & q_m \end{Bmatrix}$$

则 $\sum_{j=1}^{m} P(Y_j) = 1$。那么，属性变量 f_j 的条件熵（Conditional Entropy，CE）为

$$H(Y \mid X_i) = -\sum_{j=1}^{m} P_{ij} \log P_{ij}$$

此时，条件熵代表在已知属性变量 f_i 属性值分布的条件下，f_j 的属性值分布的无序程度。

对于同态的 U 与 U'，冗余属性子空间和核属性子空间所对应的信息熵分布发生变化，即冗余属性子空间的信息熵减小而核属性子空间的信息熵增大，但推理状态空间中的信息熵总和保持不变。

属性值 X 和 Y 的联合分布是 (X, Y)，则下列关系成立

（1）联合熵与条件熵的关系

$$H(X,Y) = H(X) + H(Y \mid X) = H(Y) + H(X \mid Y)$$

（2）熵与条件熵的不等式关系

$$H(X) \geqslant H(X \mid Y), H(Y) \geqslant H(X \mid Y)$$

上述不等式表明已知 X 使得 Y 的不确定性量变小而不是变大。

信息熵衡量的是 f_i 的特征值 X 分布的无序程度或不确定性，联合熵衡量的是 f_i 和 f_j 的属性值 X 和 Y 分布的总体无序程度，条件熵衡量的是在已知一个属性值 X 分布时，另一属性变量如 f_j 的属性值 Y 的无序程度。然而，为了更准确地讨论两个属性变量 f_i 和 f_j 的冗余性，需要一个反映它们的属性值 X 和 Y 的共同无序程度的测量，则下面引入属性变量的互信息定义。

定义 8-8 设已知离散型属性变量 f_i 和 f_j 的属性值 X 和 Y 的分布，则它们之间的互信息定义为

$$I(X;Y) = \sum_{f_i,f_j \in A f_j \neq f_i} \sum P(f_i,f_j) \log_2 \frac{P(f_i \mid f_j)}{P(f_i)P(f_j)} \tag{8-9}$$

类似地，可以定义出连续型属性变量 f_i 和 f_j 的属性值 X 和 Y 的分布。

属性值 X 和 Y 之间的互信息 $I(X;Y)$ 具有以下性质

（1）对称性

$$I(X;Y) = I(Y;X)$$

（2）互信息与信息熵和条件熵之间的联系

$$I(X;Y) = H(X) - H(X \mid Y)$$

（3）互信息与信息熵和联合熵之间的联系

$$I(X;Y) = H(X) + H(Y) - H(X,Y)$$

互信息与信息熵、条件熵和联合熵之间的关系，如图 8-3 所示。

属性变量 f_i 和 t_j 的属性值 X 和 Y 之间的 $I(X;Y)$ 的物理意义为：

（1）互信息量反映了一个属性变量（如 f_i）的属性值 X 分布从另一个属性变量（如 f_i）的属性值 Y 获取的信息量，反映它们的属性值 X 和 Y 的共同无序程度，能够衡量这两个属性变量 f_i 和 f_j 的冗余性。

（2）特征之间的 $I(X;Y)$ 是衡量不考虑特征分

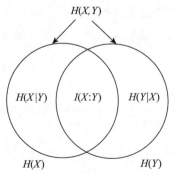

图 8-3 互信息与信息熵、条件熵
和联合熵之间的关系

布的两个特征之间的一般依赖性。$I(X;Y)$ 越大，这两个属性变量 f_i 和 f_j 之间的联系越紧密；当 $I(X;Y)$ 趋近于零时，这两者之间相互独立。

同理可知，$I(C;f_i)$ 衡量的是特征 f_i 与标识类别 C 的互信息；若已知选入特征子集 S，则 $I(f_i,S,C)$ 衡量特征 f_i 在特征集 S 的条件下与标识类别 C 的冗余性。但是，属性变量 f_i 和 f_j 的属性值概率分布不仅会影响到其 $I(X;Y)$ 值，而且还会影响 $I(X;Y)$ 的计算方法。由于考虑属性集 A 中变量的属性值的概率分布时，难以计算所有属性变量之间的互信息精确值，但在不降低最优属性特征集合序列 T 的正确度时使用一个更为实用的近似方法，如联合直框图法。此外，Shannon 熵的估计计算量比较大，如果样本的数量为 N，采用非参数法计算复杂度为 $O(n^2)$，计算复杂度大幅度上升。那么，在考虑特征 f_i 的值域范围又考虑它的取值分布的条件下，能够有效度量高维度 $I(f,S,C)$，这也将是后续深入讨论的内容。

8.4 同态推理状态空间中的互信息判据

在推理状态空间中，为解决同态 U 与 U' 之间的属性特征选择模型的排序函数问题，引入互信息并使用特征冗余性判据进行评价。用互信息的方法构建冗余性属性判据，可以在同态的条件下降低推理状态空间的冗余度。归一化互信息矩阵可度量高维度的二次 Renyi 熵的互信息计算并具有低复杂度的优势，这有利于降低知识推理过程的复杂性。

8.4.1 互信息的归一化测度

为降低推理 U 中信息熵和互信息的计算复杂度，引入 Renyi 熵的定义。Rudolf[14] 指出 Renyi 熵降低了 Shannon 熵的非线性的计算复杂度，其概率分布函数具有鲁棒性。此外，由于归一化互信息还可以有效处理属性变量间的冗余度，采用 Maes 和 Collignona[15] 提出的归一化互信息（Normalized Mutual Information，NMI）测度来估算属性变量间的互信息 $I(X;Y)$。

Renyi 熵定义了一簇度量系统散度和不确定性的函数[16]，可以看作是 Shannon 熵的一种推广。对于连续变量型属性变量 $f_i \in A$ 的属性值 X，其概率密度函数为 $f_X(x)$，Renyi 微分熵可定义为

$$H_{R_a}(X) = \frac{1}{1-a} \log\left[\int_x f_x^a(x) \mathrm{d}x\right]$$

式中，$a>0$，$a \neq 1$。当 a 趋近 1 时，a 阶 Renyi 熵收敛于 Shannon 熵。

Renyi（1976）[17] 给出了二次 Renyi 熵的定义。假设一个概率密度函数 $p(x)$，二次 Renyi 熵为（当 $a=2$ 时）

$$H_2(x) = -\log\left[\int p^2(x) \mathrm{d}x\right] \tag{8-10}$$

当输入特征分布密度函数不能被假定成一个已知概率分布时，需使用非参数密

度估计方法[18]。连续变量的二次 Renyi 熵可以通过非参数法，即带核函数的 Parzen 窗来估计，当二次 Renyi 度量结合使用高斯核的 Parzen 窗时，能大大节省计算量。设数据集 X 根据概率密度 $p(x)$ 独立同分布抽样得到，则 $p(x)$ 的高斯 KDE 为

$$\hat{p}(x) \propto \frac{1}{N} \sum_{i=1}^{N} g(x - x_i, \sigma)$$

式中，$g(x - x', \sigma) = \exp(-||x - x'||^2/\sigma)$ 是一个高斯核[19]。根据二次 Renyi 熵的定义

$$\hat{H}_2(x) = -\log \frac{1}{N^2} \sum_{i=1}^{N} \sum_{j=1}^{N} g(x_i - x_j, \sqrt{2}\sigma) + \text{const}$$

类似于基于 Shannon 熵的互信息计算，文献 ［20］ 将二次 Renyi 熵的互信息表示为

$$I(X;Y) = H_{R_2}(X) + H_{R_2}(Y) - H_{R_2}(X,Y)$$

由于二次 Renyi 熵的非参数估计复杂度为 $O(N)$，所以这使得互信息计算复杂度由原来的 $O(N^2)$ 下降到了 $O(N)$。将二次 Renyi 熵度量与高斯核的 Parzen 窗结合使用时能够大量节省计算的工作量。

在 U 中，属性变量 f_i 和 f_j 的归一化互信息表达式

$$NI(X,Y) = \frac{H_{R_2}(X) + H_{R_2}(Y)}{H_{R_2}(X,Y)} \tag{8-11}$$

设 f_i 和 f_j 归一化互信息矩阵 （Matrix of Normalized Mutual Information, MNMI） 定义为

$$\mathbf{MNI} = \begin{bmatrix} NI_{11} & NI_{12} & \cdots & NI_{1n} \\ NI_{21} & NI_{11} & \cdots & NI_{2n} \\ \vdots & \vdots & & \vdots \\ NI_{n1} & NI_{n2} & \cdots & NI_{nm} \end{bmatrix}$$

式中，$I_{ij}(i,j=1,2,\cdots,n)$ 表示 f_i 和 f_j 归一化互信息 $NI(X,Y)$。类似于 Shannon 熵的 n 维互信息，属性变量 $f_1, f_2, \cdots, f_n$ 之间的 n 维二次 Renyi 熵的互信息定义为

$$MI(f_1, f_2, \cdots, f_n) = \sum_{i=1}^{N} \sum_{j=1}^{N} p(NI) \log p(NI) \tag{8-12}$$

式中

$$p(NI) = \frac{NI}{\| MNI \|}$$

$\| MNI \|$ 是 f_i 和 f_j 的归一化互信息矩阵 MNI 的 1-范数。当 f_i 和 f_j 的属性值分布相同时，NI 信息分布是均匀分布，n 维 NI 达到最大值。当 f_i 和 f_j 的属性值相互独立时，$NI_{ij} = 0 (i \neq j)$，n 维 NI 信息达到最小值。$MI(f_1, f_2, \cdots, f_n)$ 使

用属性值的两维概率密度函数计算互信息，而不使用 n 维概率密度函数，计算的复杂度和占用的内存空间是线性关系。新定义的归一化互信息矩阵将极大地减少二次 Renyi 熵的互信息计算的复杂度，在能够考虑特征 f_i 的值域范围又考虑它的取值分布条件下，能够有效地度量高维度 $I(f,S,C)$。

8.4.2　互信息判据结构与性质

当 U 与 U' 同态时，可以利用互信息来建立数据驱动决策中知识推理的鲁棒性特征选择判据。知识推理的分类器性能的直接衡量目标是以较低的计算成本获取最高的分类准确度或产生最小的分类误差[21]，在满足分类正确率的前提下，分类器的性能还包括计算成本、鲁棒性、扩展性和可解释性。Ziha[22] 提出采用信息熵衡量系统不确定性所带来的冗余度以增强鲁棒性。互信息判据的基础是最小化贝叶斯误差，能够满足对海量数据缺损或有干扰的条件下仍能正确地进行知识推理，使决策结果符合医学知识的逻辑，并且由于归一化互信息矩阵减少了二次 Renyi 熵的互信息计算的复杂度，使得其有利于降低知识推理过程的复杂性。

将鲁棒性原则作为知识推理数据集的属性特征选择的优化准则，可以从以下三方面进行分析：

（1）从信息熵角度。在同一类别数据驱动决策中，所有病历数据的属性特征值充分接近，即该属性特征的信息熵较小、无序程度降低，因此使用该属性特征来识别心脏病症状的可靠性将提高。

（2）从互信息角度。若心脏病数据集分属于不同的标识类别，则它的属性特征值有较大差别。心脏病属性特征与标识类别的互信息越大，则该属性特征识别不同标识类别的能力则越强。

（3）从冗余性角度。若采用多属性特征作为决策推理判据，这些属性特征间应具有较低的冗余性。两个高度相关的特征基本上反映了心脏病数据属于同一标识类别，重复使用这类高相关性的多属性特征会造成数据集的信息冗余，而额外增加推理计算复杂度。

在同态 U 与 U' 之间，假设选入特征子集为 S，则 $I(f,S,C)$ 可以衡量特征 f_i 在特征集 S 的条件下与标识类别 C 的冗余性。那么，在考虑特征 f_i 的值域范围又考虑它的取值分布的条件下，寻找一组与 C 间的互信息大而与其他特征间冗余性低的输入特征，这将是后面同态推理空间中的互信息判据讨论的内容。

设数据驱动决策样本集 D 中有 $|D|$ 条数据记录，包含 m 个标识类别 C_i 的标识类别集为 C，即 $C_i \subset C$，每个数据标识类别标记外有 n 个属性特征。其中，属于标识类别 C_i 的数据记录数为 $|C_i|$。对于由 n 个属性特征值决定的归属于 C_i 标识类别的数据，可计算条件概率

$$P(T \mid C_i) = \prod_{k=1}^{n} P(f_k \mid C_i) = P(f_1 \mid C_i) \times P(f_2 \mid C_i) \times \cdots \times P(f_n \mid C_i)$$

当属性特征为分类型数据时，$P(T|C_i)$ 等于学习样本集 D 中归属于 C_i 标识类别，且具有属性特征 f_λ 的数据记录数除以 $|C_i|$ 所得的熵。

当属性特征为数值型数据时，$P(T|C_i)$ 的计算公式为

$$P(T \mid C_i) = \frac{1}{\sqrt{2\pi}\sigma_{ci}} e^{-\frac{(f_k - \mu_{ci})^2}{2\sigma_{ci}^2}}$$

式中，μ_{ci} 和 σ_{ci} 分别为属于 C_i 标识类别的数据记录的 X_k 属性特征的均值和标准差。

使用目标特征集合进行分类的结果误差用贝叶斯误差来衡量，其下限为改进的 Fano 不等式[23]，上限为条件熵的二分之一[24]。记 N_c 为 C_i 标识类别的属性值个数，贝叶斯误差不等式为

$$\frac{E(c) - M(c;T) - 1}{\log_2(N_c)} \leqslant P(T \mid C_i) = P(g(T) \neq c)$$

$$P(g(T) \neq c) \leqslant \frac{E(c \mid T)}{2} = \frac{E(c) - M(c;T)}{2}$$

贝叶斯误差不等式中，两边的界限表明分类器 $g(f_i)$ 性能的误差概率在互信息的表达式取极大值时最小。当互信息增加时，这个界限趋于极小，函数 $g(f_i)$ 确定是否达到该下限的值。根据贝叶斯误差与 $M(c;T)$ 之间的数量关系，将贝叶斯误差的最小化问题转化为从原有的特征中选择使 $M(c;T)$ 最大化的问题，即 $\max\limits_{T \subseteq A} M(c;T)$。

鉴于 Shannon 熵互信息非线性计算的复杂度，经过 8.4.1 节分析可知，归一化的二次 Renyi 熵的互信息能够有效地降低复杂程度，故互信息判据可表示为

$$\frac{E(c) - MI(c;T) - 1}{\log_2(N_c)} \leqslant P(g(T) \neq c) \leqslant \frac{E(c) - M(c;T)}{2} \tag{8-13}$$

根据以上判据可分析出其类似的性质，将贝叶斯误差的最小化问题转化为从原有的特征中选择使归一化的二次 Renyi 熵的互信息 $MI(c;T)$ 最大的优化特征子集 T。由此可知基于互信息的特征选择过程需要满足

$$\max\limits_{T \subseteq A} M(c;T)$$

使用互信息判据的属性特征选择过程，一方面能消除冗余性特征 F 而使得特征集合的信息量减少，不确定性随之降低；另一方面，通过同态理论的互信息判据获取的富含信息的 T 可以有效辨识 C，使得优化属性特征集合具有鲁棒性。

8.5 基于互信息的属性特征选择模型

最大互信息 $M(c;T)$ 判据准则是采用互信息方法进行属性特征选择建模的依据。在对大量生物医学数据决策的属性特征进行选择研究中，如 Battiti[25] 和 Peng[26] 发现互信息判据方法不仅可以消除数据冗余度，而且权重参数的设置还会影响到所选出的特征集合的序列，这吸引了一些相关研究者（以 Kwak 和 Choi 为

代表)[27]投身其中。这些属性特征选择模型为度量属性集合的冗余性以及动态特征选择提供了有效的手段。

8.5.1　MIFS-U 属性特征选择模型

1. MIFS 模型

定义 8-9　设含有 n 个特征的集合 $F = \{f_i \mid i = 1, 2, \cdots, n\}$，标识类别集合记为 c，寻找包含 k 个特征的子集 $S \subset F$，使得条件信息熵 $E(C \mid S)$ 最小和互信息 $M(c; S)$ 最大。由互信息的性质知

$$M(c; \{S, f_\lambda\}) = M(c; S) + M(c; f_\lambda \mid S)$$

式中，对于 F 中的任一候选特征 f_λ，$M(c; S)$ 为一个常数；条件互信息 $M(c; f_\lambda \mid S)$ 表示 f_λ 能够提供的边际信息。将 $M(c; \{S, f_\lambda\})$ 的最大值的问题转换为 $M(c; f_\lambda \mid S)$ 最大值的问题，且条件互信息 $M(c; f_\lambda \mid S)$ 可以描述为

$$M(c; f_\lambda \mid S) = M(c; f_\lambda) - M(c; f_\lambda; S)$$

式中，互信息 $M(c; f_\lambda; S)$ 是标识类别 c、候选特征 f_λ 和已选的特征集合 S 的共有信息，同时也是在标识类别 c 的条件下候选特征 f_λ 与已选的特征集合 S 的冗余信息，用 I_r 表示。

根据冗余程度，对候选特征 f_λ 与 S 中的每个已选特征 f_s 的互信息赋一个参数 β 来表示。

$$I_r = \beta \sum_{f_s \in S} M(f_s; f_\lambda) \beta \in [0, 1]$$

条件互信息可以估计为

$$J_{mifs} = I(C; f_n) - \beta \sum_{k=1}^{n-1} I(f_n; f_k) \tag{8-14}$$

Battiti 提出了这一基于互信息的特征选择模型（Mutual Information Based Feature Selection，MIFS），并基于式（8-7）构造了一个特征选择的贪婪算法 MIFS，算法步骤如下：

步骤 1：初始化。将原始输入特征空间赋值给 F，S 置空。

步骤 2：计算与标识类别之间的互信息：$\forall f_\lambda \in F$，计算 $M(c; f_\lambda)$。

步骤 3：选择第一个特征，寻找使 $M(c; f_\lambda)$ 取最大值的那个特征 f_λ，将其加入到 S 中，并从 F 中移除，记为：$\{f_\lambda\}: F \rightarrow S$。

步骤 4：贪婪选择（Greedy Selection），重复以下过程直到选出 k 个特征时为止：

（1）计算变量之间的互信息：$\forall (f_x, f_\lambda)$，$f_s \in S$，$f_\lambda \in F$，计算新的 $M(f_s; f_\lambda)$；

（2）选择使得 $M(c; f_\lambda) - \beta \sum_{f_s \in S} M(f_s; f_\lambda)$ 取最大值的 f_λ，并将 $\{f_\lambda\}: F \rightarrow S$。

步骤 5：输出选择的特征集合 S。

所选出的特征本身与输出标识类别之间的互信息达到最大值，用这些特征子集训练的分类器能够实现它们最低的贝叶斯错误率。在 MIFS 模型中，参数 β 对特征选择的效果具有重要作用，但同时这是该算法的缺点，如无法较为精确地确定 β 的值而导致该算法的适用性不强，且 MIFS 假设数据集的所有属性特征均匀分布。

2. MIFS-U 模型

为了降低参数 β 对 MIFS 算法的影响，Kwak 和 Choi[27] 提出了改进的 MIFS-U 模型，通过一个更加精确估算冗余互信息 I_r 的方法，解决在空间均匀分布的信息的特征选择问题。

对任意的 $f_\lambda \in F$，f_λ 入选到优化的特征子集时，必须满足一个关于它的互信息 $M(c;\{S,f_\lambda\})$ 取得最大值。$M(c;\{S,f_\lambda\})$ 由已选出的特征子集与标识类别间的互信息，以及在已选特征子集条件下，候选特征与标识类别之间的边际互信息构成。

$$M(c;\{S,f_\lambda\}) = M(c;S) + M(c;f_\lambda \mid S)$$

上式中，对于 F 中的任一候选特征 f_λ 来讲，$M(c;S)$ 为一个常数；条件互信息 $M(c;f_\lambda|S)$ f_λ 能够提供的新信息。因此，可以将 $M(c;\{S,f_\lambda\})$ 的最大值的问题转换为 $M(c;f_\lambda|S)$ 最大值问题。

$$M(c;f_\lambda \mid f_s) = M(c;f_\lambda) - \{M(f_s;f_\lambda) - M(f_s;f_\lambda \mid c)\}$$

为简便起见，假定特征是均匀分布的，此时标识类别 c 不改变 f_s 的熵和 f_i 与 f_s 间的互信息之比，即

$$M(f_s;f_\lambda \mid c) = \frac{E(f_s \mid C)}{E(f_s)}M(f_s;f_\lambda)$$

$$M(c;f_\lambda \mid f_s) = M(c;f_\lambda) - \frac{E(f_s) - E(f_s \mid c)}{E(f_s)}M(f_s;f_\lambda)$$

$$M(c;f_\lambda \mid f_s) = M(c;f_\lambda) - \frac{E(c;f_s)}{E(f_s)}M(f_s;f_\lambda)$$

用 f_λ 与 c 间的相关度和该特征与已选入的其他特征间的加权冗余性来精确地表示这个特征为数据驱动决策带来的信息增量。所以，

$$J_{mifs-u} = I(C;f_\lambda) - \beta \sum_{s=1}^{\lambda-1} \frac{I(C;f_s)}{H(f_s)}I(f_\lambda;f_s) \tag{8-15}$$

上式中等号右边第二项用来估算在 c 条件下 f_λ 和已选特征集合 S 之间的互信息。但是，这里仍然使用了参数 β 来控制对冗余性的惩罚因子，随着 β 的增加，对冗余性的惩罚因子增大。因而，尽管由于受到 $M(f_s;f_\lambda)/E(f_s)$ 的作用使得 β 的作用程度减小，但不同的 β 取值可导致得到不同的特征序列。考虑到 f_λ 和已选特征之间的互信息在特征选择过程中的权重，利用这些互信息的均值作为候选特征和所有已选特征互信息的估计。所以

$$M(c;f_\lambda \mid S) = M(c;f_\lambda) - \frac{1}{\mid S \mid} \sum_{f_s \in S} \frac{M(c;f_s)}{E(f_s)}M(f_s;f_\lambda)$$

f_λ 和 S 的互信息之和作为分析候选特征和已选特征集合之间的信息冗余度，该冗余度随已选特征的增加而增加。当已选特征个数增加时，需要考虑的输入特征之间的信息冗余度权重参数也随之增大。这种效应必然会因为高估已选特征之间的信息冗余性对特征选择的影响，而忽视候选特征 f_λ 对标识类别的影响，从而降低 MIFS-U 模型的特征选择性能。为此，假设候选特征 f_i 和已选特征 f_s 之间的互信息在特征选择过程中的权重是一致的，在此使用已选特征和候选输入特征之间的互信息的均值作为 $I(F_i; S)$ 的估计。

设 s 为被选入特征的个数，MIFS-U 模型对 MIFS 模型的步骤 4 进行修改后步骤 4 为重复以下过程，直到选择 k 个特征为止。

(1) 对 F 中所有特征 f_i 计算，$I(C; F_i) - \dfrac{\beta}{s} \sum_s \dfrac{I(C; F_s)}{H(F_s)} I(F_s; F_i)$。

(2) 选择使 $I(C; F_i) - \dfrac{\beta}{s} \sum_s \dfrac{I(C; F_s)}{H(F_s)} I(F_s; F_i)$ 最大的那个 f_i，$\{f_i\} \to S$，$F \mid \{f_i\}$，$s = s + 1$。

将 Battiti 的 MIFS 法与 Kwak 和 Choi 的 MIFS-U 法比较可知，从原有的特征中选择使互信息 $M(c; T)$ 最大的优化特征子集 T，即 $\max\limits_{T \subseteq A} M(c; T)$，将 $M(c; \{S, f_\lambda\})$ 的最大值问题转换为 $M(c; f_\lambda \mid S)$ 最大值的问题。在测量高维互信息 $M(c; f_\lambda \mid S)$ 时，对候选特征 f_λ 与 S 中的每个已选特征 f_s 的互信息赋予一个参数 β，导致 MIFS 和 MIFS-U 都需要预先设置该参数。但是，如何选择合适 β 的值，使得与输出标识类别的相关性和与已选特征集的冗余性达到最佳，还是 MIFS 和 MIFS-U 未解决的问题。

8.5.2　mRMR 属性特征选择模型

在不引入外部干扰的条件下，消除属性特征冗余，可选择一个合适的属性特征集合，使得其与输出标识类别的相关性最大且与已选特征集的冗余性最小。一些学者在这方面进行了研究，典型的方法有 mRMR 模型等。

1. mRMR 模型

为解决属性特征选择中互信息判据对特征冗余性惩罚参数的设置问题，Peng 等人提出了最大相关最小冗余（Maximum-Relevance Minimum-Redundancy，mRMR）的属性特征选择模型。其建立过程如下：

步骤 1：采用每个特征 f_λ 与标识类别 c 的所有互信息的平均值来表示最大相关度 $D(S, C)$，$\max D(S, S)$，$D(S, C) = \dfrac{1}{|S|} \sum\limits_{f_s \in S} M(f_\lambda; S)$。

步骤 2：将最小冗余表示为 $R(S, C)$，$\min R(S, C)$，$R(S, C) = \dfrac{1}{|S|^2} \sum\limits_{f_s \in S} M(f_{s'}; f_s)$。

步骤 3：将上述两个条件结合，构造出一个最大相关最小冗余的准则，$\max\Phi(D,R)$，$\Phi(D,R)=D(S,C)-R(S,C)$。

在 mRMR 模型中，假设已经选择了含有 $m-1$ 个特征的集合 S_{m-1}，则需要从余下的特征集合 $\{F-S_{m-1}\}$ 中选择第 m 个特征，要求该特征满足 $\Phi(D,R)$ 取最大值。选择过程中使用序列前向选择法，优化目标函数为

$$J_{mRMR} = \max_{f_\lambda \in \{A-S\}}\left[I(C;f_n) - \frac{1}{m-1}\sum_{k=1}^{n-1}I(f_k;f_n)\right] \tag{8-16}$$

上述模型没有考虑相关性与冗余性的相对重要程度对属性特征选择规律的影响，不适合对相关性与冗余性在数值上相当但重要程度不同的属性特征进行建模分析。为此，通过使用相关性和冗余性的互信息熵描述 mRMR 模型的另一种形式为

$$\max\Phi(D,R)，\Phi(D,R)' = D(S,C)/R(S,C)$$

在 mRMR 模型中，所选出的特征本身和输出标识类别之间的互信息达到最大值，用这些特征子集训练的分类器能够实现其最低的贝叶斯错误率。

2. mRMR 模型评述

mRMR 模型类似于 MIFS 算法和 MIFS-U 算法，都是基于 Shannon 熵互信息特征的规则算法，不同的是①mRMR 模型使用的属性特征选择的互信息判据是关于特征相关性与冗余性的最大化联系，并且该模型对所选择属性特征的冗余度衡量不需要设置权重；②mRMR 模型使用 Parzen 窗估计算互信息，在数据特征维度较高时，能比后两者所使用的直方图更有效地估算互信息，然而计算复杂度仍然比较高。

对于推理状态空间而言，该模型方法存在以下不足之处：

（1）没有将决策推理数据集中的属性特征空间进行有效划分，存在推理状态空间中的数据冗余性和属性特征选择的规律和机理分析不足的缺陷。

（2）在属性特征选择判据方面，先前的研究模型所使用的 Shannon 熵最大互信息判据，其复杂度随计算维度的增加呈现非线性上升的趋势，不能满足数据驱动决策对高维数据空间中进行属性特征选择的时效性要求。

8.6　同态下的鲁棒属性特征选择模型

在数据驱动决策的推理过程中，同态的属性特征变量间并非是完全独立的，它们之间所携带的信息对标识类别存在冗余性。有效度量和降低这种冗余度，增强推理知识所选择特征集的鲁棒性成为关键。

为了揭示鲁棒属性特征集选择的规律性，引入同态理论分析推理状态空间的冗余属性和属性特征选择判据，使用归一化二次 Renyi 熵的互信息判据建立新的特征选择模型。

8.6.1　鲁棒属性特征选择模型 （R^2CMIFS）

在同态 U 和 U' 中，互信息判据将贝叶斯误差的最小化问题转化为从原有特征中选择使归一化的二次 Renyi 熵的互信息 $MI(c;T)$ 最大的优化特征子集 T。在进行属性特征选择时，多个候选特征同时对标识类别 c 存在关联性时，这些关联作用存在相当的冗余性。

由于属性变量 f_i 和 f_j 的归一化互信息的表达式

$$NI(X,Y) = \frac{H_{R_2}(X) + H_{R_2}(Y)}{H_{R_2}(X,Y)}$$

在特征选择过程中，衡量候选特征 f_λ 对标识类别 c 的关联性的量称为相关度（Relation），用 $NI(c;f_\lambda)$ 表示。

由于属性变量 f_1，f_2，$\cdots$，f_n 之间的 n 维二次 Renyi 熵的互信息为

$$MI(f_1,f_2,\cdots,f_n) = -\sum_{i=1}^{n}\sum_{j=1}^{n} p(NI)\log p(NI)$$

在特征选择过程中，将 f_λ 与已选特征 S 的冗余性以及 S 中所有特征之间的冗余性合称为特征的冗余度（Redundancy），用 $MI(c;f_\lambda;S)$ 表示为

$$MI(c;f_l \mid S) = NI(c;f_l) - MI(c;f_l;S)$$

使用互信息描述的属性特征的相关度与冗余度的逻辑关系，如图 8-4 所示。

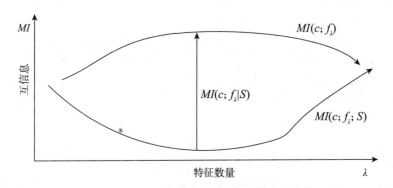

图 8-4　属性特征的相关度与冗余度的逻辑关系

由此可见，f_λ 提供的新信息能够对特征的相关度与冗余度之差进行衡量。但是，由于高维特征的互信息计算的复杂度较大，这里用已选特征集合中的每个特征的 $MI(c;f_s;f_l)$ 进行近似计算特征的冗余度。

由于二次 Renyi 熵为 （$a=2$ 时） $H_2(x) = -\log[\int p^2(x)dx]$

为简洁起见，一个已选特征 a_s 和标识类别间的互信息 $NI(c;f_s)$ 与该特征的信息熵 $H_2(f_s)$ 之比，称为互信息率（Mutual Information Ratio，MIR），用 ϕ_s 表示，$\phi_s = NI(c;a_s)/H_2(f_s)$，$0 \leqslant \varphi_s \leqslant 1$。它具有如下特点：当特征值域范围相同时，取值越均匀则其重要度越小；当特征取值为均匀分布时，值域越大则其重要性也越

小。由此引入定理 8-3。

定理 8-3   对任意 $f_s \in S$，$f_\lambda \in F$，假设在信息熵 $H_2(C)$、$H_2(f_s)$ 和 $H_2(f_\lambda)$ 的取值范围内信息是均匀分布的，且标识类别 c 不改变 f_s 的熵和 f_s 与 f_λ 间的互信息之比。如果所有已选的特征集合 S 中的特征是相互独立的，冗余互信息 I_r 为

$$I_r = \beta \sum_{f_s \in S} \frac{NI(c;f_s)}{H_2(f_s)} NI(f_s;f_\lambda) \tag{8-17}$$

证明：由熵和互信息的关系，以及 Renyi 熵与 Shannon 熵的类似性质可知

$$MI(c;f_l;f_s) = NI(f_s;f_l) - NI(f_s;f_l/c)$$

由于假设在信息熵 $H_2(C)$、$H_2(f_s)$ 和 $H_2(f_\lambda)$ 的取值范围内信息是均匀分布的，且标识类别 c 不改变 f_s 的熵和 f_i 与 f_s 间的互信息之比，即

$$\frac{H_2(f_s)}{NI(f_s;f_\lambda)} = \frac{H_2(f_s \mid C)}{NI(f_s;f_\lambda C)}$$

$$NI(f_s;f_\lambda C) = \frac{H_2(f_s \mid C)}{H_2(f_s)} NI(f_s;f_\lambda)$$

$$MI(C;f_\lambda;f_s) = NI(f_s;f_\lambda) \cdot \left[1 - \frac{H_2(f_s \mid C)}{H_2(f_s)} \right]$$

$$MI(c;f_\lambda;f_s) = NI(f_s;f_\lambda) \cdot \frac{NI(c;f_s)}{H_2(f_s)}$$

考虑到所有已选的特征集合 S 中的特征是相互独立的，由互信息的性质可知特征集合 S 中所有特征间的互信息为 0。所以

$$I_r = \sum_{f_s \in S} MI(C;f_\lambda;f_s) = \sum_{f_s \in S} \frac{NI(C;f_s)}{H_2(f_s)} NI(f_s;f_\lambda)$$

证毕。

从定理 8-3 可以得出，$NI(C;f_s)$ 的系数是候选特征 f_λ 和已选特征 f_s 间的互信息比上 f_s 的信息熵。并且，$NI(C;f_s)/H_2(f_s)$ 在 0 和 1 之间取值。这一比率也表明候选特征 f_λ 和已选特征 f_s 间的互信息是已选特征 f_s 与标识类别 C 的互信息的一部分。

在 MIFS-U 方法中特征冗余性的互信息公式为

$$MI(c;f_\lambda;S) = \beta \sum_{f_s \in S} \{ \Phi_s \cdot NI(f_s;f_\lambda) \}$$

类似于 mRMR 模型，使用最大相关与最小冗余的互信息之比表征数据集的属性特征相关度与冗余度之比。当 $\sum_{f_s \in S} \{ \Phi_s \cdot NI(f_s;f_\lambda) \} > 0$ 时，则

$$\Phi'(C,S) = \frac{NI(C;f_\lambda)}{\beta \sum_{f_s \in S} \{ \Phi_s \cdot NI(f_s;f_\lambda) \}}$$

由定理 8-3 知，当 $NI(C;f_\lambda) \neq 0$ 时

$$NI(C; f_\lambda \mid S) = NI(C; f_\lambda)\big[1 - \Phi'(C, S)\big]$$

$$= NI(C; f_\lambda)\left[1 - \frac{\beta \sum\limits_{f_s \in S}\{\Phi_s \cdot NI(f_s; f_\lambda)\}}{NI(C; f_\lambda)}\right] \tag{8-18}$$

在 U 中，衡量所选择特征集合 S 中所有的特征相对于 C 的冗余性的参数，称为相关-冗余系数，用一个非负数 r 表示

$$r = \begin{cases} \infty & \sum\limits_{a_s \in S}\{\Phi_s \cdot NI(f_s; f_\lambda)\} = 0,\text{或 } S = \varnothing \\[4mm] \dfrac{NI(C; f_\lambda)}{\beta \sum\limits_{a_s \in S}\{\Phi_s \cdot NI(f_s; f_\lambda)\}} & \sum\limits_{a_s \in S}\{\Phi_s \cdot NI(f_s; f_\lambda)\} > 0 \end{cases}$$

$$\tag{8-19}$$

在特征选择过程中，假设候选特征和各已选特征之间的互信息权重一致，用这些互信息的均值作为候选特征和所有已选特征互信息的近似估计。依据特征相关性可将特征分为三类，即强相关特征、弱相关特征和不相关特征[28]。相关-冗余判据具有以下四个性质：

（1）当 $r=0$ 时，f_λ 与 C 之间的互信息为 0，则 f_λ 为 U 的不相关特征。

（2）当 $0<r<1$ 时，f_λ 与 f_s 之间的冗余性强于它与 C 之间的互信息，则它为冗余性特征。

（3）当 $r>1$ 时，f_λ 与 C 之间的互信息比它与 f_s 之间的冗余性强而为分类带来的新信息，故为相关性特征。

（4）当 $r=\infty$ 时，可将 $NI(C; f_\lambda)$ 取最大值的对应 f_λ 选入集合 S。

强相关特征是会严重影响分类性能而必须保留的特征；弱相关特征并非必需的特征，因而需要视情况取舍；不相关特征则完全没有保留的必要，需要去除。

根据以上特点，最终获得包含 φ 个特征的最优特征集合 $S=\{f_j \mid j=1,2,\cdots,\varphi\}$，如图 8-5 所示。

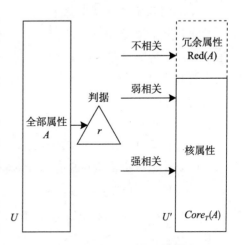

图 8-5 属性特征选择的判据模型

目标函数 R^2CMI 将相关-冗余系数和特征与标志标识类别间的互信息 $NI(C; f_\lambda)$ 相结合，构造出选择最优特征序列的目标函数关系，称为相关-冗余系数特征选择模型（R^2CMI）。

$$\hbar = \max[NI(C; f_\lambda) \cdot (r-1)]$$

$$\hbar = \max\left\{ NI(c;f_\lambda) \cdot \left[\frac{NI(c;f_\lambda)}{\beta \sum\limits_{f_s \in S} \{\varphi_s \cdot NI(f_s;f_\lambda)\}} - 1 \right] \right\} \tag{8-20}$$

在特征选择中，若 f_λ 与 f_s 的权重一致，则用这些互信息的均值作为 f_λ 和 S 之间的近似估计，则 $\beta = 1/|S|$，其中 $|S|$ 为 S 中特征个数。

8.6.2　同态下的鲁棒属性特征选择机制

1. 属性特征选择过程

首先根据特征的相关-冗余系数消除不相关特征和冗余性特征，然后再依据构造的特征选择准则对相关性特征进行排序。对于 $r > 1$ 的情况，根据实际设置的阈值 θ 可以合理避免引入干扰数据并在一定程度上减轻过度拟合，还能在特征选择机制 P 明确要求最优特征子集 T 应包含 k 个特征时，以两步完成预定特征数的特征选择：

(1) 若 $|S| \geqslant k$，则将 S 中的 r 最大的 k 个特征移入 T；

(2) 若 $|S| < k$，则将 S 中的全部特征移入 T，并进一步降低 θ，以便在 F 中选出余下的 $k - |S|$ 个特征加入 T。

这样，可以灵活调整选出集合的特征个数，它比固定目标特征集合的特征个数更具有普适性。

2. 特征选择浮动搜索算子

在 U 中，要确定优化的特征子集不仅需要构建评价特征子集性能的准则，而且需要确定对特征空间的搜索策略。对于属性特征的搜索过程，较其他算法如经典的顺序前向搜索（SFS）、贪婪选择算法[29]和改进为局部搜索算子[30]，采用浮动广义后向选择方法，考虑到特征之间的统计相关性特点及其快速稳定性，是较为利于实际应用的一种特征选择搜索策略[31]。这里，采用启发式浮动广义后向选择法对特征空间进行搜索，包含以下两种搜索方式：

(1) $S_{del}(i,p)$：$f_\lambda \notin S$ 时，$f_\lambda \in F(F = A - S)$。若 $r \leqslant \theta$，f_λ 仍将存储在 F 中；若 $r > \theta$，则 f_λ 从 F 移到 S。

(2) $S_{add}(i,p)$：$f_\lambda \in S$ 时，若 $r < \theta$，将 f_λ 从 S 移到 F；若 $r > \theta$，则 f_λ 仍将存储在 S 中。

使用 $local(i,p)$ 表示局部搜索算子，其功能是对个体 P 对应的特征子集进行深度为 i 的前向和后向搜索，返回搜索到的最大值，所以有

$$local(i,p) = \{S_{add}(i,p); S_{del}(i,p)\}$$

该算法的特点是检索过程可以从任意集合 S 开始，无须将 S 确定性地设置为空集或包含所有特征的集合。它最为明显的优势在于避免陷入局部搜索，实现全局最优搜索，并可以提高特征选择算法的效率。

3. R²CMIFS 特征选择过程

基于信息论特征选择算法 MIFS 的基本模型及其存在的问题，提出改进的启发式算法步骤如下：

步骤 1：初始化。将原始的特征空间 A 赋值给 F，并将 N、S 和 T 置空，根据实际设置阈值 θ。

步骤 2：对 F 中的每个输入特征 f_λ，计算 $NI(C;f_\lambda)$。

步骤 3：选择 $NI(C;f_\lambda)$ 为 0 的那个特征 f_λ，将其加入到 N 中并从 F 中移除 f_λ，记为 $\{f_\lambda\}:F \to N$。

步骤 4：将使 $NI(C;f_\lambda)$ 取最大值的那个特征 f_λ 加入到 S 中并从 F 中移除 f_λ，记 $\{f_\lambda\}:F \to S$。

步骤 5：浮动搜索算子，重复以下过程直到 $r \leqslant \theta$ 为止：

（1）计算信息熵：$\forall f_s \in S$，计算出新的 $H_2(f_s)$。

（2）计算变量之间的互信息：$\forall (f_s,f_\lambda)$，$\forall f_s \in S$，$f_\lambda \in F$，计算新的 $NI(C;f_\lambda)$ 和 $NI(f_s;f_\lambda)$。

（3）选择以下特征：选择 f_λ，满足 $\hbar = \max\left\{ NI(c;f_\lambda) \cdot \left[\dfrac{NI(c;f_\lambda)}{\beta \sum\limits_{f_s \in S} \{\Phi_s \cdot NI(f_s;f_\lambda)\}} -1 \right] \right\}$，并将 $\{f_\lambda\}:F \to S$。

步骤 6：调整。依据特征选择机制 P 对 S 进行检验和调整，并将调整后的最优特征子集赋给集合 T。

将该过程称为基于同态理论的互信息属性特征选择方法（R²CMIFS），当含有 n 个特征时，复杂度为 $O(n^2)$，适用于高维度数据驱动决策数据挖掘的应用。

8.7 小结

在同态的推理空间中，结合属性冗余性和属性特征选择的性质和定理，建立属性特征选择概念模型，并根据属性特征与标识类别的关联性，将属性特征划分为核属性和冗余属性；并根据等价关系簇定义属性特征的相对约简和绝对约简。在推理状态空间同态的条件下进行属性特征选择，得出以下结论：①使用归一化的二次 Renyi 熵的互信息建立属性特征选择判据，揭示推理状态空间中属性特征与标识类别的内在联系，降低知识推理过程的复杂性，并发掘在知识空间中消除数据结构或知识冗余性的规律。②对同态推理状态空间进行属性特征选择优化，使用同态理论建立的鲁棒属性特征约简模型有效消除属性特征冗余性，使属性特征集合对知识推理过程具有鲁棒性。

参考文献

[1] Sun Y. Iterative RELIEF for feature weighting: algorithms, theories, and applications [J]. IEEE Transactions on Pattern Analysis and Machine Intelligence, 2007, 29 (6): 1035-1051.

[2] Deng Z, Chung F, Wang S. Robust relief-feature weighting, margin maximization, and fuzzy optimization [J]. Fuzzy Systems, IEEE Transactions on, 2010, 18 (4): 726-744.

[3] Yang T-N, Wang S-D. Robust algorithms for principal component analysis [J]. Pattern Recognit Lett, 1999, 20 (9): 927-933.

[4] Torre D L, Black M J. Robust principal component analysis for computer vision [C] // Proceedings of the Eighth IEEE International Conference on, 2001 (1): 362-369.

[5] Huan X, Caramanis C, Mannor S. Robust dimensionality reduction for high-dimension data [C] //Proceedings of the 46th Annual Allerton Conference on Communication Urbana-Champaign, IL F, 2008: 1291-1298.

[6] Kim S J, Magnani A, Boyd S. Robust fisher discriminant analysis [J]. Advances in Neural Information Processing Systems, 2005: 659-666.

[7] S Kaski, J Peltonen. Informative discriminant analysis [C] //Proceedings of the Twentieth International Conference on Machine Learning, Washington DC, 2003: 329-336.

[8] Battiti R. Using mutual information for selecting features in supervised neural net learning [J]. IEEE Trans Neural Networks, 1994, 5 (4): 537-550.

[9] Huang J-J, Cai Y-Z, Xu X-M. A parameterless feature ranking algorithm based on MI [J]. Neurocomputing, 2008, 71 (7-9): 1656-1668.

[10] Kwak N, Choi C-H. Input feature selection by mutual information based on parzen window [J]. IEEE Trans Pattern Anal Mach Intell, 2002, 24 (12): 1667-1671.

[11] Chow T W S, Huang D. Estimating optimal feature subsets using efficient estimation of high-dimensional mutual information [J]. IEEE Transactions on Neural Networks, 2005, 16 (1): 213-224.

[12] Peng H, Long F, Ding C. Feature selection based on mutual information: criteria of max-dependency, max-relevance, and min-redundancy [J]. IEEE Trans Pattern Anal and Mach Intell, 2005 (27): 1226-1238.

[13] Hanel R, Et Al. On the robustness of q-expectation values and Rényi entropy [J]. EPL (Europhysics Letters), 2009, 85 (2): 200-205.

[14] Maes F, Collignon A, Vandermeulen D, et al. Multimodality image registration by maximization of mutual information [J]. IEEE Transactions on Medical Imaging, 1997, 16 (2): 187-198.

[15] A Rényi. On measures of information and entropy [A]. Proceedings of the 4th Berkeley Symposium on Mathematics. Statistics and Probability, 1961: 547-561.

[16] Rényi A. Some fundamental questions of information theory [A]. In Selected Papers of Alfred Rényi, 2010 (10): 251-282.

[17] Alpaydin Ethem. 机器学习导论 [M]. 范明，等译. 北京：机械工业出版社，2009: 99-103.

[18] Richard O Duda, Peter E Hart, David G Stork. 模式分类（原书第 2 版）[M]. 李宏东，姚天翔，等译. 北京：机械工业出版社，2003.

[19] Rényi A. Probability Theory [M]. Budapest: Dover Publications, 2007.

[20] 边肇祺，张学工. 模式识别 [M]. 2 版. 北京：清华大学出版社，2000.

［21］ Ziha K. Redundancy and robustness of systems of events ［J］. Probabilistic Engineering Mechanics，2000，15（4）：347-357.

［22］ Han T S，Verdu S. Generalizing the Fano inequality ［J］. IEEE Trans Inf Theory，1994，40（4）：1247-1251.

［23］ Feder M，Merhav N. Relations between entropy and error probability ［J］. IEEE Transactions on Information Theory，1994，40（1）：259-266.

［24］ Battiti R. Using mutual information for selecting features in supervised neural net learning ［J］. IEEE Trans Neural Networks，1994，5（4）：537-550.

［25］ Kwak N，Choi C-H. Input feature selection for classification problems ［J］. IEEE Transactions on Neural Networks，2002，13（1）：143-159.

［26］ Kohavir，John G H. Wrappers for feature subset selection ［J］. Artificial Intelligence，1997，97（12）：273-232.

［27］ Somol P，Novovičová J. Evaluating the stability of feature selectors that optimize feature subset cardinality ［C］. Structural，Syntactic，and Statistical Pattern Recognition，Berlin：Springer，2010.

［28］ 朱虎明，焦李成. 基于免疫记忆克隆的特征选择 ［J］. 西安交通大学学报，2008（06）：679-687.

［29］ 毛勇，周晓波，夏铮，尹征，孙优贤. 特征选择算法研究综述 ［J］. 模式识别与人工智能，2007（02）：211-218.

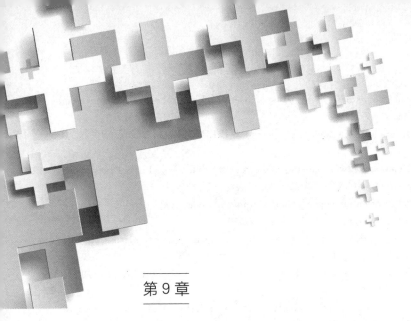

第 9 章

基于证据链推理和信息价值
最大化决策

为解决时态数据证据链推理问题，将单一尺度证据链拓展为多尺度证据链，构建证据链信息价值最大化模型。针对决策多尺度特征组合爆炸式增长问题，引入时间尺度概念，从多属性感知数据中提取推理特征信息，采用多尺度互信息，推导了推理特征的相关信息矩阵与冗余信息矩阵。在提出的动态融合推理框架中，以最大相关最小冗余准则和简化特征数量为目标函数，构建了特征全域优选的二级混合整数优化模型，论证了最优解集的有效性。通过最近邻规则实现了证据源的局域可信度集成，提高测试案例推理准确性。

9.1 引言

对规模数据中的实体异质性融合推理问题进行清晰描述，对相关的决策理论和推理方法进行评述。对时态数据的多尺度决策问题进行了分析，并介绍了国内外当前多尺度推理模型的研究现状。

9.1.1 时态数据的多尺度决策问题分析

时态数据融合推理准确性的多尺度特征组合问题是数据驱动医疗决策推理的难点。对于多传感器感知的生理数据，从证据融合观点来看，每个传感器感知的时态数据都作为多参数的部分证据。从时态数据所形成的案例中，挖掘并揭示多参数感知数据的状态随时间变化的规律，及其与故障现象之间的关联性，对于提升诊断准确性非常必要。又因所感知的大规模时态数据具有高维度、多粒度等大数据特征，对诊断决策质量有重要影响，并且多尺度特征提取所形成的特征组合会产生爆炸式增长从而降低推理决策品质，因此对时态数据融合推理中的多尺度特征优选研究具有挑战性和实际价值。

提升多属性时态数据融合推理诊断的准确性，需要重点解决以下问题：

（1）时态案例数据融合推理。对所提取的多尺度特征进行融合推理，在查询案例点的领域内进行相似度匹配，需进一步对多属性参数的时态数据进行融合推理，并将多传感器感知的信息证据反映到诊断状态的结论中。

（2）多属性时态数据的特征提取。挖掘并揭示多参数感知数据的状态随时间变化的规律，并需针对性地解决这些多尺度特征组合爆炸式增长问题。

对多维时态数据的分类决策，提出数据挖掘和优化的方法，构建了多属性时态数据的融合推理框架。为获取与推论信息相关的简化特征集合，建立从属性数据中提取特征的全域优化推理模型。使用最近邻规则集成局域证据相似度，推理过程为基于全局证据信息诊断决策提供解释性强的证据可信度信息，以提升推理系统的状态分类能力。

9.1.2　多尺度决策推理模型的相关研究

基于时态数据融合推理的相关研究主要有两类：一类是基于模型全局推理的方法；另一类是基于近邻数据的局域推理方法。前者如文献［1］提出的模型，利用全部数据进行推理，将数据分成训练状态和测试状态两部分，利用最小二乘法推理测试状态，如果均方根差很小，推论值与实际值很接近，便可进一步推理更多的数据，并断定时态数据不是噪声而是服从确定性规律的。后者是每次推理不再采用所有前面的数据，而只利用重构相空间中的近邻点。虽然理论上采用全局推理方法可以推理时间长度较大值的数据，然而因积累的误差将使得推理结果越来越不准，因此采用基于近邻数据的局域推理方法。文献［2］使用时态相似度对单维度时态数据进行近邻推理。文献［3］使用基于相似度搜索的案例推理方法，针对在不同阶段之间的多维度时态数据，从距离、散度等角度匹配基线案例，实现对序列模式的标识分类。文献［4］使用分段线性表示法表示时态数据，构建基于规则的方法推理时态数据。文献［5］构建了基于案例/规则的融合推理方法，对从时态数据（如波形）提炼出来的报告等离散信息，通过相似度匹配进行分类推理。文献［6］基于案例推理的数据融合方法，将提取的特征量构建案例集，并依据推理出的不同阶段时态数据之间的相异度进行分类，但该方法对依据时间尺度提取的特征量没有进行选择，随着时态数据长度的增加，所提取的特征量规模会迅猛增长，并且特征量对分类的作用程度差异很大。文献［7］分类并讨论了各种与时态数据相关的相似性度量、序列抽象表示、搜索方法和技术，但少有研究来解决时态数据融合推理中的多尺度特征优选问题，特别是随着感知时间的增长而形成的大规模数据集中特征量的关联性分析。

　　在医疗诊断领域的应用中，文献［8］提出基于证据融合规则的诊断模型，实现多传感器感知的相关局域证据融合，并对数据不完整或证据矛盾的情形，通过积累证据的推理过程降低推论假设的不确定性。文献［9］基于信念规则库的方法，通过估计推理过程中的规则激活权重、信息源权重等参数，降低了诊断状态转移过程中的不确定性。可见，先前的研究主要从数据层的数据关联方面进行信息融合，在特征方面使用时态数据的趋势特征，如时态数据的长度和患者的每日风险程度等统计数值特征，作为特征变量或使用李雅普诺夫指数提取特征[10]；少有研究从时间粒度方面进行不同尺度的特征提取和推理。总之，多参数时态数据融合推理理论体系尚未形成，亟待深入研究时态数据提取特征的优化等推理决策问题及其定量处理方法。

9.2　时间窗与价值转移

　　传感器感知的具有动态特性的数据，如波形信号，称为时态数据，其处理方法常与静态数据有所区别。将时态数据的数据价值进行转移，运用管理熵处理时态数据。

9.2.1　数据驱动决策的时间窗

　　定义 9-1　时间窗是指从所考虑的数据状态的决策初始时态到决策结束时态的这一段时间间隔。将进行决策推理的初始时态记为 t_0，结束时态记为 t_0+t，则决策推理的时间窗为 $[t_0, t_0+t]$，其数据长度为 t。

　　为了清楚描述数据驱动决策的状态空间，现引入时态的概念，即推理的状态空间的时态和推理的初始时态。它们所对应的推理过程状态转移和能量变化表征了数据驱动决策系统的动态性能。状态空间方程可以表示为

$$L_{t+\Delta t} = \Gamma_{t+\Delta t}x(t) + H_{t+\Delta t}u_{t+\Delta t} + G_{t+\Delta t}w_{t+\Delta t} \tag{9-1}$$

式中，$x(t)$、$u_{t+\Delta t}$ 和 $w_{t+\Delta t}$ 分别是 M、Q 和 D 中的一个列向量，$\Gamma_{t+\Delta t}$，$H_{t+\Delta t}$ 和 $G_{t+\Delta t}$ 分别为心脏病急救中 M、Q 和 D 的输入数据向量的系数矩阵。并且

$$L_{t+\Delta t} = \begin{bmatrix} L(t) \\ L(t+1) \\ \vdots \\ L(2t+\Delta t-1) \end{bmatrix}, \Gamma_{t+\Delta t} = \begin{bmatrix} C \\ CA \\ \vdots \\ CA^{t+\Delta t-1} \end{bmatrix} \tag{9-2}$$

$$H_f = \begin{bmatrix} D & 0 & \cdots & 0 \\ CB & D & \cdots & 0 \\ \vdots & \vdots & & \vdots \\ CA^{t+\Delta-2}B & CA^{t+\Delta-3}B & \cdots & D \end{bmatrix}, G_f = \begin{bmatrix} 0 & 0 & \cdots & 0 \\ C & 0 & \cdots & 0 \\ \vdots & \vdots & & \vdots \\ CA^{t+\Delta-2} & CA^{t+\Delta-3} & \cdots & 0 \end{bmatrix} \tag{9-3}$$

式中，A、B、C 和 D 分别为 $\Gamma_{t+\Delta t}H_{t+\Delta t}$ 和 $G_{t+\Delta t}$ 中相对应维数的系数矩阵，且在数

据驱动决策推理过程中，它们之间存在以下拉普拉斯变换

$$G(x) = D + C(xI - A)^{-1}B$$

由以上定义知，推理初始时态 p 的向量状态空间方程为

$$L_p = \Gamma_p x(t - p) + H_p u_p + G_p w_p$$

式中 $L_p = \begin{bmatrix} L(t-p) \\ L(t-p+1) \\ \vdots \\ L(t-1) \end{bmatrix}$。推理过程的状态向量矩阵为 $X_{t+\Delta t} = [x(t) \quad x(t+1), \cdots,$

$x(N-t+\Delta t+1)]$。

推理过程输出的 Hankel 矩阵表示为

$$L_H^{(t+\Delta t)} = \begin{bmatrix} L(t) & L(t+1) & \cdots & L(N-t+\Delta t+1) \\ L(t+1) & L(t+2) & \cdots & L(N-t+\Delta t+2) \\ \vdots & \vdots & & \vdots \\ L(2t+\Delta t-1) & L(2t+\Delta t) & \cdots & L(N) \end{bmatrix} \tag{9-4}$$

这里 $N = N_0 - p - t - \Delta t + 1$。

9.2.2　信息转移价值

在数据驱动决策中，推理知识在传递渠道和节点上产生信息距离，知识推理过程的子空间与信息汇之间存在知识转移价值的过程。王浣尘[11]采用信息距离研究了信息在传递渠道和节点上的转移价值。

设疾病诊断推理过程中，子空间状态为 $X = \{x_1, x_2, \cdots, x_N\}$，从状态 x_i 转移到状态 x_j，其转移概率为 $g_{i,j}$，$i,j = 1,2,\cdots,N$，$\sum\limits_{}^{N} g_{i,j} = 1$；则有推理状态转移的信息距离 $d_{i,j}$ 可定义为

$$d_{i,j} \equiv \log \frac{1}{g_{i,j}} \equiv -\log g_{i,j}$$

如果以 2 为底取对数，信息距离的量纲单位则为比特（bit），同 Shannon 的信息量的量纲单位相一致。

对于推理过程中的多个信息状态之间的转移，其转移概率矩阵 G 和信息距离矩阵 D 分别表示如下：

$$G = \begin{bmatrix} g_{11} & g_{12} & \cdots & g_{1n} \\ g_{21} & g_{22} & \cdots & g_{2n} \\ \vdots & \vdots & & \vdots \\ g_{n1} & g_{n2} & \cdots & g_{mn} \end{bmatrix}$$

$$\boldsymbol{D} = -\log G \equiv -\begin{bmatrix} \log g_{11} & \log g_{12} & \cdots & \log g_{1n} \\ \log g_{21} & \log g_{22} & \cdots & \log g_{2n} \\ \vdots & \vdots & & \vdots \\ \log g_{n1} & \log g_{n2} & \cdots & \log g_{nn} \end{bmatrix} = \begin{bmatrix} d_{11} & d_{12} & \cdots & d_{1n} \\ d_{21} & d_{22} & \cdots & d_{2n} \\ \vdots & \vdots & & \vdots \\ d_{n1} & d_{n2} & \cdots & d_{nn} \end{bmatrix}$$

转移概率矩阵 $\boldsymbol{G}$ 和信息距离矩阵 $\boldsymbol{D}$，表示了多个信息状态之间在推理过程中的价值转移。

9.2.3 管理熵

推理过程中所形成的知识场的能量会发生改变，因此采用管理熵、能量泛函及调和映照方法等来分析推理过程，挖掘推理知识的能量变化规律。克劳修斯（1865）首次提出熵（Entropy）的概念，用熵作为一种状态函数，描述能量在传递时的方向、条件和深度。心脏病急救决策的熵即管理熵[11]是存在的，熵是对信息含量的度量，作为特征值表示系统的存在状态与运动状态的不肯定程度，广泛应用于确定现象中不确定性和变化度量的研究。在心脏病急救决策的推理状态空间中，推理知识的构成、联系等状态变化频繁，属于信息不确定性问题。熵是利用马尔可夫过程的统计特征，表征信息特征，描述选择和不确定性与随机事件的连带关系。在系统处于某一状态时，它具有确定的值，是判别系统过程的一个状态函数，被称为对不确定性的最佳测度[12]。

管理熵表示各知识要素或结论无序程度的度量，即系统的紊乱程度。心脏病急救决策的推理知识越无序，管理熵越大；反之熵就越小。心脏病急救决策的知识推理过程作为一个离散信息过程，可用马尔可夫（Markov）过程描述。设有 $E = \langle S, F, P \rangle$ 作为一个试验，$S = \{A_1, A_2, \cdots, A_n\}$ 是基本事件的集合，F 是布尔（Borel）场，并且，$P(A_i) = P_i$ 是一个函数，$(0 \leqslant P_i \leqslant 1, i=1,2,\cdots,n)$。

对于事件 A_i，试验 E 的熵类型由一个有 n 个特殊类型的任意事件的有限样本来定义。熵与用相对频率计算的样本或在特殊类型中作为它们概率的非偏估计发生的数目有关，则

$$H = -\sum_{r=1}^{n} P_r \log P_r \tag{9-5}$$

式中 H 是熵值或试验 E 信息的含量值。

在推理过程中，总呈现出有效能量逐渐减少，而无效能量不断增加的不可逆现象，即推理过程中的知识传递效率递减的主要原因。这一现象可归因为复杂的推理和知识传递过程受不确定又相互制约的决策变量的干扰，其管理熵才呈现出这种趋势，并遵循一定的数学规律。采用"场"深入探索决策系统推理知识的信息传递机理，研究了知识推理如何影响熵的变化。

在知识空间 $L_1^2(E, H)$ 上，设 $dv_R = \sqrt{(\det g)} \, d_x$ 是 R^n 的体积元，能量泛函为

$$E(u) = \int_R | \ dx \ |^2 dv_R \qquad (9\text{-}6)$$

则在映照空间中 E 的阈值（或临界值）称为调和映照[13]。推理过程的调和映照的分析说明心脏病急救决策知识场中的能量变化规律。获得信息传递的熵的方法，与决策系统推理结构的拓扑性和动态性有关。推理节点具有动态性，通过知识场中的能量泛函与调和映照来表达。

9.3 单一尺度证据链与多尺度证据链

对多尺度特征进行分析，使用时间尺度将从大数据中截取的时态数据进行粗粒化处理，挖掘多尺度参数随时间的变化规律。

9.3.1 时态数据

在时态数据的决策推理中，记 E^m 为所有 m 维度向量所构成的空间。$A(t)$ 表示决策系统中 t 时刻的参数观测值矩阵，$A(t)=[a_{ij}(t)]_{i=1,j=1}^{i=n,j=m},0 \leqslant t \leqslant T$，表示第 i 个样本 X_i 的第 j 个特征参数在 $[0,T]$ 区间的时态数据，其中 a_{ij} 为 X_i 的第 j 个属性参数；$a_{ij}(t)$ 为 t 时刻的参数观测值，如传感器感知数据。$C_i(t)$ 为第 i 个样本在 t 时刻所对应的决策状态。在诊断问题中，所对应的决策状态在 $[0,T]$ 区间内为二元状态。多维度时态数据集，如图 9-1 所示。

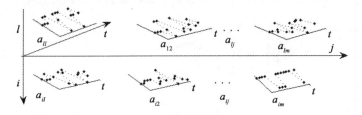

图 9-1　多维度时态数据集

将从时态数据属性值中提取的特征量称为多尺度特征，记为 $f_\varepsilon \in F_i(\varepsilon)$，其中 $F_i(\varepsilon)$ 为特征空间。在历史时态数据中，通过时间尺度的粗粒化处理，依据特征量重构的时态案例数据形成融合推理的证据链。这些证据链随着数据粒度变化而具有可伸缩性。w_j 为第 j 维特征量对应的权重。

9.3.2 时间尺度及多尺度证据链

为了清楚地描述决策系统的动态性，度量决策系统中决策状态转移过程及其状态信息场中的能量变化，使用时态推理方法，并引入时间尺度的概念。

传统的数据测量有多种分类方式，例如名义尺度、顺序尺度、比例尺度、区间尺度和绝对尺度。根据不同的研究目标采用不同的分类方式。数据测量等级及相容操作，如表 9-1 所示。

表 9-1   数据测量等级及相容操作

尺度类型	操作	相容变换形式	不变性
名义尺度	一对一函数	$v_i \neq v_j \rightarrow v'_i \neq v'_j$	单值性
顺序尺度	单调增函数	$v_i \leqslant v_j \rightarrow v'_i \leqslant v'_j$	数值有序性
等距尺度	仿射函数	$v' = a \cdot v + b$	差异率
比例尺度	相似函数	$v' = a \cdot v$	数值比例
绝对尺度	恒等式	$v' = v$	数值

对时态数据，还需要在时间维度上引入尺度的概念，进行数据处理。

定义 9-2   为将源时态数据中的多个元素映射到新的粗粒度时态数据的一个元素上，粗粒化处理中的非重叠时间窗长度即为时间尺度 ε。对于尺度因子 $\varepsilon = 1$ 时，即当 $T \rightarrow T_0$ 时，对应的新数据序列 $b_{ij}^1(\tau)$ 刚为原时态数据序列，并构成机器学习中离散型数据的分类决策表。

数据融合实质上是将实际操作系统、监控与诊断决策管理视为一个大系统，通过数据感知（如工业机器人传感器装置实时采集数据等）、信息传递（如通过网络远程感知到控制系统等）以及分析决策（如智能诊断等）进行决策系统信息传递及时态数据推理一体化研究。感知数据的属性量、提取的特征量与决策分类状态之间的可视化表示，如图 9-2 所示。实际中，源自传感器的时态数据不仅容易受到噪声或干扰等不确定性影响，还常受到不同的传感器带来的较大的个体差异性或冲突的影响。因此，多传感器的时态数据融合有利于提供更具鲁棒性的决策。

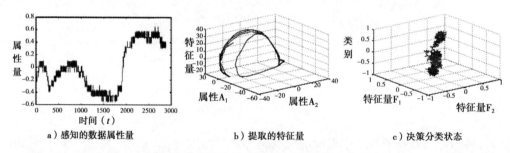

a）感知的数据属性量   b）提取的特征量   c）决策分类状态

图 9-2   感知数据的属性量、提取的特征量与决策分类状态

为解决从传感器获得信息的不完整性、不确定性，基于案例推理的相似案例匹配，提出了四阶段融合推理框架，以获取诊断结果的可信度，形成一致性的决策。融合推理框架的另一要素是确定融合过程实现的层次，即是在属性量层次、在特征层，还是在决策层。从两个融合推理机制的角度出发，即从传感器感知的数据属性量和提取的特征层进行融合，前者直接使用案例推理中的最近邻匹配策略在数据层融合，后者针对多尺度特征组合爆炸式增长问题而提出特征优选模型，将获取的优化特征集反馈到案例推理过程，进而挖掘并揭示多参数感知数据的状态随时间变化的关联性。

9.4 多尺度特征的证据链推理模型 (msFUER) 及决策框架

利用感知的多维时态数据构建融合推理机 (Fused Reasoning Machine, FRM),
如图 9-3 所示。输入的时态数据来自于多属性传感器,并使用具有相同时间段的多
维度样本数据参数以保持一致性。

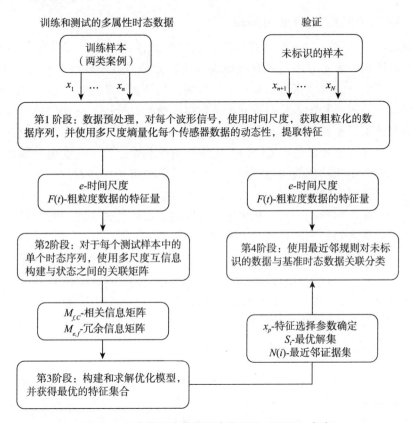

图 9-3 多参数时态数据融合推理机 (FRM) 框架

FRM 分类方法主要包括四个主要阶段。阶段 1 为数据预处理。所有的样本通
过多尺度的互信息熵估计从每个时态数据中提取刻画动态性质的特征,详见 9.4.1
节。阶段 2 为多属性多尺度数据关联。使用关联度量方法对案例序列与证据链前件
信息进行匹配,获得关联度量矩阵和准确性准则,作为优化模型的输入。FRM 分
类存在两个参数需要通过训练数据获取:第一个参数确定时态相似度测量;第二个
参数确定融合多个决策证据的 FRM 框架。阶段 3 为 FRM 优化模型,用于选择最
佳的特征集合,得到特征权重。在训练阶段,实现全局优选特征,并采用局域近邻
规则实现证据融合推理,得到诊断结论及其可信度。阶段 4 为使用 FRM 方法对未
标识时态数据分类。对于未标识的时态数据查询案例,使用优选的特征和最近邻规

则及其参数，进行分类的融合推理，实现可信度集成和更新，并检验模型的推理性能。

　　从每个维度的属性参数的 $[0,t]$ 的分段时态数据中，提取粗粒度数据的多尺度特征。从全局的角度，以优选特征与标识类别之间信息相关量和简化特征数量为目标函数，选择信息价值最大化的特征组合。在决策层，从近邻证据中获取集成可信度，实现多属性时态数据的融合推理。

9.4.1　数据预处理与特征量提取

　　为量化时态数据的动态性，对传感器感知的属性信息进行离散化和粗粒化处理。因时态数据的表示方法主要有频域表示法、分段线性表示法及符号表示法等，证据链推理匹配方法与数据表示形式密切相关。频域表示法全局性能良好，但丢失了时间局部化的重要特征，且不适宜于序列模式搜索；分段划分法因诊断监控变量在不同取值范围的相同变化，其重要性和含义不同，而对诊断状态较为敏感；使用符号表示法，在几个可能值上对时间序列进行离散化，把许多可能值的数据序列变换为仅有几个互不相同值的符号序列。预处理阶段根据给定的时间尺度，在属性空间中进行时态数据粗粒化处理。粗粒化过程能够捕获大尺度的特征，从而降低动力学噪声和测量噪声的影响。进而从传感器感知的多属性数据中提取特征量，揭示样本数据不同阶段之间的相异程度，以分辨状态趋势。

　　定义 9-3　通过时间尺度，将源时态数据中的多个元素映射到新的粗粒度时态数据的一个元素上。给定多属性时态数据 $A(t)|t=1,\cdots,T$，T 为每个维度上时态数据抽样数量，ε 为尺度因子，则粗粒化处理属于 ε 对一映射类型。

　　如果将粗粒化处理的映射规则定义为平均值，则第 i 个案例数据的第 j 维属性的粗粒度多属性时态数据为：$b_{ij}^{\varepsilon}(\tau)=\dfrac{1}{\varepsilon}\sum\limits_{t=(\tau-1)\varepsilon+1}^{\tau\varepsilon}a_{ij}(t)$，$1\leqslant\tau\leqslant[T/\varepsilon]$，简记为 $B(\tau)=\{b_{ij}^{\varepsilon}(\tau)\}$。其中 $[T/\varepsilon]$ 表示取不大于 T/ε 的整数，$1\leqslant\varepsilon\leqslant T/2$。以尺度 $\varepsilon=2$ 为例的时态数据粗粒化，如图 9-4 所示。

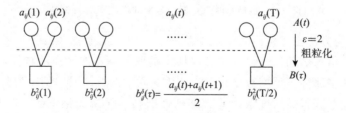

图 9-4　时态数据粗粒化（$\varepsilon=2$）

　　时间尺度实现了时态数据的粗粒化。ε-粗粒化的本质是对长时数据做低通滤波。不同的时间尺度代表了不同的低通截止频率。粗粒度时态数据的长度等于原始时态数据的长度除以尺度因子。对于推理过程，粗粒化时态数据与源时态数据具有相同的推理状态。

对单变量时态数据，其输出状态代表了一个随机过程，一个时态数据序列随着序列长度的增加而出现新模式，这种模式出现的速率即为复杂性。不同时间窗内时态数据出现的模式，如图 9-5 所示。

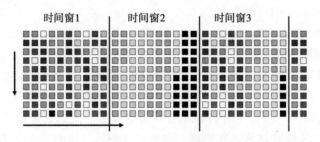

图 9-5　不同时间窗内时态数据出现的模式

为量化平均不确定性以及考察不同时间段的状态所对应的属性信号复杂度，描述系统状态随时间变化的情况，引入多尺度熵（MSE）[14] 的概念，为不同时间尺度的信息流提供量化工具。该方法在不同时间尺度下度量信息熵，更全面获取原始时态数据复杂性信息。根据信息理论中的样本熵的估计方法，给出多尺度熵的定义。

定义 9-4　给定某个时态数据样本 i 的第 j 维度属性数据 $\{a_{ij}(t)\}$，其对应的 ε-粗粒化数据序列 $\{b_{ij}^{\varepsilon}(\tau)\}$，计算的信息熵测度作为时间尺度 ε 的函数，即 $f(a_{ij}(t), \varepsilon) = E(b_{ij}^{\varepsilon}(\tau))$，称为多尺度熵，并简记为 $MSE(\varepsilon)$ 或 f_{ε}。定义为

$$f_{\varepsilon} = SampEn(u, \delta, \tau, T) = -\ln[N^{u+1}(\delta)/N^{u}(\delta)] \tag{9-7}$$

其中，$SampEn(u, \delta, \tau, T)$ 为在数据总长度为 T 的样本中存在长度为 u 的数据对的样本熵[15]，$N^{u}(\delta)$（或 $N^{m+1}(\delta)$）表示数据对长度为 u（或 $u+1$）发生的频率。

为估计 $N^{u}(\delta)$，不依赖于时间尺度长度的样本熵常使用临界值 δr 控制计算事件的发生频率，其取值常与数据的方差呈比例关系；对于多参数的熵的计算，这个临界值使用时态数据协方差矩阵的迹。$N^{u}(\delta)$（或 $N^{m+1}(\delta)$）为粗粒化时态数据中长度为 u（或 $u+1$）的子序列数据中任意数据对之间的切比雪夫距离小于 δ 的数量，常取 $u=2$。计算信息熵的频率统计，如图 9-6 所示。

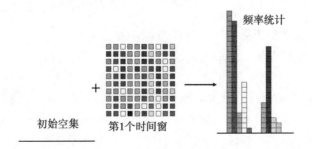

图 9-6　计算信息熵的频率统计

MSE 描述了时间序列中 $[T/\varepsilon]$ 个连续值所包含的信息，其值域为 Z。对于不同的 ε，计算序列 $\{b_{ij}^{\varepsilon}(\tau)\}$ 的 MSE，得到 MSE 随尺度 ε 变化。多尺度熵值越大，说明时态数据蕴含的信息量越大，其随机性也越大，而推理决策的可信度越小；多尺度熵值越低，则说明时态数据蕴含的信息量越小，时态数据越规则并接近确定性信号，从而推理决策的可信度大。

将多尺度熵值作为该属性的特征，输入推理机对数据样本的结果状态进行分类。但多个状态的样本之间，不同尺度 ε 对应的熵值的区分作用也不同。对所要推理的状态，事前不能明确选择哪些尺度值有利于结果的分类推理。实际中也不便于将尺度在 $[1, T/2]$ 范围内进行全部尝试，因为将获得的全部多尺度熵作为特征输入，最多可形成 $m \times [T/2]$ 种特征组合，随着观测时间的延长和属性维度的增加，这种组合会产生爆炸式增长。在推理过程中，这种特征组合的增长将耗费大量的推理时间而降低决策效率，特别是当 T 值较大或存在多个属性变量时推理效率更低。因此有必要在训练集数据中对样本数据不同尺度 ε 所对应的尺度熵进行选择，即实现对推理数据输入的特征进行优选。

9.4.2　多尺度特征量重构及互信息矩阵

由于时态数据与决策状态之间存在耦合关系，需要进一步对前面提取的特征进行筛选。因符号化的尺度因子 ε 取值过大会导致细节信息的丢失，不能很好捕捉到信号中的动态信息，ε 取值过小会导致对噪声过于敏感。利用多尺度互信息对提取的特征量与分类推理类别进行关联性分析，提供量化两个时态数据特征量之间耦合强度的工具，甚至量化一个变量的当前时间窗与另一个时间窗信号之间的信息传送量。

在多变量时态数据中，考虑同一时间段的状态所对应的多个时态数据信号的特征信息差异。一个 m 维度时态数据的 ε-粗粒度序列，$B_i(\tau) = \{\{b_{i1}^{\varepsilon}(\tau)\}, \{b_{i2}^{\varepsilon}(\tau)\}, \cdots, \{b_{im}^{\varepsilon}(\tau)\}\}$，$1 \leqslant \varepsilon \leqslant T/2$。给定第 i 个样本的第 m 属性的数据粗粒化 ε 的取值上界为 p_i，多维度属性的时态数据所对应的多尺度熵组成的特征复合向量为 $F_i(\varepsilon) = \{f_1^{i1}, f_2^{i1}, \cdots, f_{(p_1-1)}^{i1}, f_{p_1}^{i1}, f_1^{i2}, f_2^{i2}, \cdots, f_{(p_2-1)}^{i2}, f_{p_2}^{i2}, \cdots, f_1^{im}, f_2^{im}, \cdots, f_{(p_m-1)}^{im}, f_{p_m}^{im}\}$，$F_i(\varepsilon) \in E^P$，其中 $P = \sum\limits_{v=1}^{m} p_v$，当 $p_1 = \cdots = p_m$ 时，意味着样本的所有属性的粗粒化程度一致。这一系列特征量重构为特征空间，且元素 $f_{\varepsilon} \in F_i(\varepsilon)$。序号既可以表示不同时间尺度，也可以表示多维度属性的同一尺度，且将任意一对特征的序号记为 ε_1 和 ε_2。

对于时态数据，$f_{\varepsilon} \in F_i(\varepsilon)$ 作为推理的输入特征，在不同时间尺度下度量信息熵，能更全面获取原始时态数据复杂性信息。针对 n 样本 m 维度属性数据，所形成的特征变量序列为 $\{f_{\varepsilon}\}$，值域包括样本 $i = 1, \cdots, n$ 的各个属性 a_{ij} 所对应的第 ε 维度（尺度）的特征 f_{ε} 的信息熵为

$$E(f_\varepsilon) = -\sum_{f_\varepsilon \in Z} Pr(f_\varepsilon) \log_2 Pr(f_\varepsilon) \tag{9-8}$$

式中，f_ε 表示值域为 Z 的随机变量，其概率密度函数为 $Pr(f_\varepsilon)$，对数的底为 2 时熵的单位为比特（bit）。

第 ε_1 和 ε_2 维度的特征 f_{ε_1} 和 f_{ε_2} 的联合熵为

$$E(f_{\varepsilon_2}, f_{\varepsilon_1}) = -\sum_{f_\varepsilon \in Z} Pr(f_{\varepsilon_2}, f_{\varepsilon_1}) \log_2 Pr(f_{\varepsilon_2}, f_{\varepsilon_1}) \tag{9-9}$$

式中，f_{ε_1} 和 f_{ε_2} 分别表示值域为 Z_1 和 Z_2 的随机变量，其联合概率密度函数为 $Pr(f_{\varepsilon_2}, f_{\varepsilon_1})$，衡量特征变量 f_{ε_1} 和 f_{ε_2} 分布的总体无序程度。f_{ε_1} 的边际概率分布 $Pr(f_{\varepsilon_1}) = \sum\limits_{f_{\varepsilon_2} \in Z_2} Pr(f_{\varepsilon_2}, f_{\varepsilon_1})$，同理 $Pr(f_{\varepsilon_2}) = \sum\limits_{f_{\varepsilon_1} \in Z_1} Pr(f_{\varepsilon_2}, f_{\varepsilon_1})$。

定义 9-5　给定特征变量 f_{ε_1} 和 f_{ε_2} 的分布，则它们之间的互信息（Mutual Information，MI）可以视为一个关于多尺度熵的互信息，是一个关于尺度因子的函数，被称为多尺度互信息（MSMI）。

$$\begin{aligned}
MSMI(f_{\varepsilon_2}, f_{\varepsilon_1}) &= E(f_{\varepsilon_1}) + E(f_{\varepsilon_2}) - E(f_{\varepsilon_2}, f_{\varepsilon_1}) \\
&= \sum_{f_{\varepsilon_2} \in Z_1, f_{\varepsilon_2} \in Z_2} Pr(f_{\varepsilon_2}, f_{\varepsilon_1}) \log_2 \frac{Pr(f_{\varepsilon_2}, f_{\varepsilon_1})}{Pr(f_{\varepsilon_1}) \cdot Pr(f_{\varepsilon_2})}
\end{aligned} \tag{9-10}$$

式中，f_{ε_1} 和 f_{ε_2} 分别表示值域为 Z_1 和 Z_2 的随机变量，$Pr(f_{\varepsilon_2}, f_{\varepsilon_1})$ 为联合概率密度函数。多尺度互信息具有对称性，并且 $MSMI(f_{\varepsilon_2}, f_{\varepsilon_1}) \leqslant \min\{E(f_{\varepsilon_1}), E(f_{\varepsilon_2})\}$。

使用互信息量化不同时间尺度熵之间的参数耦合性，或当前时期该信号与历史时期的信号耦合性。互信息能用来查看信息传输量，不仅仅是为联合概率密度设计，还包含条件概率的概念。

这里举例说明互信息的估计过程及对信号的趋势估计。通过理想谐波信号、高斯分布的噪声模拟系统中两类外部干扰作用下的远程决策推理，验证传递熵方法对随机决策推理过程的信息传递度量比互信息熵工具更具敏感性和抗噪能力。对理想谐波信号分别计算数据特征间的互信息。例如，给定两个随机变量 f_{ε_1} 和 f_{ε_2} 的值域为 Z_1（即 X）和 Z_2（即 Y）为

$$\begin{cases} X = Z = \sin(2a\pi t) + 0.5\sin(2b\pi t) \\ Y = 0.8\sin(2a\pi t) + A\sin(2(a+b)\pi t) + A\sin(2(a-b)\pi t) \end{cases} \tag{9-11}$$

式中，$a=40$，$b=3$，A 表示影响强度。使用 Matlab 2010b，计算 X 和 Y 信号的互信息计算结果，如图 9-7 所示。

从图都可以看出，除时间延滞点 $T=0$ 处外，在 $T=\pm20$，$T=\pm40$，$T=\pm60$ 处（为两信号频率中 $a=40$ 谐波成分周期点），X 和 Y 信号信息高度相似，冗余信息不发生传递，互信息在此时间延滞处达到最大值。在其他延滞时间点上，随信号影响程度从轻微到严重的程度，互信息单调增加。从信号的互信息角度能够看出信号的变化。

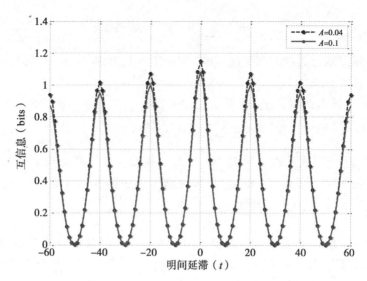

图 9-7　在耦合度 A 为 0.04 和 0.1 下 X 与 Y 之间的互信息

定义 9-6　给定特征变量 f_ϵ 和推论 C_k 的分布，其多尺度互信息为 $MSMI(f_\epsilon,$ $C_k)$，简记为 M_{e,C_k}。特征变量 f_ϵ 与其他所有变量之间的多尺度互信息熵 $MSMI$ (f_ϵ,f)，简记为 $M_{e,f}$，则形成特征相关信息矩阵 M_C 和冗余信息矩阵 M_f，其中前者的元素为 M_{e,C_k}，后者的元素为 $M_{e,f}$。为估计 $MSMI(f_\epsilon,f)$ 值，使用 $[1/(p_i-1)]\sum\limits_{f_{\epsilon_1}} MSMI(f_{\epsilon_2},f_{\epsilon_1})$，详见文献 ［15］。这里提出的两类互信息矩阵，目的是用于建立优化模型。

9.4.3　多尺度特征信息价值最大化的决策

为进行全局特征优选，因已知训练样本的类别，则使用最近邻规则评估每个训练样本的每个特征的分类准确度。给定所有特征的准确度信息，构建的 FRM 优化模型能够用来融合所有特征的分类推理决策，并选择最大化分类准确度的特征子集。

对于多特征的多决策，通常有两类准则来集成这些推论：基于相似度加权的频率可信度和基于 DS 的最近邻方法。前者对于每个特征，如果最近邻规则将样本分类到某个类别，则这一类别的可信度就相应地增加，样本根据最大的可信度进行分类；后者使用每个特征的距离平均方法，每个类别获得一个得分，等于样本案例到同样类别中所有其他样本的统计距离。每个类别的整体得分等于所有特征的得分总和。样本被分为最低总得分的类别。

在框架中，输入 FRM 的信息是准确度的 $n\times P$ 矩阵 Π，其中 n 是训练样本的数量，P 是特征的数量。元素 $\pi_{ip}=1$ 表示最近邻规则在第 p 个特征正确推理第 i 个训练样本，否则为 0。在特征选择框架中，输入 FRM 的信息是 $n\times P$ 的相关信息矩阵

M_c 和冗余信息矩阵 M_f。元素 M_{e,C_k} 表示第 p 个特征与其结论之间的互信息；元素 $M_{e,f}$ 表示第 p 个特征与其他特征之间的平均统计互信息。

使用输入信息矩阵，构建 FRM 优化模型选择特征，通过最大相关最小冗余规则提升推理准确度。

定理 9-1　给定训练数据集，其序数 $i \in I, |I| = n$，特征序数 $p \in P, |P| = [T/\varepsilon]$。令 x_p 为 0—1 决策变量，其中 x_p 表示第 p 个特征 f_ε 是否选中。为获取推理结论的信息量最大且个数最小的优化特征集合，构建二级混合整数优化模型（BMIO）$FRM(x_p)$ 如下：

$$FRM(x_p) : \min \sum_{f_{\varepsilon_2}} x_p \tag{9-12}$$

$$s.t. \quad \max_{f_{\varepsilon_2}} = \sum_{\varepsilon = \varepsilon_2} J_\varepsilon = \sum_{\varepsilon = \varepsilon_2} M_{e,C_k} \cdot x_p - \sum_{f_{\varepsilon_1} \in S_{p-1}} M_{e,f} \cdot x_p \tag{9-12a}$$

$$s.t. \quad M_{e,C_k} \cdot x_p - M_{e,f} \cdot x_p - \vartheta_\varepsilon \geqslant 0 \tag{9-12b}$$

$$\sum_{f_{\varepsilon_2}} x_p - 1 \geqslant 0 \tag{9-12c}$$

$$f_{\varepsilon_1} \in S_{p-1}, f_{\varepsilon_2} \in F_i(\varepsilon) - S_{p-1} \tag{9-12d}$$

其中，元素 M_{e,C_k} 表示第 p 个特征与其结论之间的互信息，元素 $M_{e,f}$ 表示第 p 个特征与其他特征之间的平均统计互信息。式（9-12）作为第一级优化的目标函数，反映了获取最优特征集合中的最小特征集，其中的最优特征集合由第二级优化问题式（9-12a）及其约束式（9-12b）确定，满足特征选择的最大相关最小冗余准则。不等式（9-12c）为逻辑约束条件，确定了最优决策集合中至少包含一个特征。当第二级优化问题存在多种可行解满足约束式（9-12d），且每类解所代表的特征集合的元素个数不同时，第一级优化的解是第二级优化解的一个子集，即最小特征个数的可行解集。当第二级优化仅存在唯一解时，第一级优化所得到的解与第二级的解相同。优化后的特征空间的个数记为 P'。

定理 9-2　给定曲线 $\left(\sum_{f_{\varepsilon_1} \in S_{p-1}} M_{e,f}\right)/(p-1)$ 和曲线 M_{e,C_k}，则它们之间的距离确定曲线 J_e。$FRM(x_p)$ 模型的第一级优化的最优解范围在 $[p_1, p_2]$，第二级优化的最优解在点 p_1。

给定特定特征量 M_{e,C_k} 和 $M_{e,f}$ 的值，可以获得模型的最优解。为直观说明，使用图 9-8 说明第二级模型优化（当 $P = 30$）的最优解。不妨假设状态为 $M_{e,C_k} = -0.6\log_2(0.03p)$，$M_{e,f} = 0.016p$，从图 9-8 可以得出当 $J_e = 0$ 时，能获得最优解。$M_{e,f}$ 单调递增，而 M_{e,C_k} 单调递减。因此，特征量的边际信息价值是单调递减的。

当 J_e 不能取值 0 时，非负的信息值的取值在效用曲线和组合成本曲线之间的交点。因模型的解是整数型，所以这一交点常存在于左近邻和右近邻之间的连线上。当 p_1 作为 p' 的左近邻点，满足 J_e 接近于 0，即获得模型的最优解。

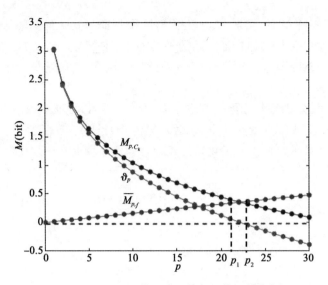

图 9-8 msFUER 模型中的第二级模型优化解

对于总的信息价值而言，如图 9-9 所示，第一级优化模型的最优解当特征集最小时能够获得。特征量的总效用 Σ_1 使用 M_{e,C_k} 的积累信息进行估计，总成本 Σ_2 使用 $M_{e,f}$ 的积累信息进行估计。因 Σ_1 曲线和 Σ_2 的曲线都是单调递增的，但前者具有凸性而后者不具有凸性。所以，总信息价值的最大值在 $\sum\limits_{\varepsilon=\varepsilon_2} \vartheta_\varepsilon$ 的峰值处取得，这一值是边际信息价值的积累。获得 msFUER 模型中的优化特征集合，同时取得了最大信息价值和最小规模的特征量。

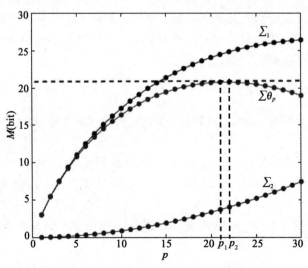

图 9-9 msFUER 模型中的第一级模型优化解

该算法的空间复杂度较大，通过 $O(p)$ 个约束条件进行优化的计算复杂度为 O

（$|S|'p$）。使用此 FRM 优化模型改进了传统的特征优选方法，并可使用对偶理论进行证明，与传统的最近邻规则（使用所有的特征）的推理模型相比，在准确性方面 FRM 选择的特征集合改进了解的决策质量。

9.4.4　时态相似度的最近邻算法 ms-NN

采用训练样本中的近邻证据形成局域可信度集成。数据样本通常为多维度时态数据，为了选择时态数据的推理证据，采用时态相似度测量数据样本之间的紧密程度，并使用从传感器感知数据中提炼的多尺度互信息熵作为特征进行最近邻规则推理。一般而言，时态相似度测量通常一次处理一维度时态数据。例如，每个特征之间的查询案例和基准案例之间存在相似度或相异度。常用的方法有两种：第一种是与领域无关的方法，这种方法的代表是动态时间变形算法，利用动态规划算法寻找两个序列的最优匹配，从而定义两个时间序列的距离度量；第二种是与领域相关的方法，利用领域知识对每个时间序列提取等长的特征向量，然后利用一般的分类算法进行训练和分类。这里使用领域相关的方法，提出改进的最近邻的时态相似度方法，处理多维度时态数据。使用时态数据相似度，将静态的相似度匹配扩张到动态匹配。

定义 9-7　给定两个多维时态案例数据 $\boldsymbol{x}_i$ 和 $\boldsymbol{x}_l$，其时间长度一致，$|\boldsymbol{x}_i| = |\boldsymbol{x}_l| = t$。它们的指数型相似度为

$$s_{il}(t) = \exp\Big[-\sum_{j=1}^{m} \boldsymbol{w}_j D_{il}(j)\Big] \tag{9-13}$$

式中，$\boldsymbol{w}_j$ 表示第 j 个属性参数的权重；$D_{il}(j)$ 为单个传感器感知的单维属性值的相异度：$D_{il}(j) = \sum_{\tau=1}^{t} \big[\boldsymbol{x}_{ij}(t) - \boldsymbol{x}_{lj}(t)\big]^2 / t$，$\boldsymbol{x}_{ij}(t)$ 和 $\boldsymbol{x}_{lj}(t)$ 分别表示 $\boldsymbol{x}_i$ 和 $\boldsymbol{x}_l$ 的第 j 个元素在 $[0, t]$ 之间的特征参数。

以下以传感器感知数据融合为例，说明时态数据融合推理的物理过程。在将传感器获取的案例数据和数据库中已存在的规则知识进行融合之前，需要通过参数关联对传感器数据和规则知识进行一致性检验，确保融合数据代表同一诊断事件。参数关联将多源传感器感知的观测和单个规则知识或实体联系起来，通过定义关联尺度来实现[16]。关联尺度是一个量化测量知识组合紧密性的矩阵。常用的关联尺度包括相关系数、距离尺度、关联系数或者概率相似度量。使用基于相似度量的关联尺度，详见 9.2 节。

传感器的观测值与数据库的已有知识关联证据链，如图 9-10 所示。多个传感器（这里以 4 个为例）观测的实体特征值组成案例序列 $\{x_{ij}\}_{i=i,j=j}^{i+3,j+4}$，如图中的白圆圈所示，黑色的实圈表示规则知识在某个特征上的取值 $\{x_{lj}\}_{j=j}^{j+4}$，围绕黑实圈的大圆圈表示规则知识在某特征值上取值所形成的空间不确定性，这种不确定性可能产生于知识获取过程（如规则前件不确定性的噪声产生于传感器测量误差）、知识推

理过程（如规则结论的置信度范围）以及知识融合过程（如多专家提供规则知识的权重）等。案例序列 x_{ij} 与规则前件 x_{lj} 依次进行参数关联，并通过关联矩阵将信息传递到融合推理中心，使用模型推理获取诊断结论序列 c_l 和相应的证据链信度 $\widetilde{\beta}_k^i$。

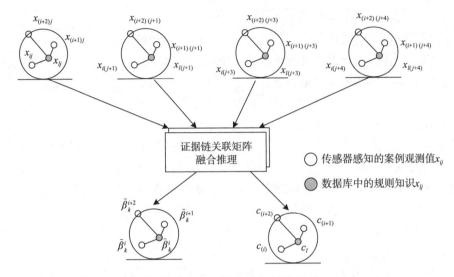

图 9-10 传感器的观测序列与已有知识的关联证据链 BEC

关联矩阵为 $\sum = \left[s_{ij}\right]_{i=1}^{i=n}$，其中元素 s_{ij} 是传感器感知的案例信息 i 与证据链规则 j 的相似性的量化。这个相似性尺度是案例序列-规则前件形成的异构知识组合（Pair）相近程度在数量上的度量。设存在一个函数 $s_{il}(x_i, x_l): R^m \times R^m \rightarrow R_{++}$，其中 $s_{il}(x_i, x_l)$ 测量案例之间的相似程度。例如，医师判断 $x_i \in R^m$ 感知的患者症状与由断 $x_l \in R^k$ 表征的另一患者症状之间的相似性。

msFUER 模型解决了多维时态数据的证据链诊断推理问题中的实体异构性，与结构化数据的实体异构性问题不同的是，对不同数据库来源的实体数据，尽管其所表征的实体具有不同的特质，仍能够不将单一的关联尺度最大的证据链直接赋予该实体，而将所提取的特征量在查询问题与历史数据间关联最紧密的证据系列进行信息融合。对传感器感知的时态数据提供点估计，以候选证据链的可信度为依据，为诊断问题提供决策结构。该数据融合中的知识推理过程对于多维时态数据进行关联估计时，也使用了近邻的其他时态数据源提供的共享信息。

定义 9-8 给定 $f_\varepsilon \in F_i(\varepsilon)$，从单个传感器感知的单维特征数据两个案例序列作为时态数据 x_i 和 x_l，它们的时间长度一致，$|x_i| = |x_l| = t$。多维度特征的时态相似度：

$$s_{il}(\varepsilon) = \exp\left[-\sum_{\varepsilon=1}^{p} w_\varepsilon (f_\varepsilon^i - f_\varepsilon^l)^2\right] \tag{9-14}$$

式中，f_ε^i 和 f_ε^l 分别表示 x_i 和 x_l 的第 ε 个元素的多尺度熵特征参数。在相似性度量

中，对于 $f_\varepsilon \in F_i(\varepsilon)$，由多尺度互信息得出关于输入特征的权重值为：$w_p = M_{e,C_k} / \sum_{f_{\varepsilon_2}} M_{e,C_k}$。

对未标识时态数据形成的查询案例，使用本方法推理出与查询案例关联最紧密的基准数据作为直接证据源，将查询案例分类为与最近邻证据相同的类别。给定基准案例数据集，其序数 $l \in L$，查询（测试）数据集序数 $i \in I$，特征序数 $p \in P$，$|P| = [T/\varepsilon]$。令 δ_{il} 表示对查询案例的第 l 个证据选中与否，若 $\delta_{il} = 1$ 表示选中，若 $\delta_{qi}^l = 0$ 表示未选中。以最近邻推理出的相似度作为证据权重，获取查询案例的集成可信度为

$$\beta_{i,k}(t) = \frac{\sum_i s_{il}(\varepsilon) \cdot \delta_{il} \cdot \beta_{lk}}{\sum_i s_{il}(\varepsilon)}, k = 1,2 \tag{9-15}$$

式中，$\mathbf{s}_{il}(\varepsilon)$ 为关联相似度；β_{ik} 为对应的证据链的先验可信度，β_{lk} 为给定的基准案例的可信度。该式子反映属性相似度与推论可信度的关系。对于得出的可信度 β_{ik_1} 和 β_{ik_2}，如果满足 $\beta_{ik_1} > \beta_{ik_2}$，则得出结论 $C_{k_1} > C_{k_2}$，即 C_{k_1} 优于 C_{k_2}；反之亦然。

这里的证据源的局域可信度集成，提高测试案例推理准确性。与传统的全域方法相比，如文献 [16] 使用全域训练数据进行优化推理，其推理可信度会因样本数据存在奇异点而降低，而本方法是用领域最近邻证据融合推理而增强了推理的可信度。

在测试阶段，使用 FRM 推理框架对未标识的时态数据进行分类，使用优选特征集合在训练数据集中的近邻证据集合，融合推理出测试样本的结论。令测试正样本的灵敏度[17]为 $\psi = \Pr(f(X_i(t)) = C_i(t) | C_i(t) = 1)$，测试集负样本的特异度为 $\eta = \Pr(f(X_i(t))) = C_i(t) | C_i(t) = 0)$。$\psi$ 越大，表明对人因关系正样本的识别能力越强；η 越大，则表明对人因关系负样本的判别效果越好。

FRM 框架存在三种推理模式，即基于原时态数据的属性级融合推理($\varepsilon = 1$)、基于全部特征的融合推理($P' = P$)以及基于粗粒化数据的优选特征级融合推理($P' < P$)，并且其时态相似度测量可选择多种方法，依据领域知识确定。使用统计的均衡准确度，以设置最佳融合推理模式。推理结果使用平衡准确度从灵敏度和特异度的平均值角度综合评价，$ba = (\eta + \psi)/2$。当平均准确度取最高时获得最优的模式参数组合。

9.5　小结

在诸如临床诊断的决策系统中，随着时间的变化，动态监测的特征量会反映出实时的决策状态，甚至会反映出决策状态的演化过程。经过多维度时态数据感知，在构建决策数据表时，面临多粒度数据提取的特征量组合爆炸式增长问题。这增加

了感知时态数据进行未标识类别推理的复杂性。为此，从多尺度决策的角度，提出时态数据的证据链推理方法，确定了特征量组合的最优决策集，并使得推理决策的信息价值最大化。主要结论有：①对从时态数据属性中提炼出的特征量，采用多尺度互信息矩阵，构建了二级混合整数优化模型，获得了对推理类别具有强分类能力的优化特征解集。②在提出的动态融合推理框架中，通过时态相似度获取了最近邻证据源，实现了局域可信度集成。后文实验中将以 SHHS 数据集为例，验证了时态数据证据链推理方法的有效性，并将其与 SDF-CBR 等方法比较，结果表明该方法具有较高的准确性和更好的决策分类能力。此外，从时域角度提供了时态数据的融合推理方法，可以从频域、时域多角度提炼更加系统全面的特征量，从静态数据和过程感知的数据融合的角度深入学习证据链推理，探究决策特征与决策状态之间的关联性等有趣的内容。

参考文献

［1］ Montana G，Triantafyllopoulos K，Tsagaris T. Flexible least Squares for Temporal Data Mining and Statistical Arbitrage ［J］. Expert Systems with Applications，2009，36 （2）：2819-2830.

［2］ Chaovalitwongse W A，Fan Y-J，Sachdeo R C. Novel optimization models for abnormal brain activity classification ［J］. Operations Research，2008，56 （6）：1450-1460.

［3］ Lehman L，Saeed M，Moody G，et al. Similarity-based searching in multi-parameter time series databases ［J］. Comput Cardiol，2008，35 （4749126）：653-656.

［4］ Fisch D，Gruber T，Sick B. Swift rule：Mining comprehensible classification rules for time series analysis ［J］. IEEE Transactions on Knowledge and Data Engineering，2011，23 （5）：774-787.

［5］ Xu M，Yu H，Shen J. New algorithm for CBR/RBR fusion with robust thresholds ［J］. Chinese Journal of Mechanical Engineering，2012，25 （6）：1255-1263.

［6］ Begum S，Barua S，Ahmed M U. Physiological sensor signals classification for healthcare using sensor data fusion and case-based reasoning ［J］. Sensors，2014，14 （7）：11770-11785.

［7］ Zhou L，Hripcsak G. Temporal reasoning with medical data-a review with emphasis on medical natural language processing ［J］. Journal of Biomedical Informatics，2007，40 （2）：183-202.

［8］ Man Xu，Jiang Shen，Haiyan Y U. Heterogeneous entity classification with case-based reasoning and relative frequencies ［J］. Journal of Computational Information Systems，2015，11 （4）：1313-1322.

［9］ Zhou Z J，Hu C H，Xu D L，et al. A model for real-time failure prognosis based on hidden markov model and belief rule base ［J］. European Journal of Operational Research，2010，207 （1）：269-283.

［10］ 王浣尘. 信息距离与信息 ［M］. 北京：科学出版社，2006.

［11］ 邱菀华. 管理决策与应用熵学 ［M］. 北京：机械工业出版社，2002.

［12］ 沈江，陈青松. 模式构建：虚拟企业模式下的信息资源管理 ［M］. 天津：天津大学出版社，2007.

［13］　丘成桐，孙理察．调和映照讲义［M］．北京：高等教育出版社，2008.

［14］　Costa M，Goldberger A L，Peng C K. Multiscale entropy analysis of complex physiologic time series［J］. Physical Review Letters，2002，92（8）：705-708.

［15］　Tononi G，Sporns O，et al. Measures of degeneracy and redundancy in biological networks ［J］. Proceedings of the National Academy of Sciences，1999，96（6）：3257-3262.

［16］　Sánchez A M，Patricio M A，García J，et al. A context model and reasoning system to improve object trackingin complex scenarios［J］. Expert Systems with Applications，2009，36（8）：995-1005.

［17］　Parisi F，Strino F，Nadler B，et al. Ranking and combining multiple predictors without labeled data ［J］. Proceedings of the National Academy of Sciences，2014，111（4）：1253-1258.

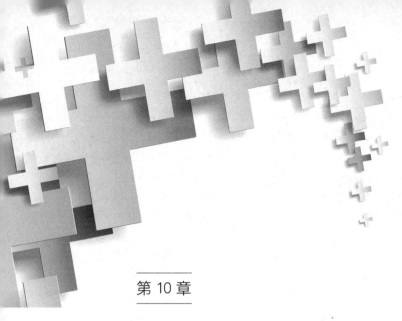

第 10 章

实体异构性下多数据表证据链推理的机制

针对多属性群决策中，可解释性推理证据数据源的实体异构性，本章给出了一个证据链融合推理多属性群决策方法。从多数据表的各数据矩阵中获得可区分的近邻证据信息，推导各数据表的相似度矩阵，并构建基于权重参数矩阵的二次优化模型，求解一致性参数矩阵，共享多专家经验知识。使用证据融合规则处理从各数据表近邻证据中获得的可信度分布，实现异构实体间可解释性的融合推理，并有效调和多源异构数据中存在的不一致信息。

10.1 引言

对大规模数据中实体异构性融合推理问题进行描述，评述相关的决策理论和推理方法，介绍国内外数据异构性的决策方法以及多属性数据融合推理方法。

10.1.1 数据异构性的决策方法

数据异构性是影响多属性群决策中可解释性推理性能的关键，广泛应用于工程与管理实践中。同一组织机构的不同部门间，不同组织机构或合作伙伴间要共享和交换各自收集和存储的异构数据，企业兼并重组后，也需要进行数据集成或信息融合。在现实的医疗决策中，美国麻省理工学院（MIT）等基于 Web 的复杂生理信号和生物医学信号研究资源平台，提供多参数重症监护室的临床决策数据库[1]，分享大规模的异构性数据。这些数据源自不同的关系数据库、不同水平的专家经验知识、多传感器感知数据集等，数据实体因不同的特征属性和关系而具有异构性（又称异质性）。目前数据异构性问题的研究已经成为多属性群决策分析领域中的热点[2]。

随着多传感器感知数据积累、大数据的分片存储和处理，以及对新出现案例决策规则知识日益更新，决策者所面临异构性数据处理工作日趋复杂，大多数传统的异构数据推理方法假设输入的数据集从单个数据表中获得，没有考虑数据的实体异构性问题。实际决策时往往需要从多个关系数据库获取推理的相关知识，而同一实体在数据库中因首次出现可能使完全匹配的结果不存在[3]，依据单个数据源推理的类别结果未考虑到从不同数据集中推理收集的多种证据的群体智慧[4]，而实践中需要根据多个相似实体间的共享信息积累证据进行决策。与将单个数据集作为决策数据源的推理问题相比，对多数据表中异构实体数据推理问题更加复杂，考虑到多个数据源提供的决策数据表可靠性、证据参考价值不同，这些数据集中的异构性实体对查询案例的关联作用也不同，需要在推理结果中体现各个关联信息源的可信度。同时，决策数据表特别是大数据分片推理[5]中，需要构建一个异构数据源的融合推理方法，按照一定的融合规则综合决策推论的输出，解决各数据表对推理结果存在的不一致性，使得其性能优于依据大多数单数据表的推理结果。研究多源数据异构性实体决策数据的融合推理问题具有挑战性和实际价值。

异构性数据融合推理关注两个要点：①依据从关系型数据库异构数据中提取的决策相关属性，识别各个异构性实体相关联的哪些证据及其推论更为可靠并将其用于推导新的测试数据集，因这些测试数据集的标识暂不可知，或因难以获取或因仅能在决策之后才能获得。②融合各多数据集所得到的推理证据及其可信度分布，消除多数据表提供的证据信息对查询案例推论可能存在的不一致性，以提供更加精确的方案。

10.1.2　多数据表融合的决策推理

多属性群决策中异构性数据融合推理的相关研究主要有两类。一类研究是全域数据融合推理方法。关系型数据库中相关的多数据表包含部分决策属性，将这些数据表分别推理，在涵盖所有实体的数据中寻求与查询案例同类别的相似性高的实体（证据信息），与查询案例不同类别的相似性低的实体，再将所有数据表提供的证据推论融合。典型的方法包括回归模型推理方法及其改进方法，文献［6］研究了多源异构关系数据库中构建基于决策树的规则推理方法，通过回归模型选择信息增益最大的属性和跨数据库链接，实现关联数据表的分类推理。文献［7］针对数据库中不同数据表的属性和关联模式，通过属性内隐知识的依赖关系传播类别标识，但需要拓展数据库中不含有类别标识的数据表，在其最末一列增加预测的类别标识，进而对各个推理结果进行融合。另一类相近的研究是局域数据融合推理方法，其将关系数据库中包含多种属性集合的各个数据表融合，形成全部决策属性组成的决策数据集，接着在融合数据集中寻求与查询案例的近邻证据数据，在近邻证据局域内使得与查询案例同类别的近邻证据相似性高，同时使得与查询案例不同类别的近邻证据的相似性低，进而再从各个数据集筛选出的所有近邻证据系列中，融合近邻证据提供的推论。典型的方法包括基于案例或规则的融合方法、基于相似度的频率加权[8-9]、距离矩阵学习[10]等方法。文献［11］提出专家数据库系统融合案例数据和关联规则的推理方法，使用笛卡尔乘积构建联合模式关系，将包含部分决策属性的多个数据表合并得到涵盖决策相关的全部属性的融合数据表，如表 10-1 所示，使用案例实体构建规则的前件和结论，并将不相关的案例属性移除，以联合模式关系和条件模式关系作为融合推理的策略。文献［12］对异构数据源在模式级和案例级进行识别，对模式级的关系（规则）和属性（案例）进行相似度匹配，进而用分类的方法对实体进行匹配，增强了对模式元素关系进行评估的迭代响应能力。文献［13］从融合空间的角度使用案例或规则知识构建决策属性酉矩阵，并基于奇异值分解法明确界定数据源与查询案例之间的知识关联性，实现推理结论可信度融合。为挖掘大数据集的关联性[14]，进行实体相似性推理，应将数据集融合成一个全域数据矩阵的方法具有一定的局限性，传感器感知、分块存储的大规模决策数据的特点，该方法属于局域数据融合推理方法。

表 10-1 患者实体信息和测试结果信息表的融合

Relation：PATIENT				Relation：TEST			
SSN	**Name**	**DOB**	**Ins**	**SSN**	**Test**	**Date**	**Result**
738-77-8987	Jack	03/10/65	BCBS	738-77-8987	Uroscopy	01/07/95	negative
436-44-0945	Jim	03/10/65	Aetna	436-44-0945	Lower G. I.	02/27/95	d. ulcer
087-45-3322	Timothy	01/19/76	Aetna	087-45-3322	B. G. U.	02/07/95	positive
879-32-0908	Robert	01/17/69	Met	879-32-0908	B. G. U.	03/07/95	negative
772-15-9876	John	05/21/66	BCBS	772-15-9876	Endoscopy	02/21/95	ulcer

虽然这些相关的局域数据融合推理方法为解决实体异构性的多属性群决策提供了一些思路，但也存在进一步完善之处：异构性实体间的可靠性评估方面，文献［8］研究了将真实的实体在不同的数据库中使用了不同标识符的情形，并提出了基于概率决策损失优化的实体匹配方法，辨识多个数据库中实体之间是否属于同一个；文献［10］对多个专家数据表，研究了相似度评价中的综合距离矩阵并进行分类推理；文献［15］将相似性加权的频率和先验概率结合得到后验概率，对部分相似实体的推理预测；文献［16］当一个客观实体在不同数据库中的记录不同时，使用概率分布从这些可能值集合中选择最好的值，并指出这些概率能对给定的决策问题最小化错误推理损失。证据融合的参数确定方面，文献［16］使用基于专家知识的距离测度学习推理实体之间的特征相似性，提出综合距离集成方法，将从每个数据矩阵中获得可区分的近邻信息及单个优化的距离矩阵，并构建基于加权参数融合

各个距离矩阵的优化问题，求解全域一致性的权重矩阵，其特点是共享多个数据矩阵的推理结论而不共享隐性的证据数据。类似的数据源权重处理比较经典的方法是基于民主投票的方式，不需要额外的信息，通过大多数的决策规则推理预测出决策类别标识，其使用的条件是各个信息源（如决策者的建议案例）权重能够被认为是一致的。此外，为估计信息源的属性权重，相关的方法还包括使用互信息的特征选择方法[17]进行加权，将各关联数据表融合后可以消除冗余性，提高推理效率。在多属性群决策的局域数据融合推理中，对一个数据表的异构性实体在多个其他数据表中并行匹配研究还不深入。为此，本章提出一个基于证据链的异构数据融合推理多属性决策方法，从多数据表中感知的异构数据获得可区分的近邻信息及单个优化的相似度矩阵，并使用证据融合规则实现各数据表的推理结论融合，通过可解释性的融合推理方法提升了异构实体之间信息共享能力。

10.2　单数据表证据链关联与多数据表证据链关联

多数据表的知识表示和推理，常用分治处理方法（DAC）[18]。基于分治的思想，将整个大规模数据集划分成多个决策数据表，为多个决策方提供的决策信息进行知识表示。

10.2.1　多专家并行推理的知识表述

多源异构数据融合过程，L 个决策方（专家个体或群体、分布式环境下数据集）提供 L 个数据源（如决策表等），$1 \leqslant l \leqslant L$，所有数据库的集合表示为 $D^* \in \bigcup_{m \geqslant 1} E^m$，维度 $m \geqslant 1$，第 l 个数据源表示特征矩阵，记为 $D_l \in E^m$，其中包含 n_l 个实体。设任务有关的决策对象的物理特征，使用随机向量 C 表示，即为决策变量（类别）；存在 k 个状态，即 $C = \{C_k \mid k = 1, \cdots, K\}$。每个数据源由一些列证据链构成，令 (C, R) 为命题空间，可信度域 R 是一个建立在决策事件可能集合 C 上的布尔代数。证据系列 EC 为决策者在某时刻提供的证据（链）集合。第 l 个数据源中的第 i 条证据链 R_i^l 为

$$R_i^l: \text{IF} \{X_{ij}^l \text{ is } x_{ij}^l \mid j = 1, 2, \cdots, m\} \text{ THEN} \{(C_{ik}^l \text{ is } c_{ir}^l, \beta_{ik}^l) \mid k = 1, \cdots, K\} \quad (10\text{-}1)$$

式中，x_{ij}^l 为第 j 个前件属性 X_{ij}^l 的取值；c_{ik}^l 是其第 k 个类别 C_{ik}^l 取值，β_{ik}^l 为推论 c_{ik} 的可信度。为推理数据源的数据集 S 中的实体适用证据链知识表示。这些多源异构数据中的证据链来源主要包括两方面：一方面是将收集决策者历史经验的决策案例，并可根据环境的变化进行必要修正的数据；另一方面是决策者依据领域知识（规则或构造的虚拟案例）以及关系数据库的属性和关联模式（规则）。在数据融合领域的跟踪问题中，证据链为可能的航迹。在诊断问题中，证据链作为医生推理的证据网链结构，在基于案例或规则的融合推理中，证据链成为案例序列和规则知识。查询案例所包含的特征用 $X \in E^m$ 表示，若 X 中包含 Q 个实体，则 $X =$

$\{x_q\}_{q=1}^Q = \{x_{qj}\}_{q=1,j=1}^{Q,m}$。查询案例常指多源传感器感知数据、在线数据库查询问题、大数据分片处理中需要推理的数据块等。例如，在远程诊断中，查询案例指南传感器感知的（状态监测、体征检查等）的特征数据。

10.2.2 局域数据融合推理方法

定义 10-1 设 Θ 为一有限集，Θ 中的元素是互斥的，$\Lambda \subseteq \Theta$，在 Θ 的幂集上定义一基本概率分配函数 $m : 2^U \to [0,1]$ 满足：$m(\varnothing) = 0$，$\sum_{\Lambda \subseteq U} m(\Lambda) = 1$，$\varnothing$ 表示空集。

对于 $\Lambda \subseteq \Theta$，有 $m(\Lambda) > 0$，则 Λ 成为 m 的焦点元素或核元素，而称 $Core = \bigcup_{m(\Lambda) > 0} \Lambda$ 为 m 的核。mass 函数是专家给出的一种评价，是凭经验给出的一种主观判断，$m(\Lambda)$ 表示在当前证据下对假设成立的一种信任程度。

定义 10-2 对于 $\Lambda \subseteq \Theta$，在 Θ 的幂集上，有可信度函数 $\beta(\Lambda) = \sum \{m(B) \mid B \subseteq \Lambda, B \neq \varnothing\}$，简记为 $\beta(\Lambda)$。

可信度函数是一个从可信度域映射到一个封闭实数区间的函数，它关于包含关系单调，下极限在 $\varnothing$ 上可达。在可信度域的元素上，决策者关于证据链的可信度可以根据可信度函数进行量化。

定理 10-1 假设 m_1 和 m_2 为在同一识别框架 C 下两个不同数据源的两个基本可信度分配函数，根据 Dempster 正交合成规则可得：$m(\varnothing) = 0$；$m(A) = \dfrac{1}{1-\Gamma} \sum\limits_{B \cap C = A} m_1(B) m_2(C)$，$\Gamma = \sum\limits_{B \cap C = \varnothing} m_1(B) m_2(C) > 0$，$\Gamma$ 表示证据数据源中冲突相关的基本概率分布。

Dempster 正交合成规则反映了证据的联合作用，给出同一识别框架上基于不同证据的信度函数，可以利用 Dempster 计算几个证据联合作用下产生的信度函数。采用证据理论确定网络结构的过程，如图 10-1 所示。

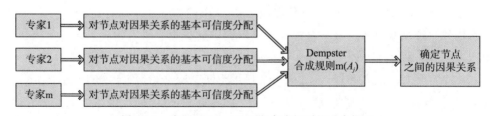

图 10-1 应用 Dempster 正交合成规则的融合推理

10.2.3 基于数据分治方法的推理框架

分治处理方法核心步骤包括将输入矩阵划分为子矩阵、平行使用基矩阵分解算法将矩阵分解以及融合子矩阵的推理结论。将融合推理中基于相似度检索信息的阶段，视为对大数据的样本选取。

任意两个不同数据源为 $(D_1) X = [x_1, x_2, \cdots, x_m] \in E^m$，$(D_2) S = [s_1, s_2, \cdots, s_m] \in E^{m'}$。这两个数据库的组合连接表示为 $RoS = [r_1, r_2, \cdots, r_m, s_1, s_2, \cdots, s_m] \in E^{m+m}$。为

简化，假设 R 和 S 的特征属性一致，以后的研究再讨论不一致情形。而对于这两个数据库的组合，$RoS=[r_1,r_2,\cdots,r_m,s_1,s_2,\cdots,s_m]\in E^{m+m}$，则可以通过特征选择，以及指数型相似度进行分析。实体异构的多源数据共享，如图 10-2 所示。

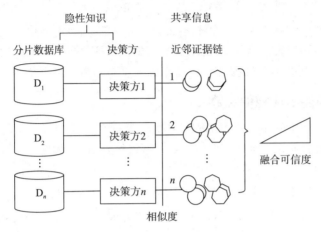

图 10-2　实体异构的多源数据共享

评论 10-1　对于给定数据源 D_e，使用决策变量 δ_l。对于提供 L 个数据源的集合表示为 $D^*\in\bigcup_{m\geqslant1}E^m$，其对应的决策变量有 $e\times\delta_l$ 个。

评论 10-2　对于提供 L 个数据源，使用传统的单个决策表进行推理，获取的决策结构为 $\{(c_{ik}^1,\beta_{ik}^1),\cdots,(c_{ik}^e,\beta_{ik}^e),\cdots,(c_{ik}^n,\beta_{ik}^n)\}$，其中可能存在不一致性。

查询案例 X，用涵盖 L 个数据源的各数据表进行推导，寻找最近邻的证据链集合，然后融合这些证据链获得推理结论。多源决策异构数据中，一类特殊情形为实体异质性，即推理检索到的实体可能是不一致的，实体的相关词还包括数据库中的元组、记录、数据项或案例，以及证据链。而实际决策工作，如医疗诊断中，同一实体（患者）的数据或诊断数据有限，需要根据异构实体之间的数据共享进行诊断决策；而实际中又因医师诊断水平具有异构性，对同一诊断工作，不同医师具有不同的诊断结果，即不同数据库来源的案例序列或同一数据库中的不同案例，其所表征的实体具有不同的特质，因而不能将单一关联尺度最大的证据链直接赋予该实体，而是将数据关联所选择出来的实体（证据链）进行融合。

传统的推理方法一般适用于较小规模的数据集，如压缩最近邻、编辑最近邻、约减最近邻，其核心是寻找标识类别一致的最小子集。在找到这个子集过程中逐一测试每个案例。基于分治的思想，提出实体异构多源数据集的证据链融合推理方法，寻找与查询案例的最近邻证据系列，并将这些证据分为与查询案例类别一致的同构矩阵和与其不一致的异构矩阵。这两个矩阵形成了两个最近邻子集，有助于构建辨识准则，进一步对各决策方的数据进行证据推理。

10.3   证据链并行推理模型（mrFUER）

为充分利用各数据集（S_1 和 S_2 等）中的知识，发挥决策中群体智慧的价值，对查询案例中的目标数据集 X，在各数据集中依据相似度优选相关证据。这些数据提供的基于频率相似度的概率共享数据，即关于查询案例的推理可信度，依据定理 10-1 的证据融合规则对各数据表中优选出的证据系列进行融合推理。

10.3.1   异构性实体相似关联

在单个数据集中的相似推理基础上，引入证据链关联的概念，将多个数据表之间的实体数据关联起来（如 $X-S_1$ 与 $X-S_2$ 连接），在各数据库中寻求查询案例的相似度证据系列。

定义 10-3   给定数据集 X、数据集 S 和整数 κ，查询案例 $x_q \in X$。将 S 中关于 x_q 的 κ 最近邻证据系列记为 κNN（x_q, S），满足 $\mathbf{s}_{qi'}^l (w_j, x_q, R_{i'}^l) \leqslant \mathbf{s}_{qi}^l (w_j, x_q, R_i^l)$，$R_{i'}^l \in S - \kappa NN(x_q, S)$ 且 $R_l^S \in \kappa NN$（x_q, S）。将 X 和 S 的证据链关联记为 $X \infty_{\kappa NN} S$，简记为 $X \infty S$，将 x_q 与 S 中的 κ 个最近邻进行关联推理。形式为

$$X \infty S = \{(x_q, R_i^l) \mid \forall x_q \in X, \forall R_i^l \in \kappa NN(x_q, S)\} \qquad (10-2)$$

根据定义 10-3，$X \infty S$ 是 $X \times S$ 的一个子集。且 κNN 关联算子是非对称的，如 $X \infty S \neq S \infty X$。给定 $\kappa \leqslant |S|$，$|X \infty S|$ 的基数是 $\kappa \times |X|$。

证据链关联将查询案例 x_q 和各个数据源 S 中实体进行参数关联，主要通过关联尺度来实现。关联尺度是一个量化测量知识组合紧密性的矩阵。常用的关联尺度包括相关系数、距离尺度、关联系数或者概率相似度量。将关联矩阵记为 $\mathbf{s}_{qi}^l$，元素 $\mathbf{s}_{qi}^l (x_q, R_i^l): R^m \times R^m \rightarrow R_{++}$，$\mathbf{s}_{qi}^l$ 是查询案例 x_q 与数据源 S_l 中的第 i 实体（证据链）相似性度量。这个相似性尺度是异构知识组合（x_q, R_i^l）相近程度在数量上的度量。对 $X \infty S$，在知识库中关联度量有多种方法，使用指数型相似度为

$$\mathbf{s}_{qi}^l = \exp\left(-\sum_{j=1}^m w_j (x_i^l - x_q)^2\right) = \exp(-(x_i^l - x_q)^{\mathrm{T}} w(x_i^l - x_q)) \qquad (10-3)$$

式中，x_i^l 和 x_q 分别表示 x_i^l 和 x_q 的实体观测值向量，$w \in E^{m \times m}$ 为对称半正定矩阵。

对于查询案例，使用同质近邻和异质近邻证据链，获取推理结论及可信度：

$$\beta_q^l(k) = \frac{\sum_i \mathbf{s}_{qi}^l \cdot \delta_{qi}^l \cdot \beta_{ik}^l}{\sum_i \mathbf{s}_{qi}^l}, k = 1, 2 \qquad (10-4)$$

式中，$x_i^l \in \{N_o^l(i), N_e^l(i)\}$，$\delta_{qi}^l = 1$，否则 $\delta_{qi}^l = 0$；$\mathbf{s}_{qi}^l$ 为关联相似度；β_{ik}^l 为对应的证据链的先验可信度。

为将符号型的标识数据（定性结论）与数值型的不确定性推理联系起来，引入

可信度序关系，以使用具有一致性的可信度函数进行多属性群决策的融合推理。将多源数据获取的各证据融合成一个全域的推论，各数据源利用其中与查询案例关联最紧密的数据进行共享。

根据可信度序关系[19]，在多源异构性实体数据的决策环境中可将定性的类别辨识问题转化定量的可信度推理。在 $S(D_l)$ 中任意证据链 R_i^l 推论的 $\beta_{ir}^l(r=1,2)$ 与另一证据链 $R_{i'r}^l$ 的类别标识的 $\beta_{i'r}^l$ 的可信度序关系一致，则满足：当 $\beta_{i,r=1}^l > \beta_{i,r=2}^l$，则 $\beta_{i',r=1}^l > \beta_{i',r=2}^l$；当 $\beta_{i,r=1}^l \leqslant \beta_{i,r=2}^l$，则 $\beta_{i',r=1}^l \leqslant \beta_{i',r=2}^l$。

10.3.2　证据链融合推理参数优化学习

定义 10-4　在 $X \infty S$ 中，将 $S(D_l)$ 中与 x_q 具有一致可信度序关系，即类别标识一致的证据系列的 $|N_o^l(i)|$－最近邻集记为 $N_o^l(i)$，称为同质近邻。在 $X \infty S$ 中，将 $S(D_l)$ 中与 x_q 不具有一致可信度序关系，即类别标识不一致的证据系列的 $|N_e^l(i)|$－最近邻集记为 $N_e^l(i)$，称为异质近邻。

对于公式（10-3），在同质近邻 $N_o^l(i)$ 和异质近邻 $N_e^l(i)$ 中，推导出的相似度分别为

$$\mathbf{s}_{qi}^l(o) = \exp[-(x_i^l - x_{i'}^q)^{\mathrm{T}} \mathrm{W}(x_i^l - x_{i'}^q)]，x_i^l \in N_o^l(i) \tag{10-5}$$

$$\mathbf{s}_{qi}^l(e) = \exp[-(x_i^l - x_{i'}^q)^{\mathrm{T}} \mathrm{W}(x_i^l - x_{i'}^q)]，x_i^l \in N_e^l(i) \tag{10-6}$$

推理辨识框架为

$$J^l = \sum_{q=1}^{Q} [\log_e \mathbf{s}_{qi}^l(e) - \log_e \mathbf{s}_{qi}^l(o)] \tag{10-7}$$

根据公式可得，同质实体的数据关系紧密，而异构实体的数据关系疏远。$W \in E^{m \times m}$ 为对称半正定矩阵，采用不完全 Cholesky 因式分解如下：

$$W = w w^{\mathrm{T}} \tag{10-8}$$

式中，w 为一个下三角矩阵，w^{T} 为 w 的转置矩阵。

则 J^l 可以转化为

$$J^l = tr\{w^{\mathrm{T}}[S_{qi}^l(e) - S_{qi}^l(o)]w\} \tag{10-9}$$

式中，$tr(\cdot)$ 为矩阵的迹；$S_{qi}^l(e)$ 为异构测度矩阵，$S_{qi}^l(e) = \sum_{q=1}^{Q}[-(x_i^l - x_i^q)(x_i^l - x_i^q)^{\mathrm{T}}]$，$x_i^l \in N_o^l(i)$；$S_{qi}^l(o)$ 为同构测度矩阵，$S_{qi}^l(o) = \sum_{q=1}^{Q}[-(x_i^l - x_{i'}^q)(x_i^l - x_{i'}^q)^{\mathrm{T}}]$，$x_i^l \in N_o^l(i)$。

mrFUER 模型参数学习问题为

$$\max_w J^l = tr\{w^{\mathrm{T}}[S_{qi}^l(e) - S_{qi}^l(o)]w\}$$
$$st \quad w^{\mathrm{T}} w = I \tag{10-10}$$

式中，$[S_{qi}^l(e) - S_{qi}^l(o)]$ 为 $S_{qi}^l(e)$ 与 $S_{qi}^l(o)$ 所构成的判别矩阵。

目标函数反映了使得决策分类标识化的能力，这一推理模型使得查询案例尽可

能最近邻同类实体关联紧密，异构实体关系疏远。正交性约束 $w^T w = I$ 意味着 w 为数据源相关联的方差阵，对数据源矩阵中的特征数据进行选择和加权，消除冗余数据，将基于指数型相似度的参数学习问题转化为二次优化问题。

在各数据集中，参数优化学习过程意味着提炼各专家经验的隐性知识。与单个数据表的推理不同，多数据表的异构性实体间相似度推理中，分别进行这些优化学习过程并得出参数的局域解；而不需要一次性学习优化得出参数的全域解，避免首先将所有数据表进行整合，因为实际决策（如大数据分布式数据表、群决策的各个数据表）中分块的数据映射、融合更加有效。

10.3.3　多数据集中证据链融合

用于群决策的多源异构数据集因其具有实体异构性，因而依据单个最相似的证据链得出的推理结果解释能力有限；或因受到决策者决策水平、数据的非平衡性等因素影响，使各数据集在证据链融合推理中存在不一致或冲突的情形。因此要对各数据集的推理结果进行可信度融合。

只有通过多个决策数据集共同提供证据来积累推论可信度，利用各数据表多个近邻的优选证据链提供的共享数据，才能增强推理过程的解释能力。为将 L 个数据集 $S_1, S_2, \cdots (\geqslant 2)$ 的推理结果有效集成，使用定理 10-2 将各数据集中的 $kNN(x_q, S_1)$、$kNN(x_q, S_2)$ 等进行融合。

定理 10-2　在 (C, R) 上，对于二元分类决策，$C = \{C_k \mid k = 1, 2\}$，$\beta_i^l(C_k^i)$ 是第 l 个决策方数据表提供的近邻证据系列的局域融合可信度，$\beta_i^l(C_k^i) \in \{\beta_{i,1}^l, \beta_{i,2}^l\}$。对于查询案例 $\mathbf{x}_q$，在多决策数据集中的全域可信度融合规则为

$$\beta^q(C_k^q) = \frac{1}{1 - \Gamma} \sum_{\cap_{l=1}^L C_k^i = C_k^q} \Big[\prod_{l=1}^L \beta_i^l(C_k^i) \Big] \tag{10-11}$$

$\Gamma = \sum_{\cap_{l=1}^L C_k^i = \varnothing} \Big[\prod_{l=1}^L \beta_i^l(C_k^i) \Big]$。

证明： $\beta_i^l(C_k^i)$ 是第 l 个决策方数据表提供的近邻证据系列的局域融合可信度，由公式（10-4）知，$\beta_q^l(k) = \big(\sum_i \mathbf{s}_{qi}^l \cdot \delta_{qi}^l \cdot \beta_{ik}^l \big) / \sum_i \mathbf{s}_{qi}^l, k = 1, 2$，当 $x_i^l \in \{N_o^l(i), N_e^l(i)\}$。因二元分类决策 $C = \{C_k \mid k = 1, 2\}$，则幂集 $2^C = \{\varnothing, \{C_1\}, \{C_2\}, \{C_1, C_2\}\}$。根据证据融合理，使用映射函数基本可信度分布 $m(\cdot) \to [0, 1]$ 表示，满足以下性质。$m(A) \geqslant 0, A \in 2^C; m(\varnothing) = 0; \sum_{A \in 2^C} m(A) = 1$，又可信度函数 $\beta(A) = \sum_{A \in 2^C, C_i \subset A} m(C_i)$ 对于二元分类决策，如果融合决策信息完备，则 $m(\{C_1, C_2\}) = 0; \beta(\{C_k\}) = m(\{C_k\})$，且 $\sum_{k=1,2} \beta(\{C_k\}) = \sum_{A \in 2^C} m(A) = 1$。因此，对于 $\beta(\{C_k\})$，适用于 Dempster 融合公式的条

件，使用定理 10-1，可推导出公式 $\left[\beta^q(C_r^2) = \dfrac{\displaystyle\sum_{\cap_{i=1}^{L} C_r^i = C_r^q} \left[\prod_{l=1}^{L} \beta_i^l(C_r^i) \right]}{1 - \displaystyle\sum_{\cap_{i=1}^{L} C_r^i = \varPhi} \left[\prod_{l=1}^{L} \beta_i^l(C_r^i) \right]} \right]$ 证毕。

特别地，对于 L 个决策方的数据源，当 $L=2$ 时，$1 \leqslant l \leqslant L$，所有数据库的集合为 $D^* \in \bigcup_{m \geqslant 1} E^m$，维度 $m \geqslant 1$，第 l 个决策方数据特征矩阵记为 $D_l \in E^m$，包含 n_l 个实体

$$\beta^i(c_r) = \frac{\displaystyle\sum_{c_r^{h1} \cap c_r^{h2} = c_r} \beta^1(c_k^{h1}) \cdot \beta^2(c_k^{h2})}{1 - \displaystyle\sum_{c_k^{h1} \cap c_{1k}^{h2} = \varnothing} \beta^1(c_k^{h1}) \cdot \beta^2(c_k^{h2})} \tag{10-12}$$

多源异构群决策对案例特征的融合推理过程使用其他数据源中紧邻证据系列的共享数据，不再提供单一的点估计，而是以候选证据链信度为依据，为诊断问题提供决策序列。决策方推理的结论是概率分布集合，增强了推理结论的可解释能力。

10.4 模型性能分析与求解步骤

为确定模型推理的有效性，从稳定性与鲁棒性的角度分析模型性能，进而确定模型求解步骤，并运用了算法实验，使得求解结果与模型理论相对应，从而验证求解步骤。

10.4.1 稳定性与鲁棒性分析

模型稳定性讨论了在何种条件下，模型所提供的策略，即各决策方数据表属性的重要度 $[w_1, \cdots, w_m]$。一旦完全确定就能在输入的大规模数据发生动态变化时，属性权重策略仍然能够使得数据融合推理结论的可信度序关系具有一致性。鲁棒性分析讨论的是在一个由多种多样的复杂策略——同质证据和异质证据的近邻集合选择，构成的多样化决策证据序列情景中，融合决策仍然满足可信度序关系一致性。

定理 10-3 设 $W^* = [w_1^*, \cdots, w_m^*]$ 为目标函数 $J^l = tr\{w^T[S_{qi}^l(e) - S_{qi}^l(o)]w\}$ 的最优解，条件为 $w^T w = I$，$S_{qi}^l(e)$ 和 $S_{qi}^l(o)$ 分别为从各决策方收集的数据构建的相似度矩阵，$S_{qi}^l(o) \in E^{m \times m}$，$S_{qi}^l(e) \in E^{m \times m}$，则对称判别矩阵 $[S_{qi}^l(e) - S_{qi}^l(o)] \in E^{m \times m}$，且其特征值为 $\sigma_1^l > \sigma_2^l > \cdots > \sigma_m^l$，对应满足正交变换的特征向量 $W^* = [w_1^*, \cdots, w_m^*]$。则 $\max tr\{w^T[S_{qi}^l(e) - S_{qi}^l(o)]w\} = \sum_{i=1}^{k} \sigma_i^l (k \leqslant m)$，$\sigma_i^l$ 为决策方 l 的判别矩阵的特征值。

证明： 定义第 l 决策方的同质邻接矩阵 $w_l^o \in E^{n_l \times n_l}$ 和异构邻接矩阵 $w_l^e \in E^{n_l \times n_l}$ 的 (i,j) 元素分别为

$$w_l^o(i,j) = \begin{cases} 1, x_i^q \, adj \, x_j^l, x_i^l \in N_o^l(i) \\ 0, x_i^q \, nadj \, x_j^l, x_i^l \notin N_e^l(i) \end{cases}$$

$$w_l^e(i,j) = \begin{cases} 1, x_i^q \text{ adj } x_j^l, x_i^l \in N_e^l(i) \\ 0, x_i^q \text{ nadj } x_j^l, x_i^l \notin N_e^l(i) \end{cases}$$

n_l 为第 l 决策方的数据集的实体数量，在各个训练数据库中分别计算 W。

设 $G_l^o = diag\left[\sum_j w_l^o(1,j), \cdots, \sum_j w_l^o(n,j)\right]$ 是 $n \times n$ 对角同质度矩阵，其在对角线上的第 i 个元素等于 w_l^o 的第 i 行的总和，则定义第 l 决策方的同质拉普拉斯算子为 $L_l^o = G_l^o - W_l^o$，$L_l^o \in E^{n_l \times n_l}$。类似地，定义异构拉普拉斯算子为 $L_l^e = G_l^e - W_l^e$，$L_l^e \in E^{n_l \times n_l}$。

目标函数（11）可写成

$$tr\{w^{\mathrm{T}}[S_{qi}^l(e) - S_{qi}^l(o)]w\} = tr[w^{\mathrm{T}}X(L_l^o - L_l^e)X^{\mathrm{T}}w]$$

$$= \sum_{i=1}^k w_i^{\mathrm{T}}X_l(L_l^o - L_l^e)X_l^{\mathrm{T}}w_i = \sum_{i=1}^k w_i^{\mathrm{T}}X_l L_l X_l^{\mathrm{T}}w_i$$

式中 L_l 是差分拉普拉斯矩阵，X_l 为第 l 决策方的实体集合。

$$\max tr\{w^{\mathrm{T}}[S_{qi}^l(e) - S_{qi}^l(o)]w\} = \sum_{i=1}^k \sigma_i \qquad \text{证毕。}$$

定理 10-3 在判别矩阵稳定性条件下，通过优化模型可求解得出融合推理的参数矩阵 w。w 经正交变换处理后得到 W^*。其计算复杂度在最坏的情形下达 $O(m^3)$。在推理中所选择的近邻证据链比较稀疏，在同一条件下可采用简化的近似估算过程，以降低计算的复杂度。通过计算判别矩阵的主特征值 σ_1^l 相应的主特征向量，并正规化特征向量 w_1^*，将其分量 w_j 作为对应元素的权值。权值中接近于 0 的 $m-k$ 个分量所对应的属性数据视为冗余信息，在推理过程中不予计算，其他 k 个属性数据构成融合推理的优化特征集，这些特征权值对应的分量构成向量 w_k。可信度凸组合通过两个数据集（甚至多个）的级联推导出来的可信度不会在这些数据集单独推导出的可信度的连接区间之外。相似的实体集合所提供的证据信息使得推论的解释能力增强。获得的模型最优解融合决策群体智慧，相似度矩阵的特征值使得优化模型具有稳定性。

鲁棒范围指在证据基本信任指派受扰动前后，不改变组合结果主焦元置信度的变化趋势，证据焦元的基本信任是指派变化的最大范围。使用推理边际可信度分析模型推理证据鲁棒范围。

定理 10-4 依据同构近邻的证据推导出的可信度增加 $\Delta \geqslant 0$，即 $\beta_k'^i \geqslant \beta_k^i$，满足：$\beta_k^{l+1} \geqslant \max\{\beta_k^l\}$。

证明：设 $\{R_h^S | h = h_1, h_2, \cdots, h_q\}$ 为关联最紧密的证据链，使用前 h 个证据链得到的融合可信度 $\beta_k^i = \dfrac{\sum\limits_h (s_{ih} \cdot \delta_{ih} \cdot \beta_k^h)}{\sum\limits_h s_{ih}}$；若新增加一个关联紧密的证据链 (R_{h+1}^S) 作

为融合的依据，则 $\beta'^i_k = \dfrac{\sum\limits_h (\mathbf{s}_{ih} \cdot \delta_{ih} \cdot \beta^h_k) + \mathbf{s}_{i,h+1} \cdot \delta_{i,h+1} \cdot \beta^{h+1}_k}{\left(\sum\limits_h \mathbf{s}_{ih}\right) + \mathbf{s}_{i,h+1}}$，则

$$
\begin{aligned}
\Delta = \beta'^i_k - \beta^i_k &= \frac{\sum\limits_l (\mathbf{s}_{il} \cdot \delta_{il} \cdot \beta^l_k) + \mathbf{s}_{il+1} \cdot \delta_{il} \cdot \beta^{l+1}_k}{\left(\sum\limits_l \mathbf{s}_{il}\right) + \mathbf{s}_{il+1}} - \frac{\sum\limits_l (\mathbf{s}_{il} \cdot \delta_{il} \cdot \beta^l_k)}{\sum\limits_l \mathbf{s}_{il}} \\[2ex]
&= \frac{-\mathbf{s}_{i,l+1} \cdot \sum\limits_l (\mathbf{s}_{il} \cdot \delta_{il} \cdot \beta^l_k) + \sum\limits_l (\mathbf{s}_{il} \cdot \mathbf{s}_{i,l+1} \cdot \delta_{i,l+1} \cdot \beta^{l+1}_k)}{\left(\sum\limits_l \mathbf{s}_{il} + \mathbf{s}_{i,l+1}\right)\left(\sum\limits_l \mathbf{s}_{il}\right)} \\[2ex]
&\geqslant \frac{-\mathbf{s}_{i,h+1} \cdot \sum\limits_h (\mathbf{s}_{ih} \cdot \delta_{ih} \cdot \max\{\beta^h_k\}) + \sum\limits_h (\mathbf{s}_{ih} \cdot \mathbf{s}_{i,h+1} \cdot \delta_{i,h+1} \cdot \beta^{h+1}_k)}{\left(\sum\limits_h \mathbf{s}_{ih} + \mathbf{s}_{i,h+1}\right)\left(\sum\limits_h \mathbf{s}_{ih}\right)}
\end{aligned}
$$

因 $\beta^{h+1}_k \geqslant \max\{\beta^l_k\}$，则 $\Delta \geqslant 0$，则会增加。 证毕。

定理 10-4 说明凸组合利用"不变性"和"级联"表明，通过两个数据集（甚至多个）的级联推导出来的可信度不会在这些数据集单独推导出的可信度的连接区间之外。相近的 k 个异构性的实体所提供的证据支持结论，则推论的解释能力增强。使用上面的定理，容易得到下面的推论。

推论 10-1 二元分类决策的查询案例。给定其相似度检索最近邻证据的最小子集，得出的决策解的结构为 $[Sim(U_l, T), C_l]$。使用相似度匹配，寻找的同质近邻和异质近邻证据链 $x^l_i \in \{N^l_o(i), N^l_e(i)\}$，获取推论及可信度结构为 $[\beta^l_q(k), C_l(k)]$。则 $[\beta^l_q(k), C_l(k)]$ 比 $[Sim(U_l, T), C_l]$ 的证据鲁棒性范围小，即更具有决策鲁棒性。

10.4.2 多源证据链关联算法 xD-NN

查询案例序列时，在各数据集中启发式检索与当前情形最相似的证据链集。MapReduce 技术框架作为面向大数据分析和处理的并行计算模型，采用元数据集中管理、数据块分散存储的模式[20]。在大规模数据中，多源证据链关联算法 xD-NN 基于 MapReduce 的框架进行多数据表证据链融合推理机 MapReducER，如图 10-3 所示。利用所提出的模型，通过查询案例序列信息与已有的数据集合关联，形成融合推理步骤。

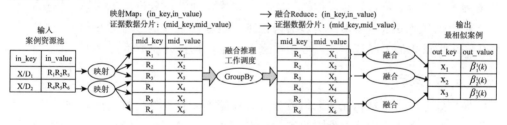

图 10-3 多源证据链关联 xD-NN 算法

步骤 1 Map 阶段证据链映射

输入键值对（证据编码 in_key，证据链信息向量 in_value）。查询案例中的每个实体 $x_i \in X$，映射函数 map() 对从一个数据表 X 到另一个数据表 D_l 中的每个实体 $R_i^l \in D_l$ 赋予一个键值，划分为多个数据块，依据这个键将 D^* 划分成不相交子集，如 $D^* = \bigcup_{1 \leqslant l \leqslant L} D_l$。对异构信息提取特征属性，对于不同类型的数据，使用离散化、符号属性数值化、归一化等方法处理。输出键值对［数据表编码 m，（证据编码 mid_key，证据链信息向量 mid_value）］。

步骤 2 分块信息传递 GroupBy

分块过程中，X 中的实体 x_i，不使用任何的修剪规则，X 的整个集合都被发送到每个融合器中，以在 S_e 中进行相似度推理。在数据重新组合（shuffling）中，每个 D_l 被传递到一个融合器中。因此 D_l 中的实体将被复制和传递到多个融合器中。

步骤 3 Reduce 阶段融合

输入键值对（数据表编码 m，证据链信息向量 min_value）。融合机查询案例将传递来的证据数据执行 kNN 关联。$X \infty D^* = X \infty \bigcup_{1 \leqslant l \leqslant L} D_l$。使用指数型相似度对案例序列与证据链前件属性进行关联匹配，计算关联度量矩阵，获取 s_{qi}^l。在每个数据库中，精炼证据链集合，并使用公式（10-4）计算出 β_{ik}^l。推理机 $l(l=1,\cdots,L)$ 使用数据 R_i^l 推理，$i=1,\cdots,n_l$，得到

$$temp_i^{(l)} = kNN(x_i, D_l), \quad \beta_q^l(k) = \left(\sum_i s_{qi}^l \cdot \delta_{qi}^l \cdot \beta_{ik}^l\right) / \sum_i \mathbf{s}_{qi}^l$$

输出键值（查询案例编码 out_key，[$kNN(\mathbf{x}_i, D_l), \beta_q^l(k)$]）。

步骤 4 推论信息分享

将 D_l 中关于 x_i 的 $|N_o^l(i)| + |N_e^l(i)|$ 个最近邻实体传递到同一个融合器中，并将它们赋予 x_i 同样的键。融合 $kNN(x_i, D_l)$，使用定理 10-1，计算融合可信度值 $\beta^q(C_r^q)$ 并更新结论信息 $C_r^q, \beta^q(C_r^q)$。通过数据融合推理的逆变换过程分享证据链。数据重新组合的复杂度为 $|D^*| + L \cdot |X|$。

如果证据链所提供的方案在过去是成功的，直接使用这一证据链所对应的方案，并根据当前状况做适当调整；如果没有检索到历史证据链，根据专家经验或领域知识规则给出一个当前的方案，并记录该方案的决策结果，将其记录入案。输入的案例序列如是矩阵，则经证据链关联后，将优化的结论分享与每个输入案例，并与领域知识（或专家）得出的病理结论比对，检验模型性能。新的案例或规则，可固化知识形成新的关联证据链，以多次利用证据数据提升决策价值。

10.4.3 决策启示

异构数据融合特别是在大数据或分布式存储等新兴的群决策数据处理中，日益成为工程和管理实践中多属性群决策的焦点问题。由于单个决策者或单个数据库知

识的有限性，需要对多数据表中的数据进行异构数据融合。然而，现有的多个关系数据库的融合主要集中在数据表的同质性合并及融合推理上，但对群决策下多数据表中的异构性实体数据的相似性评价研究不够深入，为此，本章提出实体异构性下的证据链融合推理多属性群决策方法。

采用单数据表的数据源融合推理方法，实体异构性下的证据链融合推理多属性群决策方法查询案例在各数据表中相似匹配的异构性实体数据，分享多源决策的近邻证据链，以及各数据表提供的可信度，而不需要构建大规模数据的稀疏矩阵（如相似度评价中的综合距离矩阵，基于频率相似度加权的概率方法中的联合数据矩阵）。将其与现有的其他证据推理方法比较异同，如表 10-2 所示。

表 10-2　多属性群决策推理方法比较

方法	决策信息结构	实体异构性	决策规则	结论信息	参数确定方法
文献［8］	不同关系型数据库之间的实体属性间的匹配；全域数据	考虑	两类推理错误的损失	是否表征为同一实体	不考虑实体属性权重
文献［12］	关系型数据库的不同数据表之间的模式与实例；局域数据	不考虑	基于统计测试的方法	类别及其可信度	归一化、正则化
文献［7］	同一数据库多个关系数据表的实体；全域数据	不考虑	推理前增加各个数据表的类别属性	类别及其可信度	贝叶斯方法，不考虑属性权重
文献［9］	并联数据库中的所有案例作为证据，考虑标记类别的可信度；局域数据	不考虑	相似度加权频率	类别概率分布	正则化，不考虑属性权重
文献［10］	多个专家数据表的距离矩阵；局域数据	考虑	距离最近邻	类别标识	全域数据距离矩阵优化学习
实体异构性下的证据链融合推理多属性群决策方法	群决策的多数据表；大数据的分块式数据表；局域数据	考虑	可信度序关系	类别及其可信度	局部数据相似度矩阵优化学习

从用于决策的数据结构来看，文献［8］所分析的异构数据库实体的关系，H 医院数据库中的患者数据表和诊断表之间的键值所表示的实体可以关联，但这些数据库与另一医院 M 间的临床数据库患者关系表和检查关系表的主键间存在实体会存在异构性。文献［8］研究并联数据库中所有案例作为证据，考虑标记类别的可信度；文献［7］研究了表示多个关系数据表的实体；文献［10］研究了相似度评价中的综合距离矩阵；文献［12］对关系型数据库研究了模式与实例两级的融合；研究多数据表的融合决策。文献［12］和文献［7］没有考虑实体异构性，而文献

［8］考虑了是实体异构性问题。决策规则方面，文献［8］以两类推理错误的损失为判别依据；文献［9］以相似度加权频率为依据；文献［7］在推理前增加各个表格的类别属性，再进行类别推理；文献［10］以距离最近邻为判别准则；文献［12］以基于统计测试的方法进行推理，实体异构性下的证据链融合推理多属性群决策方法以可信度序关系作为定性分析到定量分析的依据。结论数据方面，文献［8］研究了是否表征同一实体；文献［9］研究了推论类别的概率分布；文献［7］和文献［12］提出了实体异构性下证据链融合推理多属性群决策方法为类别及其可信度。参数确定方面，文献［8］没有考虑实体属性权重；文献［12］则使用归一化、正则化处理模型参数；文献［7］使用贝叶斯方法推理而不考虑属性权重；文献［9］使用正则化方法处理模型属性数据而不考虑属性权重；文献［10］使用全域数据距离矩阵优化学习。本章提出的实体异构性下的证据链融合推理多属性群决策方法，通过局部数据相似度矩阵优选学习获得各个数据表的属性参数，再实现查询案例在多数据表中的并行匹配和证据融合，提升了可解释性推理过程的准确性和鲁棒性。

10.5　小结

采用数据分治原理，提出了一个实体异构性下的证据链融合推理多属性群决策方法，该方法最大限度地考虑了多数据表之间的异构性。首先，通过基于相似度矩阵的二次优化模型求解特征值，获得最佳的属性权重，快速获得与查询案例同构的近邻和异质的近邻。其次，可能存在多数据表间证据可信度不一致性，使用证据融合规则将各数据表的结论进行融合，以其可解释性的融合推理过程提升了异构实体数据间的数据共享能力。可作为多源异构融合推理，时空异构环境下数据融合推理动态过程（包括证据链前件的推导、不安全数据下的动态推理等）的进一步研究方向。

参考文献

［1］　Scott D，Lee J，Silva I，et al. Accessing the public MIMIC-II intensive care relational database for clinical research［J］. BMC Medical Informatics and Decision Making，2013，13（1）：1-7.

［2］　Scott M，Boardman R P，Reed P A，et al. Managing heterogeneous datasets［J］. Information Systems，2014，44（0）：39-53.

［3］　Ramayya Krishnan X L，David Steier，Leon Zhao. On heterogeneous database retrieval a cognitively guided approach［J］. Information Systems Research，2001，12（3）：286-301.

［4］　Baron J，Mellers B A，Tetlock P E，et al. Two reasons to make aggregated probability forecasts more extreme［J］. Decision Analysis，2014，11（2）：133-145.

［5］　Fan J，Han F，Liu H. Challenges of big data analysis［J］. National Science Review，2014，12

(1)：1-22.

[6]　Mehenni T，Moussaoui A. Data mining from multiple heterogeneous relational databases using decision tree classification [J]. Pattern Recognition Letters，2012，33 (13)：1768-1775.

[7]　Manjunath G，Narasimha Murty M，Sitaram D. Combining heterogeneous classifiers for relational databases [J]. Pattern Recognition，2013，46 (1)：317-324.

[8]　Dey D，Sarkar S，De P. A probabilistic decision model for entity matching in heterogeneous databases [J]. Management Science，1998，44 (10)：1379-1395.

[9]　Billot A，Gilboa I，Samet D，et al. Probabilities as similarity-weighted frequencies [J]. Econo-Metrica，2005，73 (4)：1125-1136.

[10]　Wang F，Sun J，Ebadollahi S. Composite distance metric integration by leveraging multiple experts' inputs and its application in patient similarity assessment [J]. Statistical Analy Data Mining，2012，5 (1)：54-69.

[11]　Segev A，Zhao J L. Rule management in expert database systems [J]. Management Science，1994，40 (6)：685-707.

[12]　Zhao H，Ram S. Combining schema and instance information for integrating heterogeneous data sources [J]. Data & Knowledge Engineering，2007，61 (2)：281-303.

[13]　Xu M，Yu H，Shen J. New algorithm for CBR/RBR fusion with robust thresholds [J]. Chinese Journal of Mechanical Engineering，2012，25 (6)：1255-1263.

[14]　Reshef D N，Reshef Y A，Finucane H K，et al. Detecting novel associations in large data sets [J]. Science，2011，334 (6062)：1518-1524.

[15]　Bordley R F. Using Bayes' rule to update an event's probabilitiles based on the outcomes of partially similar events [J]. Decision Analysis，2011，8 (2)：117-127.

[16]　Jiang Z，Sarkar S，De P，et al. A framework for reconciling attribute values from multiple data sources [J]. Management Science，2007，53 (12)：1946-1963.

[17]　Xu M，Yu H，Shen J. New approach to eliminate structural redundancy in case resource pools using alpha mutual information [J]. Journal of Systems Engineering and Electronics 2013，4 (24)：768-777.

[18]　Jordan M I. Divide-and-conquer and statistical inference for big data [C]. Proceedings of the 18th ACM SIGKDD International Conference on Knowledge Discovery and Data Mining，Beijing，China；ACM，2012：4.

[19]　Man Xu，Jiang Shen，Haiyan Yu. Heterogeneous entity classification with case-based reasoning and relative frequencies [J]. Journal of Computational Information Systems，2015，11 (4)：1313-1322.

[20]　薛永坚，倪志伟. 基于 MapReduce 的大规模数据集流形学习降维研究 [J]. 系统工程理论实践，2014，34 (s1)：151-157.

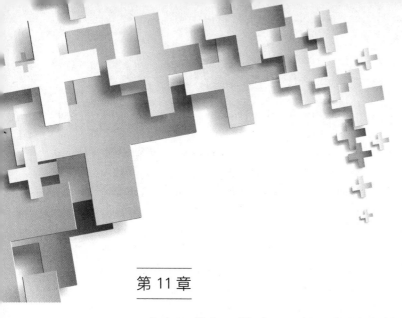

第 11 章

过程感知数据下证据链推理的可信度更新模型

针对决策中不完全信息条件下感知数据的融合推理问题，放宽了之前证据链推理中查询案例拥有完全信息的假设，提出过程感知数据中证据链推理的可信度优化模型（sdFUER）。将查询问题分解为基于已有规则知识的推理和需要搜索更多未知数据的推理。在领域知识给定的先验概率基础上，使用过程感知的决策数据特征量，在信息搜索中获取推理的观测概率，进而使用狄利克雷函数提出可信度更新算法，并讨论模型在不同推理深度和先验概率情形下的决策规律。

11.1　引言

首先对过程感知数据环境中的决策模糊性问题进行清晰界定，并在稳定性证据链推理的基础上，对过程感知数据进行迭代推理的知识表述，接着对相关研究进行评述，并根据问题的内在关联性构建推理模型，分析决策目标、假设和推论。

11.1.1　过程感知的决策模糊性

在数据驱动决策中，从决策数据表的特征量感知和收集频率来看，数据集可划分为两部分：静态数据和动态数据。常见情形是面对过程感知的数据，在获取部分信息的条件下，决策者需要根据先验知识进行动态决策，并使用过程感知中生成的动态数据进行迭代推理，逐步降低决策模糊性。在已知患者诊断状态部分知识的情况下，使用其他尚未用于推理的感知数据属性量改善诊断方案十分重要。

这类决策数据造成知识不确定性增加、案例属性集变更、智能推理信息系统更新不及时等，使得融合推理能力受到一定程度的限制。人的思维在模糊、不确定和不明确的感觉中抽取信息的能力比较强，可以较好地处理决策中的感知模糊性问题。利用专家的主观思维模式对智能推理进行补充与修正，可以提升准确度、缩短决策时间。一个有经验的专家可根据某些属性特征快速做出决策，而不需要机器进行全部案例搜索。因此，在不完全信息环境下数据融合的推理机制是影响主观感知模糊性决策的关键。

基于过程感知的数据融合推理关注两个要点：①依据查询问题的属性量，构建动态规划模型，以确定证据链中的状态转移概率，决定在可信度状态下的决策行为。②基于主观感知模糊性，融合这两部分推理证据及其可信度分布，提出决策状态及其可信度动态更新的方法。

11.1.2　相关研究

针对医疗决策这类复杂问题，专家只能对问题中部分与自身领域相关的属性做出判断，而不能对不熟悉的问题属性做出推断。决策者所制订的方案依赖于他的目标、知识和决策准则。这类决策过程不可能以最大期望效用为目标，具有决策感知模糊性。感知模糊性这一概念由文献［1］率先提出以确定决策环境，其中决策者不能赋予关于未知决策相关数量的主观分布，而不确定性是指决策者对未知决策所赋予的主观分布。

文献［2］将决策模糊性划分为两类：客观感知的模糊性和主观感知的模糊性。前者指感知数据的客观特征，如观测值的频率和数量；后者指数据决策者的主观性特征，如观测值的相似度和感知的模糊性。主观感知模糊性又分为两类：因观测值数量有限引起的模糊性和数据异构性而引起的模糊性。对于数据异构性而引起的模糊性[3]，使用片段证据进行融合推理，基于证据信度融合的方法[4]不仅能保持较高的准确性，还使推论具有可解释性，常被用于诊断决策[5-6]，主要有三种方法：D-S 方法、贝叶斯方法模糊决策[7]等，对第三种方法之前已有详细论述。对于观测值数量有限引起的模糊性，本章基于部分信息下的集成推理方法将用来解决这一问题[8]。

对部分知识的获取，Li Q 和 Clifford G[9]采用信息搜索方法，提出基于部分可观察的马尔可夫决策过程（POMDP）的搜索区间策略，在诊断推理的准确度和时间效率方面进行综合权衡，在服务提供者（如医疗诊断）的长期平均价值最大化上构建最优决策规则，推导准确识别服务对象（医疗患者）类型的价值和错误分类相关的损失及效率。Bordley R F[10]将相似性加权的频率和先验概率结合得到后验概率中，对部分相似实体进行推理预测。根据临床指南，在诊断过程中，从患者的诊断检查优先权、治疗效率及医疗系统的资源利用等方面考虑，优化的诊断检查决策路径搜索机制（ODPF）[11]避免冗余性诊断检查，使用诊断过程中的生命体征检测序列的成本构建决策损失模型，用效率/准确性进行衡量，给出医疗决策服务资源及服务效率。

　　针对部分信息下的主观感知模糊性，本章利用决策者经验和领域规则知识，得出决策结果的先验知识，并结合进一步感知的其他数据，如源自关系数据库的结构化数据和感知的时态数据，更新推理可信度得到决策的后验知识。借助机器学习技术，使用数据库中存储的历史案例实现证据推理，提升医疗诊断的整体水平，使用基于数值试验的机器学习方法，对改善的诊断决策效果进行验证。

11.2　过程感知的证据链推理模型（sdFUER）

　　sdFUER 使用相关传感器数据的证据片段生成每个观测值。在各数据维度上，融合中心处理感知来的决策数据。关联度量很难确定输入的案例数据与单个最好的证据链配对，尤其是当多个相近的可选择规则出现时，需要形成由关联度确定的新的信息融合结果。

11.2.1　部分信息下的融合推理模型

　　证据链推理基础模型 FUER 假设处理的查询案例信息是完全的。在此模型基础上，将其属性数据"完全信息"硬性条件放松，将已知的信息视为部分信息，从中提取先验知识，进而对剩余的感知数据进行动态推理，以确定后验概率。这一过程中的动态数据获取，即为决策的过程感知。

　　对于 sdFUER 决策系统，使用时态证据链表示其过程感知中观测的潜在结构，使用决策行为和决策状态确定决策类别，比静态的证据链具有更强的动态推理能力。其推理状态遵循线性状态转移规律，如图 11-1 所示。推理过程中，为了表示决策变量的模及其方向，将输入输出变量以向量的形式给出。决策状态已在第 3 章中定义。

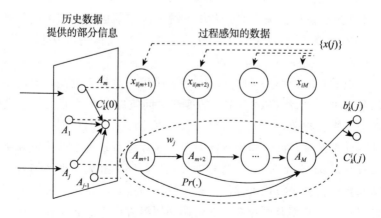

图 11-1　部分信息下融合推理模型 sdFUER 的状态转移图

在过程感知中，通过确定决策行为和状态转移概率进行动态决策。对暂不能用规则判别的部分特征量，即 m 维属性变量，使用案例推理进行相似分类决策。给定历史数据集合和感知数据量，A 的观测值为 X，$X = \{X_j^i \mid i = 1, 2, \cdots, n; j = 1, 2, \cdots, m, m+1, \cdots, M\}$，时态证据链为：

$$\text{IF } \{C_k \text{ is } \underbrace{C_i^k(0), \beta_k^j(0)}_{\text{初始状态}}\}\{\underbrace{\wedge}_{\text{行为}a_1} (w_j, \underbrace{A_j^i}_{} \text{ is } (\underbrace{x_{ij}}_{\text{观测值}X}, \underbrace{\varepsilon_{ij}}_{\text{观测概率}}), \tau_{jz} \mid z, j = \underbrace{1, \cdots, m, \cdots, M}_{\text{决策阶段}}\}$$

$$\text{THEN } \{C_k \text{ is } \underbrace{C_k^i(j), \beta_k^j(j)}_{\text{决策状态}}\} \tag{11-1}$$

式中，$C_k^i(0)$，$\beta_k^i(0)$ 为获取的先验知识；w_j，τ_{mz} 分别为决策行为的特征权重和选择变量（或转移概率），x_{im}，ε_{im} 为观测值及其观测不确定度，$\varepsilon_{im} = 1$ 时所考虑的观测值都是确定的；M 为决策阶段的上限；$C_k^i(m)$，$\beta_k^i(m)$ 为阶段 $j = m$ 时决策状态的后验知识。

sdFUER 的可解释能力表现在推理可信度的更新过程和数据感知选择。基础的 FUER 模型假设过程感知的特征量具有预先获取的参数分布，可以确定 $C_k^i(0)$，$\beta_k^i(0)$；sdFUER 模型逐步获取参数的转移取值 $\tau_{j,z}$ 及其分布 $p(x)$，以确定 j 时刻的决策状态（转移概率和可信度），即 $C_k^i(m)$，$\beta_k^i(m)$。实质上，决策行为 $\tau_{j,z}$ 选定了对决策类别起作用的相关特征 A_j^l，并确定了其信息价值最大化的获取序列 $J(j, p_j)$。因此需要构建模型，确定时态的决策结构，实现对可信度的更新。直观地定义以下潜变量。

定义 11-1　决策行为 (a_1) 继续感知新特征量 A_{j+1}；(a_2) 停止感知新特征量，存在两类情形：(a_{21}) 停止，根据决策规则将查询案例标识为 C_1；(a_{22}) 停止，(a_{221}) 根据决策规则可直接标记为 C_2，或 (a_{222}) 暂未能显著地判别为 C_1，等待，以后再选择特征量进行感知。当 $j \geq 2$ 时，决策行为

$$a_j = \begin{cases} \text{行为 } a_{21}, \text{停止获取并接受 } C_1; \\ \text{行为 } a_{22}, \text{停止获取并接受 } C_2; \\ \text{行为 } a_1, \text{继续获取 } A_{j+1}; \end{cases} \tag{11-2}$$

在 sdFUER 推理过程中，常将观测空间控制在对阳性、阴性的取值。直观观测值属于对应特征量的异常范围（标记为＋）时，对于 C_1 的促进作用，设置为正相关；观测值属于对应特征量的正常范围（标记为－）时，对于 C_2 具有促进作用。

定义 11-2　观测概率 $\varepsilon_j\{x \mid [C_k(j), \beta_j], a\} = \Pr[x_{lj+1} \mid \beta_j, A_{j+1}]$ 作为在 j 阶段的决策行为过程中真实状态为 $[C_k(j), \beta_j]$ 时，选择决策行为 a 而获得观测结果的概率。这一观测概率是针对决策系统输出的作用程度而言的，而非针对单个的特征量，因此这一概率并非量化传感器获取这一取值的不确定性。

定义 11-3　设转移概率矩阵为 T，满足 $T: \beta \times A \times (C, \beta) \rightarrow [0, 1]$，则被称为状

态转移函数，对系统将来状态的不确定性进行建模。

转移概率是由历史决策行为和观测信息所组成的信息，确定关于将来状态的后验概率。使用过去感知的特征量推理出下一阶段的特征量。

给定过去状态和行为$[\beta_k(j), a_j]$时，转移概率设定为条件概率$\Pr[C_k^l(j+1) | \beta_k(j), a_j]$，表示向下一状态转移的概率分布。假设转移概率服从马尔科夫链的规律，对传感器感知的特征量使用顺序是无记忆性的。这里的转移概率是与时间无关的函数。设阶段j到阶段$j+1$的概率$\tau_{j,j+1} \in T$，则满足

$$\tau_{j,j+1} = \Pr[C_k^l(j+1) = C_1 | a_j, \beta(j), \cdots, a_0, \beta(0)]$$
$$= \Pr[C_k^l(j+1) = C_1 | a_j, \beta(j)] \tag{11-3}$$

其中，a_j，$\beta_k(j)$分别表示第j阶段的行为和状态。

定义 11-4　绝对概率为系统在任意阶段（如j时）处于状态如$[j, C_k(j), \beta_k(j)]$的概率，$\sum_{k=1}^{2} \beta_k(j) = 1$。它由初始概率分布和转移概率决定，是该阶段的后验概率。

定义 11-5　似然概率将观察概率和转移概率之乘积称为概率似然值。

$$\Pr\{A_{j+1} | [C_1(j), \beta_1(j)]\} = \Pr[C_k^l(j+1) = C_1 | a_j, \beta(j), \cdots, a_0, \beta(0)] \cdot \varphi_j$$

$$\Pr\{A_{j+1} | [C_2(j), \beta_2(j)]\} = \Pr[C_k^l(j+1) = C_2 | a_j, \beta(j), \cdots, a_0, \beta(0)] \cdot \eta_j \tag{11-4}$$

定义 11-6　更新的可信度状态决策者在第$j+1$阶段的可信度状态$\beta(j+1)$通过第j阶段的可信度状态$\beta(j)$、第j阶段的决策行为a_j和第$j+1$阶段的观察值x_{lj}计算得到。将这三部分的结果集成，推断出所有决策属性的全域可信度$\beta(x^i, x^t)$。

sdFUER 使用感知数据的特征量对类别的推理，决策状态信息$[j, C_k(j), b_j]$作为决策结构，其中$k=1,2$作为类别的序号，j为诊断检查对应的特征量序号。依据特征量进行决策状态转移，如图 11-2 所示。在图中，$\tau_{j,j+1}$被简化为p_j。

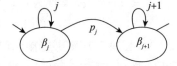

图 11-2　依据特征量进行诊断决策状态转移（$j{\rightarrow}j+1$阶段）

因为在离散时间上更新感知特征量的观测信息，所以融合中心的决策者在每个决策阶段并未更新对应的状态信息。如某个决策阶段特征量的观测值，如果在知识库中搜索匹配后的结果表明为C_1，则可能改变将来的决策解，并提升决策者总体上对C_1支持的可信度。

定义 11-7　价值函数评价每个行为的价值。对决策者来说，使用人工智能方法时，采用推理的准确度作为价值。整个决策过程，准确度即为条件概率：$Acc(C_1) = N_1(j)/p_0 n$；$Acc(C_2) = N_2(j)/[(1-p_0)n]$，其中$N_1(j)$或$N_2(j)$为在特征量$j$时的正确标识为$C_1$或$C_2$的随机积累数据。

以医疗决策为例，决策者的推断目标是使得病人群体的准确率增加；对患者而言，还需要使诊断可靠性增加。

定义 11-8　控制策略 $D：\beta \rightarrow A$ 作为从状态到行为的一个映射。在给定的状态 (j,β_j) 时，使用最大化状态的价值函数来确定行为[12]，不仅由当前的行为来确定，还需要考虑到行为的观测结果。

在 sdFUER 生成过程中，主要包括两步，首先，获取过程感知的决策行为，包括两个部分：①控制证据链长度的停止策略 D，由动态方程确定，考虑具有最强判别能力的特征量；②决策行为的权值 w_j，由转移概率确定，量化单个特征量的判别能力对整体分类的作用程度。其次是感知过程的推论可信度更新，融合各证据片段信息。使用狄利克雷（Dirichlet）函数完成可信度更新，集成先验概率与决策阶段 j 观测值的似然概率。虽然这一决策理论上可以在整个过程中进行，但实际上仅发生在接收到查询案例时，或获得感知信息时，而不损失其优化能力。

给定决策者对查询案例的先验概率 $\bar{\omega}_{j_0} / \sum\limits_{j_0} \bar{\omega}_{j_0}$，给出决策系统的可信度更新规则。如果 π_j 是相对于结果 C_k 的 Dirichlet 先验权值[13]，那么第 $(j+1)$ 个不确定性的更新的概率，结果为

$$\beta_{(j+1)} = \Pr[j,C_k(j),\beta_j] = \frac{\bar{\omega}_{j_0} + \pi_j}{\sum\limits_{j_0} \bar{\omega}_{j_0} + \sum\limits_{j} \pi_j}(j = t_k,t_{k+1},\cdots)$$

式中，$[j,C_k(j),\beta_j]$ 为状态空间。因为 $(j+1)$ 的决策结果的后验概率 $\beta_{(j+1)}$，因相似度加权的频率为 $\pi_j^* = s_j / \sum\limits_{j} s_j$，$\bar{\omega}_{j_0} = \sum\limits_{r} s_r I_r^l$，$j$ 为过程感知的决策阶段序数，j_0 为历史数据中的特征量序数，与前者相区别。

因此，过程感知的决策是迭代推理过程，迭代阶段为 j。在部分知识下获取先验可信度，使用案例数据对先验可信度进行更新。在收集的所有证据和考虑所有相关的算法后，获得可解释性结论对问题的推断，并不断提高其可信度。

此外，这一模型在计算观察概率似然值时，其案例推理中的匹配过程可以适当地拓展到不同的相似度测量，如标准的核函数相似或领域的相似度。

11.2.2　部分证据融合及观测概率获取

使用 $[(C_1,\varphi_j),(C_2,\eta_j)]$ 表示行为 $a = a_1$ 对 C_1 和 C_2 的观察概率，其中，φ_j 即为灵敏度，η_j 即为特异度。意味着测试推断这一特征量的准确度，而行为 $a = a_{21}$、a_{22} 不存在观察概率而记为 0。这些概率由测试推断的准确性确定。因为这些测试信息不完全，它们仅提供了关于状态的部分信息。

为获取单个特征量分类的灵敏度和特异度，依据第 5 章的案例匹配方法，这不仅包含了特征量的二元观测结果，还包括多种离散值或连续值的相似度匹配加权后案例推理值。二元观测结果的灵敏度和特异度关系，如表 11-1 所示。

表 11-1　在第 j 阶段决策的观测概率 $T_j(\varphi|C_k^j)$

状态 $j+1$ 状态 j	$C_1(+)$	$C_2(-)$	
C_1	φ_j	$(1-\varphi_j)$	$\sum\limits_{j=1,2} p[C_1|(A_{j+1},a_1)]=1$
C_2	$(1-\eta_j)$	η_j	$\sum\limits_{j=1,2} p[C_2|(A_{j+1},a_1)]=1$

根据问题分解的两部分，对于前一部分，将时态证据链式（11-1）的第一项进一步展开，j_0 为历史数据中的特征量序数，有

$$\text{IF}\{(A_{j_0}^l \ is \ \mathbf{x}_{lj_0},\varepsilon_{lj_0}) \ | \ j_0=1,\cdots,m\} \wedge \{(A_j^l \ is \ \mathbf{x}_{lj},\varepsilon_{lj}) \ | \ j=m+1,\cdots,M\}$$
$$\text{THEN} \ \{[C_k^l \ is \ \mathbf{c}_k^l(j),\beta_k^l(j)]\}$$

式中，$(A_j^l \ is \ \mathbf{x}_{lj},\varepsilon_{lj})$ 为已知但不完全的信息作为一特征量的检索结果；对于剩余的信息的特征量，$j=m+1,\cdots,M$，x_{lj} 为第 j 个前件属性 X_j^l 的取值；C_k^l 是其第 k 个类别取值；β_k^l 表示对诊断问题的部分观测状态的可信度。推理状态转移的时态证据链，如表 11-2 所示。

表 11-2　推理状态转移的时态证据链

阶　段	状 态 转 移
0	IF$\{(A_j^l \ is \ \mathbf{x}_{lj_0},\varepsilon_{lj_0})|j_0=1,\cdots,m\}$THEN $\{[C_k^l \ is \ \mathbf{c}_k^l(0),\beta_k^l(0)]\}$
1	IF$\{[C_k^l \ is \ \mathbf{C}_k^l(0),\beta_k^l(0)]\} \wedge \{(A_j^l \ is \ x_{lj},\varepsilon_{lj})\}$THEN $\{[C_k^l \ is \ \mathbf{C}_k^l(1),\beta_k^l(1)]\}$
2	IF$\{(C_k^l \ is \ \mathbf{C}_k^l(1),\beta_k^l(1))\} \wedge \{(A_j^l \ is \ \mathbf{x}_{lj}(2),\varepsilon_{lj}(2))\}$THEN $\{(C_k^l \ is \ \mathbf{C}_k^l(2),\beta_k^l(2))\}$
…	…
$j+1$	IF$\{(C_k^l \ is \ \mathbf{C}_k^l(j),\beta_k^l(j))\} \wedge \{(A_j^l \ is \ \mathbf{x}_{lj}(j+1),\varepsilon_{lj}(j+1))\}$THEN $\{(C_k^l \ is \ \mathbf{C}_k^l(j+1),\beta_k^l(j+1))\}$
…	…
M	IF$\{(C_k^l \ is \ \mathbf{C}_k^l(M-1),\beta_k^l(M-1))\} \wedge \{(A_j^l \ is \ \mathbf{x}_{lj}(M),\varepsilon_{lj}(M))\}$THEN $\{(C_k^l \ is \ \mathbf{C}_k^l(M),\beta_k^l(M))\}$

对于另一部分采取的行为 $a=a_1$ 时，需要量化这一感知的特征量的观察概率 $\text{Pr}(x_{lj+1}|\beta_j,A_{j+1})$。为使用新感知的特征量获取特异度和灵敏度，一种方法是信息检索文献，获取已有的领域知识；另一种方法是使用第 5 章中单个特征量的推理方法。

使用 sdFUER 方法，将已知的部分信息作为一个特征量，对于新到融合中心的特征量，将其离散化为数个区间，并在每个区间上使用单维度特征量的相似度推理方法，如第 3 章中的属性数据匹配，获取包括特异度和灵敏度在内的观测概率。

$$s_{il}(j+1) = \begin{cases} 0 & \text{如果第 } i \text{ 个案例观测值不在第 } l \text{ 个特征区间内} \\ 1 & \text{如果第 } i \text{ 个案例观测值在第 } l \text{ 个特征区间内} \end{cases} \tag{11-5}$$

使用这一推理过程，获取对应的特征量 z（或 $j+1$）的混淆矩阵，从而得到对应的观测概率。因此，将获取的特异度和灵敏度作为决策阶段 j 的观察概率。

$$
\begin{cases}
\varphi_j = \dfrac{\sum\limits_i s_{il}(j+1) \cdot \delta_{il}(c^l = C_1)}{\sum\limits_i \delta_{il}(c^l = C_1)} \\[6mm]
\eta_j = \dfrac{\sum\limits_i s_{il}(j+1) \cdot \delta_{il}(c^l = C_2)}{\sum\limits_i \delta_{il}(c^l = C_2)}
\end{cases}
\tag{11-6}
$$

sdFUER 的这一过程能够增加证据链的长度，将决策行为获取的特征变量融入证据链中，提升决策者对系统状态所持有的可信度。这里需要进一步解决的问题包括将观测概率用于可信度更新时，还需要确定过程感知的传递概率 $\tau_{j,z}$，如 11.2.3 节；使用动态方程确定决策行为 a_j，如 11.2.4 节。

11.2.3　转移概率获取

sdFUER 推理问题的一个重要目标是获取转移概率。这一概率的确定常有两种方式：①根据领域专家经验、文献资料或历史数据确定，如使用临床路径可以确定诊断决策过程中使用的临床数据特性值转移概率的全部值或部分值，此时 $\tau_{jz} = 1$ 和 A_{j+1} 是确定型的；②当已有的规则知识不能确定下一步的转移方式，需要使用训练数据进行确定，此时 τ_{jz} 和 A_{j+1} 是不确定型的。第二种方式中，在训练数据时，根据确定阶段 j 的状态确定 τ_{jz} 和 A_{j+1} 所使用的判别准则有两种类型：①贝叶斯最大值；②随机型。

在决策阶段的推理制过程中，状态的一个变化的概率，$\beta \times A \times (C, \beta) \to [0, 1]$。阶段 j 到 $j+1$ 的决策过程，如图 11-3 所示。

阶段 j 的推论结构为 $[j, C_k(j), \beta_j]$，决策行为 a_j 存在两种：a_1 和 a_2。选择 a_1 时，获取的特征变量 A_{j+1} 及 τ_{jz}，并更新可信度和确定分类标识，进入新的决策状态 $[j+1, C_k(j+1), \beta_{j+1}]$；选择 a_2 时，直接根据领域知识或预先设定的判别准则，确定分类类别的节点 C_1 或 C_2（叶子节点）及其可信度。

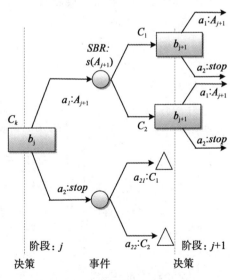

图 11-3　阶段 j 到阶段 $j+1$ 的决策树

1. 确定型的转移

如果由临床指南或专家的知识判定，且足够清晰，则 z 值是确定的，即 j 阶段的行动 A_j 的下一状态是以确定的方式转移，即存在唯一的方式或决策路径。$\tau_{j\tau} = 1$，则只需要判定决策的停止策略。专家的判定是选择贝叶斯概率最大的决策树。此时的转移概率恒为 1，则转化为贝叶斯更新，观测概率即为似然概率。如果没有这种指南，则只能从数据中学习，存在关于决策树的概率分布。

为描述特征量数据不重复感知的过程，转移概率矩阵 $\boldsymbol{T}$ 为

$$
\boldsymbol{T} = \overset{j}{\underset{\downarrow}{}} \overset{z \rightarrow}{\begin{bmatrix} 1 & 0 & 0 & 0 & \cdots & 0 \\ 0 & 1 & 0 & 0 & \cdots & 0 \\ 0 & 0 & 1 & 0 & \cdots & 0 \\ 0 & 0 & 0 & 1 & \cdots & \vdots \\ \vdots & \vdots & \vdots & \ddots & 1 & \\ 0 & 0 & 0 & 0 & 0 & 1 \end{bmatrix}} \tag{11-7}
$$

2. 随机型的状态转移

针对式（11-4），如果不使用贝叶斯概率最大化作为判决准则，则构建的决策树多达 $(M-m+1)!$ 个。其中 j 与 $j+1$ 所对应的特征组合有 $(M-j+1) \cdot (M-j)$ 种。这些所有可能的决策树组成森林，每个决策树有一个属于自己的表征出现可能性的概率 $\tau_{j\tau}$。可见，根据贝叶斯最大值确定的决策树，作为其特殊情形，为确定性的马尔科夫链，转移概率为 1。

sdFUER 的状态转移确定了时态证据链的可伸缩性，能根据过程感知的数据确定其状态转移的下一节点 A_z，并将当前节点与下一节点之间通过转移概率 τ_{jz} 进行链接。

3. 基于最大后验值的转移概率

使用最大后验值预测这一参数常有两种处理方式，一种是根据传感器采集的样本，进行多参数假设检验，从部分数据预测全体；另一种是使用机器学习的方法进行推理，获取转移概率，从挖掘大数据中隐含知识的角度，提升数据的使用价值。

为描述特征量数据不重复感知的过程，使用上三角转移概率矩阵 $\boldsymbol{T}$ 为：

$$
\boldsymbol{T} = \overset{j}{\underset{\downarrow}{}} \overset{z \rightarrow}{\begin{bmatrix} \tau_{1,1} & \tau_{1,2} & \tau_{1,3} & \tau_{1,4} & \cdots & \tau_{1,m} \\ 0 & \tau_{2,2} & \tau_{2,3} & \tau_{2,4} & \cdots & \tau_{2,m} \\ 0 & 0 & \tau_{3,3} & & \cdots & \tau_{3,m} \\ 0 & 0 & 0 & & \cdots & \vdots \\ \vdots & \vdots & \vdots & \ddots & \tau_{m-1,m-1} & \tau_{m-1,m} \\ 0 & 0 & 0 & 0 & 0 & \tau_{m,m} \end{bmatrix}} \tag{11-8}
$$

式中，对角线上的元素，$\tau_{j,z}$ 的 $z=j$，意义是当决策行为是停止感知时的概率；非对角线上的元素，$z \neq j$，表示决策行为是继续感知数据时，从当前感知的第 j 个特征量转移到需要使用并感知的第 z 个特征量的概率，z 是在决策阶段中不同于 j 的

任一阶段。任意行的概率和等于 1，且观测概率

$$\Pr(\cdot \mid \beta_j, a_j) = \sum_{z=1,\cdots,m,z\geqslant j} \tau_{j,z} = 1(j = 1,\cdots,m) \tag{11-9}$$

该性质表示推理状态从任意状态出发，经过一步转移后必然转移到可能的状态之一。为计算转移概率，当第 j 阶段决策行为 $a_j = a_1$ 及其感知特征量 A_j

$$\tau_{j\tau} = \Pr(A_{(j+1)} = A_z \mid a_j, \beta_j, \cdots, a_0, \beta_0) = \frac{\#(A_j \cap A_z)}{\#(A_j)} \tag{11-10}$$

式中，$\#(A_j \cap A_\tau)$ 为第 j 阶段决策行为的感知特征量 A_j 时，同时后续特征量为 A_z 的事件的数量。接着，根据贝叶斯最大值原则，可确定 $\tau_{j\tau}$，同时根据 $A_{(j+1)} = A_z$ 确定 A_z。

11.2.4　停止策略：决策或继续感知特征数据

sdFUER 的证据链长度由停止策略控制。使用逻辑回归方法能够确定不同特征量（诊断测试）组合的准确度。停止策略的目标是在不同的决策情形下，何时采取停止（感知新特征量）的决策行为，最后能够满足决策者的需要。

sdFUER 的推理目标是使得错误分类最小。sdFUER 的推理目标直观解释是准确性：$Acc(C_1) = [(N_1(j) + N_2(j)] / n$，其中 n 为样本总数，$N_1(j)$ 和 $N_2(j)$ 分别为对正负样本正确推理的样本数量。$j + 1$ 阶段的性能度量为：决策阶段 j 的准确度与当前阶段中误分类中再次正确分离的准确性之和。使用混淆矩阵，容易说明

$$\boldsymbol{CM}_j = \begin{bmatrix} n \cdot p_o \cdot \varphi_j & Err_1(j) \\ Err_2(j) & n \cdot (1 - p_o) \cdot \eta_j \end{bmatrix} \tag{11-11}$$

式中，$\boldsymbol{CM}_j$ 为的第 j 阶段的混淆矩阵，φ_j 和 η_j 分别为其灵敏度和特异度，$Err_1(j)$ 和 $Err_2(j)$ 分别为正负样本错误分类的样本数量，p_o 为 j 阶段的当前阶段的输入的正样本比率，则 $n \cdot p_o$ 为正样本数量。

采取行为 a_{21}（停止，不再获取更多特征量）且该阶段的输入样本标记为 C_1 时

$$\boldsymbol{CM}_{j+1} = \boldsymbol{CM}_j + \begin{bmatrix} 1/(p_0 \cdot n) & -1/(p_0 \cdot n) \\ 0 & 0 \end{bmatrix} \tag{11-12}$$

式中，$\boldsymbol{CM}_{j+1}$ 为第 $j + 1$ 阶段的混淆矩阵。

采取行为 a_{22}（停止，不再获取特征量），标记为 C_2 时或暂未能显著地判别为 C_1

$$\boldsymbol{CM}_{j+1} = \boldsymbol{CM}_j + \begin{bmatrix} 0 & 0 \\ -1/((1-p_0) \cdot n) & 1/((1-p_0) \cdot n) \end{bmatrix} \tag{11-13}$$

采取行为 a_1，选择继续获取特征量时

$$\boldsymbol{CM}_{j+1} = \boldsymbol{CM}_j + \begin{bmatrix} Err_1(j) \cdot \Delta\varphi_j & -Err_1(j) \cdot \Delta\varphi_j \\ -Err_2(j) \cdot \Delta\eta_j & Err_2(j) \cdot \Delta\eta_j \end{bmatrix} \tag{11-14}$$

式中，$\Delta\varphi_j$ 和 $\Delta\eta_j$ 分别为特异度和灵敏度的变化率。

定理 11-1　过程感知的动态方程 sdFUER 模型中，给定决策阶段 j 的准确度，$j+1$ 阶段准确性度量的动态优化方程，即 Bellman 方程为

$$Acc + J(j+1, p_{j+1}) = \max\{J(j, p_j)$$

$$+ \frac{(Err_1(j) \cdot (1 - p_j(C_1))(1 - \eta_j)) + Err_2(j) \cdot (1 - p_j(C_1))\eta_j}{n},$$

$$J(j, p_j) + (p_o \cdot \varphi_j + \frac{1}{n}),$$

$$J(j, p_j) + ((1 - p_o) \cdot \eta_j + \frac{1}{n})\}$$

$$Acc + J(1, p_0) = J(0, p_0) + \frac{Err_1(0) \cdot (1 - p_1(C_1))(1 - \eta_k)}{n}$$

$$+ \frac{Err_2(0) \cdot (1 - p_1(C_1))\eta_1}{n} \tag{11-15}$$

式中，Acc 为准确度；$J(j, p_j)$ 为价值函数；$J(0, p_0)$ 为初始值；$Err_1(0)$ 和 $Err_2(0)$ 为 $Err_1(j)$ 和 $Err_2(j)$ 的初始值。

定理 11-2　过程感知的停止策略，当所有的感知数据的特征量都是严格有序的，给定两类别区分的可信度差异临界值 $\Delta\beta$，φ_j 在一定序列的特征量后不再变化，如果 η_j 不再关于 j 增加，则最优规则能够被 $\Delta\beta$ 所设定。

（1）当 $|p_j(C_1) - p_j(C_2)| < \Delta\beta$ 时，继续进行更多的感知特征量，完成下一步推理，增强对某个结论状态的可信度，其差异范围更加接近 $\Delta\beta$；

（2）结束条件：$p_j(C_1) - p_j(C_2) \geqslant \Delta\beta$ 或 $p_j(C_2) - p_j(C_1) \geqslant \Delta\beta$，停止信息搜索，进而将实体分类为 C_1 或 C_2。

使用参数变化表示决策者对 C_1 和 C_2 的可信度变化，如图 11-4 所示。决策者提供的决策结构信息表明了决策状态的主观概率分布。

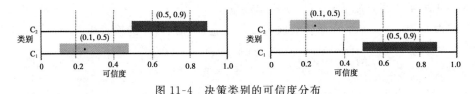

图 11-4　决策类别的可信度分布

左侧：$0.1 < p_j(C_1) < 0.5$，$0.5 < p_j(C_2) < 0.9$；右侧：$0.5 < p_j(C_1) < 0.9$，$0.1 < p_j(C_2) < 0.5$

对两个决策结构的界定可转化为对 $\Delta\beta$ 的分析，直到满足结束条件为止。

11.2.5　基于狄利克雷函数的可信度更新算法 df-BU

可信度更新算法 df-BU 的本质是利用狄利克雷函数进行动态贝叶斯推理，将观测概率 $T_j(o|C_k^j)$ 和传递概率 $\tau_{j,z}$ 集成，用于过程感知的可信度更新。其核心步骤包括：①构建从初始状态到当前状态的可信度更新的状态方程。②针对 j 到 $j+1$ 的状态转移，建立可信度跟新的迭代规则。

定理 11-3 可信度更新的状态方程给定决策系统的两个状态：C_1 和 C_2，它们的初始概率分别为 $p_0(C_1)$ 和 $p_0(C_2)$，$p_0(C_1) + p_0(C_2) = 1$；状态转移概率矩阵为 $\boldsymbol{T} = [\tau_{j,z}]$，观测概率矩阵 $\boldsymbol{Pr} = \{T_j[(o|C_k(j)]\}$。$j$ 阶段的结果为 $C_k(j)$ 和 β_k，其可信度更新模型为

$$[p_0(C_1), p_0(C_2)] \cdot \boldsymbol{T} \cdot \boldsymbol{Pr} = [\dot{p}_j(C_1), \dot{p}_j(C_2)] \tag{11-16}$$

式中，左边包括初始值、转移概率矩阵和观察概率矩阵；右边为 j 阶段的可信度状态。

对于 j 到 $j+1$ 的状态转移概率，可构建确定型和随机型两种可信度更新迭代规则。

(1) 使用领域知识，获取确定型的转移概率 $\tau_{j\tau} = 1$ 时，按照贝叶斯规则

$$\beta_{j+1}[C_k(j+1)] = \begin{cases} f\{\beta_j[C_k(j)]\}, if\ a = a_1, b = \beta^i, o \in C_k(j), \\ p_k(C_1) = \beta_j[C_k(j)], if\ a = a_2, b = \beta_j[C_k(j)], o \in C_k(j) \end{cases} \tag{11-17}$$

式中，$f\{\beta_j[C_k(j)]\}$ 为决策 j 采取继续观察的决策行为后更新的可信度函数。

将 $\beta_j[C_k(j)]$ 简记为 $p_j(C_k)$。则决策阶段 $j+1$ 的观测结果 C_1、C_2 所对应的可信度状态分别为：

$$f\{\beta_j[C_k(j)]\} = \begin{cases} \dfrac{p_j(C_1)\varphi_j}{p_j(C_1)\varphi_j + [1 - p_j(C_1)](1 - \eta_j)}\ (k = 1) \\ \dfrac{p_j(C_1)(1 - \varphi_j)}{p_j(C_1)(1 - \varphi_j) + [1 - p_j(C_1)]\eta_j}\ (k = 2) \end{cases} \tag{11-18}$$

(2) 随机型的状态转移。考虑转移概率 $\tau_{j\tau}$ 不恒定为 1 时，将观察概率和转移概率之积视为概率似然值，进行可信度更新。给定第 j 阶段的可信度 $\beta_j[C_k(j)] = p_j(C_1)$

$$f\{\beta_j[C_k(j)]\} = \begin{cases} \dfrac{\Pr\{A_{j+1} \mid [C_1(j), \beta_1(j)]\} p_j(C_1)}{\Pr\{A_{j+1} \mid [C_1(j), \beta_1(j)]\} p_j(C_1) + \Pr\{A_{j+1} \mid [C_2(j), \beta_2(j)]\} p_j(C_2)}\ (k = 1) \\ \dfrac{\Pr\{A_{j+1} \mid [C_2(j), \beta_2(j)]\} p_j(C_2)}{\Pr\{A_{j+1} \mid [C_1(j), \beta_1(j)]\} p_j(C_1) + \Pr\{A_{j+1} \mid [C_2(j), \beta_2(j)]\} p_j(C_2)}\ (k = 2) \end{cases}$$
$$\tag{11-19}$$

式中，右侧的分子包括两项，即似然值和可信度状态；分母为归一化常量，表示决策者在第 j 阶段采取行动 a 后的观测概率，是所有可能观察值的概率之和。

11.3 模型分析及解的讨论

对 sdFUER 模型进行参数分析，并通过可信度更新算法 df-BU 求解，获取推理解的决策结构，并对解的性质进行分析。

11.3.1 推理深度及解空间性质

如果 sdFUER 模型的结论中，C_1 所对应的决策解空间为 Γ^1，C_2 所对应的决策解空间为 Γ^2。$\Delta'\beta^i = 0$ 与 $\Delta'\beta^i > 0$ 的推理决策解空间不同，在解结构 (j, p_j) 中，特征量的感知序数 j 是离散的，而可信度的空间 p_j 或 $\beta_1(j)$ 是连续的。为表示这种决策解的结构，提出基于极坐标系的表示方法。

定义 11-9 极坐标中证据链推理给定笛卡尔坐标系中的证据链推理的可信度 p_1 和 p_2，将 (j, p_j) 转化为极坐标系 (ρ, θ) 的形式为

$$\begin{cases} \theta = \arctan(1/(1-p_1)-1) \\ \rho = j\ \dfrac{\sqrt{(\tan^2\theta+1)}}{\tan\theta+1} \end{cases} \tag{11-20}$$

为直观说明在动态规划过程中获得的解集，如图 11-5 所示，并用图 11-5 进行分析（$j=6$，$p_1=33.3\%$；$\theta=\pi/6$；$\rho=2\sqrt{5}$）。给定参数 $j=6$，$p_1=33.3\%$；$\theta=\pi/6$；$\rho=2\sqrt{5}$，则过程感知的推理模型 sdFUER 的可行解集可表示为图中的阴影部分。

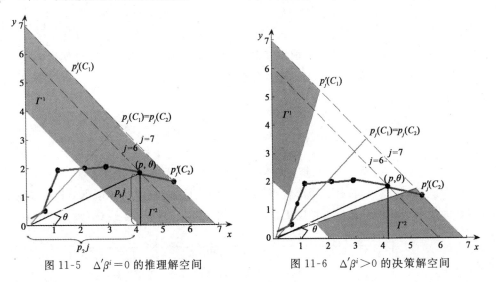

图 11-5　$\Delta'\beta^i=0$ 的推理解空间　　　　图 11-6　$\Delta'\beta^i>0$ 的决策解空间

图 11-5 中，$\Delta'\beta^i=0$ 的解为 $j=4,5,6,7$ 所在的阴影部分。图 11-6 中，$\Delta'\beta^i=0.5$ 的解为 $j=2,3,4,5,6,7$ 所在的阴影部分。

这里也可以看出，模型目标函数中 $\Delta'\beta^i=0$ 和 $\Delta'\beta^i>0$ 对于决策解空间是不同的。$\Delta'\beta^i=0$ 的推理解的可行域 Γ^1 和 Γ^2 是连续的；而 $\Delta'\beta^i>0$ 的决策解空间中间存在一定的间隔。从大数据驱动的决策角度可理解为没有数据限制时，数据搜索无止境，但实际决策需要在满意解和决策时间之间取得权衡，得出一个有限时间内的优化解。定理 11-4 给出了关于推理深度停止策略的一种优化搜索。

定理 11-4 给定证据链的极坐标形式 (ρ, θ)，C_1 和 C_2 的临界值为 p'_1 和 p'_2。对应的优化策略为

$$\min_j \rho$$

$$s.t. \begin{cases} a_1, \arctan[1/(1-p'_1)-1] < \theta \leqslant \pi/2 \\ a_2, 0 \leqslant \theta < \arctan(1/p'_2-1) \\ a_3, \arctan(1/p'_2-1) \leqslant \theta \leqslant \arctan[1/(1-p'_1)-1] \\ j=1,\cdots,M \end{cases} \tag{11-21}$$

证明：因 $p_1 = \tan\theta / (\tan\theta + 1)$，$p_2 = 1/(\tan\theta + 1)$，

对于非单调的推理过程，优化辨识框架可转化为

$$\begin{cases} \theta = \arctan(p_1/p_2) = \arctan[1/(1-p_1)-1] \\ \rho = \sqrt{(p_2^2 + p_1^2)}\, j = \dfrac{j}{\tan\theta + 1}\sqrt{(\tan^2\theta + 1)} \end{cases} \tag{11-22}$$

得出式（11-22），进而根据决策行为定义，确定优化策略。

根据以上定理，可得 (ρ_j, θ_j) 与 $(\rho_{j+1}, \theta_{j+1})$ 的逻辑关系为

$$\tan\theta_{j+1} = \frac{(1-\varphi_k)\cdot\tan\theta_j + \eta_k}{\varphi_k\cdot\tan\theta_j + (1-\eta_k)} = \frac{\tan\theta_j + 1}{\varphi_k\cdot\tan\theta_j + (1-\eta_k)} - 1 \tag{11-23}$$

定义 11-10　感知特征量的严格有序给定第 j 个感知（测试）的特征量和第 $j+1$ 个特征量的概率 (φ_j, η_j) 和 $(\varphi_{j+1}, \eta_{j+1})$。设特征量 j 比特征量 $j+1$ 具有更多的信息，其满足 $(\varphi_j + \eta_j) \leqslant (\varphi_{j+1} + \eta_{j+1})$。

定义 11-11　证据链长度和推理深度，设证据链的长度为服务半径 ρ，证据推理深度为 $|\theta - \pi/4|$。

特征量选择非严格有序与严格有序的解的几何性质，如图 11-7 和图 11-8 所示。

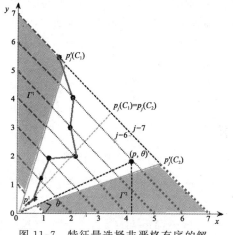

图 11-7　特征量选择非严格有序的解

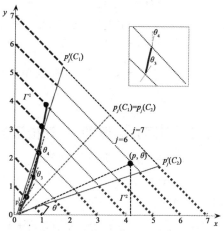

图 11-8　特征量选择严格有序的解

特征量非严格有序时的推理深度变化具有随机性，如图 11-7 所示。与此相比随着决策阶段 j 的增加，推理深度也随之增加，说明特征量选择严格有序时的推理深度单调增加，如图 11-8 所示。放大的窗口明显显示了 $\theta_4 > \theta_3$，说明第 4 阶段的推理深度大于第 3 阶段的推理深度，并且 $\theta_4 - \theta_3$ 的值表明第 4 阶段的信息在第 3 阶段基础上所带来的边际推理深度。结论：一系列 M 个特征量满足严格有序的条件是特征量 A_{j+1} 的极角比特征量 A_j 的极角大，$j \leqslant M$。

定理 11-5　决策解的单调性：当所有感知数据的特征量都是严格有序的，则推论 C_1 和 C_2 的最优可信度对于序数 j 分别是单调非减和单调非增的。

因此，为使模型简便，假设：

（1）特征量作为新到的证据（属性列），逐个更新先验概率，满足式（11-1）。

（2）将特征量视为一个决策中预测序贯事件的队列，其数量视为队列数量。参数 λ 为：欧式距离 d；时间长度 t：可转化为 j，是一系列离散值。

（3）边际可信度（增量）满足瑞利分布；总体可信度满足指数分布。

进一步推导如下定理。

定理 11-6 证据链长度的几何性质给定服务半径 ρ，推理深度为 $|\theta-\pi/4|$，j 增长时，因感知特征量的严格有序性，$\partial^2\theta/\partial j^2<0$，则具有以下性质：

（1）在同一特征量上，证据链的长度越大，则推理深度也越大。如果 $|\theta_2-\pi/4|<|\theta_1-\pi/4|$，则推理深度变化率 $\Delta\theta_1<\Delta\theta_2$。

（2）同一推理深度中特征量增加，证据链越长。

（3）在同一证据链长度中特征量越小，推理深度越大。

因此，结合决策行为的定义，采用定理 10-5 中的三条性质，可获得如下结论：

（1）采取决策行为 $a_j=(a_2)$，停止感知新特征量。在这一行为感知的特征量上，如果行为为 (a_{21}) 停止，且 $\pi/2>\theta>\pi/4$，则类别标识为 C_1；如果行为为 (a_{22}) 停止，且行为是 (a_{221})，$\pi/4>\theta>0$，则类别标识为 C_2；如果行为是 (a_{222})，$\theta=\pi/4$，则暂未能显著地判别为 C_1，需要等待诊断状态进一步演化。

（2）采取决策行为 $a_j=(a_1)$，选择继续获取特征量时，特征量增加，证据链延长，因定理 11-4 可知，决策解的单调性使得 $\dfrac{d\theta}{dj}>0$，且 $\dfrac{\partial^2\theta}{\partial j^2}<0$，所以推理深度增加。

11.3.2 不同先验概率 p_0 对推理的作用

已知部分知识与剩余信息相独立，根据定义 11-3 的决策状态转移方程，决策状态的绝对概率矩阵为 $\boldsymbol{P}=[p_j(C_1), p_j(C_2)]_{M-m+1,2}$，其中，任意行的概率和等于 1，且 $p_{M,M}=1$，即

$$\sum_{k=1,2}p_j(C_k)=1, j=m+1,\cdots,M-1 \tag{11-24}$$

该性质表示推理状态在 j 阶段的绝对概率由起始概率和转移概率确定。

不同的起始概率作为过程感知的决策系统的先验概率。针对每个阶段的决策概率，给定决策专家经第 j 个特征量获得的信息，将患者在当前状态为 C_1 时推导出下一状态仍为 C_1 的可能性为 φ_j，将患者在当前状态为 C_2 时推导出下一状态仍为 C_2 的可能性为 η_j；且推导理论的可信度完备。对集合 C_k，$p_j(C_k)$ 为第 j 阶段不依赖推理结构的标准化概率。依据特征量进行诊断决策状态转移，如图 11-9 所示。

对于前 m 个属性量，sdFUER 模型的起始概率常难以获取，但实际仍可通过直接专家转换的方式确定。给定决策系统的稳态输入信息为行向量 x^i 时，决策结论为 C_k 的条件概率为 $p(X=x^i|C=C_k)$，简记为 $p(x^i|C_k)$，则：

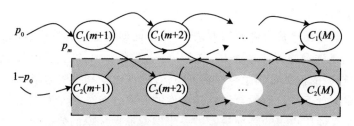

图 11-9　依据特征量进行诊断决策状态转移

（1）p_0 可由专家给定，从而获取条件概率 $p(x^i|C_k)$；

（2）假设专家的语义集合为列向量 $x_j = \{x_{j,l_j}, j=1,\cdots,m; l_j=1,\cdots,L_j\}$，且互斥，先验概率 $p(x_j^i)$ 等价于取值 x_j^i 的可信度。

因此，决策类别为 C_k 的贝叶斯概率 $p_m = p(C_k|x_1^i, x_2^i, \cdots, x_n^i) = \beta_k^i (k=1,2)$ 为

$$p(C_k|x^i) = p(C_k) \cdot p(x^i|C_k)/p(x^i) \tag{11-25}$$

式中，$p(x^i)$ 和 $p(C_k)$ 分别是决策属性值 x^i 和决策结论 C_k 的先验概率，$p(x^i|C_k)$ 为条件概率。

使用 m 阶段的状态信息，对于 $j=m+1,\cdots,M$，给定 C_1 的状态可信度为 p_m，即 $p_m(C_1) = \beta_k^i$，即为已知部分信息推导出的状态 C_1 的可信度，实际意义为专家在询诊阶段获得的推论分布信息。则在决策类别推论可信度完备的情形下，由 $\sum_{k=1}^{2} \overline{\beta_k^i} = 1$ 知，$p_1(C_2) = 1 - p_m$。

根据图 11-9 的多阶段状态转移过程，采用 $a = a_1$ 时，据 sdFUER 模型推导出观测概率满足 $0 < \varphi_j < 1$ 和 $0 < \eta_j < 1$；可推导出 $\beta_i^j = p_M(C_k)$ 的模型为

$$\begin{cases} p_m(C_1) = p_m; p_m(C_2) = 1 - p_m; j = m, m+1, \cdots, M-1 \\ p_{j+1}(C_1) = p_j(C_1)\varphi_j + [1 - p_j(C_1)](1 - \eta_j) = p_j(C_1)(\varphi_j - 1 + \eta_j) + (1 - \eta_j) \\ p_{j+1}(C_2) = p_j(C_1)(1 - \varphi_j) + [1 - p_j(C_1)]\eta_j = p_j(C_2)(\eta_j - 1 + \varphi_j) + (1 - \varphi_j) \end{cases} \tag{11-26}$$

式中，p_m 为状态 C_1 的概率初始值；$(1-\varphi_j)$ 为患者在当前状态为 C_1 时推导出下一状态仍为 C_2 的可能性；$(1-\eta_j)$ 为患者在当前状态为 C_2 时推导出下一状态仍为 C_1 的可能性。

特殊情况，当 $\varphi_j = \eta_j = 1$ 时，即 $a = a_2$ 的情形。

依据以上可信度函数与概率的关系，集成了查询案例在前 m 个决策属性与后续决策中过程感知获取特征量的信息，推理出决策类别的后验知识，实现信度分布的修正，进而获得证据推理决策系统的最终结论及其可信度。

11.3.3　与相似频率直接更新可信度的比较

与此相区别的是相似频率直接更新可信度的方法。相似频率直接更新可信度的

基本原理是求得单个属性量的相似度后，结合先验概率更新检查结果的可信度。其相关研究还包括使用序贯事件预测方法[14]，在证据链上，其特征量的关联性满足：$S_j \rightarrow A_{j+1}$，由已选择的特征集合 S_j 确定下一备选特征 A_{j+1}。将其置信度 β 定义为涵盖特征集合 S_j 的诊断案例中存在特征 A_{j+1} 的占比。其实质为依据当前的先验信息，使用频率统计下一阶段的数据感知事件的概率分布。在专家判定的基础上，为了确定查询结果使用更多的特征量，进一步搜索更大规模的数据库。对问题进行决策选择：立即决策，不再更多的搜索；等待，决策前进行更多的特征量的搜索。例如，诊疗的排队系统中，服务台对某个患者服务的情形。

给定前 j 阶段的特征量序列 S_j，第 $j+1$ 阶段的特征量 A_{j+1}，特征集合 $S_{j+1}=\{S_j, A_{j+1}\}$。第 $j+1$ 阶段的决策行为为可信度带来的边际信息：$\beta(C_k \mid A_{j+1})$，它根据相似实体的相似加权频率获得。使用狄利克雷函数可推导出

$$\Pr(C_k \mid S_j \cap A_{j+1}) = w \cdot p(C_k \mid S_j) + (1-w) \cdot \beta(C_k \mid A_{j+1}) (k=1,2) \tag{11-27}$$

其中，w 是相对于结果 C_k 的权值，可根据专家水平进行设定，也可根据定义 $w = 1/\left[\sum_{k=1,2} p(C_k \mid S_j) + \sum_{k=1,2} \beta(C_k \mid A_{j+1})\right]$。

这一相似频率直接更新可信度说明了后验概率是先验概率和相似度加权频率的组合。第 $j+1$ 阶段推理的融合可信度 $\beta[C_k \mid (S_{j+1})] = \Pr(C_k \mid S_j \cap A_{j+1})$，集成了第 j 阶段的可信度和第 $j+1$ 阶段的特征量的边际信息，如表 11-3 所示。

表 11-3　部分信息下相互独立的属性融合推理

	$S_j = (A_j^l \, is \, x_{lj}, \varepsilon_{lj}) \mid j = 1, \cdots, m$	$A_{j+1} \in ((A_j^l \, is \, x_{lj}, \varepsilon_{lj}) \mid j = m+1, \cdots, M)$	$A = \{S_j, A_{j+1}\}$
C_1	$p(C_1 \mid S_j)$	$\beta(C_1 \mid A_{j+1})$	$\Pr(C_1 \mid S_j \cap A_{j+1})$
C_2	$p(C_2 \mid S_j)$	$\beta(C_2 \mid A_{j+1})$	$\Pr(C_2 \mid S_j \cap A_{j+1})$
	$\sum_{k=1,2} p(C_k \mid S_j) = 1$	$\sum_{k=1,2} \beta(C_k \mid A_{j+1}) = 1$	1

由式（11-27）并结合上表，可以推导出

$$\Pr(C_k \mid S_j \cap A_{j+1}) = \frac{p(C_k \mid S_j) + \beta(C_k \mid A_{j+1})}{\sum_{k=1,2} p(C_k \mid S_j) + \sum_{k=1,2} \beta(C_k \mid A_{j+1})} (k=1,2) \tag{11-28}$$

式中，$p(C_k \mid S_j)$ 和 $\beta(C_k \mid A_{j+1})$ 分别为不完全信息下得出的先验概率和剩余信息推导出的可信度。

这一结论说明采用相似频率直接更新可信度方法不满足特征量决策解的单调性定理。因此，不完全信息下的证据链推理方法 sdFUER 及其求解算法 df-BU，具有以下特点：在生成的推断假设下，利用可解释性的推理方式，评估这些证据支持这些假设的能力；结合决策行为过程和决策情境，多专家对广泛的松耦合概率问题和内容进行分析；普遍的可信度估计，所有的特征量获取的信息都是不完全的，没有一个成分能够肯定得到一个答案，使用一个模型融合这些信息，能够得到一个更新

的主观概率，以集成这些稀疏的和稠密的知识。

11.4　小结

　　从决策数据表的特征量感知和收集频率角度，过程感知的证据链推理模型 sdFUER 的数据集可划分为两部分，即静态数据和动态数据。传统的证据推理方法主要解决静态决策表的推理问题，而过程感知中的动态数据逐步加入决策数据表，先前的方法尚不能有效实时更新决策结构。sdFUER 方法将查询问题分解为依据已有的规则知识可推理的部分及不能直接推理两种情况。首先，针对前者面对的静态数据部分，利用专家主观知识和形象思维，采用规则知识或领域模型可以直接给出前者的主观概率。其次，针对过程感知的动态数据部分，提出 sdNN 算法，通过相似度推理获得加权频率的可信度。这一方法缩短了诊断信息查询的过程，使决策解的收敛速度迅速提升，能够解决决策知识（如临床指南）给定不完全信息条件下感知数据的证据链推理问题，提升了决策鲁棒性。

参考文献

［1］　Ellsberg D. Risk, ambiguity, and the Savage axioms ［J］. The Quarterly Journal of Economics, 1961 (75): 643-669.

［2］　Eichberger J, Guerdjikova A. Ambiguity, data and preferences for information—a case-based approach ［J］. Journal of Economic Theory, 2013, 148 (4): 1433-1462.

［3］　Eichberger J, Guerdjikova A. Case-based belief formation under ambiguity ［J］. Mathematical Social Sciences, 2010, 60 (3): 161-177.

［4］　Yang J-B, Xu D-L. Evidential reasoning rule for evidence combination ［J］. Artificial Intelligence, 2013, 205 (0): 1-29.

［5］　McCormick T H, Rudin C, Madigan D. Bayesian hierarchical rule modeling for predicting medical conditions ［J］. The Annals of Applied Statistics, 2012, 6 (2): 652-668.

［6］　Khatibi V, Montazer G A. A fuzzy-evidential hybrid inference engine for coronary heart disease risk assessment ［J］. Expert Systems with Applications, 2010, 37 (12): 8536-8542.

［7］　Mukherjee S, Speed T P. Network inference using informative priors ［J］. Proceedings of the National Academy of Sciences, 2008, 105 (38): 14313-14318.

［8］　Smirnov A, Levashova T, Shilov N. Patterns for context-based knowledge fusion in decision support systems ［J］. Information Fusion, 2015, 21 (0): 114-129.

［9］　Li Q, Clifford G. Dynamic time warping and machine learning for signal quality assessment of pulsatile signals ［J］. Physiological Measurement, 2012, 33 (9): 1491-1501.

［10］　Bordley R F. Using Bayes' rule to update an event's probabilities based on the outcomes of partially similar events ［J］. Decision Analysis, 2011, 8 (2): 117-127.

［11］　Jordan M I. Divide-and-conquer and statistical inference for big data ［C］. Proceedings of the

18th ACM SIGKDD International Conference on Knowledge Discovery and Data Mining, Beijing, China: ACM. 2012: 4.

[12] Ross S, Pineau J, Chaib-Draa B, et al. A bayesian approach for learning and planning in partially observable markov decision processes [J]. Journal of Machine Learning Research, 2011, 12 (4): 1729-1770.

[13] Jiang Z, Sarkar S, De P, et al. A framework for reconciling attribute values from multiple data sources [J]. Management Science, 2007, 53 (12): 1946-1963.

[14] Letham B, Rudin C, Madigan D. Sequential event prediction [J]. Machine Learning, 2013, 93 (2-3): 357-380.

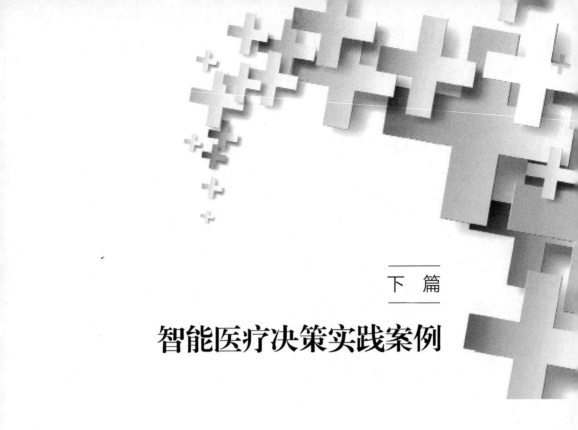

下　篇

智能医疗决策实践案例

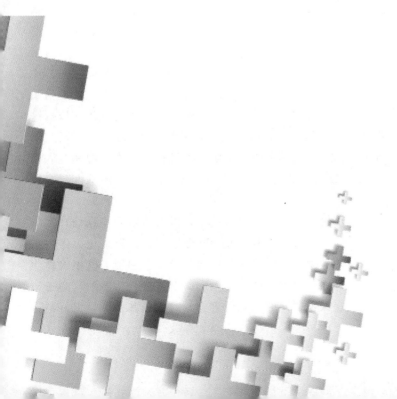

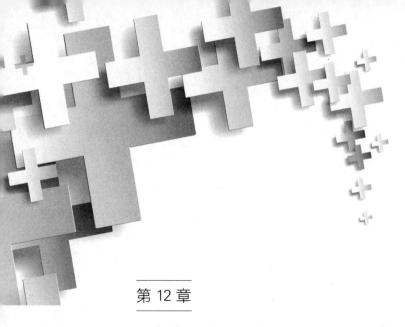

第 12 章

智能病人机器人与数字化人体仿真决策机制

12.1 背景

 智能病人机器人由感知系统、数字化仿真系统、通信系统、数据采集及分析系统、决策支持系统等组成。其中，智能病人机器人感知系统由反射式智能病人机器人、机器人传感器网络和医师主控机等组成。以智能病人机器人为核心，医疗诊断决策支持过程构成了一个复杂系统，整个系统通过 5 个子系统来实现从感知、通信、数据采集、模拟仿真到最终决策。通过感知系统，收集具体症状表现，通信系统将传感信号以及指令发送到主控机以及各传感器，实现数据采集与分析，依据这些数据，数字化仿真系统模拟相应的症状，进而为决策系统提供可靠的决策方案。整个过程涉及医疗领域数据资源、行业相关数据资源、学科相关数据资源和互联网数据资源等，这些构成了医疗数据资源池，具有四大系统性特征：多维度、多属性、动态性和不确定性。

 借助医学、信息科学、计算机技术与虚拟现实技术，以人体断面连续切片数据为基础，构建可视化数字化人体。作为智能病人的 3D 虚拟人体，数字化人体以人体系统为原型，以人体坐标为参考系，以医学科学技术等理论为基础，使用人体生理决策数据进行仿真模拟实验，通过机器人的各个系统，对人体的功能和行为进行定量分析与精确模拟，实现医疗数据资源的动态管理、及时更新和扩充，更好地为医疗决策提供支持。

12.2　智能病人机器人感知系统

智能病人机器人可以实现诸多功能：展示人体的各种生命体征指标，如血压、脉搏、呼吸频率、心电图等的显示；实现人机对话，进行部分问诊应答；通过模拟触摸式药物治疗箱，对病人进行给药治疗，展示不同给药途径，如施用不同种类、剂量的药物等在病人身上产生的相应疗效变化；展示真人神经系统、呼吸系统、循环系统的多种指标，如瞳孔扩大缩小、气道阻塞等；模拟多处动脉波动，进行心、肺音听诊；还可以帮助学生进行静脉穿刺、面罩给氧、心脏除颤、心脏起搏等多项常见操作。

12.2.1　智能病人机器人硬件及交互

反射式智能病人机器人根据生理特征的不同分为成人和儿童两种型号，如图 12-1
所示。机器人模拟了病人精确的解剖结构、自主呼吸、瞳孔变化和动脉搏动等。使用多模态数据对这些机器人进行设定或者模拟治疗，如气道管理、胸外按压、电除颤等，它们会呈现与人体生理反应相对应的反射式行为。机器人可以对相应预设做出明确反应，以头颈、气道、胸部以及腹部 4 个部位进行详细介绍。

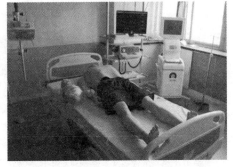

图 12-1　仿真实验平台中的智能病人机器人
资料来源：智能医疗实验室。

（1）头颈，模仿亚洲人头部解剖结构，具有逼真的牙、舌、悬雍垂、声门、会厌、喉、声带结构等；瞳孔观察，模型人瞳孔大小可根据病情自动产生变化，可缩小、正常、散大，瞳孔变化逼真，可实现眼球不动而瞳孔变化；颈动脉自主搏动，可进行颈动脉检查，搏动手感真实；胸外按压时颈动脉搏动与按压频率保持一致；可经口、鼻进行氧气吸入、吸痰的训练；特殊口腔护理；语音可发出呻吟、咳嗽、求助、憋气等 20 余种声音；可模拟恶心呕吐的声音。

（2）气道，可以用仰头举颏法、推举下颌法等方法开放气道。只有开放气道后才能进行人工呼吸。可进行 ALS 气道管理技术：面罩通气；LMA 置入；口咽导管；鼻咽导管；气管内插管；可进行口对口、简易呼吸器对口、呼吸机对口等多种通气方式。呼吸音：多种正常与病态呼吸音，与呼吸基本一致。

（3）胸部，真实的自主呼吸，呼吸时胸廓有起伏，口鼻有气流；可调节呼吸频率及动度。CPR 按压：执行 2010AHA 心肺复苏指南标准，胸前重击：可检测重击操作，按压阻力模拟真人；可使用 MEDSIM® 模拟除颤训练仪在急救复苏训练模型上进行除颤操作，并可检测到受训者使用的除颤能量级；完全仿照真实设备外观及操作方式，但对使用者无任何危险性；可选择同步/非同步模式；多档能量选择；充电迅速，可体外放电，安全可靠；中英文操作界面，大屏幕液晶显示同步心电图；精准的胸部解剖标志，以保证能精准确定胸外按压的位置；五千余种心电，每种心电的心率可无级调节。

（4）腹部，测定肠鸣音的状态：正常、亢进、减弱、消失。

12.2.2 智能病人机器人传感器网络

常用仪器检查与身体部位对照分布、智能病人模块与 ECG、微型控制模块（MCU）、温度传感器等的链接和分布关系，如图 12-2 所示。

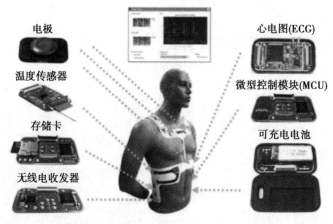

图 12-2　常用仪器检查与身体部位对照图

资料来源：哈佛大学开发的医疗保健无线传感器网络。

医疗传感器及其生命体征信号，如表 12-1 所示。

表 12-1　医疗传感器和生命体征信号

医疗信号类型	传感器类型	感知数据的描述
ECG（心电图）	皮肤/胸电极	心脏的电活动（持续波形显示心脏周期的收缩和扩展阶段）
血压（收缩压，舒张压）	基于手背袖口的监测器	血管壁上流动血液所产生的压力，特别是动脉
身体和/或皮肤温度	温度探针或皮肤补丁	测量身体产生和释放热量的能力
呼吸率	压电/压阻式传感器	单位时间中吸气和呼气的运动次数（呼吸率）
氧饱和度	脉搏血氧仪	指示血氧或患者血液中所携带的氧气数量
心率	脉搏血氧仪/皮肤电极	心脏周期的频率
汗和皮肤电导率	皮肤电反应	与汗腺体活动相关的皮肤的导电
EMG 肌电图	皮肤电极	骨骼肌的电极活动（神经肌肉系统的特征）
EEG 脑电图	头皮位置的电极	测量电极的自发的大脑活动和其他大脑潜在能力
身体运动	加速度计	在 3D 空间测量加速度与力
心脏的声音	心音图仪	记录心音，由放置于胸上的微型听诊器所产生
血糖	基于剥离的血糖仪	测量血液中葡萄糖数量（主要类型、糖的来源和能量）

12.2.3　医师主控机

医师主控机用户既能够显示智能病人的各生理属性实时数据，还能够对反射式智能病人机器人进行行为控制。整个实验过程，模拟病人与周边设备都贴近真实临床场景，仿真实验的输出数据真实准确，能够实现包括病历编辑以及网络化主控平台在内的多项功能，如图 12-3 所示。病例编辑功能可以使操作者进行多分支病例编辑，可编辑病史，可编辑近 20 大项 80 小项常见实验室检查结果，编辑过程简单直观，还可根据不同的学习者编辑不同难度层次的病例，为使用者提供多个从易到难包含不同层次编辑好的病例，编好的病例可打印、保存，形成数字化病例库。

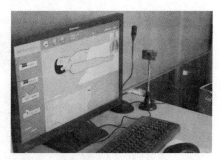

图 12-3　智能病人机器人医师主控机
资料来源：智能医疗实验室。

网络化主控平台是基于局域网拓扑技术的 TCP/IP 网络通信，在数学训练中可实时完成教师机与学生机之间的数据准确传输，可在教学中对相关教学内容进行实时下传与更新，主控平台可对学生机进行多种控制命令及操作，如考核、训练、监控等。同时包含以下功能：

(1) 全面考核学生功能：可针对全体学生进行单一场景或分类场景考核；

(2) 一对一教学考核功能：可针对单个学生进行考核，场景参数可以随时改变；

(3) 智能评判及考核系统，系统可以根据受训者的操作情况确定急救复苏训练模型的状态，并且可以将考核结果通过网络上传到教师机；

(4) 中央监控系统实时监控，实时干预；

(5) 操作日志记录及汇总分析。

12.3　智能病人机器人数字化仿真系统

该系统硬件及辅助分析设备主要有：计算机终端、数字信号处理器（Digital Signal Processor，DSP）等实验室硬件设施，数字示波器、数字信号发生器、试验箱、TKStudio 仿真器、各类基本芯片等基础硬件设备，MAX-PLUS II、Candence、Protel、Pspice 等芯片，模拟医疗信息环境的医疗监护设备、站点主机及宽带通信网络等。周边设备主要包括模拟输液泵、模拟除颤起搏仪、模拟自动体外除颤器（Automated External Defibrillator，AED）、模拟注射泵、模拟药物治疗系统、模拟床旁监护仪等。决策支持算例的仿真实验环境为：Intel Core2 Duo（2M Cache，2.00 GHz，800 MHz FSB）、2048M 内存和 Windows XP 操作系统等。

心脏病急救仿真实验环境，如图 12-4 所示。该心脏病急救仿真实验平台是技术先进的心脏病急救复苏及重症监护模拟系统，可以完成人机交互、全仿真模拟。

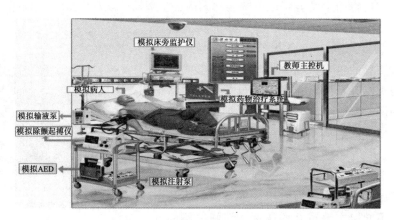

图 12-4　心脏病急救仿真实验环境

资料来源：天堰智能医疗实验室。

仿真实验平台通过预设相应参数值模拟整个 ICU 过程，实现全方位仿真。实验过程中，可先在医师主控机进行病人的相关初始属性数据设定，或在模拟过程中随时改变仿真病人的生命体征。心脏病急救仿真实验周边设备及其对应的模拟病人生命体征参数，如表 12-2 所示。

表 12-2　仿真实验周边设备及其对应的模拟病人生命体征参数示例

仪　器	参　数
MEDSIM® 床旁监护仪	完全仿真的模拟床旁监护仪可监测以下参数，各项参数呈动态变化 心电图、心率监测：5000 余种心电，心率可无级调节 脉搏波、血氧饱和度监测：随血压、心率等其他因素变化 血压：收缩压、舒张压、平均动脉压 呼吸波、呼吸频率 呼气末 CO_2 波形及参数值 腋温、肛温
模拟除颤 起搏仪	除颤：可选择同步/非同步模式 可设置多档除颤能量（5、10、20、30、50、100、160、200、250、300、360J） 起搏：起搏电流调节（0～140mA，步长 2mA）
模拟 AED	三档输出能量设置：200J、200J、300J
模拟药物 治疗系统	药物种类：西地兰、多巴酚酊胺、丙吡胺等 60 余种常见急救药品，提供中英文名称及相应规格 12 种给药方式（皮内、皮下、肌肉、静注、静点、气管内、外用、舌下、口服、直肠、注射泵、输液泵） 可设置给药剂量 可设置不同难度系数进行仿真模拟 可自定义添加、修改药物，保存药物列表
模拟输液泵、注射泵	测量与控制输液总量、流速

12.4　智能病人机器人通信系统

采用国际现场总线标准之一的 PROFIBUS-DP 与变频器通信控制，其属于设备总线 PROFIBUS，主要用于复杂现场设备和分布式 I/O，物理结构为 RS-485，传输速率最大为 12Mb/s。由于采用相同的协议标准和传输介质，还连接 ET200M 作为远程 I/O 站，在操作台等 I/O 点数较为集中的地点设置 ET200M，有效减少控制电缆量，监控站与 PLC 的通信采用双绞线介质、TCP/IP 开放协议。以太网卡采用 CP443-1，通过双绞线通信。设两个机架，由接口模板 IM460 实现中央机架和扩展机架之间的连接，采用 CPU 内置的 PROFIBUS-DP 接口实现与变频器的通信，用扩展单元 IM 通讯卡连接远程站 ET200M，用于 PLC 与 PLC 之间的通信。智能病人机器人通信系统符合 OSI 参考模型和 TCP/IP 协议，使用该系统开发网络嵌入式硬件平台，这里对其中的物理层、数据链路层、控制层做详细介绍。

（1）物理层 PL。遵循 IEC 和 ISA 标准，采用 Manchester 编码，使同步定时信号嵌入传输的物理信号中。该层对 DLL 提供的服务是：接受来自通信栈的信息并将其转换成相应的物理信号进行无线传输。

（2）数据链路层 DLL。管理现场总线设备对线路的访问权限。DLL 实现管理访问权限主要是通过 LAS（Link Active Scheduler）单元来实现的，通过发布 CD、PT、PN、TD 消息来实现对总线线路的管理。对 FAS 提供的服务是：为 FAS 消息提供总线访问的服务，确保每个设备以及系统管理都能拥有对总线的访问权利。现场总线访问子层 FAS 对上层屏蔽 DLL 层，为 FMS 提供三种 VCR 服务：Client/Server Type VCR，Report Distribution Type VCR 以及 Publisher/Subscriber VCR 服务。现场总线消息规范层 FMS 定义了通信服务（一组调用函数）、消息格式以及协议行为的一组规范，从而为 UA 提供了统一的信息交换格式。

（3）控制层 CL。采用 Cloudwar 标准。CPU 采用西门子 CPU416-2DP，开关量 DI 模板采用 421-1BL00，用于现场设备如开关、操作箱等 I/O 点的接入。DO 模板采用 422-1BL00，均为 24VDC×32CH 型模板，采用中间继电器方式控制设备，用于指示单元直接输出。模拟量模板 AI 采用 431-1KF10，用于仪表监测信号的接入，如压力传感器等。AO 模板采用 432-1KH10，可任意组态通道类型，用于控制调节阀门 9＋。在 Socket 的传输中将只传输物理帧中的 FMSPCI 和 UED 两部分的数据，从而提高了线路的传输效率。其物理层数据帧格式，如表 12-3 所示。数据帧格式定义了现场设备唯一的资源块、具体的功能块及相应变换块。

表 12-3　物理层数据帧格式

PRE	SD	DLL　PCI		FAS PCI	FMS PCI	UED	FCS	ED
PRE：		同步序列	SD：			起始界定符		
DLL PCI：		DLL 协议挖掘信息	FAS PCI：			FAS 协议控制信息		
FMS PCI：		FMS 协议挖掘信息	UED：			用户编码数据		
FCS：		帧校验序列	ED：			终止界定符		

智能病人机器人通信系统中的嵌入式处理器与相关硬件主要包括：

（1）嵌入式系统接口电路。根据系统稳定性和对复杂信息高速处理要求，选择嵌入式微处理器、可扩展 RAM 和 ROM、数据锁存器和总线协处理器，分析分级存储器系统，配备 I/O 设备，设计嵌入式硬件平台并进行现场测试。

（2）模糊查询表的建立。建立由多层二叉树节点组成的模糊查询表，提高数据结构的寻址速度，其速度是普通 INDEX 寻址方式的 2～3 倍，使系统反应时间平均减少了 40～50 毫秒。

（3）管理工作站与总线结构的连接。实现互联的简单性、灵活性和通用性。通过总线通信方式的研究与试验提供了更多的特点和灵活性，支持多种传输协议以及不同的服务类型，开发 API 函数及类库，降低现场软硬件要求。

12.5　智能病人机器人数据采集及分析系统

智能病人系统数据种类繁多，结构复杂，对其进行动态管理，使其随着数据的更新、扩大而进行相应的及时调整，更加准确、快速地为医疗诊断提供服务，将是医疗大数据资源池管理的关键。医疗大数据主要有四个方面的来源，包括云端数据、公开的医疗数据库、现场数据采集的数据集和实验平台上的模拟与仿真数据。这些数据都来源于其多年的医疗实践，涵盖各种心脏病病例数据，数据极具代表性、真实可靠。医疗大数据来源及结构，如表 12-4 所示。

表 12-4　医疗大数据来源及结构

编码	大数据来源	多模态数据结构及实例
BD1	云端数据	非结构化的医学文献数据、医学检验测试结果、结构化的健康数据、药品数据、简化急性生理评分、序列器官损伤评价、半结构化的当前流程术语代码、外源数据等。医疗信息系统之外的数据，如国家卫生标准、环境、气象等数据
BD2	公开的医疗数据库	Framingham 心脏病研究数据集，UCI 机器学习的医疗数据集，MIT 的 MIMICII 数据库。既包括高频率、细粒度的数据流，如 ICU 中的监测 ECG 数据，时间尺度较小，又包括低频率、粗粒度的数据表，如患者的年龄、性别、吸烟史、身体质量指数（Body Mass Index，BMI）等，时间尺度较大
BD3	现场采集的数据集	床旁监护仪的波形和趋势（CB1）、临床重症监护病房数据库（CB2）及住院档案（CB3），如图像研究的报告、12 导联 ECG、非结构化的护士笔记、医院转诊说明；血液化验等
BD4	实验平台上的模拟与仿真数据	呼吸机的设置、静脉注射药物、医嘱输入数据等临床数据，存储在关系数据库中，为结构化数据；床边监护仪的波形和其他相关的导出参数和事件，存储在二进制文件中（如病程记录）

（1）云端数据。云端数据来源有多种，既包括网络中的医学科研知识，如基于证据医疗的所有医学文献（如 Pubmed 数据库文献），医学检验测试结果（如

ClinicalTrials. gov 数据库中的记录），监测生活健康状态的多种类便携式传感器，如苹果公司 iWatch、小米手环等各类可穿戴健康管理设备；还包括基于证据推理模型的决策支持 App 所采集和记录的健康数据、网络碎片式电子病历，以及在网络平台上医患去隐私化的互动文字、图片记录等。

（2）公开的医疗数据库。公开的医疗数据库包括弗雷明汉心脏研究数据库、加州大学埃文分校（University of California Irvine，UCI）机器学习的医疗数据集、MIT 提供的 PhysionNet 平台上的重症监护室多参数智能监护（Multiparameter Intelligent Monitoring in Intensive CareII，MIMICII）的时态数据。

（3）现场采集的数据集。现场采集的数据集是指医疗部门（如三甲医院等）ICU 抢救中心提供的数据。该抢救中心的规模、设施和现场检测效果在国家疾病预防控制中心的验收检测中名列前茅。临床数据来自多种数据库，包括实验室结果、制药商订单录入的记录、入院和死亡记录、出院小结、ICD-9 编码、成像和 ECG 报告和重症监护病房中央数据库。中央数据库包括床旁监护仪的部分趋势数据、滴率、非结构化的文本护理记录和护士检查后的采样趋势数据等。在某国际心脏病专科医院 ICU 中现场采集数据类型，如表 12-5 所示。

表 12-5　某国际心脏病专科医院 ICU 中现场采集数据类型

临床数据类型	实例
人口统计学	年龄、性别、死亡日期（转诊、住院或出院）等
医院接收记录	接收或出院日期，病房跟踪、编码状态、国际疾病分类（ICD-9）、诊断相关分组
干预	呼吸机的设置、静脉注射药物、医嘱输入数据、当前流程术语代码
实验室测试	血液化验等
非结构化文本	图像研究报告、12 导联 ECG、护士笔记、医院转诊说明
严重性程度	简化急性生理评分、序列器官损伤评价

（4）实验平台上的模拟与仿真数据。医疗模拟过程区别于传统的物理模型、化学模型，医疗仿真模型属于一类生化模型，多参数共同作用。因人体功能器官复杂，又因生理状态受到运动、情绪等多因素影响，所以模拟过程尽最大可能接近人体的某些典型情景预设的生理状态，而不是全部生理状态。考虑医疗诊断信息需求的多阶段演进，通过提供针对性的优化决策方案，实现医疗决策系统增值。

患者在医疗机构中主体信息、医院接收信息和患者在监护室的信息获取和感知的数据具有时空结构，实现多阶段决策的数据采集。利用这些数据构建医疗信息共享平台，包括网络版交互式急救系统、心脏病急救病例数据库、药物急救系统，以及其多个合作医疗机构的远程医疗数据库等。通过该医疗信息共享平台，智能医疗诊断决策仿真平台可与多家大型医院的医疗信息动态数据连接，实现与现实医疗数据的共享。此外，该数据共享平台可以对在智能医疗诊断决策仿真实验的输出数据进行统计分析，比对与其相连的各数据库中的病例统计结果，检验诊断推理模型的正确性。

12.5.1　样本总体及统计分析

使用 MIT 等机构提供的 PhysioNet 平台的多参数智能重症监护数据库（MIMICII）说明智能推理决策数据表中的数据提炼过程。MIMIC 的数据来源包括床旁监护仪的波形和趋势（CB1）、临床重症监护病房数据库（CB2）及在医院的档案（CB3）。这些数据集成在一个私有而加密的数据库（CB4）中，并且已标记结果（CB5），以提供一个关系型数据库以及包含床边监护仪的波形和趋势相关数据的平面文件（CB6）。从 MIT 的 MIMICII 数据库波形信号中提取仿真数据，从医院已获得的不完整的电子病程记录中提取特征量。存储的数据有两种形式：临床数据存储在关系数据库中，为结构化数据；床边监护仪的波形和其相关的导出参数和事件存储在二进制文件中（使用 ASCII 标题描述），以及其他非结构化或半结构化数据（如病程记录），这些数据依据病人目录进行整理。在关系数据库中，只有一小部分记录存在相关联的波形数据。MIMICII 的初始版本中，涵盖 26655 人入院患者，其中19 075人入院患者为成人；有 2769 个波形记录可用，其中 2430 个采集于成年患者。

数据类型中的"波形"是指利用床边监护仪，如心电图（ECG）和动脉血压（ABP）等，进行快速采样（125Hz）记录的波形信号。"趋势"信号是指在床旁监护仪的波形中抽取某一参数的时态数据，如心跳速率（HR）、收缩期血压（IBP）、血压输出量和相对的氧饱和度等。时态数据中重复的临床监测数据，也存储于关系数据库中，如实验室检测值和管理药物。决策的"事件"或类别标识，是由床旁监护仪的算法自动生成的，包括心律不齐警报提示、错误信息（如仪器断线）和打标签。因此，这些数据是不均匀采样，即数据采样的时间尺度不一致。医疗决策数据常有两种类型。一类是列联表，其每个元素（单元格）表示样本的频数计数，如计算特异度和灵敏度的混淆矩阵；另一类是记录感知数据的决策表，常用于机器学习，如医院信息系统中记录生命体征各项参数观测值的数据表。本章所使用的输入数据即为第二类。

12.5.2　波形信号的粗粒化处理与实体特征提取

以 PhysioNet 平台中 MIMICII 中的 a40004/a40004 数据为例，说明波形信号的粗粒化处理和特征提取，如图 12-5 所示。

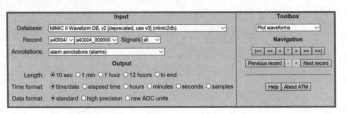

图 12-5　PhysioNet ATM 多参数数据获取窗口

　　心跳速率（HR）和有创血压（IBP）数据是从记录文件中获取的趋势数据。非侵入性血压信号（NBP）是由一名护士通过示波振幅压脉带舒张进行采样获取的稀疏数据。这些数据能够根据不同的时间窗，提取不同长度的数据进行多尺度分析。样本 mimic2db/a40004/a40004 _ 000000 的多参数波形图，如图 12-6 所示。

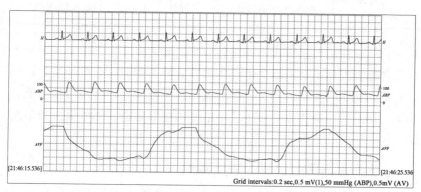

图 12-6　样本 mimic2db/a40004/a40004 _ 000000 波形图

　　使用 rdsamp-r mimic2db/a40004/a40004n-f 25：0：0-t 25：15：0-ph-v，将样本 a40004/a40004n 的每个信号转换为十进制数据[1]，如图 12-7 所示。这些细粒度数据共有 110 个采样点。

time (hrs)	HR (bpm)	ABPSys (mmHg)	ABPDias (mmHg)	ABPMean (mmHg)	PAPSys (mmHg)	PAPDias (mmHg)	PAPMean (mmHg)	CVP (mmHg)	PULSE (bpm)	RESP (bpm)	SpO2 (%)	NBPSys (mmHg)	NBPDias (mmHg)	NBPMean (mmHg)	CO (lpm)
25.000	100.000	109.100	65.700	82.500	29.300	16.400	22.000	15.300	100.100	6.900	99.000	-	-	-	0.000
25.017	100.200	101.500	61.900	77.200	27.700	15.600	21.100	8.300	100.300	0.000	99.000	-	-	-	0.000
25.033	100.000	97.900	59.900	74.700	27.200	15.800	21.000	8.100	99.800	7.800	99.000	-	-	-	0.000
25.050	99.700	95.900	59.000	73.300	26.600	15.300	20.400	8.000	99.500	11.700	99.100	-	-	-	0.000
25.067	99.700	94.200	58.300	72.100	26.100	15.400	20.300	8.100	99.400	9.000	99.100	-	-	-	0.000
25.083	99.100	93.200	56.400	71.000	26.800	14.800	20.100	8.100	99.300	7.700	99.100	-	-	-	0.000
25.100	99.000	94.000	56.000	71.000	35.000	0.000	20.400	6.000	99.000	6.000	99.000	-	-	-	0.000
25.117	97.700	94.500	57.000	71.200	0.000	0.000	20.400	10.200	99.100	5.300	99.000	-	-	-	0.000
25.133	97.200	96.300	57.400	72.000	31.400	16.900	20.700	226.700	96.800	6.000	99.000	-	-	-	0.000
25.150	96.700	96.900	58.000	72.200	34.100	18.200	20.400	295.700	96.100	15.000	100.000	-	-	-	0.000
25.167	96.200	97.800	58.500	72.700	0.000	0.000	20.200	297.500	96.400	13.300	100.000	-	-	-	0.000
25.183	96.200	96.700	57.900	71.900	26.400	15.000	20.400	298.100	96.100	13.300	100.000	-	-	-	0.000
25.200	95.400	97.500	58.100	72.200	27.100	15.400	20.800	296.200	95.400	13.000	100.000	-	-	-	0.000
25.217	95.400	97.700	57.800	72.000	26.800	15.400	21.000	16.200	94.800	12.900	100.000	-	-	-	8.280
25.233	94.900	98.100	58.200	72.300	26.400	15.200	20.700	8.000	94.700	13.000	100.000	-	-	-	0.000

图 12-7　多参数波形与临床信息

　　在图 12-7 中，每一行对应着一个样本实体（某患者）在各个时间点上对应的 HR、ABPSys 等体征参数值。与细粒度数据相区别的是，粗粒度数据建立决策数据表，通过医务人员的图片分析报告，直接量化某一时间窗口内的患者生理状态。如建立正常、充血性心衰、窒息时等典型样本，其 ECG 图像被标注的形式，如表 12-6 所示。

表 12-6　样本中 ECG 等图像被标注的形式

特征量	属性名称	ECG 图像被标注的规范说明
Restecg	安静时的心电图结果	0＝正常，1＝ST-T 波异常，2＝按照 Estes 标准出现可能或明确的左心室肥厚

（续）

特征量	属性名称	ECG 图像被标注的规范说明
Oldpeak	运动导致 ST 下降	相对于休息时，运动导致 ST 下降
Slope	峰值 ST 倾斜角度	峰值 ST 倾斜角度：1＝上升倾斜，2＝平，3＝下坡

与粗粒化处理前的数据相比，处理后的数据更适合于案例数据，用于决策系统的参数学习和证据推理。第一种情形收集更多的同类数据可降低歧义性；在第二种情形中，对不同案例间关系的不完整性理解导致了歧义性。这些因素影响着医疗的品质和效率，即其决策鲁棒性。对于波形信号的参数数据，还可以使用信息熵提取多尺度熵，作为粗粒化数据的特征量，构建决策数据表。

12.5.3　电子病程记录中提取的决策数据

从电子病程记录中提取特征量，论述非结构化数据的特征量提取过程，说明 FUER 模型集的决策数据表来源。非结构化数据是电子病历（EMR）中非常重要的数据[2]，病程记录是电子病历的重要组成，主要是阶段性记录患者临床表现、所经历的医学检查和治疗等医疗活动。病程记录包括主诉、现病史、检查结果和病历小结等内容。病程记录是电子病历中出院记录之外最重要的自由文本，是电子病历数据（如特征量）抽取和机器学习关注的重点。这些自由文本由相关医务人员撰写，是患者个性化健康数据的集中体现，也是专业医疗知识的集中体现[3]。以某一医院中的电子病程记录为例，其所使用的数据为心脏病相关的人群（心脏疾病患者的队列）。

电子病历中提取特征量的方法自动化程度还不够高，目前主要使用了一些框架，这些方法主要分为两类：一类是结构化处理，例如文献[4]采用 HL7 标准和 ICD-10 字典等结构化处理；另一类是以向量的形式抽取特征量，实现知识推理。这里采用第二类方法，如基于预先定义的模式[5]提取特征向量，以进一步推理。利用定期生成的电子病历，作为数据库的知识来源，自动将非结构化（自由文本）、半结构化的电子病历转化为用于基于证据链推理的兼容知识库，实现 FUER 驱动的医疗诊断系统。

使用预先定义的模式提取 EMR 特征量，这类多级特征提取方法的主要步骤包括：①通过智能模块从 Internet 访问的电子病历库中收集异构的 EMR；②自动将这些通用型的 EMR 转化为 FUER 兼容的新病例，包括结构和特征量等内容，如以向量形式表示；③对新病例特征量的权值进行推理估计。从医院的患者电子病历库中选择病程，提炼证据推理的特征量，如表 12-7 所示。这些数据经符号处理、数值化和正则表达方法处理，以 Cp、Diab 和 RestECG 为例说明其物理意义，其属性观测值为 4、0 和 0，分别表示胸痛类型为无症状、无糖尿病史和安静时心电图正常。

表 12-7　电子病程记录中提炼的特征量

特征	Sex	Age	Smok	Cp	Diab	WBC	Hb	L	RBC	Sys BP	Dia BP	Rest ECG	HR
属性	性别	年龄	吸烟史	胸痛类型	糖尿病史	白细胞计数	血红蛋白浓度	淋巴细胞比值	红细胞数	收缩压	舒张压	安静时心电图	心率
观测值	1	50	1	4	0	7.81	141	31.5	4.23	150	95	0	78

特征量提取过程中，特征量可能具有模糊性或歧义性，如血压变量的观测值存在 160/100mmHg、120/80mmHg 和 150/95mmHg，这些特征量可用直觉模糊集（Vague 集）等方法进行度量。病程内容中还包括初步诊断和最后诊断所对应的结果，这些结果还带有时间标记，作为决策阶段划分和数据粒度辨识的依据。

12.6　智能病人机器人决策支持系统

12.6.1　推理机的模型集

智能病人机器人决策支持系统采用 R^2 MIFS 模型、RTCRF 模型、BN-CBR/RBR 模型、VBN-CBR/RBR 模型和基于证据链推理的基础模型 FUER 及其衍生模型集等一整套数学模型，如表 12-8 所示。其中，R^2 MIFS 模型可以有效地消除患者特征数据的属性特征冗余性；RTCRF 模型执行资源策略分离和冲突消解机制，实行推理知识融合；BN-CBR/RBR 模型增强推理决策的准确度和灵敏度；VBN-CBR/RBR 模型在提升心脏病决策系统的鲁棒性方面取得了创新和突破。这些模型和方法用于开发心脏病急救过程分析与优化系统、CBR/RBR 智能推理机制、基于 FUER 模型集的诊断决策支持系统及心脏病急救仿真训练平台等。

表 12-8　智能病人机器人决策支持系统的模型集及系列产品

建立模型	①模型Ⅰ：基于同态理论的互信息属性特征选择模型（R^2 MIFS 模型） ②模型Ⅱ：鲁棒性阈值的 CBR/RBR 融合推理模型及其方法（RTCRF 模型） ③模型Ⅲ：鲁棒 BN-CBR/RBR 复合叠加模型（BN-CBR/RBR 模型） ④模型Ⅳ：基于 Vague 集的 BN-CBR/RBR 优化机制（VBN-CBR/RBR 模型） ⑤模型Ⅴ：基于证据链推理的基础模型 FUER ⑥模型Ⅵ：基于证据链并行推理的模型 mrFUER ⑦模型Ⅶ：多尺度特征的证据链推理模型 msFUER ⑧模型Ⅷ：过程感知的证据链推理模型 sdFUER
开发系统原型	①心脏急救诊断的 CBR/RBR 智能推理机制及其决策支持系统 ②基于 FUER 模型集的诊断决策支持系统 ③心脏病急救仿真训练平台
可形成的软件产品	①嵌入式医疗急救软件集成系统（ESME-SC）V2.0 ②可伸缩 N 层异构心脏急救智能网络一体化控制平台（NLFINCP-ME）V2.0 ③基于推理模型的应用系统 APP 等

基于该模型集的系统原型形成的软件产品包括嵌入式医疗急救软件集成系统（ESME-SC）V1.0 和可伸缩 N 层异构心脏急救智能网络一体化控制平台（NLFINCP-ME）V1.0 等。开发出市场急需的集成化急救与重症监护模拟高端应用软件产品，实现多元多维心脏急救信息分析与优化，使系统具有智能性与高集成度，实现对动态不确定性因素的实时处理。在原有软件产品、专利和技术成果基础上，根据核心算法的性能与适用范围，实现了原有产品的升级和功能延伸，完成系统软件 V2.0 版本的终试，形成集成化的应用软件产品。

12.6.2 FUER-CDSS 系统框架

利用基于 Web 的服务技术，医疗临床决策支持系统（CDSS）可以提供系统生成的意见或建议，为医务人员提供辅助决策工具，甚至为地理上更广泛分布的受众提供服务[6]。通过互联网或内联网实现不同临床应用的系统互联互通，使临床领域知识能便捷地传播，分享患者数据，为此本章提出三层结构的基于 FUER 模型集的临床决策支持系统原型设计。在 CDSS 三层框架中，通常至少包括四个系统组成，即用户接口、推理机、知识库和数据库。为满足临床决策中循证医疗的需求，将知识学习的功能集成于证据链推理的 CDSS 中。FUER-CDSS 的核心组成包括用户接口、推理机、FUER 训练模块、知识库和数据库。FUER-CDSS 系统框架中构件之间的实际应用及其关系，如图 12-8 所示。

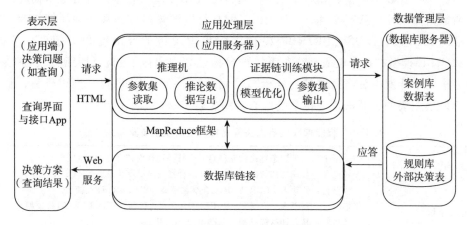

图 12-8　FUER-CDSS 原型系统框架

FUER-CDSS 原型系统框架主要由三层结构组成，包括表示层、应用处理层、数据管理层。其中，表示层作为 FUER-CDSS 原型系统的应用端；应用处理层提供应用服务器，作为原型系统的核心；数据管理层提供数据库服务器。这三层结构二级信息传递之间存在双向交互。第一级信息传递为：表示层向应用处理层发出决策问题（如查询）的请求，如 HTML 请求、查询接口 APP 请求等；应用处理层向表示层提供 Web 服务等功能。第二级信息传递为：应用处理层向数据管理层发出数据查询和提取的请求，后者向前者提供包括案例库数据表、外部数据表中的决策规则等作为应答。系统开发环境为：Apache Tomcat 6.0、JDK7.0、MyEclipse 9.0 开发应用界面，数据库管理使用 Microsoft SQL Server 2008 R2，操作系统为 Windows Server 2008 R2 Standard；端口为 801；运维的 CPU 数量为 12、内存 24G；存储空间预设 2T 并可扩展。并结合 MATLAB（R2011a）和 Python2.7 开发 FUER 训练模块。使用两个虚拟机，各提供内存 2G 和 1 核 CPU，用以提供 Web 应用服务器。后台管理上使用 VPN 进行远程访问。

12.6.3　推理机

FUER-CDSS 推理机使用的四个算法包括相似度加权近邻算法 sf-NN、多源证据链关联算法 xD-NN、时态相似度的最近邻算法 ts-NN 和基于狄利克雷函数的可信度更新算法 df-BU。推理机用以集成多个被调用（满足检索的约束条件）的证据链，每个证据链表示多参数输入和输出类别之间的非线性映射。每个证据链输入参数包括特征量的权值、证据链的权值、查询输入数据与证据链的特征量匹配的相似度，有时还包括作为转移概率的单个特征量分类推理的特异度和灵敏度。输出参数包括集成的可信度分布及推论的量化结果等。这些结果和可信度分布之间存在正向关联性。

推理机执行步骤包括：①从数据中读取参数集，依据数据类型和数据获取的完整性，从四个算法中选择合适的算法；②使用 FUER 模型集中的相似度模型，根据目标约束或相似度临界值，获取证据链的调用状态及其权重；③使用集成的方法，计算所有结果的可信度；④依据可信度分布映射推论，并将获取的结果属性输出到其他模块。使用 Python2.7 搭建的环境，开发基于 FUER 模型集的推理机，通过封装打包，可由 MyEclipse9.0 开发的 CDSS 自由地调用。

12.6.4　FUER 证据链训练模块

训练模块目的在于获得推理模型所需要的输入参数集，包括特征量的权值、证据链的权值、匹配的相似度和转移概率。使用的方法是将样本数据的推理输出和专家对样本数据的类别标识之间的差异性最小化，核心是 FUER 模型集中的优化子模型，主要步骤包括：①构建目标函数；②构建关于参数的约束条件；③使用最小化函数工具，对目标模型进行混合整数优化求解。约束条件的构造依赖于目标问题的类型和所提出的要求，还包括特定的领域知识和专家设定的特定要求。在训练过程中，所使用的输入数据来自所选用的决策数据库中的训练集，输出为决策的参数集。其初始值可由专家预先设定，或可根据系统和实际意义随机设定。输出的参数集进一步传递到推理机。使用 MATLAB（R2011a）中的整数优化工具箱，开发 FUER 证据链训练模块，并将其封装打包，可由 CDSS 自由地调用。

基于推理模型的智能医疗决策支持系统原型 V1.01 数据读取界面，如图 12-9

所示。参数设置界面,如图 12-10 所示。使用推理机完成分析,实验结果界面分布,如图 12-11 和图 12-12 所示。

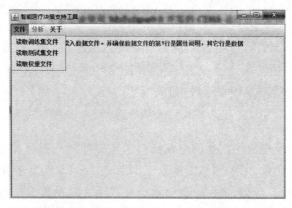

图 12-9 基于推理模型的智能医疗决策支持系统原型数据读取界面 V1.01

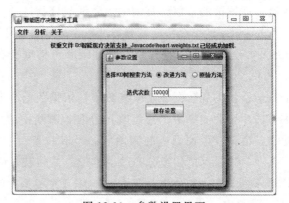

图 12-10 参数设置界面

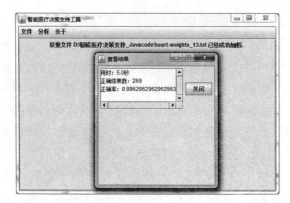

图 12-11 使用推理机完成分析

其他辅助功能使用 Protégé 软件,作为开发工具,设定相似度评价函数与属性权重,分别以数据集 I 和数据集 II 作为案例库,数据集 III 为待诊断案例,进行模型检索。图 12-13 为相似度评价函数设定窗口，全局相似度评价函数设置为默认模式。

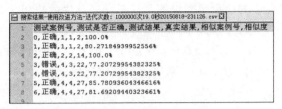

图 12-12　实验结果界面

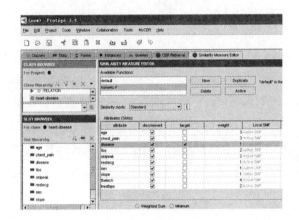

图 12-13　Protégé 软件 CBR 相似度评价函数定义窗口

12.6.5　诊断查询的数值仿真

对于智能病人模拟的诊疗患者，在医疗专家的监督下，使用 FUER-CDSS 诊断系统和工具，分别进行交叉实验，如图 12-14 所示。

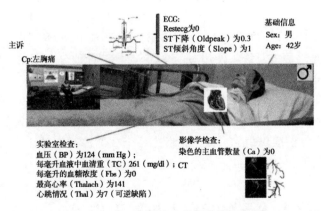

图 12-14　基于智能病人的临床诊断决策

采用决策数据进行诊断推理仿真，与国际上其他智能推理模型进行对比分析，利用 ROC 曲线、F 值等评价曲线和指标，从推理误判、漏判及决策损失等角度分析实验结果。结合临床专家经验，分析模型的泛化能力、推论有效性和诊断决策合理性，实现嵌入式算法的医疗智能决策系统系列产品中的应用与验证。

在智能病人平台上对诊断推理的相似度计算进行实例分析。可利用背景知识的数据集为 $U_1=((0,1),(1,0))$，$U_2=((0,2)(1,0))$，$U_3=((1,1),(0,1))$，对于给定目标问题的查询 t 位于 $(0,0)$。其属性值矩阵可表示为

$$
\boldsymbol{E}=\begin{matrix}V_i^l\\U_1\\U_2\\U_3\end{matrix}\begin{matrix}A_1&A_2&D\\\begin{bmatrix}0&1&1\\0&2&1\\1&1&0\end{bmatrix}\end{matrix}，\text{或} \boldsymbol{E}=\begin{matrix}V_i^l\\U_1\\U_2\\U_3\end{matrix}\begin{matrix}A_1&A_2&D_1&D_2\\\begin{bmatrix}0&1&1&0\\0&2&1&0\\1&1&0&1\end{bmatrix}\end{matrix}
$$

查询案例 t 的结论或决策行为取值是 0 或 1。

R_1 : if A_1^1 is 0 $\wedge$ A_2^1 is 1 then $\{(D_1^1$ is $1,1)\}$，$w_1=1$

R_2 : if A_1^2 is 0 $\wedge$ A_2^2 is 2 then $\{(D_1^2$ is $1,1)\}$，$w_1=0.8$

R_3 : if A_1^3 is 0 $\wedge$ A_2^3 is 1 then $\{(D_2^1$ is $1,1)\}$，$w_1=0.9$

经过 k-NN（$k=3$ 时）方法推理后，使用基于欧式范数的相似度匹配函数，得

$$d_{EUC}(t,V^1)=1, d_{EUC}(t,V^2)=1, d_{EUC}(t,V^3)=\sqrt{2};$$

$$S_{EUC}(t,V^1)=1-d_{EUC}(t,V^1)$$

$$\beta_1=p(D_1=1\mid t,\boldsymbol{E})=1-\frac{1+2}{1+2+\sqrt{2}}=0.32;$$

$$\beta_1=p(D_2=1\mid t,\boldsymbol{E})=1-\frac{\sqrt{2}}{1+2+\sqrt{2}}=0.68$$

输出结论为 $D_2=1$ 的概率高于 $D_1=1$ 的概率。采用传统的 k-NN 方法，输出返回最高概率所对应的值，这里为 $D_2=1$。使用分布描述推理的结果，可输出

$$O(t,\boldsymbol{E})=\{(D_1=1,0.32),(D_2=1,0.68)\}$$

受到 k 的取值影响，如果 $k=1$，则输出为 $O(t,\boldsymbol{E})=\{(D_1=1,1),(D_2=1,0)\}$；如果 $k=2$，依据上面的算法，使用 U_1 和 U_2 推导结论的分布概率，则输出为 $O(t,\boldsymbol{E})=\{(D_1=1,0.467),(D_2=1,0.533)\}$。

对于小型知识库，可以使用全部知识进行结论分布评价，而对于大型的或大尺度数据库，则需要设置鲁棒阈值。这一仿真算例考虑了各个知识源的权重，多个数据源的结论融合可信度仅集成了概率，考虑各个数据源对推理结论权值，而没有考虑数值属性的权重和分布特征。

12.7　数字化人体及智能病人机器人应用

使用多种传感器网络进行生命体征检测和检查。将智能病人机器人引入实际的临床决策中，通过将不同类型的医疗数据，包括 X 光片、心电图以及其他化验得到

的数据进行融合，实现实验平台上的模拟与仿真数据。人体功能器官复杂，生理状态受到运动、情绪等多因素影响，与传统的物理模型、化学模型不同，医疗仿真模型属于一类生化模型，多参数共同作用，且数据易受环境干扰。智能病人机器人基于病理–生理的模型，模拟过程中尽可能地接近人体预设的某些典型情景的生理状态。智能病人机器人的人体数字化展示，如图 12-15 所示。

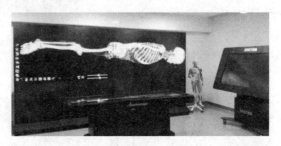

图 12-15　基于智能病人机器人的 3D 数字化人体模拟

资料来源：瑞金医院临床培训基地、创新实验室。

基于临床决策支持采集医疗大数据的临床试验，使用智能病人模块模拟 ICU，实现监护的动态诊断仿真和模拟，协助实现对于 ICU 监护，如图 12-16 所示。

患者在医疗机构中的主体数据、医院接收的数据和患者在监护室获取与感知的数据具有时空结构，实现多阶段决策的数据采集对于正确及时地进行医疗诊断决策意义重大。借助网络大数据智能病人仿真实验，通过现场抽样和观测分析将以医疗现场提供的真实数据及典型病例作为试验样本，采集医疗急救监护设备提供的参数及其所反映的生命体征状况。在天津市天堰医教科技发展有限公司医疗急救模拟实验室提供的开发平台上，以四种来源的大数据为对象，以心电数据为中心，关联医院生化指标、诊断数据和医院外心电、血糖数据、临床指南、国家疾病标准的疾病模型、药品信息，以及其他体征、运动等各种碎片数据，形成医疗决策领域的本体知识库。利用开发的 FUER-CDSS，改造升级智能病人机器人 II，完善医疗决策的本体知识库、多模态数据管理模块、并行推理模块及决策鲁棒性算法等模块。决策数据

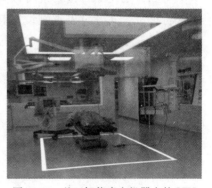

图 12-16　基于智能病人机器人的 ICU 中重症监护模拟

资料来源：瑞金医院临床培训基地、创新实验室。

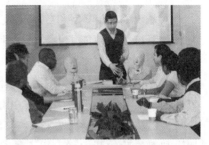

图 12-17　基于智能病人机器人的临床会诊与制订患者医疗计划

资料来源：http://www.tellyes.com/page190.

通过逆归一化等处理，实现信息资源化策略分离和最优化存储。先在医师主控机进行病人相关初始属性数据设定，或在模拟过程中随时改变智能病人的生命体征，使智能病人与周边设备等贴近真实临床，输出数据真实准确，帮助医生临床会诊并制订对应的诊断计划，如图 12-17 所示。

使用智能病人机器人进行远程诊断，如图 12-18 所示。

基于犬数据驱动的医疗和健康决策支持系统也是新进的医务工作者练习和实践的重要工具。借助该系统，大数据驱动的决策方案以教学素材呈现给学生，学生的练习测试结果可以立刻得到评估反馈，该系统可以对学生所选答案进行评级，并且可以重复设置教学材料，学生可以进一步学习新的材料，如图 12-19 所示。

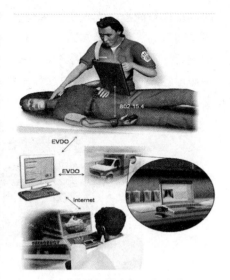

图 12-18　基于智能病人机器人的远程医疗

资料来源：Vital signs monitoring and patient tracking over a wireless network.

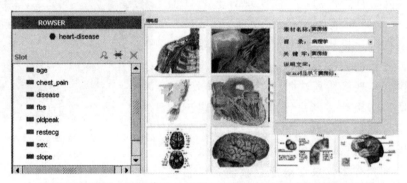

图 12-19　基于大数据驱动的医疗与健康决策支持系统的培训展示

该系统的 3D 模型和数字化人体在医学教育和临床模拟中起着重要的作用，培训教育系统可以使能力各异的学生获取数据，计算机处理常规的事实数据，富有经验的医生可腾出更多的时间用于一对一交互，集中在更多前沿材料上。先进的教学程序使用仿真来吸引学习者，由计算机呈现的模拟患者场景可以近似地模拟出患者护理的真实场景，使学习者注意力集中在呈现的主体上，当学习者被吸引或主动地参与做出决策时，学习变得非常有效。基于计算机的学习已经被开发用于初级医学学生和有经验的开业者，用于外行和医学专家。在临床学习期间，传统的教学通过向大量的学生演讲和实验室练习来进行，借助计算机学习有希望将学生转回个性化、交互式学习，降低对课堂教学设置的需要。

12.8　小结

　　智能病人机器人系列组成包括感知系统、数字化仿真系统、通信系统、数据采集及分析系统、决策支持系统等。以实验室的心脏病急救仿真实验平台进行了模拟仿真的数字病人的数据设定和生命体征全过程动态监控，引入数据共享平台实现了医疗数据库的共享。采用大量的先进硬件及辅助分析设备模拟医疗环境和医疗监护设备，如站点机及宽带通信网络等。通过总线通信方式的设计实现更强的灵活性。在数据采集及分析系统中，将种类繁多、结果复杂的医疗大数据进行动态管理，并随着数据的更新进行实时调整。使用从 MIT 等机构提供的 PhysioNet 平台的多参数智能重症监护数据库中提取仿真数据和医疗决策特征量说明这类决策表的数据提炼过程。以从电子病程记录中提取特征量为例，论述非结构化数据的特征量提取过程。提出基于智能病人的临床决策支持原型系统，概括推理机的模型集和 FUER-CDSS 系统框架，阐述推理机步骤并实现了诊断查询的数据仿真，以某大型医院为例，说明智能病人机器人的应用。

参考文献

[1]　Using the Mimic Ⅱ Database ［EB/OL］. Physionet，http：//www. physionet. org/physiobank/tutorials/using-mimic2/. 2016.

[2]　杨锦锋，于秋滨，关毅，等．电子病历命名实体识别和实体关系抽取研究综述 ［J］. 自动化学报，2014，40 （8）：1537-1562.

[3]　Hripcsak G，Albers D J. Next-generation phenotyping of electronic health records ［J］. Journal of the American Medical Informatics Association，2013，20 （1）：117-121.

[4]　Tran T，Luo W，Phung D，et al. A framework for feature extraction from hospital medical data with applications in risk prediction ［J］. BMC Bioinformatics，2014，15 （1）：1-9.

[5]　Stone M. Cross-validatory choice and assessment of statistical predictions ［M］. Introduction to Chaos：Institute of Physics Pub，1999.

[6]　Neamatullah I，Douglass M M，Li-Wei H L，et al. Automated de-identification of free-text medical records ［J］. BMC Medical Informatics and Decision Making，2008，8 （1）：32.

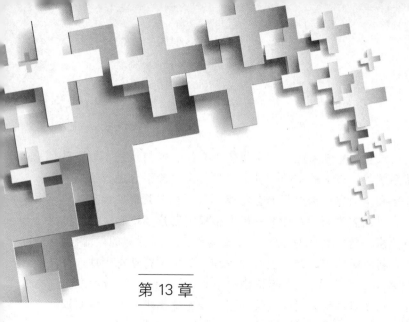

第 13 章

医疗诊断决策数据特征选择用例

13.1　背景

医生在问诊和制定决策过程中，主要完成的工作包括：①在医疗急救过程中，获取决策数据，形成决策数据集；②使用 UCI 机器学习数据库中关于心脏病决策数据集的特征选择过程进行说明心脏病诊断决策的信息空间及急救决策特征空间的状态变化；③使用同态推理状态空间中的鲁棒属性特征约简模型（R²MIFS），对 UCI-heart 数据集计算分析。

13.2　医疗决策过程中的诊断数据获取

13.2.1　诊断过程数据采集

在患者到达医院之前，患者方的相关人员或患者本人即可开始使用 FUER 系统进行诊断信息查询。到达医院后，患者会经历治疗类选、等待、治疗、检测、医疗干预，直至确定住院或转诊等流程，在此过程中，医生、患者都可根据感知的数据进行诊疗信息的查询。医疗专家诊断决策流程，如图 13-1 所示。

医疗决策过程中分析医疗服务流程感知数据及信息传递过程，有助于医疗决策系统的诊断行为分析。基于价值链的医疗诊断决策分析，充分利用物联网技术和便携式传感器，拓展传统的医疗数据感知环节。利用床边监护仪，如心电图

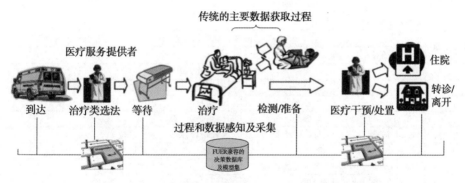

图 13-1　决策支持系统辅助的医疗专家诊断决策

(Electrocardiogram，ECG) 监护仪和动脉血压（Arterial Blood Pressure，ABP) 测量仪等，进行快速采样（125 Hz）记录波形信号。在床边监护仪的波形中抽取某一参数的时态数据，如心跳速率（Heart Rate，HR）、收缩期血压（Invasive Blood Pressure，IBP）、血压输出量和相对的氧饱和度等。感知的数据形成独立而又相互关联的链条，各数据链间也不断地进行着信息传递、反馈与协调，所形成的多集合、多实体节点、网络化的交互结构分布在云数据库中，从而实现作为决策资源的医疗数据的共享和配用，并对其信息空间进行深入分析，以便进行医疗决策推理和决策。

这些数据的融合过程经过两个阶段：第一阶段将来自检测仪（传感器）生成的数据记录中的姓名和医疗记录编号（可获得并被准确记录过的）与系统中的临床数据记录的对应部分相匹配；第二阶段将测试数据集，如在线监测的检测数据中的生理趋势信息与临床信息系统中的监护人员检验过的生命体征信息相匹配，寻找最近邻的证据支持。经过数据库融合过程实现患者的多源异构数据集中管理，供进一步对异构性数据进行融合推理。

临床实践中医疗健康诊断通常进行三类检查项目：病史检查、体格检查和医疗仪器检测；涉及医疗诊断决策中的多个诊断属性，大体可以分为四类：患者基本信息、症状信息、诱因及病史信息、医学检测与实验室检查信息。其中基础信息、病史和病症变量等可通过记录和人员之间的交互完成，生命体征、辅助检查变量可通过传感器系统进行检测。医生从这类数据中选择合理的诊断检查序列，并实时更新对患者身体状态检查的结果及其可信度。以心脏病为例，使用下面的特征检查过程，结合 UCI-Cleveland 和 UCI-Statlog 等数据源，说明诊断检查过程中如何获取感知的风险因子变量数据，以实现决策结果动态更新和实时诊断。

通过病史询问获取发病情况及过去病史、个人史、遗传史等信息，这些信息包括导致心脏病的不可控制危险因子：性别、年龄（年龄越大风险越大）、家族史和可控制的危险因子：抽烟、喝酒、高血压、糖尿病、不运动、肥胖、压力或易怒、饮食高热量及高胆固醇等。根据获得的信息分析判断该病的种类和现状，其可信度达 80% 左右。病史检查获取风险因子信息实例，如表 13-1 所示。

表 13-1 病史检查

属性变量	感知的风险因子信息		
	特征	名称	数据说明
f_1	Sex	性别	1＝男性，0＝女性
f_2	Age	年龄	患者的年龄描述，年龄越大患病概率越高
f_3	Education	受教育程度	1＝文盲，2＝小学，3＝中学，4＝大学
f_4	Smoke	吸烟否	1＝是，0＝否
f_5	cigsPerDay	每日吸烟量	患者每日抽烟支数，单位：支/天
f_6	Diabetes	糖尿病史	病史的重要组成，简记为：Diab，1＝有，0＝无
f_7	BPMeds	血压药物治疗	1＝有，0＝无
f_8	prevalentStroke	中风	简记为 pStroke，1＝有，0＝无

病人体格检查通过从一般情况如面色、口唇、手足情况到脉搏、心、肺、肝、脾等的全面检查，尤其对心脏的望、触、叩、听，脉搏和血压的测定，综合得到对一部分先天性心脏病及瓣膜疾病的正确诊断。体格检查获取风险因子信息实例，如表 13-2 所示。

表 13-2 体格检查

属性变量	感知的风险因子信息		
	特征	名称	数据说明
f_1	T	体温	身体和/或皮肤温度
f_3	BP	血压	血管壁上流动血液所产生的压力，特别是动脉
f_3	sysBP	收缩压	大于等于139mmHg，未经抗压高血压药物治疗
f_4	diaBP	舒张压	大于等于89mmHg，未经抗压高血压药物治疗
f_5	heartRate	心率	安静状态下每分钟心跳次数，简记为：HR，单位：次/分钟
f_6	totChol	血清	特定蛋白质的含量，mg/dL

通过医疗仪器检测进行进一步明确诊断，如 ECG、胸部的 X 线照片、心肌血流灌注显像、心血管造影等常规或特殊检查。特别是需要做心脏手术的病人，有必要通过住院进行精密的检查。其中较为重要的检查包括以下几项。

（1）ECG 检查。描记心脏收缩和舒张过程引起体表的电位改变，通过增幅器增幅记录心脏收缩时引起的在数毫伏之间的电位变化。心脏兴奋时，在 ECG 上出现表示心房兴奋的 P 波，接着兴奋传到心室，在 ECG 上出现 QRS 波，兴奋回复过程在 ECG 上出现 ST 段和 T 波。因为通过 ECG 能充分了解心脏的兴奋过程，所以在对心律失常的诊断中，ECG 的检查是绝对必要的，并可用于心脏肥大和心肌梗塞、心绞痛等冠状动脉硬化疾病的诊断。在出现心肌炎和心包积液时，ECG 的波形变小，可用于各种心脏病的辅助诊断。ECG 一般用 12 种记录方法记录，然后进行综合判断。

例如，针对冠状动脉硬化性心脏病的诊断，需要进行运动前后的 ECG 对比描记；针对心律失常和冠状动脉硬化性心脏病，需要进行 24 小时的动态 ECG 描记。近来技术的发展还可实现心脏内部描记 ECG，称之为心内 ECG 或希氏束 ECG。在远程诊断中，还可利用无线或电话传送 ECG，这些使用方法还能够用于运动中的 ECG 变化研究和分析。通过 ECG 检查，实现心律和脉搏监测，进而实现对心绞痛、心肌梗塞等疾病的急性期反应预测。通过心导联描记等特殊记录法，实现心肌肥大和心肌梗塞诊断，经由电脑绘图和自动诊断，获得 ECG 的检查报告，如表 13-3 所示。

表 13-3　ECG 检查

属性变量	感知的风险因子信息		
	特征	名称	数据说明
f_1	Restecg	安静时的 ECG 结果	0＝正常，1＝ST-T 波异常，2＝按照 Estes 标准出现可能或明确的左心室肥厚
f_2	Thalach	最高心率	最高心率
f_3	Exang	是否运动导致心绞痛	是否运动导致心绞痛（1＝是，0＝否）
f_4	Oldpeak	运动导致 ST 下降	相对于休息时，运动导致 ST 下降
f_5	Slope	峰值 ST 倾斜角度	1＝上升倾斜，2＝平，3＝下坡

（2）胸部 X 线检查。通过对心脏各种位置的拍照片（常用位置、心脏正侧位、左前斜位、右前斜位），可以了解心脏的形态、大小以及心脏局部的扩大。心脏在心瓣膜疾病中具有其特有形态。同时，从心脏扩大的程度以及肺瘀血的情况，也可知道有无心功能不全。读取过程感知胸部 X 线检查报告，如表 13-4 所示。

表 13-4　胸部 X 线检查相关风险因子

属性变量	风险因子信息		
	特征	名称	数据说明
f_1	Cp	胸痛类型	1＝典型心绞痛，2＝非典型心绞痛，3＝非心绞痛，4＝无症状

（3）心肌血流灌注显像。甲基异腈类化合物（99mTc-MIBI）和 201T1-氯化铊静脉注射后，能被心肌细胞摄取而使心肌显影。心肌每个部位聚集放射性的多少与该部位冠状动脉灌注血流量呈正相关，因而根据局部放射性的多少可以分析冠脉血流灌注情况，来诊断冠心病。心肌梗死和心肌缺血分别表现为病灶处放射性缺损和放射性减低。由于冠脉强大的储备能力和侧支循环的建立，轻度的心肌缺血在静息状态下往往被掩盖，使静息心肌显像常常无异常改变。进行负荷心肌显像可使心肌缺血充分暴露出来，出现局限性放射性减低。同时 SPECT 心肌灌注显像反映心肌相对血流灌注，但受仪器条件等因素限制，不同个体间难以进行对比分析。所以，目前大多采用同一个体负荷（运动）、静息显像定性定量对比来诊断心肌缺血。一般先做负荷心肌显像，如心肌正常，报告为阴性；有稀疏或缺损再做静息显像并将两次图像进行对比，确定异常部位有无放射性充填，以此诊断心肌缺血的范围及程度。心音图检查报告，如表 13-5 所示。

表 13-5　铊心肌灌注显像检查

属性变量	感知的风险因子信息		
	特征	名称	数据说明
f_1	Thal	（铊）心肌灌注显像	3＝正常，6＝固定性缺陷，7＝可逆性缺损

心肌血流灌注显像适用于：①冠心病心肌缺血的诊断；②心肌梗死的诊断及心肌存活的判定；③评价冠状动脉旁路手术、经皮冠状动脉成形术和其他治疗方法的疗效及选择治疗方案，并估测冠心病人的预后；④心肌病的鉴别诊断；⑤室壁瘤的辅助诊断。

（4）心血管造影。将导管插入静脉、动脉或心脏后，快速地注入造影剂进行快速造影检查。在数秒钟内进行数十张照片，摄制成电影或录像，通过造影看到心脏中的异常通道、血管狭窄的部位、血液的倒流等，了解心脏各房室及瓣膜情况，这些结果为心绞痛和心肌梗塞的诊断和治疗提供重要资料。心脏导管检查法和心血管造影法是心血管疾病诊断的重要方法，特别是在诊断先天性心脏病方面有着重要的作用。其不仅可以用于诊断疾病，还可以用于判断病情的轻重。其在决定是否进行心脏手术方面，是不可缺少的检查方法，读取过程感知心血管造影检查报告，如表 13-6 所示。

表 13-6 过程感知心血管造影检查

属性变量	感知的风险因子信息		
	特征	名称	数据说明
f_1	Ca	主血管数量	Flourosopy 标注的主血管数（0～3）

经过病史检查、体格检查和医疗仪器检测等医疗健康诊断检查项目，形成的数据变量及结构，如图 13-2 所示。

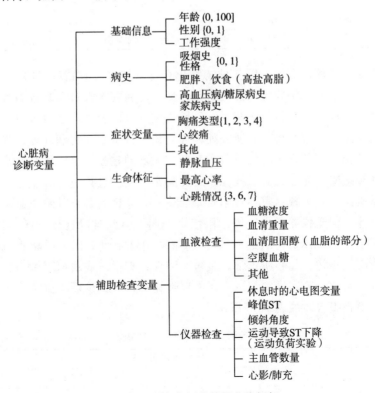

图 13-2 查询案例的数据获取框架

13.2.2　数据集和数据结构

使用 UCI-heart 数据集中 13 个临床中常用属性构建决策数据结构，说明心脏病急救决策的数据空间，如表 13-7 所示。

表 13-7　UCI Heart 决策数据集的数据结构

编号	数据结构及说明		
	特征	名称	数据说明
f_1	Age	年龄	年龄
f_2	Sex	性别	1＝男性，0＝女性
f_3	Cp	胸痛类型	1＝典型心绞痛，2＝非典型心绞痛，3＝非心绞痛，4＝无症状
f_4	Trestbps	静脉压	测量时的静脉压（单位：mmHg）
f_5	Chol	每毫升血液中血清重量	单位：mg/dl
f_6	Fbs	每毫升的血糖浓度是否超过 120mg	是否超过 120mg/ml（1＝是，0＝否）
f_7	Restecg	安静时的 ECG 结果	0＝正常，1＝ST-T 波异常，2＝按照 Estes 标准出现可能或明确的左心室肥厚
f_8	Thalach	最高心率	最高心率
f_9	Exang	是否运动导致心绞痛	是否运动导致心绞痛（1＝是，0＝否）
f_{10}	Oldpeak	运动导致 ST 下降	相对于休息时，运动导致 ST 下降
f_{11}	Slope	峰值 ST 倾斜角度	1＝上升倾斜，2＝平，3＝下坡
f_{12}	Ca	主血管数量	flourosopy 标注的主血管数（0～3）
f_{13}	Thal	心肌灌注显像	3＝正常，6＝固定缺陷，7＝可逆的缺陷

资料来源：美国 Cleveland Clinic Foundation 基金会 UCI-heart 数据集。

13.3　数据空间特征选择用例

为说明心脏病诊断决策的信息空间及急救决策特征空间的状态变化，使用同态的推理状态空间中的鲁棒特征选择模型（R^2MIFS），对 UCI heart 数据集进行计算分析，有效提取患者病症特征量。采用实际的基准数据集进行实验，并将其与 MIFS-U 模型和 mRMR 模型比对，从病症特征选择的序列、属性特征约简程度等角度进行分析。

13.3.1　基于归一化二次 Renyi 互信息的特征选择

急救决策特征空间状态链存在不同的特征空间子集，这些子集能够对推理发挥不同的决策作用。在数据集特征选择过程中，使用 R^2MIFS 模型，获取的候选特征集合的互信息 $NI(c, f_l)$ 和参数 $\log_2(R^2 C)$ 的计算结果，如图 13-3 所示。

使用广义的浮动属性特征选择算法，消除空间中的冗余属性，计算归一化的二

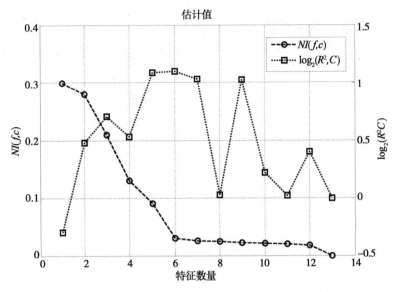

图 13-3　互信息 $NI(c,f_l)$ 和参数 $\log_2(R^2C)$ 的估算结果

次 Renyi 熵的互信息 $NI(c,f_l)$、冗余度 $MI(c,f_\lambda:S)$ 及其 $MI(c,f_l|S)$，部分值，如表 13-8 所示。

表 13-8　启发式算法选择特征的二次 Renyi 熵的互信息值

Step	特征	所选特征	$NI(c,f_l)$	$MI(c,f_\lambda,S)$	$MI(c,f_l\mid S)$	累计用时
1	f_{13}	Thal	0.217 395	0	0.217 395	0.040 412
2	f_{12}	♯ Colored vessels	0.188 451	0.039 716	0.148 735	0.068 042
3	f_3	Chest Pain	0.250 012	0.104 43	0.145 579	0.096 319
4	f_{10}	Peak	0.212 886	0.116 769	0.096 116	0.127 950
5	f_8	Maximum Heart Rate	0.182 942	0.118 157	0.064 785	0.152 366
6	f_9	Angina	0.223 176	0.170 237	0.052 939	0.151 798
7	f_1	Age	0.107 515	0.0556 56	0.051 859	0.206 528
8	f_{11}	Slope	0.349 667	0.301 591	0.048 076	0.237 578

根据病症属性特征选择过程和特征选择浮动搜索算子，通过增加 F 集合的特征和减少 S 集合的特征来分析所选集合的互信息度量的冗余性，直接挖掘属性特征选择的规律，如图 13-4 所示。

从图 13-4 可以得出，选取五个属性特征时，属性特征集合与标识类别之间的冗余度最低，而增加或减少其他的属性特征，将使得冗余度变大。因此，本文使用特征选择方法，选取的优化特征集合为 $\{f_{13}、f_3、f_{12}、f_{10}、f_8\}$。这一集合表示了急救决策特征空间的状态链上特定时刻的推理节点状态。

13.3.2　实验结果的鲁棒性分析

特征选择过程中，不同互信息特征选择准则，采用 1-NN 分类器进行分类的十

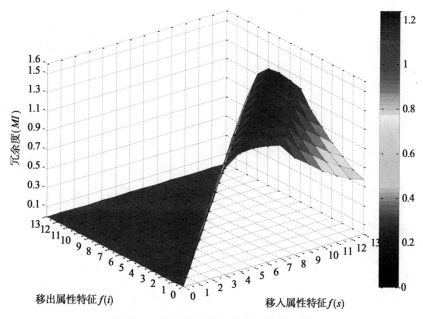

图 13-4　浮动搜索的属性特征选择过程

倍交叉验证，选择的特征序列、最佳特征的个数、分类误差率和平均每个特征的选择时间，如表 13-9 所示。

表 13-9　不同互信息特征选择准则的对比表（1-NN 分类器）

特征选择方法	特征选择的序列	选择个数	错误率/%	选择每个特征平均时间/s
MIFS ($\beta=0.7$)	f_{13}、f_{12}、f_3、f_{11}、f_6、f_7、 f_2、f_9、f_5、f_4、f_1、f_{10}、f_8	6	15.44±1.3	0.002 1
MIFS-U ($\beta=0.7$)	f_{13}、f_3、f_{12}、f_{10}、f_9、f_{11}、 f_2、f_8、f_7、f_6、f_1、f_5、f_4	7	14.52±0.31	0.002 1
mRMR	f_{13}、f_{12}、f_3、f_{10}、f_{11}、f_9、 f_7、f_6、f_2、f_8、f_5、f_1、f_4	6	14.59±2.11	0.001 7
R²CMIFS	f_{13}、f_{12}、f_3、f_{10}、f_8、f_9、 f_2、f_{11}、f_7、f_6、f_1、f_5、f_4	5	14.28±1.74	0.001 9

对应的误差变化，如图 13-5 所示。

与其他特征选择准则相比，表 13-9 和图 13-5 进一步说明本模型选取五个特征，即 $\{f_{13}、f_3、f_{12}、f_{10}、f_8\}$，能够在 1-NN 分类器的分类过程中误差最小，说明选择的特征集合已是最优特征子集且本模型的特征选择性能整体上更优。

在四种分类器中根据不同的特征集合分别进行训练后用测试集验证，结果如表 13-10所示，证明该特征选择算法具有较强的泛化能力。R²CMIFS 特征选择准则使用不同分类器的平均分类准确度，如图 13-6 所示。

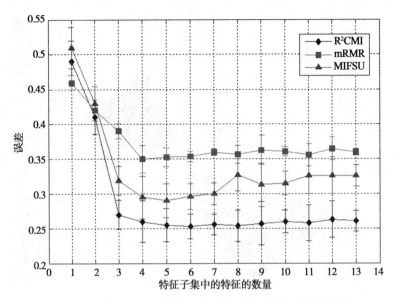

图 13-5　采用 1-NN 分类器进行分类的十倍交叉验证误差图

表 13-10　R^2CMIFS 特征选择准则用不同的分类器实验的对比结果表

分类器	输出信息/bit	Kappa 统计	准确度/%
Naïvebayes	0.322 3	0.643 7	85.32±0.48
C4.5	0.243 2	0.557 6	85.44±0.92
AdaBoostM1	0.326 6	0.644 9	85.68±0.92
1-NN	0.327	0.658 2	85.72±1.74

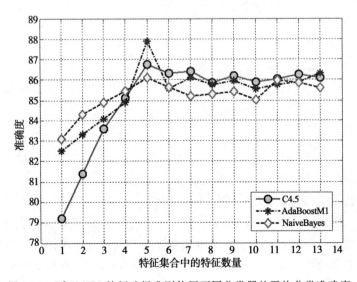

图 13-6　R^2CMIFS 特征选择准则使用不同分类器的平均分类准确度

近年来，一些学者采用信息论原理与方法对特征选择准则进行了研究，并使用 UCI-Cleveland 心脏病数据集进行试验。表 13-11 从特征约简程度、输出信息和准确度三个角度对心脏病数据集测试性能结果进行对比，整体上可以看出，使用本模型的特征选择方法更优。

表 13-11　UCI-Cleveland 心脏病数据集测试性能结果对比表

特征选择准则	特征约简程度/%	输出信息/bit	准确度/%	参考文献
HGA	76.92	0.326 6	82.59±2.11	Huang (2007)[1]
IFS	53.85	0.322 3	82.44±1.13	Huang (2007)
FE	61.54	0.242 1	78.52±0.31	Huang (2007)
SOMIFS (SVM)	76.92	N/A	84.82±0.55	Huang (2008)
MIFS-U (β=1.0)	76.92	N/A	84.00±0.92	Huang (2008)
R^2CMIFS (1-NN)	61.54	0.3748	85.73±1.77	本研究

本实验在推理状态空间同态的条件下进行属性特征选择，给出了一种归一化的二次 Renyi 熵的互信息判据，能够有效识别属性特征与表示类别的相关性与冗余性，提出了相应的启发式特征空间搜索算法。通过 UCI 数据库中的心脏病数据实验，将所提出的同态推理状态空间中的属性特征约简模型（R^2MIFS）与 MIFS-U 模型和 mRMR 模型比较分析，结果说明本模型能够有效地消除数据中的干扰（噪声）及其在分类方面具有鲁棒性和泛化能力。此外，该属性特征选择模型将有助于获取 CBR/RBR 的融合推理的鲁棒性属性集，还可消除 BN 模型中贝叶斯网络中的推理知识的冗余性。

13.4　小结

围绕医疗决策信息的知识库，以心脏病急救过程为例，阐述在医疗急救过程中获取决策数据，形成决策数据集的过程，并使用 UCI 机器学习数据库中关于心脏病决策数据集的特征选择过程进行说明心脏病诊断决策的信息空间及急救决策特征空间的状态变化。在仿真实验平台上，使用美国 Cleveland Clinic Foundation 提供的数据，模拟心脏病急救现场采集的数据集进行实验分析。对预处理后的数据，采用互信息属性特征选择实验有效地消除数据的属性特征冗余性，验证了同态推理空间中归一化后二次 Renyi 熵的互信息属性特征约简模型（R^2MIFS）的有效性，揭示了心脏病诊断决策的信息空间及急救决策特征空间的状态变化规律。

参考文献

[1]　Huang J, Cai Y, Xu X. A hybrid genetic algorithm for feature selection wrapper based on mutual information [J]. Pattern Recognit Lett, 2007, 28 (13): 1825-1844.

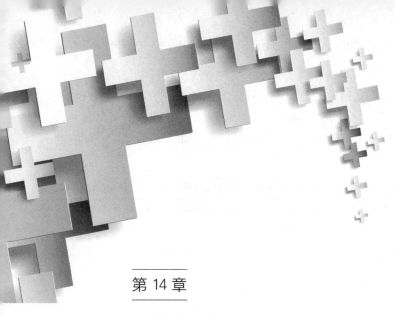

第 14 章

基于证据链推理模型用例

14.1 背景

病例 X1：男性，50 岁，患者血压达到 140/100mmHg，未接受任何治疗；医生 McIntyre 在接诊此患者时根据其掌握的经验知识，对该患者的诊断结果是头痛和静脉窦。这位患者在 59 岁时，形成另一病例 X2，其血压达到 188/105mmHg，根据经验知识，医生 McIntyre 诊断该患者健康，而医生 Bruenn 根据其经验知识，认为该患者存在患心脏病的风险。这位患者在 62 岁时，形成新病例 X3，表现症状包括劳力性呼吸困难、出汗、腹胀、血压达到 186/108mmHg、轻度紫绀、胸片心影增大，医生 Bruenn 的诊断结果是高血压性心脏病、心衰。这位患者 63 岁时，形成新病例 X4，症状表现出新的趋势：血压上升为 300/190mmHg，医生 Moran 诊断结果显示该患者患有严重的高血压性心脏病和动脉硬化。这位患者正是罗斯福总统，在 1933～1945 年间，由于未明确诊断和进行危险因素治疗最终导致其心衰，死于心脏病[1]。上述是一个典型的心脏病患者诊断案例，患者刚开始被诊断未患有心脏病，中间阶段被认为有可能患有心脏病，后期被诊断为患有心脏病，且是十分严重的心衰。患者的体征检测数据形成一系列数据集，不同决策者使用不同的经验知识进行诊断导致结果不一致。随着患者体征数据的积累，会不断更新医疗决策者对病患所持有的诊断结果的可信度。在诊断过程中，医疗决策者不仅需要诊断患者是否患病，还需对病患的心脏病患病证据进行积累和关联，随着可信度的不断更新，形成患者健康状态的链式结构。电子健康档案提供了诸如此类风险因子的医疗诊断决策信息。为患者诊断病情时，医疗专家组从不同科室调来大量的拥有不同经验知识的专家，他们使用电子健康档案，并借助智能决策支持系统进行会诊，其经验知识来自专家对电子健康档案所做的类别标识。这些决策数据集涵盖一系列代表单个实体（如患者）的事件。

借助心脏病风险值对证据链知识库进行评估，并对智能推理过程中的两种模式进行推理效果比较，即逐步更新可信度的目标模式和使用全部属性推理的对照模式之间的决策品质比较。从准确度和可信度两个方面衡量医疗服务水平，从证据链的属性规模角度考虑决策效率。本章主要涉及以下内容：

（1）采用 FUER 模型集，借助弗雷明汉心脏疾病研究（Framingham Heart Study，FHS）数据库构建证据链知识库，并通过仿真实验和比对分析，验证第 11 章中的动态更新可信度方法。

（2）使用 UCI-heart 数据集，来验证层次关联证据链知识库在存在错误类别标识时的诊断决策一致性问题。

14.2　基于证据链的电子健康档案构建

14.2.1　基于证据链的知识库

以美国国家胆固醇（NCEP）成人治疗计划（Adult Treatment Panel III，ATP III）中的 Framingham 评估准则和临床诊断流程为例，获取基于过程感知的医疗诊断决策数据。将心脏病风险值评估作为决策的类别标识，建立基于证据链的知识库。以评估心血管疾病危险因子和决定治疗方案的重要步骤——血脂检查为例，为获得病患罹患心脏病的整体风险状况，病患前来就诊时，首先对心血管疾病风险因子（是否有心脏病等因子）进行评估，是否有心脏病、周边血管疾病、年龄、性别、家族病史、抽烟史、是否有高血压、糖尿病、日常活动度低及肥胖等因子。

下面给出一个计算实例，其条件符合"心跳情况"IS 正常，"胸痛类型"IS 非典型心绞痛，"安静时的心电图"IS ST-T 波异常，"峰值 ST 倾斜角度"IS 上升倾斜，系统立即新增一件案例诊断为：心绞痛且其可信度为 1.0。在基于证据链推理模型的决策支持系统中，使用相关诊断规则和案例，用证据链的知识表示来表达心脏病诊断影响因子的评估准则，证据链的优先权设定为默认值，形成的证据链实例如下：

范例证据链

```
EC1
IF        "心跳情况" IS 正常，参数 1
AND       选择 "胸痛类" IS 非典型心绞痛，参数 2
AND       选择 "安静时的心电图" IS ST-T 波异常，参数 3
AND       选择 "峰值 ST 倾斜角度" IS 上升倾斜，参数 4
THEN      （心绞痛，可信度）
```

　　决策支持系统中证据链均以上述范例形式存在，定义格式为 LISP 语法——以成对的圆括号组成巢状结构。每条证据链具有五项要素：宣告证据链的指令、证据链名称、证据链批注（非必需要素）、证据链的 Left-Hand Side（LHS，即"若"的部分，非必需要素），以及证据链的 Right-Hand Side（RHS，即"则"部分）。证据链的 LHS 与 RHS 由一双线箭号（=>）分开，如上述的法则名称为 EC1，批注为 diagnosis => 心绞痛，并且将符合的事实从系统中移除，最后输出"EC-1 fired!!"字符串。

　　证据链中的权参数向量（非必需要素）既可能是属性权重，也可能是表示这一维度变量上的模糊度等不确定性度量。推论证据链知识库中致病因子有人体特质（占整体因子权重 0.012）、喝酒（占整体因子权重 0.008）、血型（占整体因子权重 0.004）等因子，权重低表示对决策的影响不显著，目前输入数据仅保存于数据库中而尚未纳入推论，所得结果与层次分析法一致。反观身体质量指数（占整体因子权重 0.009）和性别（占整体因子权重 0.007），这两种因子在 FHS 法则库中占据重要角色，但在层次分析法中其权重排名较后，由此推出华人医师和欧美国家医师的认定之间存在区别[2]。由于采用循证医学准则，本研究可依 FHS 准则将身体质量指数、性别两个因子纳入决策分析的证据链推理。依据 Framingham 评估准则的诊断规则完善知识库，总结领域知识，如图 14-1 所示。

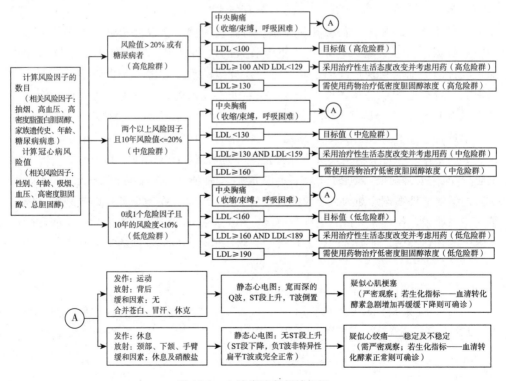

图 14-1　心脏病诊断领域知识

诊断过程所使用的诊断规则或专家对病患所持的可信度（观念）会发生动态调整。如针对不同风险情况的个人赋予不同的评估可能性和治疗决策建议，将依据低密度脂蛋白胆固醇浓度（LChol）的治疗目标值，对个人心脏病风险状况进行调整。这类心脏病领域知识为医师提供了治疗冠状动脉心脏病危险因子的准则及诊断方法，并给出心脏病患者的风险值，作为智能决策支持系统推理的依据。另外，将相关治疗处置用药建议及诊疗指南内容归纳为医师在临床上征候推断的经验，集结和整理后作为专家系统输出的诊疗建议及指南。

14.2.2　知识库数据结构

FHS 数据集包含 13 个特征量和 4240 个案例。FHS 数据集中 4240 个案例的样本说明，如表 14-1 所示。

表 14-1　弗雷明汉 Framingham 数据集信息表

项目	信息	项目	数量/个
数据集特征	多属性时态数据	实例数量	4 240
属性特征	整数型	属性数量	13
推理目标	分类	训练案例集	20
是否缺失	无	测试案例集	18
临床指南可推理的特征	6	需要案例推理的属性量	7

FHS 研究从信息源获取自评分体系，用于判断一个人是否为心脏病病发。医疗领域知识不能直接表明心脏病（CHD）肯定发生，医疗证据和心脏病肯定发生之间存在不确定性。CHD 诊断规则将心脏病的诊断风险分为高、中、低三类，研究 CHD 文献及心脏病领域知识，依据 FHS 评估准则获取 CHD 发生的先验概率。

FHS 研究抽取 9000 多条规则作为一个模糊规则库，对不确定性心脏病进行诊断。因不同属性特征在诊断决策中发挥的作用不同，将数据集特征属性中的关键属性特征作为诊断系统的输入进行信息推理。数据集中的 A_j（$j=1, 2, \cdots, 6$）作为训练数据集和测试数据集中的特征变量的输入信息，每个样本提供一个决策 C，取值范围为 {Present，Absent}。FHS 数据集所给定的重要属性及其说明，如表 14-2 所示。

表 14-2　FHS 数据集的重要属性

编号	特征	名称	数据说明
a_1	sex	男性	（1＝男性，0＝女性）
a_2	age	年龄	患者的年龄描述，年龄越大患病概率越高
a_3	education	受教育程度	1＝文盲，2＝小学，3＝中学，4＝大学
a_4	currentSmoker	吸烟否	1＝是，0＝否
a_5	cigsPerDay	每日吸烟量	支/天
a_6	BPMeds	血压药物治疗	有/无；1＝有，0＝无

（续）

编号	特征	名称	数据说明
a_7	prevalentStroke	中风	有/无；1＝有，0＝无
a_8	prevalentHyp	羟脯氨酸	简记为 pHyp，结缔分解情况指标
a_9	diabetes	糖尿病	有/无；1＝有，0＝无
a_{10}	totChol	血清	特定蛋白质的含量，mg/dL
a_{11}	sysBP	收缩压	大于等于 139 mmHg，未经抗压高血压药物治疗
a_{12}	diaBP	舒张压	大于等于 89 mmHg，未经抗压高血压药物治疗
a_{13}	BMI	体质指数	理想指数是 18.5～22.9，单位：kg/m²
a_{14}	heartRate	心率	安静状态下每分钟心跳次数，简记为 HR，单位：次/分钟
a_{15}	glucose	血糖	清晨正常空腹血糖浓度为 80～120mg/dL
D	TenYearCHD	10 年患病风险率	1＝患病，0＝未患病

　　选择 FHS 数据集中的 10 例样本数据，形成 10×16 矩阵，前 15 列数据为属性变量观测值，最后 1 列数据为标识类别的实际值，如表 14-3 所示。

表 14-3　FHS 数据集中的 10 例样本数据

a)　FHS 数据集中的 10 例样本数据

	male	age	education	currentSmoker	cigsPerDay	BPMeds	prevalentStroke	prevalentHyp
X1	1	39	4	0	0	0	0	0
X2	0	46	2	0	0	0	0	0
X3	1	48	1	1	20	0	0	0
X4	0	61	3	1	30	0	0	1
X5	0	46	3	1	23	0	0	0
X6	0	43	2	0	0	0	0	1
X7	0	63	1	0	0	0	0	0
X8	0	45	2	1	20	0	0	0
X9	1	52	1	0	0	0	0	1
X10	1	43	1	1	30	0	0	1

b)　FHS 数据集中的 10 例样本数据

	diabetes	totChol	sysBP	diaBP	BMI	heartRate	glucose	TenYearCHD
X1	0	195	106	70	26.97	80	77	0
X2	0	250	121	81	28.73	95	76	0
X3	0	245	127.5	80	25.34	75	70	0
X4	0	225	150	95	28.58	65	103	1
X5	0	285	130	84	23.1	85	85	0
X6	0	228	180	110	30.3	77	99	0
X7	0	205	138	71	33.11	60	85	1
X8	0	313	100	71	21.68	79	78	0
X9	0	260	141.5	89	26.36	76	79	0
X10	0	225	162	107	23.61	93	88	0

FHS 数据集中 X1 的实体信息为：①人体特质风险因子变量，包括年龄（age）为 39，性别（sex）为 1（男），受教育程度（Education）为 4（大学）；②行为风险因子变量，包括吸烟是否（Smoker）为 0（否），每日吸烟量（Cigs/D）为每天 0 支；③病史风险因子变量，包括糖尿病（diabetes）为 0（否），血压药物治疗（BPMeds）为 0，中风（pStroke）为 0，羟脯氨酸（pHyp）为 0；④第一次检查的风险因子变量，包括血清（totChol）为 195mg/dL，心率（HR）为 80 次/分钟，收缩压（sysBP）为 106，舒张压（diaBP）为 70，体质指数（BMI）为 26.97kg/m²，血糖（Glucose）为 77mg/dL 等。

14.2.3　数据预处理

将所有属性值的各种取值映射为符号，如表 14-4 所示。将离散化后的属性值，如属性 age 的（$-\infty$，55.5）区间映射为 0，[55.5，$+\infty$）映射为 1；字符型的属性值根据其取值的不同分别映射，如属性 slope 的取值包括 Upsloping、Flat、Downsloping，这三个属性值分别映射为 1、2、3。决策属性中，No 表示没有患心脏病（Healthy），映射为 0；Yes 表示患有心脏病（Sick），映射为 1。

表 14-4　部分属性的离散化结果

编码	特征	离散化区间
a_2	age	[0，55.5），[55.5，$+\infty$）
a_5	cigsPerDay	0：[1，20]，1：(20，$+\infty$)
a_8	prevalentHyp	0：(0，150)，1：(150，420)；2：(420，$+\infty$)
a_{10}	totChol	0：(0，236.5)，1：[236.5，$+\infty$)
a_{11}	sysBP	1：(0，90)，2：[90～139]，3：(139，$+\infty$)
a_{12}	diaBP	1：(0，60)，2：[60～89]，3：(89，$+\infty$)
a_{13}	BMI	参照 WHO 标准：1：(0，18.5)，2：[18.5～24.9]，3：(24.9，$+\infty$)
a_{14}	heartRate	1：(0，55)；2：[55，70]，3：(70，$+\infty$)
a_{15}	glucose	1：(0，80)，2：[80～120]，3：(120，$+\infty$)

经过数据预处理，前 10 例病案数据的处理结果，如表 14-5 所示。

表 14-5　前 10 例病案数据的预处理结果

a)　前 10 例病案数据的预处理结果

	sex	age	education	currentSmoker	cigsPerDay	BPMeds	prevalentStroke	prevalentHyp
X1	1	0	4	0	0	0	0	0
X2	0	0	2	0	0	0	0	0
X3	1	0	1	1	0	0	0	0
X4	0	1	3	1	1	0	0	1
X5	0	0	3	1	0	0	0	0
X6	0	0	2	0	0	0	0	1
X7	0	1	1	0	1	0	0	0

（续）

	sex	age	education	currentSmoker	cigsPerDay	BPMeds	prevalentStroke	prevalentHyp
X8	0	0	2	1	0	0	0	0
X9	1	0	1	0	0	0	0	1
X10	1	0	1	1	0	0	0	1

b) 前10例病案数据的预处理结果

	diabetes	totChol	sysBP	diaBP	BMI	heartRate	glucose	TenYearCHD
X1	0	0	2	2	3	3	1	0
X2	0	1	2	2	3	3	1	0
X3	0	1	2	2	3	3	1	0
X4	0	0	3	3	3	2	2	1
X5	0	1	2	2	2	3	2	0
X6	0	0	3	3	3	3	2	0
X7	0	0	2	2	3	2	2	1
X8	0	1	2	2	2	3	1	0
X9	0	1	3	2	3	3	1	0
X10	0	0	3	3	2	3	2	0

这些数据经过预处理作为证据链推理模型的输入，使用 FUER 模型及其拓展方法，获取诊断结果。

14.2.4 证据链的属性信息积累

证据链的前验属性信息不断增加和更新，例如在检查过程中不断获取新增的体征信息。首先通过电子病历等记录，提取性别（sex）、年龄（age）、吸烟史（smoker）、糖尿病史（diabetes）等特征量，然后通过检查获取实验检查数据，包括特征量血压（BP）、血脂（chol）和胸痛类型（cp）等。通过患者诊断实验经验决策获取对应的初始可信度，通过其他特征量以及互信息（又称信息增益）算法，确定时态证据链的特征链序列，构建证据链的状态转移，更新和维护决策支持系统的知识库。主要步骤为：

①计算信息熵：$I(p,n) = -((8/12)\log_2(8/12)+(4/12)\log_2(4/12)) = 0.9182$

②计算条件熵：$E(BP) = (7/12)I(6,1)+(2/12)I(0,2)+(5/12)I(2,1) = 0.5747$

③计算信息增益：$Gain(BP) = I(p,n)-E(BP) = 0.9182-0.5747 = 0.3435$

④同理，有：

$$Gain(\text{chol}) = 0.0102, Gain(\text{cp}) = 0.2854$$

⑤确定初始状态的根节点，选择信息增益最大的属性 BP 作为初始阶段的决策行为。

以 X1 和 X2 的证据链推理和诊断检查优选为例，根据推理步骤实现第 $2-m$ 步推理。使用可信度推理公式计算得：

$$X1: (C1, \tilde{\beta}_s^1 = 0.95) \text{ 和} (C2, \tilde{\beta}_t^1 = 0.05)$$

$$X2: (C1, \tilde{\beta}_s^1 = 0.35) \text{ 和} (C2, \tilde{\beta}_t^1 = 0.65)$$

$$X3: (C1, \tilde{\beta}_s^1 = 0.45) \text{ 和} (C2, \tilde{\beta}_t^1 = 0.55)$$

诊断临界值判定：X1 的结论已超过诊断临界值（如预设为 0.75），得出结果；X2 的结论还未达到任何临界值，需要继续获取更多信息。

给定 X1 的各项生理参数：男性，年龄 61，不吸烟，没有糖尿病史，血压 133mmhg，没有胸痛（对证据链不影响），则其推理时态证据链为：

$$R^2: \text{IF } Sex \text{ is } 1 \wedge Age \text{ is } 61 \wedge Smoker \text{ is No}$$
$$\wedge Diabetes \text{ is No} \wedge BP \text{ is} < 122.5$$
$$\text{THEN } (CHD \text{ is } C1, \beta_1^i = 95\%), (CHD \text{ is } C2, \beta_2^i = 5\%)$$

X2 仍需要根据其余特征量 {cp；chol} 进一步确定决策行为，因 $Gain(\text{cp}) > Gain(\text{chol})$，选取 cp 作为下一决策阶段的特征量，使用可信度推理公式计算得：

$$X2: (C1, \tilde{\beta}_s^1 = 0.25) \text{ 和} (C2, \tilde{\beta}_t^1 = 0.75)$$

给定 X2 的各项生理参数：男性，年龄 46，不吸烟，没有糖尿病史，血压 141mmhg，胸痛类型为 3（非心绞痛），则

$$R^2: \text{IF } Sex \text{ is } 1 \wedge Age \text{ is } 46 \wedge Smoker \text{ is No}$$
$$\wedge Diabetes \text{ is No} \wedge BP \text{ is} > 139 \wedge CP \text{ is } 3$$
$$\text{THEN } (CHD \text{ is } C1, \beta_1^i = 76.5\%), (CHD \text{ is } C2, \beta_2^i = 23.5\%)$$

其余患者实体，如 X3 和 X4，对 m+3 的特征量继续使用以上算法完善证据链。在经验决策下，给出全部信息证据决策，如表 14-6 所示，并将前 m 个特征量使用特征集合 S_0 表示，逐步确定 m+1 及后续检查结果中提取的特征量，给出新的决策，如表 14-7 所示。

表 14-6　全信息下的诊断决策表

X \ S₀	Age	Sex	Smoker	Diab	$\overline{\beta}(C1)$
X_1	70	1	No	No	0.47
X_2	57	1	No	No	0.40
X_3	56	1	Yes	Yes	0.39
X_4	44	1	No	Yes	0.38

表 14-7　部分信息下序贯检查的决策表

X \ i	m	m+1	m+2	m+3	$\overline{\beta}(C1)$	
X_1	S_0	BP	—	—	95%	C1
X_2	S_0	BP	CP	—	76.5%	C1
X_3	S_0	BP	CP	…	…	C1
X_4	S_0	BP	CP	…	…	C2

使用 FHS 数据集推导的先验概率，结合其他感知决策数据，可深入推理心脏病诊断决策的可信度。用时态证据链的形式来表达，其范例说明如下。

EC：IF "Framingham 先验概率" IS Pr AND "感知的特征量" IS 观测值
THEN 心脏病 IS 可信度 β_1　AND 非心脏病 IS 可信度 β_2

Pr 表示获得的 FHS 的先验概率，感知的特征量为决策表中的其他数据列（1列或多列），观测值为这些特征量在决策表中的数据值，AND 为逻辑"并"符号，

推导的推论包括心脏病的可信度 β_1 和非心脏病的可信度 β_2。为了将 Framingham 评价得分转化为先验概率，Wilson 使用 6 个特征量的全部得分值 Pts 评价患病类别的风险（概率），其假设条件是这些得分值具有线性可加性。类似地，生成其他证据链，形成 FUER-CDSS 原型系统的知识库。使用 Bata 系数得出心脏病 10 年患病概率作为先验概率，计算公式为：

$$Pr = 1 - (s(t))^B, B = e^{L-G} \tag{14-1}$$

$s(t)$、B、L 和 G 为无实际意义的数学符号，e 为自然指数的底数。在心脏病诊断时，计算男性与女性的年龄 HDL-C 和 Diabetes 等生理体征的先验概率所使用的 Bata 系数存在差异。

14.3　基于证据链推理的决策可信度更新

14.3.1　基于经验知识的 CHD 风险评估

一次性获取 FHS 数据集中 6 个属性作为经验数据，再逐步获取的其他属性。给定特定患者信息，例如某一男性，知识库中的一条证据链为

R^1：if Age is $(60-64)$ $\wedge$ TC is $(200-239)$ $\wedge$ $HDL-C$ is $(35-44)$

$\wedge$ $Smoker$ is No $\wedge$ BP is $(140-149)$ $\wedge$ $Diabetes$ is No

then $(CHD$ is $Present$, $\beta_1^i = 0\%)$, $(CHD$ is $Absent$, $\beta_2^i = 100\%)$

Age is $(60\sim64)$ 为年龄（Age）在 $60\sim64$ 之间，TC 为属性 Cholesterol（mg/dl）。HDL-C 为属性 HDL-C（mg/dl）。BP 为属性 Systolic Blood Pressure（mm Hg）。Diabetes 为属性糖尿病是（Yes）与否（No）。Smoker 为属性吸烟是（Yes）与否（No）。这一规则是使用决策表前 6 个特征量推导的结论类似于临床指南得出的初步结果，但实际决策中决策表不只包含这 6 个特征量，还包括其他特征量。这 6 个特征量信息所推导的结论视为包含先验概率的专家知识，剩下的特征量为过程感知中的数据，可利用证据链推理的可信度更新方法进行动态推理，得出更可信的结论。

给定诊断查询问题 X：一个 55 岁的男性，临床变量 TC：250mg/dl，HDL-C：39mg/dl，血压为 146/88mmHg，没有糖尿病，吸烟。使用 Bata 系数，计算得 $L=55\times0.04826+0.50539+0.24310+0.52168+0.52337=4.4478$。由 Wilson[3] 等给出的计算方法知，$G=3.0975$。$G=e^{4.4478-3.0975}=3.85874$。最后，计算出 $Pr=1-0.90015^{3.85874}=1-0.66637=0.3336$。因此，查询问题 X10 年患病 CHD 的先验概率为 33.36%。

14.3.2　基于动态检查数据的可信度更新

使用过程感知的证据链推理方法，对决策数据进行深入推理。针对决策表中其余的特征量，将推理过程划分为 m 阶段。每一阶段都重复执行：证据链推理→可信

度是否满足医疗专家的判别要求→优选下一个诊断检查方案，直到使用停止策略。

这里仅考虑生理参数测试相关因素的决策推理，诊断测试获取的特征数量决定了按照医疗临床指南诊断服务的深度。二元分类推理的决策选择与推断，如图 14-2 所示。每个非叶子节点表示对特征量的获取，这些节点上存在对应的概率分布以及对应的推论。

FHS 的先验概率（F 概率）计算使用的信息包括 Sex、Age、Diabetes、Total Cholesterol、Blood Pressure、Smoker 等特征量，这些是 Framingham 积分规则中的部分信息，其意义为诊断决策中的临床路径或临床指南所确定的特征量。因决策数据表中无特征量 HDL-C 和 LDL-C 的观测值而未将它们计入得分。对其余的特征量，如 Edu、Cigs/D 等，与 F 概率（%）构成新的决策数据表。

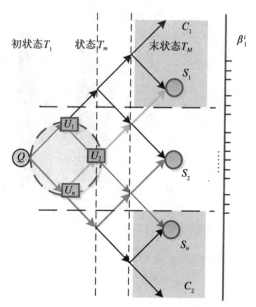

图 14-2　二元分类推理的决策选择与推断

表 14-8 中 Sex 特征量的观测值 0 表示男性，1 表示女性。对于 X1，在推理过程中，先前的概率分别为（0.31，0.69）。前 10 例病例数据的约简后结果，如表 14-8 所示。

表 14-8　前 10 例病例数据的约简后结果

X	Sex	Pts	概率	Edu	Cigs	BPMed	Pstro	Phyp	diaBP	BMI	HR	gluco	CHD
1	0	11	31	2	1	0	0	0	87	25.33	95	NA	1
2	1	3	5	4	0	0	0	0	70	210.97	80	77	0
3	0	1	3	2	0	0	0	0	81	28.73	95	76	0
4	1	4	7	1	20	0	0	0	80	25.34	75	70	0
5	0	7	13	3	30	0	0	1	95	28.58	65	103	1
6	0	2	4	3	23	0	0	0	84	23.1	85	85	0
7	0	6	10	2	0	0	0	1	110	30.3	77	99	0
8	0	9	20	1	0	0	0	0	71	33.11	60	85	1
9	0	2	4	2	20	0	0	0	71	21.68	79	78	0
10	1	4	7	1	0	0	0	1	89	210.26	76	79	0

注：F 概率用%表示。

过程感知的其他特征量，如 Edu、Cigs/D、Phyp、diaBP、BMI、HR 和 gluco，需要结合各特征量的离散化区间，计算对应的观测概率，即特异度和灵敏度（φ_j，

η_j）。利用文献［3］中的方法获得 BMI 的观测概率，如图 14-3 所示。

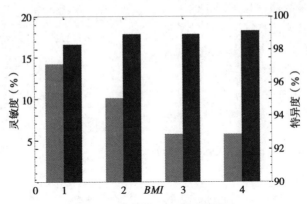

图 14-3　特征量 BMI 的观测概率

资料来源：文献 Levy（1990）。

BMI 特征量的四分位数为 4（＞29.9）、3（25.0～29.9）、2（21.9～24.9）和 1（＜21.9）。因此，在 F 概率的基础上，进一步感知得到 BMI 为 25.33，其观测概率（φ_j，η_j）＝（5.7％，98.9％）。在决策过程中，BMI 特征量的决策行为对应的转移概率为 1。使用 df-BU 算法，可信度更新的后验概率为：

$$\begin{cases} \beta_1(p_j) = \dfrac{p_j(C_1)\varphi_j}{p_j(C_1)\varphi_j + (1 - p_j(C_1))(1 - \eta_j)} \\[4mm] \qquad = \dfrac{0.31 \times 0.057}{0.31 \times 0.057 + (1 - 0.057)(1 - 0.989)} = 0.6995 \\[4mm] \beta_2(p_j) = \dfrac{p_j(C_1)(1 - \varphi_j)}{p_j(C_1)(1 - \varphi_j) + (1 - p_j(C_1))\eta_j} \\[4mm] \qquad = \dfrac{0.31 \times (1 - 0.057)}{0.31 \times (1 - 0.057) + (1 - 0.31) \times 0.989} = 0.2995 \end{cases}$$

检查特征量 BMI 后，X1 的后验概率为 69.95％，因此，判定患有心脏病。在这两个阶段中，样本 X1 的时态证据链在不断增长，如表 14-9 所示。

表 14-9　样本 X1 的时态证据链

阶段	证 据 链
j	IF$\{(A_j^l \ is \ x_{lj_0}, \epsilon_{lj_0}) \mid j_0 = 1, \cdots, M\}\}$THEN $\{(C_1^l \ is \ 1, 0.31), (C_2^l \ is \ 0, 0.69)\}$
$j+1$	IF$\{((C_1, 0.31), (C_2, 0.69)) \wedge \{(BMI \ is \ 25.33, 1)\}$THEN $\{(C_k^l \ is \ C_1, 0.6995), (C_k^l \ is \ C_2, 0.2995)\}$

利用 df-BU 算法和相似匹配推理出下一决策阶段的特征量观测概率，直到满足决策的停止策略。对于测试样本集，使用 sd-FUER 推理的方法，得到诊断推理结果。sd-FUER 方法与相似频率直接更新可信度使用 ROC 曲线表示 SWF（Bordley，2011）[4]的比较，如图 14-4 所示。

sd-FUER 模型的曲线以下的面积为 0.7938，而相似频率直接更新可信度方法

SWF 的曲线以下的面积为 0.7483，前者显著高于后者，统计 P 值小于 0.001，模型 sd-FUER 对于过程感知的决策推理具有更好的性能和决策鲁棒性。

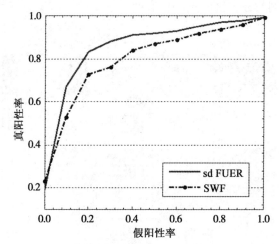

图 14-4　sd-FUER 方法及相关推理方法的 ROC 曲线比较

14.4　类别误标下基于证据链推理模型的诊断决策

使用 UCI heart-c 基准数据集进行仿真，验证 FUER-CDSS 原型系统的推理机模块的有效性。使用 MATLAB7.0 制作仿真实验的结果图，计算 P 值，从统计学上对结果进行显著性分析。

14.4.1　诊断实体相似度关联

对逻辑布尔型属性和描述型属性进行符号化处理，多源信息生成的证据链 EC_l 实例为：

$$R^1: \text{IF } Age \text{ is } 57 \wedge Sex \text{ is } 1 \wedge Cp \text{ is } 2$$
$$\wedge BP \text{ is } 124 \wedge \text{restECG is } 0 \wedge Thalach \text{ is } 141$$
$$\wedge Exang \text{ is } 0 \wedge Slope \text{ is } 1 \wedge Thal \text{ is } 7$$
$$\text{THEN } (CHD \text{ is } C_1, \beta_1^i = 100\%), (CHD \text{ is } C_2, \beta_2^i = 0)$$

证据链表示的意义为：年龄（Age）为 57，性别（Sex）为男，胸痛类型（Cp）为 2（非典型心绞痛），血压（BP）为 124（mmHg）；安静时的心电图结果（Restecg）为 0（正常），最高心率（Thalach）为 141，是否运动导致心绞痛（Exang）为 0（否），峰值 ST 倾斜角度（Slope）为 1（向上倾斜）和心跳情况（Thal）为 7（可逆缺陷），这些体征变量按照心脏病诊断临床路径获取。计算属性的信息熵、条件熵、互信息，进而使用互信息公式计算属性权重，获取的特征集合为 $\{f_{13}, f_3, f_{12}, f_{10}, f_8\}$，即 $\{$Thal, Cp, Ca, Oldpeak, Thalach$\}$，这 5 个特征对应的 $\mathbf{w}_k$ 为 $[0.0743, 0.244, 0.0463, 0.2607, 0.3740]$，数据集中的其余属性为冗余属性，权重为 0。

数据集样本中的前 200 个样本作为证据链 EC_s，剩余的 70 个样本作为查询案例 X，获得查询案例与证据链的关联相似度。以 $EC_1 - EC_8$ 和 $X_1 - X_6$ 为例，计算关联相似度，如图 14-5 所示。

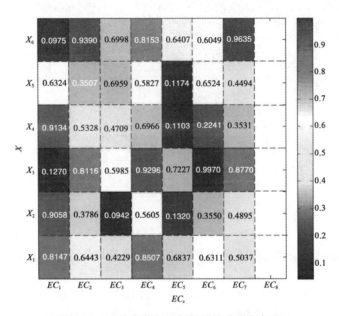

图 14-5 查询案例与证据链属性关联相似度

融合推理模型求解过程中，对查询案例 X_1，设定 $\varepsilon_1 = 0.1630$，求解模型获得 $\delta_{1,1} = 1$，$\delta_{1,4} = 1$，$\delta_{1,5} = 1$，其余证据链对应的解为 0；对于查询案例 X_2，设定 $\varepsilon_1 = 0.4127$，求解模型获得 $\delta_{2,1} = 1$，$\delta_{2,4} = 1$，$\delta_{2,4} = 1$，其余的证据链对应解为 0，计算 Heart（Cleveland）数据集，如图 14-6 所示，x 和 y 轴分别表示样本数据 Age 和 BP 两个特征属性，用不同的标记将训练测试集中的 c_1 和 c_2 进行分类。针对诊断样本，如 Cleveland 数据集中的 x_1，根据其信度和类别逆向推理，在证据链关联矩阵中查询最相关的证据链集合 $\{EC_5, EC_{11}, \cdots\}$，将对应的信息分享给诊断决策用户。

14.4.2 类别误标的推理结果分析

X_1 的推理结论为：$C_2 > C_1$，$\beta_1^1 = 34.68\%$，$\beta_2^1 = 65.32\%$。使用文献 [5] 中的 k-NN（$k = 1$）方法，将最紧密关联的单个证据链作为信息源，则 X_1 的推论为 C_2，且 $\beta_2^1 = 100\%$。若输入时因人为操作而误标证据链 EC_4'，它与 EC_4 的推论可信度恰好相反，$\beta_1^{4'} = 100\%$，$\beta_2^{4'} = 0$。使用证据链 EC_1，EC_4' 和 EC_5 推理得到 X_1' 推论：$C_1 > C_2$ 且 $\beta_1^{1'} = (81.47\% + 85.07\%)/(81.47\% + 85.07\% + 68.37\%) = 70.90\%$；$\beta_2^{1'} = 29.10\%$，$\Delta^2 \beta^1 = |\Delta' \beta^1 - \Delta \beta^1| = 11.76\%$。决策者根据此值判断可信度变化的证据链为 EC_4'，并由此检验和调整 EC_4'。对于 X_2 得到类似结论。本方法给出对应的决

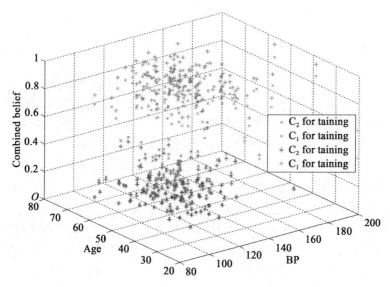

图 14-6 Heart (Cleveland) 数据集的融合信度

策结果可信度，与其他方法（如文献 [5] $k-NN(k=1)$ 方法仅给出确切推理的类别结论）相比，存在类别误标的多属性群决策信息源具有更好的决策鲁棒性，如表 14-10 所示。

表 14-10 使用 MIOER 模型求解的部分查询案例

EC	δ_{il}	$s/\%$	$\beta_1^i/\%$	$\beta_2^i/\%$
EC_1	$\delta_{1,1}=1$	81.47	100	0
EC_4	$\delta_{1,4}=1$	85.07	0	100
EC_5	$\delta_{1,5}=1$	68.37	0	100
EC_1	$\delta_{2,1}=1$	90.68	100	0
EC_4	$\delta_{2,4}=1$	50.65	100	0
EC_6	$\delta_{2,6}=1$	48.95	0	100
EC_4'	$\delta_{1,4}'=1$	85.07	100	0
EC_1'	$\delta_{2,1}'=1$	48.95	0	100
X_1（本方法）	—	—	34.68	65.32
X_1（文献 5）	—	—	0	100
X_1'（本方法）	—	—	71.20	28.80
X_1'（文献 5）	—	—	100	0
X_2（本方法）	—	—	74.27	25.72
X_2（文献 5）	—	—	100	0
X_2'（本方法）	—	—	0	100
X_2'（文献 5）	—	—	26.62	73.38

14.5　小结

构建基于证据链的电子健康档案知识库，分析知识库数据结构，并对实验数据集 FHS 进行预处理，通过互信息方法确定证据链属性信息积累。证据链属性信息积累过程的实验表明，基于证据链推理的可信度更新方法更加贴近诊断决策的动态过程，实现了基于 FHS 基准的心脏病的智能诊断推理，显著改善诊断决策效率和品质。使用 UCI-heart 数据集，验证层次关联证据链知识库在存在错误类别标识情形下的诊断决策一致性问题，使用带有标识类别的数据进行推理验证，在融合推理过程中最大限度地考虑各决策证据链信息和决策权重，研究结果也可用于带有原标识类别的决策数据，对检查诊断时态数据中所隐含的不同模式进行实时状态分类，用来检测诊断对象并给出预判结果。实验结果表明在诊断决策中，不同检查变量观测数据给决策结论带来的影响是不一致的，利用这些证据链知识所形成的结构，经过临床决策支持系统处理，在节省重复工作量的同时，提高了医务核心业务之外其他工作的效率。

参考文献

［1］ Mahmood S S, Levy D, Vasan R S, et al. The framingham heart study and the epidemiology of cardiovascular disease: a historical perspective ［J］. The Lancet, 2014, 383 (9921): 999-1008.

［2］ 陈丽卿，邱瑞科，姜智殷，等. 心脏病电脑诊断与决策辅助系统建立之研究——冠状动脉心脏病为例 ［J］. 医疗资讯杂志（中国台湾），2006, 15 (4): 45-69.

［3］ Levy D, Labib S B, Anderson K M, et al. Determinants of sensitivity and specificity of electrocardiographic criteria for left ventricular hypertrophy ［J］. Circulation, 1990, 81 (3): 815-820.

［4］ Bordley R F. Using Bayes' rule to update an event's probabilities based on the outcomes of partially similar events ［J］. Decision Analysis, 2011, 8 (2): 117-127.

［5］ Denoeux T. A k-nearest neighbor classification rule based on dempster-shafer theory ［J］. IEEE Transactions on Systems, Man and Cybernetics, 1995, 25 (5): 804-813.

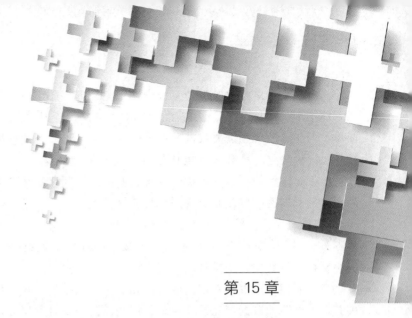

第 15 章

CBR/RBR 融合推理用例

15.1　背景

在第 14 章中，心脏病诊断案例和经验知识形成诊断规则，心脏病诊断依赖于血压等风险因子的体征检查。依据所在医院存储的历史病例以及医生的判断进行推测，针对新病例（如 X4），能查询到近似的某一病例（如 X3），但难以进行有效的精确匹配，并且在实际决策中，不同的患者所代表的异质性实体的病例不可能完全一致。依据经典的医学诊断知识所提供的规则，如 "IF Age IS（51～55）∧ Sex IS 男 ∧ BP IS 140/100 THEN CHD＝Absent（头痛和静脉窦，belief＝100%），或 Present（belief＝0）"，"IF Age IS（56～60）∧ Sex IS 男 ∧ BP IS 188/105 THEN CHD＝Absent（belief＝100%）或 Present（belief＝0）"，但存在不一致的规则 "IF Age IS（56～60）∧ Sex IS 男 ∧ BP IS 188/105 THEN CHD＝Present（belief＝M）" 和 "IF Age IS（61-65）∧ Sex IS 男 ∧ BP IS 186/108 ∧ SYMP ∧ CpX THEN CHD＝Present（belief＝H）" 和 "IF Age IS（61-65）∧ Sex IS 男 ∧ BP IS 300/190 THEN CHD＝Present（belief＝100%）"⊖ 进行推理，结论分析为心衰类心脏病患者。使用规则能对主要病理进行确诊，但难以处理 "可能" 所推断的多种诊断结果。

⊖　Age＝年龄，Sex＝性别，BP＝血压；SYMP＝症状是劳力性呼吸困难、出汗、腹胀、轻度紫绀；CpX＝胸片心影增大；CHD＝心脏病类型；IS＝观察值；Absent＝未患有 CHD；Present＝患有 CHD；belief＝决策者（如某医生）对患病所持有的可信度，M＝中等风险，H＝高风险。

已有的众多医疗决策支持系统中,规则推理(RBR)和案例推理(CBR)等人工智能推理技术得到了广泛应用。RBR 系统使用诊断规则表示医学知识,其推理简单,但是诊断规则需要权威的医学专家给出,难以有效获取和更新,而且规则的推理灵活性较差,推理效率也比较低。而 CBR 系统在案例特征较多、案例数量较大情况下,案例的检索和维护效率会急剧下降,其存储和检索机制不能有效解决此问题,并且案例的修改和重用缺乏智能算法支持,仍然主要依靠医生确定,此外对于 CBR 推理结果无法给出合理的解释。为了解决以上问题,采用 Cleveland 心脏病数据集、国际心脏病专科医院 ICU 抢救中心现场采集数据、心脏病急救决策模拟实验平台仿真数据,主要做以下工作:

(1)利用历史数据库,提取规则知识,以充分利用和复用患者的医疗处理过程中获取的经验和数据,经系统处理、评估以及利用科学研究所取得的知识,帮助医疗人员解决复杂的医学问题。

(2)采用合适的 CBR、RBR 融合推理模式,将 CBR 与 RBR 方法有机集成,解决案例推理中的非精确匹配问题和规则推理中存在多可能性的问题,进一步提高基于 CBR 和 RBR 的医疗决策支持系统的诊断能力,促进改善医疗质量。

(3)从规则粒度、案例相似度和推理置信度等维度上,设置符合医疗领域知识的阈值,使得医疗决策支持系统能够通过计算机程序实现对医疗人员的决策支持及医学知识的科学分析。

15.2 CBR/RBR 融合实验

15.2.1 心脏病病例数据选取

采用美国医疗基金会(Cleveland Clinic Foundation)V. A. 医疗中心提供的 Cleveland 心脏病病例数据集进行测试,该数据库中含 303 例样本,其中 242 例作为训练数据,61 例作为测试数据。

(1)缺失值处理

在 303 例数据中,编号为 167、193、288、303 的病例数据的 ca 属性值空缺,对于数据集中的空值,利用均值/众数填充法(Mean/mode fill)进行填充,即对于连续型属性的空值,使用该属性非空值的均值来代替空值;对于字符型或整数型属性,使用该属性的众数来代替空值。

(2)属性离散化

使用 Boolean Reasoning Algorithm 算法对连续属性及整数属性进行离散化处理,得出属性的分割点,Boolean Reasoning Algorithm 算法的近似度参数设为0.97,得到属性的离散化结果,如表 15-1 所示。

表 15-1　属性离散化结果

编号	特征	离散化区间
f_1	Age	$(-\infty, 55.5)$, $[55.5, +\infty)$
f_4	Trestbps	$(-\infty, 122.5)$, $[122.5, 139)$, $[139, +\infty)$
f_5	Chol	$(-\infty, 236.5)$, $[236.5, +\infty)$
f_6	Fbs	fasting blood sugar>120 mg/dl（1=true; 0=false）
f_8	Thalach	$(-\infty, 147.5)$, $[147.5, +\infty)$
f_{10}	Oldpeak	$(-\infty, 0.7)$, $[0.7, +\infty)$

注：运动所导致的 ST 下降。

（3）属性值符号化

将所有属性值的各种取值映射为符号。对于离散化后的属性值，如属性 age 的 $(-\infty, 55.5)$ 区间映射为 0，$[55.5, +\infty)$ 映射为 1；对字符型的属性值，根据其取值的不同分别映射，如属性 Slope 的取值包括 Upsloping、Flat、Downsloping，则这三个属性值分别映射为 1、2、3。决策属性中，No 表示没有患心脏病（Healthy），映射为 0；Yes 表示患有心脏病（Sick），映射为 1。经过以上的数据预处理后，前 10 例病案数据的处理结果，如表 15-2 所示。

表 15-2　前 10 例病案数据的预处理结果

age	sex	cp	trestbps	chol	fbs	restecg	thalach	exang	oldpeak	slope	ca	thal	class
1	1	1	2	0	1	2	1	0	1	3	0	6	0
1	1	4	2	1	0	2	0	1	1	2	2	3	1
1	1	4	0	0	0	2	0	1	1	2	2	7	1
0	1	3	1	1	0	0	1	0	1	3	0	3	0
0	0	2	1	0	0	2	1	0	1	1	0	3	0
1	1	2	0	0	0	0	1	0	1	1	0	3	0
1	0	4	0	1	0	0	1	0	1	1	0	3	0
0	1	4	2	0	1	2	1	1	1	3	0	7	1
1	1	4	2	1	0	0	1	0	1	2	0	6	0
1	0	2	2	1	0	2	1	0	1	2	0	3	0

15.2.2　心脏病病例特征选择

Cleveland 心脏病数据库中病例数据包含 13 个属性，相对于决策表，并不是所有的属性都是必需的，因此可以通过属性约简去除一些冗余的属性。使用粗糙集属性约简算法中的 Johnson's Algorithm 算法对心脏病病案数据进行属性约简，得到的对于病人是否患有心脏病的重要 9 个约简属性诊断参数：{age, sex, cp, trestbps, restecg, thalach, exang, slope, thal}，约简后的前 10 例病例数据，如表 15-3 所示。

表 15-3　前 10 例病例数据的约简后结果

age	sex	cp	trestbps	restecg	thalach	exang	slope	thal	class
5	1	1	3	2	1	0	3	6	0

（续）

age	sex	cp	trestbps	restecg	thalach	exang	slope	thal	class
5	1	4	4	2	0	1	2	3	1
5	1	4	1	2	0	1	2	7	1
0	1	3	3	0	3	0	3	3	0
0	0	2	3	2	3	0	1	3	0
2	1	2	1	0	3	0	1	3	0
4	0	4	3	2	2	0	3	3	1
2	0	4	1	0	2	1	1	3	0
5	1	4	3	2	1	0	2	7	1
1	1	4	3	2	1	1	3	7	1

15.2.3 心脏病病案特征权重计算

计算心脏病病案特征的信息增益值（IG）和粗糙集重要度（ROUGH），以及这些特征基于信息增益和粗糙集重要度的权重，计算结果如表 15-4 所示。

表 15-4 心脏病病案特征权重表

		age	sex	cp	trestbps	restecg	thalach	exang	slope	thal
IG	重要度	0.689 1	0.000 0	0.145 0	0.182 2	0.026 8	0.370 8	0.051 8	0.106 7	1.000 0
	w_{IG_i}	0.074 3	0	0.234 2	0.011 1	0.035 2	0.113 5	0.157 7	0.143 7	0.230 3
ROUGH	重要度	0.037 2	0.008 3	0.008 3	0.020 7	0.008 3	0.033 1	0.000 0	0.016 5	0.008 3
	w_{R_i}	0.264 7	0.058 8	0.058 8	0.147 1	0.058 8	0.235 3	0	0.117 6	0.058 8

计算心脏病病案特征的综合权重：

$$w_i = \alpha \times w_{R_i} + (1-\alpha)w_{IG_i}$$

通过设定不同的 α 值，确定不同的心脏病病案特征权重。在使用相应的权重进行 CBR 检索后，准确度也有所不同。根据计算结果，从中选择对于 CBR 案例检索准确度最高的心脏病病案特征权重，确定最优 α 值。相关数据如表 15-5 所示。

表 15-5 心脏病数据特征权重与准确度表

α	age	sex	cp	trestbps	restecg	thalach	exang	slope	thal	准确度
0.0	0.264 7	0.058 8	0.058 8	0.147 1	0.058 8	0.235 3	0	0.117 6	0.058 8	0.848 7
0.1	0.245 7	0.052 9	0.076 3	0.133 5	0.056 4	0.223 1	0.015 8	0.120 2	0.076 0	0.852 1
0.2	0.226 6	0.047 0	0.093 9	0.119 9	0.054 1	0.210 9	0.031 5	0.122 8	0.093 1	0.842 4
0.3	0.207 6	0.041 2	0.111 4	0.106 3	0.051 7	0.198 8	0.047 3	0.125 4	0.110 3	0.836 1
0.4	0.188 5	0.035 3	0.129 0	0.092 7	0.049 4	0.186 6	0.063 1	0.128 0	0.127 4	0.817 9
0.5	0.169 5	0.029 4	0.146 5	0.079 1	0.047 0	0.174 4	0.078 9	0.130 7	0.144 6	0.851 5
0.6	0.150 5	0.023 5	0.164 0	0.065 5	0.044 6	0.162 2	0.094 6	0.133 3	0.161 7	0.852 5
0.7	0.131 4	0.017 6	0.181 6	0.051 9	0.042 3	0.150 0	0.110 4	0.135 9	0.178 9	0.842 8
0.8	0.112 4	0.011 8	0.199 1	0.038 3	0.039 9	0.137 9	0.126 2	0.138 5	0.196 0	0.822 8
0.9	0.093 3	0.005 9	0.216 7	0.024 7	0.037 6	0.125 7	0.141 9	0.141 1	0.213 2	0.852 1
1.0	0.074 3	0	0.234 2	0.011 1	0.035 2	0.113 5	0.157 7	0.143 7	0.230 3	0.850 1

当 α 取值为 0.6 时，准确度最高，为 85.25%，选择 α 最优值为 0.6，最优的心脏病病案特征权重如表 15-6 所示：

表 15-6 最优心脏病数据特征权重

age	sex	cp	trestbps	restecg	thalach	exang	slope	thal
0.150 5	0.023 5	0.164 0	0.065 5	0.044 6	0.162 2	0.094 6	0.133 3	0.161 7

15.2.4 基于 K-D 树的心脏病病案检索

由经过特征选择后的 242 例心脏病病案训练数据建立 K-D 树，构成 CBR 心脏病病案库。通过心脏病病案特征权重计算，得到最优特征权重后，基于该特征权重构建心脏病病案相似度计算函数，使用 K-D 树检索算法对测试数据进行 CBR 案例检索。CBR 检索后，获得 61 例测试数据与 CBR 病案库中病案的相似度匹配结果。对于相似度较高（高于相似度阈值）的病案，可直接作为结果输出；相似度较低（小于相似度阈值）的病案，需转入 RBR 规则推理。在本次测试中，将相似度阈值选为 85%。对于经 CBR 检索得到的相似度高于 85% 的病案，将相似病案作为结果输出；相似度低于 85% 的病案，转入 RBR 推理模块。经 K-D 树案例检索，61 例测试数据中有 28 例的相似度高于 85%，部分结果如表 15-7 所示。

表 15-7 相似度高于 85% 的 CBR 检索结果部分列表

案例号	测试结果	测试结果	真实结果	相似案例号	相似度
2	正确	0	0	100	97.65%
3	正确	1	1	36	92.84%
4	正确	1	1	54	86.85%
6	正确	0	0	14	94.04%
9	正确	0	0	95	86.85%
14	正确	0	0	95	92.80%

在相似度高于 85% 的 28 例数据中，除了第 19、31 和 45 号病案数据推理错误外，其他 25 个病案数据推理正确。这 28 例相似度高于 85% 的病案数据 CBR 推理结果以及全部 61 例病案数据使用 CBR 的推理结果，如表 15-8 所示：

表 15-8

a) 28 例病案数据 CBR 推理结果分析

TP	FP	TN	FN	Sensitivity	Specifity	Accuracy
9	2	16	1	90.00%	88.89%	89.29%

b) 61 例病案数据 CBR 推理结果分析

TP	FP	TN	FN	Sensitivity	Specifity	Accuracy
26	5	26	4	86.67%	83.87%	85.25%

表中　$TP(True\ Positives)$ 表示实际患心脏病并被预测为患心脏病的样本数；
　　　$FP(False\ Positives)$ 表示实际未患心脏病而被预测为患心脏病的样本数；
　　　$TN(True\ Negatives)$ 表示实际未患心脏病并被预测为未患心脏病的样本数；
　　　$FN(False\ Negatives)$ 表示实际患心脏病而被预测为未患心脏病的样本数；
　　　$Sensitivity=TP/(TP+FN)$ 表示模型的推理灵敏度；
　　　$Specifity=TN/(TN+FP)$ 表示模型的推理特异度；
　　　$Accuracy=(TP+TN)/(TP+FN+TN+FP)$ 表示模型的推理准确度。

相似度高的病案数据，其诊断结果与待诊断病案的诊断结果一致的可能性非常大。如果全部使用 CBR 方法对所有病案进行推理，推理的准确度、灵敏度和特异度均有所下降。因此，将病案相似度高于 85% 的病案作为诊断结果输出是较为可信的。

15.2.5　基于 Bagging-C4.5 决策树的诊断推理

经 K-D 树案例检索后，相似度低于 85% 的数据有 33 例，将其转入 RBR 模块进行推理，其中 10 例如表 15-9 所示。由该表可发现，相似度较低的病案数据，诊断结果很可能不一致，因而准确度较低，需要使用 RBR 方法对这些病案进行规则推理。对于相似度低于阈值的心脏病病案数据，由 RBR 模块进行推理。该模块以 C4.5 决策树作为基分类器，使用 Bagging 算法对其进行训练和集成，训练数据同样为 242 例心脏病训练数据。本模块需推理的测试数据为相似度低于 85% 的 33 例测试数据。

表 15-9　相似度低于 85% 的 CBR 检索结果部分列表

案例号	测试结果	测试结果	真实结果	相似案例号	相似度（%）
0	正确	0	0	49	78.38
1	正确	1	1	70	72.57
5	正确	1	1	62	82.57
7	正确	1	1	24	82.67
8	错误	0	1	88	82.67
10	正确	1	1	8	65.85
11	正确	1	1	24	73.78
12	正确	1	1	31	30.37
13	错误	0	1	82	78.18
20	正确	0	0	49	84.72

设置 Bagging 算法训练的基分类器个数为 30，则经 Bagging 算法训练后的 C4.5 决策树集成模型，对这些相似度低于 85% 的 33 例测试数据进行预测，推理结果如表 15-10 所示。

表 15-10　相似度低于 85% 的病案数据经的 RBR 推理结果

TP	FP	TN	FN	Sensitivity	Specifity	Accuracy
16	2	12	3	0.842 1	0.857 1	0.848 5

将由 Bagging-C4.5 决策树集成模型推理得到的结果作为这些相似度低于 85%的病案数据的 RBR 推理结果输出,与由 K-D 树检索得到的 CBR 推理结果汇总即可得到最终的 61 例病案的推理结果。

15.2.6　结果

使用 Cleveland 心脏病数据库中的 242 例心脏病病案数据作为本模型的训练数据,再对其余 61 例心脏病测试病案数据进行测试。对于经 K-D 树进行 CBR 检索后相似度高于 85% 的测试病案,将其最相似病案的诊断结果输出;对于其余相似度低于 85% 的测试病案,转入 RBR 模块,通过由 Bagging 训练得到的 C4.5 决策树集成模型进行 RBR 推理,并将推理结果输出。最后,分别将 CBR 与 RBR 推理结果汇总整合,得到 61 例测试病案的最终诊断结果,如表 15-11 所示。

表 15-11　Cleveland 心脏病数据库中 61 例数据的 CBR/RBR 融合推理结果

TP	FP	TN	FN	Sensitivity	Specifity	Accuracy
26	4	27	4	86.67%	87.10%	86.89%

61 例心脏病测试病案的诊断结果中,CBR/RBR 融合推理模型正确识别了 53 例(其中患心脏病 26 例,未患心脏病 27 例),误诊 8 例(其中实际未患心脏病 4 例,实际患心脏病 4 例)。CBR/RBR 融合推理模型的准确度、灵敏度、特异度分别为 86.89%、86.67%、87.10%,均达到较高水平。

15.3　CBR/RBR 融合效率和准确性分析

分析 K-D 树检索方法、CBR/RBR 融合模型的推理效率和性能,将 CBR/RBR 融合推理模型应用于心脏病诊断问题,使用美国 UCI 机器学习数据库中的 Cleveland 心脏病数据集进行了测试。收集整理其他研究人员提出的心脏病诊断推理模型及其在 Cleveland 心脏病数据集上的测试结果,与本章提出的模型计算结果进行对比分析。

15.3.1　K-D 树检索效率分析

以训练集构建 K-D 树,剩余 61 个案例作为测试集进行检索,设置算法迭代次数从 1000~10 000 次(迭代步长为 1000 次)。应用新的计算远端最近距离算法分别对 NN 方法和 BBF 方法进行改进,对以上数据进行对比测试,实验结果如图 15-1、图 15-2 所示。

改进的 BBF 算法和改进的 NN 算法的检索时间均比原算法的检索时间大幅缩短,检索性能提升明显。BBF 算法的检索时间比 NN 算法长,验证在案例数据量较少的情况下,BBF 算法所使用的优先级队列的插入和删除耗时可能使 BBF 算法的总体性能下降以致低于未使用优先级队列的 NN 算法。将图 15-1 和图 15-2 合并,

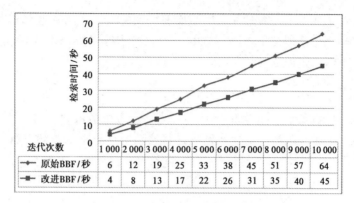

图 15-1　原始 BBF 及改进 BBF 算法检索时间对比

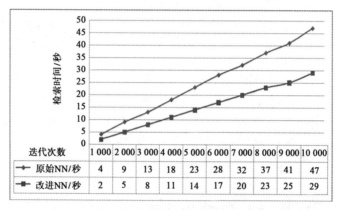

图 15-2　原始 NN 与改进 NN 算法检索时间对比

如图 15-3 所示，改进 BBF 算法虽然同样因为需保存和维护优先级队列而影响了部分性能，但其检索时间效率明显优于原始 BBF 算法，并且较原始 NN 算法略好，说明改进 BBF 算法是有效的。

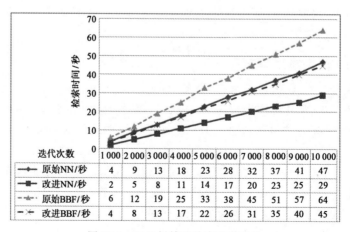

图 15-3　K-D 树算法检索时间对比

4 种 K-D 树检索算法中，改进的 NN 算法检索时间最短，反映了新的计算远端最近距离算法对于 K-D 树检索方法性能提高具有优势，对于 NN 方法和 BBF 方法的改进有很好的性能及适应能力。

15.3.2 CBR/RBR 融合模型推理性能分析

以准确度、特异度、灵敏度为主要性能指标，使用 K-D 树、C4.5 决策树以及 CBR/RBR 融合模型进行对比测试，其中，

准确度计算公式为：$Q = (TP + TN)/(TP + FN + TN + FP)$

特异度计算公式为：$Spe = TN/(TN + FP)$

灵敏度计算公式为：$Sen = TP/(TP + FN)$

实验对比数据，如表 15-12 所示。

表 15-12 实验对比数据表

模型方法	灵敏度/%	特异度/%	准确度/%
K-D 树	86.67	83.87	85.25
C4.5 决策树	83.33	86.21	85.25
CBR/RBR 融合模型	86.67	87.10	86.89

图形分析如图 15-4 所示。

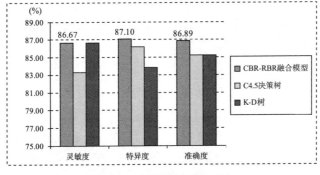

图 15-4 模型推理性能对比

CBR/RBR 融合模型在灵敏度、特异度、准确度等方面都优于 K-D 树和 C4.5 决策树，CBR/RBR 集成模型与单独的 CBR 或 RBR 模型相比，在心脏病诊断方面具有更好的性能，所诊断的灵敏度、特异度和准确度同时达到了较高的水平，对于未患心脏病的病人以及实际患有心脏病的病人，能够准确地诊断识别。

15.3.3 与其他模型对比分析

近年来国际上有许多研究人员建立了各类智能诊断推理模型，使用美国 UCI 机器学习数据库的 Cleveland 心脏病数据库样本对模型进行测试，这些模型的测试结果（测试指标包括准确度、灵敏度和特异度三个方面），如表 15-13，图 15-5 所示。

表 15-13 UCI-Cleveland 心脏病数据库测试结果

方法	准确度（%）	灵敏度（%）	特异度（%）	参考文献
朴素贝叶斯（Naive Bayes）	80.96	78.76	82.87	Cheung（2001）[1]
BCBR（CBR with Benefit）	83.86	79.74	86.88	Castro（2009）[2]
规则选择方法（Rule Selection Method）	85.2	N/A	N/A	Setiawan（2009）[3]
人工神经网络与模糊（ANN）与模糊网络（FNN）集成	87.4	93	78.5	Kahramanli（2008）[4]
Fuzzy-AIRS-Knn	87	92.30	78.57	K. Polat（2007）[5]
神经网络集成（Neural networks ensemble）	89.01	80.95	95.91	Das（2008）[6]
CBR/RBR 融合模型	86.89	86.67	87.10	本章

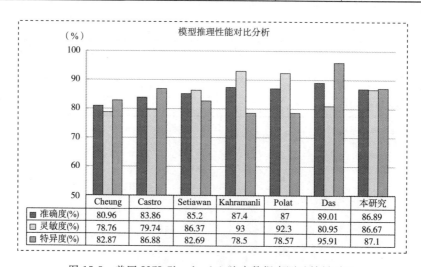

图 15-5 美国 UCI-Cleveland 心脏病数据库测试结果对比

CBR/RBR 融合模型与其他模型相比，在总体上处于非常靠前的水平。多数模型侧重于提高准确度、灵敏度、特异度三个指标中的某一项，往往是在某一项指标上取得了较好的性能，但是在另一指标上性能严重下降。CBR/RBR 融合模型的一大优点在于模型保证准确度在较高的水平下，灵敏度和特异度也同时保持了很好的性能，在心脏病诊断中具有良好的综合推理性能和适应能力。

这些模型的准确度、灵敏度和特异度对比分析，如图 15-6 所示。

CBR/RBR 融合模型总体上均处于比较靠前的水平。准确度方面，虽然 Das 等模型的推理准确度高于本模型，但是其推理的灵敏度明显低于本模型。灵敏度方面，Polat 和 Kahramanli 等的模型推理灵敏度高于本模型，但是他们推理的准确度和特异度明显低于本模型。在特异度方面，尽管 Das 模型的推理特异度高于 CBR/RBR 融合模型，但是其推理的灵敏度明显低于本模型，本模型在各种推理性能指标方面均处于较高水平，对心脏病诊断具有较好的推理性能和泛化能力。

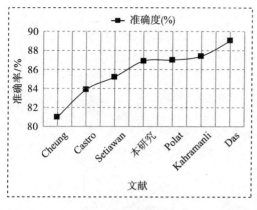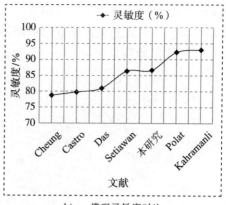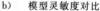

a)　模型准确度对比　　　　　b)　模型灵敏度对比

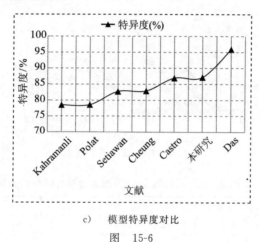

c)　模型特异度对比

图　15-6

15.4　鲁棒阈值的 CBR/RBR 融合

使用基准数据和仿真数据分别进行实验，从有效性和适用性角度对本模型与国外文献中单纯 RBR、CBR 及其他融合方法的结果进行对比分析，验证"鲁棒性阈值的 CBR/RBR 融合推理模型及其方法（CRFRT 模型）"的效果及其鲁棒性。

15.4.1　融合推理过程

使用的基准数据取自 UCI 推理决策数据库中的 Heart 数据集，该样本空间有 270 个样本，每个样本含有 13 个特征，构成一个 270×13 数据的数据集，每个样本有一个标识类别 $c = \{c_1, c_2\}$。归一化后的样本数据中与部分特征（如 a_3 与 a_{10} 等）相关联的散点分布，如图 15-7 所示。

在分析比较时，将数据集分为 10 组，每一循环随机抽取其中一组作为测试集，其余 9 组为训练集，仿真样本空间的不确定性。在 Matlab14.8 中，对样本空间采用正交线性判别方法，提取其特征值集合为 $\{a_1, a_2, \cdots, a_9\}$，并获得特征 a_j 与候选方案 x_i 在融合酉空间映射的数据集合，使数据符合正交线性判别条件。特征 a_j 与可行解 x_i 的数据集合融合的一组数据示例，如表 15-14 所示。

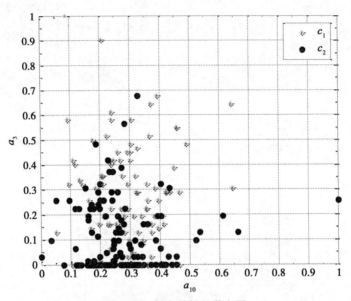

图 15-7　样本数据的散点图

表 15-14　特征 a_j 与可行解 x_i 的数据集合融合的一组数据示例

	a_1	a_2	a_3	a_4	a_5	a_6	a_7	a_8	a_9
x_1	0.245 7	0.052 9	0.076 3	0.133 5	0.056 4	0.223 1	0.015 8	0.120 2	0.076 0
x_2	0.226 6	0.047 0	0.093 9	0.119 9	0.054 1	0.210 9	0.031 5	0.122 8	0.093 1
x_3	0.207 6	0.041 2	0.111 4	0.106 3	0.051 7	0.198 8	0.047 3	0.125 4	0.110 3
x_4	0.188 5	0.035 3	0.129 0	0.092 7	0.049 4	0.186 6	0.063 1	0.128 0	0.127 4
x_5	0.169 5	0.029 4	0.146 5	0.079 1	0.047 0	0.174 4	0.078 9	0.130 7	0.144 6
x_6	0.150 5	0.023 5	0.164 0	0.065 5	0.044 6	0.162 2	0.094 6	0.133 3	0.161 7
x_7	0.131 4	0.017 6	0.181 6	0.051 9	0.042 3	0.150 0	0.110 4	0.135 9	0.178 9
x_8	0.112 4	0.011 8	0.199 1	0.038 3	0.039 9	0.137 9	0.126 2	0.138 5	0.196 0
x_9	0.093 3	0.005 9	0.216 7	0.024 7	0.037 6	0.125 7	0.141 9	0.141 1	0.213 2

对于单纯 CBR 数据，采用 Aamodt 等人[7]提出的基本处理方法，进行了最近邻（Nearest Neighbor，NN）数据处理。而在单纯 RBR 数据方面，应用 C4.5 方法（Quinlan）[8]方法，通过决策树形成的规则进行推理，按照信息增益比统一将每个规则的条件属性置信度 cf_l 取值为 0.72。在 CBR 与 RBR 融合的算法中，通过鲁棒性阈值设计方法的公式，得到的鲁棒性阈值向量为：

$$[\sigma_1, \sigma_2, \sigma_3]^T = [0.784\ 5, 0.633\ 8, 0.556\ 4]^T$$

15.4.2　推理性能分析

在推理效率上，CRFRT 模型融合推理的各目标解方案所用的平均时间随实验迭代次数增加而逐渐减少，且呈现逐渐平缓的趋势，如图 15-8 所示。

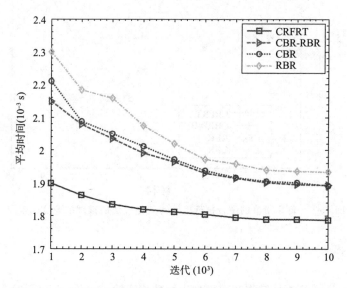

图 15-8　鲁棒阈值的融合推理方法与其他方法的推理效率比较图

模型推理时间的初始值为 1.9×10^{-3} s，比其他方法的初始值低约 10%，且它在迭代 4000 次左右时趋于平缓，而其他方法在 6000 次左右才开始趋于平缓，这表明 CRFRT 模型的收敛速度更快。总体上较其他没有采用鲁棒性阈值的 CBR/RBR 融合方法节省约 5% 的推理时间。CBR/RBR 融合方法比单纯的 RBR 方法节省约 2% 的推理时间，比单纯的 CBR 方法节省 1% 左右推理时间，CRFRT 模型提升了整体融合推理系统的效率。推理准确度（Accuracy，Acc）公式为：

$$Acc = \frac{TP + TN}{TP + TN + FP + FN}$$

式中，TP、FN 是实际 c_1 分别被推理为 c_1 和 c_2 的样本数；FP、TN 分别是实际 c_2 分别被推理为 c_1 和 c_2 的样本数。CRFRT 方法的决策准确度约为 90.8%，比单纯的 CBR 或 RBR 方法相比提高了约 6.9%，且比没有采取鲁棒阈值的融合策略的方法高约 2.2%，如图 15-9 所示。同时使用鲁棒性阈值的融合推理方法与没有使用鲁棒阈值的融合方法相比，准确度的波动范围从 3.8% 缩小为 2%。CRFRT 模型提升了推理可靠性的同时减小了对数据不确定性的依赖，使得 CBR/RBR 融合推理系统具有鲁棒性。

与其他定性控制模块调节融合策略的推理方法，如 Prentzas[9] 和 Montani[10] 相比，CRFRT 模型具有鲁棒性优势。

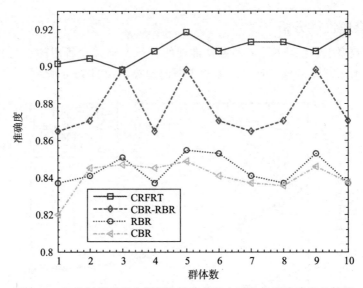

图 15-9   鲁棒阈值的融合推理方法与其他方法的推理准确度比较图

15.5   小结

采用 Cleveland 心脏病数据集对模型进行数值实验，分析 CBR/RBR 融合推理的医疗诊断决策支持案例，从患者基本信息、症状信息、诱因及病史信息、医学检测与实验室检查信息等方面，阐述了案例和规则的数据源获取过程。对于 CBR/RBR 融合实验，将 303 例病案数据划分为 242 例训练数据和 61 例测试数据。利用训练数据构建 CBR 案例库和训练 C4.5 决策树。CBR 推理模块使用改进的 K-D 树方法进行 CBR 案例检索，对于相似度高于阈值的病案作为 CBR 推理结果输出；对于相似度低于阈值的病案，转入 RBR 推理模块，使用 Bagging 训练的 C4.5 决策树集成模型进行推理。将 CBR 推理结果与 RBR 推理结果汇总输出，测试结果表明，本模型的准确度、灵敏度、特异度分别达到 86.89%、86.67%、87.10%，充分利用和复用患者的医疗处理过程中获取的经验和数据，对心脏病具有良好的诊断能力。验证了将 CBR 与 RBR 有机集成的模式，能够有效解决案例推理中的非精确匹配问题和规则推理中存在多可能性的问题。基于鲁棒阈值的 CBR/RBR 融合的数值实验结果表明，从规则粒度、案例相似度和推理置信度等维度上，设置符合医疗领域知识的阈值，能够进一步提高基于 CBR 和 RBR 的医疗决策支持系统的诊断能力，促进改善医疗质量。

参考文献

[1]   Cheung N. Machine learning techniques for medical analysis [D]. School of Information Technology and Electrical Engineering，BSC Thesis，University of Queenland，2001.

［2］ Castro J L，Navarro M，Sánchez J M，et al. Loss and gain functions for CBR retrieval ［J］. Information Sciences，2009，179（11）：1738-1750.

［3］ Setiawan N A，Venkatachalam P A，Fadzil M H. Rule selection for coronary artery disease diagnosis based on rough set ［J］. International Journal of Recent Trends in Engineering，2009，2（5）：198-202.

［4］ Kahramanli H，Allahverdi N. Design of a hybrid system for the diabetes and heart diseases ［J］. Expert Systems with Applications，2008，35（1）：82-89.

［5］ Polat K，Şahan S，Güneş S. Automatic detection of heart disease using an artificial immune recognition system（AIRS）with fuzzy resource allocation mechanism and k-nn（nearest neighbour）based weighting preprocessing ［J］. Expert Systems with Applications，2007，32（2）：625-631.

［6］ Das R，Turkoglu I，Sengur A. Effective diagnosis of heart disease through neural networks ensembles ［J］. Expert Systems with Applications，2009，36（4）：7675-7680.

［7］ Aamodt A，Plaza E. Case-based reasoning：foundational issues，methodological variations，and system approaches ［J］. AI Communications，1994，7（1）：39-59.

［8］ Quinlan J R. C4. 5：Programming for machine learning ［M］. San Francisco：Morgan Kaufman Publishers，1993.

［9］ Prentzas Jim，Hatzilygeroudis Ioannis，Categorizing approaches combining rule-based and case-based reasoning ［J］. Expert Systems，2007，24（2）：97-122.

［10］ Montani Stefania，Bellazzi Riccardo，Portinale Luigi，et al. A mufti-modal reasoning methodology for managing IDDM patients ［J］. International Journal of Medical Informatics，2000（58-59）：243-256.

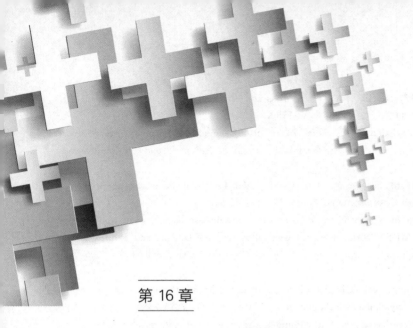

第 16 章

不确定性数据融合用例

16.1　背景

医生问诊和制定决策过程中，所使用经验数据常从历史电子病历、电子健康档案中提取，但不同记录中所涵盖的特征观测值是不完全相同的。诊断决策支持过程中，电子病历中患者主诉细节和关于疾病严重程度的主观感觉等相关数据不完整，在不同的病情紧急程度下，患者的实验室检测结果和其他数字化的数据也都不完全相同。按照已有的 UCI-Heart 数据结构提取关于心脏病诊断的数据观测值，很难找到一种方法可以完整地提取它们的全部信息，常常存在缺失值。一位心血管科医生看一张 ECG 时发现异常波段，但不能确定那代表的是 ST-T 波异常还是按照 Estes 标准出现的左心室肥厚；在医疗访谈中，患者对某些回避问题的模糊应答，一位昏乱的患者无法确定医生问询的"胸痛"在多大程度上属于典型心绞痛、非典型心绞痛或非心绞痛。这些过程形成了大量的不确定性数据，给医疗与健康决策支持带来困难。为解决从多源病例中提取结构化数据所面临的数据缺失问题，主要完成的工作有：

（1）在确定性条件下，按属性变量对分类作用的信息价值构建推理网络，并使用不同规模的数据集，实现诊断决策的快速查询。

（2）当属性数据存在缺失等不确定性问题时，提出在网络模型构建过程中描述这类不确定性，以实现存在不确定性数据的诊断推理。

采用心脏病数据集，进行 BN-CBR 实验、鲁棒 BN-CBR/RBR 模型实验，验证基于贝叶斯网络的 CBR/RBR 融合推理机制与方法。为提供不确定性数据的诊断决策支持，使用不同规模的两个数据源作为训练数据，将剩余的数据源作为测试数据，进行数据融合推理，分析医疗决策中存在的数据缺失、决策数据非均衡等问题的解决效果。

16.2　病历数据的关联处理

由于医疗临床数据源于复杂的信息渠道，如临床数据、专家知识、医疗专业与业务数据、医疗相关互联网及其几大主要的国际医疗研究公开数据库，在时空维度、医疗知识体系以及临床信息上，具有多模态和碎片化特征。对采集的数据进行辨识、模式切分及其关联性分析，是临床决策的重要基础环节。

（1）多模态医疗数据的辨识与知识表示。针对大数据特征的信息源，拟采用 Key-Value 等的数据存储和访问模式，建立医疗本体知识库的数据空间，实现对多模态医疗数据辨识、模式切分、有效信息捕捉、归一化的知识表示。

（2）多源异构医疗数据的模式切分。将多模态的非结构化（或半结构化）数据按照预设模式切分为可计算或可解释的空间结构信息，进行参数正则化等预处理过程，实现多源异构医疗数据整合。

（3）多维度、多尺度大数据关联性分析。将多模态医疗数据分解为决策空间 D、维度空间 F 和属性空间 A 三个子空间，采用特征向量分析法，建立患者病理层、生理体征层和诊断属性层的多维度、多尺度的关联网络分析结构，特别要考虑时空差异性所造成的碎片化问题，重构可推理的决策数据融合空间，如图 16-1 所示。图中维度空间 F 的模式切分数据子集 $\{S_j\}$ 关联到决策空间 A 中的数据元素 $\{X_3, X_i, X_{m-1}\}$。

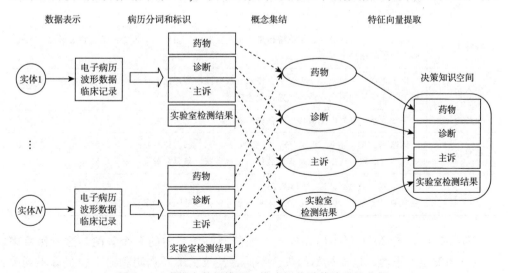

图 16-1　多模态数据辨识、模式切分及其关联性分析

从多机构（如机构 A 和机构 B）获取电子病历（EHRs）档案的分块数据[1]，如表 16-1 所示。

表　16-1

a)	从机构 A 电子病历系统中某患者实体的首次病程记录中提取的数据
2012-06-08	首次病程记录
男，73 岁，哈尔滨市人	主因"右侧肢体麻木、无力 5 小时"，于 2012-06-08 11：24 步入病室
	病例特点
既往病史	既往否认冠心病病史。有吸烟史，三次脑梗塞病史，左侧股骨头坏死
主观症状 (Subjectiv)	于入院前 5 小时因无明显诱因出现右侧肢体麻木、无力，上肢可抬举，下肢抬起，症状呈持续性，无明显加重和缓解，无头痛头晕，无视物旋转及视物模糊，无恶心呕吐。门诊进行头 CT 检查，显示脑萎缩，双侧基底截取，侧脑室体旁及顶叶半椭圆中心，多发性脑梗死，以"脑梗死"收入我科
客观体征 (Objective)	查体。血压 130/90mmHg，神志清楚，言语稍笨，双侧瞳孔等大同圆，约 3.0mm，对光反射存在，左侧肢体肌力轻瘫，右侧肢体肌力 4 级，四肢肌张力正常，右侧腱反应存在活跃，右侧偏身痛觉减退，右下肢病理征阳性，右侧共济运动查体差
	辅助检查。头 CT 显示：显示脑萎缩，双侧基底节区，侧脑室体及项叶半椭圆中心，多发性脑梗死
b)	从机构 B 电子病历系统中某患者实体的首次病程记录中提取的数据
主诉	间接性头晕头痛 10 余年，加重 1 周
现病史	患者自述近 10 年来常出现间断性头晕、头痛，伴视物模糊、黑蒙及晕厥，无胸痛、胸闷，无恶心、呕吐等不适症状，血压最高达 160/100mmHg，间断服用"卡托普利、利舍平、硝苯地平"等降压药物治疗，血压控制在 120/80mmHg 左右，1 周前患者再次出现头晕、头痛等不适症状，不伴胸闷、发憋、心悸及恶心等症状，无呕吐物，无胸痛、放射痛，无咳嗽、咳痰等不适症状，自行服用药物，症状可缓解，今日为求进一步治疗，以"高血压病Ⅲ级"收入我科，患者发病以来，精神、睡眠可，大小便正常
既往史	既往体检：否认肝炎、结核等传染病史及接触史，无外伤手术史，无药物过敏史、无输血史，预防接种史不详
个人史	生于北京，久居北京，无疫区、疫水、放射性物质及毒物接触史，否认传染病及禽类接触史，嗜少量烟酒史，适龄结婚，爱人体健
家族史	子女体健，家族中无遗传性、传染性病史
体格检查	体温 37.1℃，脉搏 78 次/分，呼吸 20 次/分，血压 150/95mmHg，发育正常，营养中等，神清语利，自主体位，查体合作。全身皮肤、黏膜无黄染，未见出血点
辅助检查	血常规：Hb141g/L、WBC7.81x109/L、G56.30％、L31.5％、RBC4.23x1013/L，尿、便常规均无异常，胸透：心肺膈未见明显异常。心电图示：窦性心律大致正常

De Mast J.[2] 2011 年指出在同一个医院网络体系中的多个医院，这些医院因接纳不同类型的患者，造成观测的集合不同，甚至从不同观测和输出中提炼不同关联性的特征空间。从以上电子病历档案中，进行特征提取和分词处理，构建案例数

据表。使用形如 Cleveland 心脏病病例数据结构，如表 16-1 所述，将获取的数据转化到关系数据库中，将其作为测试数据的重要组成。从多机构（A 和 B）电子病历系统中某患者实体的首次病程记录中提取的数据，分别如表 16-2 和表 16-3 所示。

表 16-2　从机构 A 电子病历系统中某患者实体的首次病程记录中提取的数据

属性	age	sex	chest pain type	blood pressure	cholesterol	fasting blood sugar <120	resting ecg
提取值	73	男	ϕ	130mmHg/90mmHg	ϕ	ϕ	ϕ
属性	maximum heart rate	angina	peak	slope	# colored vessels	thal	class
提取值	ϕ	ϕ	ϕ	ϕ	ϕ	脑梗死	ϕ

表 16-3　从机构 B 电子病历系统中某患者实体的首次病程记录中提取的数据

属性	age	sex	chest pain type	blood pressure	cholesterol	fasting blood sugar <120	resting ecg
提取值	ϕ	ϕ	胸闷	150/95mmHg	ϕ	ϕ	窦性心律大致正常
属性	maximum heart rate	angina	peak	slope	# colored vessels	thal	class
提取值	78	心悸	160mmHg	100mmHg	ϕ	ϕ	ϕ

16.3　BN-CBR 诊断案例

在确定性条件下，按属性变量对分类作用的信息价值构建推理网络，并使用不同规模的数据集，实现诊断决策的快速查询。

16.3.1　基于 BN 的案例推理

将初始的 Hungarian 数据集中的 294 例心脏病样本数据集分为三个部分，其中记前 100 例为心脏病数据子集 I，记 1～200 例为心脏病数据子集 II，记 201～294 例为心脏病数据子集 III，如表 16-4 所示。

表 16-4　案例集说明

数据集编号	在原数据集中编号	试验用途
I	1～100	诊断案例库
II	1～200	诊断案例库
III	201～294	测试目标案例集

分别以数据子集 I、II 作为诊断案例库，对 III 中案例进行诊断，对诊断结果进

行比较分析，得出结论。对测试数据和数据库中已有的数据集，统一采用如下方法实现数据进一步预处理。

1. 数据离散化

利用 Rosetta 数据处理软件对数据进行离散化和符号化处理，其中数值型属性离散化区间，如表 16-5 所示。

表 16-5 数值型属性离散化结果

属性缩写	离散化区间
Age	0：$(-\infty, 55.5)$，1：$[55.5, +\infty)$
Trestbps	0：$(-\infty, 122.5)$，1：$[122.5, 139)$，2：$[139, +\infty)$
Thalach	0：$(-\infty, 147.5)$，1：$[147.5, +\infty)$
Oldpeak	0：$(-\infty, 0.7)$，1：$[0.7, +\infty)$
Fbs	0：$(-\infty, 0.7)$，1：$[0.7, +\infty)$

2. 数据符号化

对逻辑布尔型属性和症状描述型属性进行符号化处理，将所有属性值的各种取值映射为符号。对于离散化后的属性值，如属性 Age 的 $(-\infty, 55.5)$ 区间映射为 0，$[55.5, +\infty)$ 映射为 1；对于症状描述型属性的属性值，根据其取值区间分别映射，如属性 Slope 的取值包括 Up-sloping、Flat、Down-sloping，则这三个属性值分别映射为 0、1、2。经过以上的数据预处理后，截取其中 10 例样本病例的处理结果，如表 16-6 所示。

表 16-6 符号化处理结果

编号	Age	Sex	Cp	Fbs	Restecg	Exang	Slope	Ca	Thal	Sc	Thalach	Oldpeak	Trestbpd	Disease
1	0	1	1	1	1	1	1	2	2	0	1	1	1	0
2	0	0	0	1	2	1	2	2	1	1	0	1	2	0
3	1	0	2	1	0	1	2	1	0	1	0	1	2	1
4	0	0	1	0	0	0	2	0	0	1	1	1	0	0
5	0	1	3	0	1	1	1	3	2	0	1	1	0	1
6	1	1	2	0	0	1	1	0	1	0	1	0	1	1
7	1	0	1	1	2	0	1	3	1	0	1	0	2	1
8	1	1	0	0	1	0	0	2	0	1	0	1	1	0
9	0	0	1	0	1	0	0	0	0	1	1	1	1	0
10	1	1	3	1	1	1	2	1	0	1	1	1	1	0

3. 特征属性筛选

利用信息增益算法计算以上 13 个属性的信息增益 Gain(A)，如表 16-7 所示，设定增益阈值为 0.03。可见属性 Exang、Ca、Thal 三个属性增益低于阈值，将这三个属性从属性集删除。将信息增益高于阈值的属性组成优化属性子集。$M^+ =$

{Age，Sex，Chest_Pain，Trestbps，Chol，Fbs，Restecg，Thalach，Oldpeak，Slope}。

表 16-7　属性信息增益表

属性	信息增益值	属性	信息增益值
Age	0.114	Ca	0.015
Sex	0.067	Thal	0.0 20
Cp	0.041	Sc	0.083
Fbs	0.157	Thalach	0.117
Restecg	0.038	Oldpeak	0.038
Exang	0.026	Trestbps	0.072
Slope	0.079		

16.3.2　贝叶斯网络学习

将数据集 I 作为诊断案例库，建立贝叶斯网络并进行贝叶斯学习获得各属性间的条件概率。贝叶斯网络如图 16-2 所示，属性间条件概率结果如表 16-8 所示。

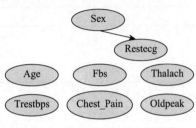

图 16-2　数据集 I 的贝叶斯网络

表　16-8

a)　Restecg 条件概率表

Sex	0	1	2
0	0.855	0.111	0.034
1	0.635	0.361	0.005

b)　属性 Age /Sex/ Fbs/ Oldpeak/ Thalach 边际概率表

属性	Age	Sex	Fbs	Oldpeak	Thalach
0	0.977	0.639	0.955	0.886	0.431
1	0.023	0.361	0.045	0.114	0.569

c)　Trestbps 边际概率表

Trestbps	0	1	2
P	0.459	0.241	0.300

d)　Chest_Pain 边际概率表

Chest_Pain	0	1	2	3
P	0.042	0.527	0.220	0.210

将数据集 II 作为诊断案例库，建立贝叶斯网络并进行贝叶斯学习获得各属性间的条件概率。建立的贝叶斯网络如图 16-3 所示，属性间条件概率结果如表 16-9 所示。

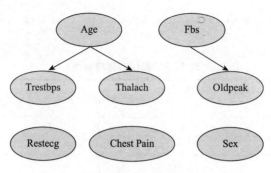

图 16-3 数据集 II 贝叶斯网络图

表 16-9

a) Trestbps 条件概率表

Age	0	1	2
0	0.469	0.206	0.326
1	0.091	0.545	0.364

b) Thalach 条件概率表

Age	0	1
0	0.486	0.514
1	0.818	0.182

c) Oldpeak 条件概率表

Fbs	0	1
0	0.824	0.176
1	1.000	0.000

d) Age、Fbs、Sex 边际概率表

属性	Age	Fbs	Sex
0	0.888	0.954	0.645
1	0.112	0.046	0.355

e) Restecg 边际概率表

Restecg	0	1	2
P	0.812	0.162	0.025

f) Chest_Pain 边际概率表

Chest Pain	0	1	2	3
P	0.041	0.508	0.218	0.234

16.3.3 CBR 检索

建立相似度评价函数，对数据集 III 分别在数据集 I 和数据集 II 进行 CBR 检索，将检索结果与原数据集中的诊断结果进行对照，分析模型的检索效果。为区别诊断中各属性间的相对重要性，根据心脏病诊断相关资料，为各属性设定初始权重分配，如表 16-10 所示。

表 16-10　属性权重分配表

属性	权重	属性	权重
Age	3	Fbs	2
Sex	1	Restecg	1
Chest Pain	3	Thalach	4
Trestbps	2	Oldpeak	2
Chol	1	Slope	1

　　将数据集 I 作为诊断案例库进行诊断，最终 73 例案例得到正确诊断（62 例患病案例），21 例诊断错误，正确率为 77.6%。具体结果如表 16-11 所示。

表 16-11　以数据集 I 为案例库诊断错误表

Id	Age	Sex	Chest Pain	Trestbps	Chol	Fbs	Restecg	Thalach	Oldpeak	Slope	Disease	诊断结果
204	46	0	3	120	277	0	0	125	1	1	1	0
208	48	0	3	120	260	0	0	115	2	1	1	0
211	49	0	2	115	265	0	0	175	0	?	0	1
212	49	0	3	130	338	1	1	130	1.5	1	1	0
221	58	0	2	130	213	0	1	140	0	?	1	0
222	59	1	3	130	338	1	1	130	1.5	1	0	1
234	48	0	3	122	275	1	0	150	2	0	1	0
236	48	0	3	160	329	0	0	92	1.5	1	1	0
240	52	0	3	170	?	0	0	126	1.5	1	1	0
245	54	0	3	140	?	0	0	118	0	?	1	0
247	55	0	3	140	268	0	0	128	1.5	1	1	0
249	57	0	3	150	255	0	0	92	3	1	0	1
257	47	1	2	135	248	1	0	170	0	?	1	0
262	52	0	3	112	342	0	1	96	1	1	1	0
265	52	0	3	160	246	0	1	82	4	1	1	0
270	55	0	1	160	292	1	0	143	2	1	1	0
278	65	0	3	170	263	1	0	112	2	1	1	0
281	43	0	3	140	288	0	0	135	2	1	1	0

　　将数据集 II 作为诊断案例库进行诊断，最终 84 例案例得到正确诊断（67 例患病），10 例诊断错误，正确率为 89.4%。具体结果如表 16-12 所示。

表 16-12　以数据集 II 为案例库诊断错误表

Id	Age	Sex	Chest Pain	Trestbps	Chol	Fbs	Restecg	Thalach	Oldpeak	Slope	Disease	诊断结果
201	43	0	3	150	247	0	0	130	2	1	1	0
206	47	0	3	150	226	0	0	98	1.5	1	1	0
216	52	0	3	130	225	0	0	120	2	1	1	1

（续）

Id	Age	Sex	Chest _ Pain	Trestbps	Chol	Fbs	Restecg	Thalach	Oldpeak	Slope	Disease	诊断结果
222	59	1	3	130	338	1	1	130	1.5	1	0	1
240	52	0	3	170	?	0	0	126	1.5	1	1	0
245	54	0	3	140	?	0	0	118	0	?	1	0
247	55	0	3	140	268	0	0	128	1.5	1	1	0
262	52	0	3	112	342	0	1	96	1	1	0	0
265	52	0	3	160	246	0	1	82	4	1	1	0
281	43	0	3	140	288	0	0	135	2	1	1	0

16.3.4　结果分析

采用灵敏度（Sen）、特异度（Spe）、总准确率（Q）模型评价方法进行诊断效果评价。相应计算公式如下：

$$Sen = TP/(TP + FN) \tag{16-1}$$
$$Spe = TN/(TN + FP) \tag{16-2}$$
$$Q = (TP + TN)/(TP + FN + TN + FP) \tag{16-3}$$

式中，TP（True Positive）是在测试集中被正确判断的正样本个数，FN（False Negative）是在测试集中被错判为负样本的样本个数，TN（True Negative）是在测试集中被准确判断的负样本个数，FP（False Positive）是在测试集中被错判为正样本的样本个数。Sen 为测试集中正样本的灵敏度（Sensitivity），Spe 为测试集负样本的特异度（Specificity）。Sen 越大，表明对正样本的识别能力越强；Spe 越大，则表明对负样本的判别效果越好。可得表 16-13。

表 16-13　以数据集 I 为案例库模型诊断性能评价参数

评价参数	TP	TN	FN	FP
参数值	62	11	4	17

故可计算出诊断模型的灵敏度：

$$Sen = TP/(TP + FN) = 62/(62 + 4) = 0.939$$

诊断模型特异度：

$$Spe = TN/(TN + FP) = 11/(11 + 17) = 0.393$$

总准确率：

$$Q = (TP + TN)/(TP + FN + TN + FP) = 0.777$$

由表 16-14 可得：

表 16-14　以数据集 II 为案例库模型诊断性能评价参数

评价参数	TP	TN	FN	FP
参数值	67	17	1	9

分别计算 $Sen＝0.985$，$Spe＝0.654$，$Q＝0.894$。从以上结果得出两个结论。其一，以数据集Ⅱ为案例库进行模型诊断总的准确率和特异度明显提高，这是因为以数据集Ⅱ为案例库进行案例检索，案例库规模增加，模型可获得更多的知识。其二，两次诊断贝叶斯-CBR 诊断模型对非心脏病案例的特异度较低。这是因为存在于案例库中的案例 70％为患病案例，因而模型可以较好地识别患病案例，而对非心脏病案例的检索因为案例不足诊断效果较差。将 BN-CBR 模型应用于心脏病诊断，以实例说明了随着案例库规模的增加，模型的诊断准确性得到大幅度提高，对于200 例的案例库诊断的总准确率可以达到 80％以上，说明了该模型在诊断中的有效性。但是，由于模型对案例库中案例样本有很强的依赖性，诊断模型对非心脏病案例的特异度较差，这说明案例库筛选对 CBR 模型是非常重要的，且对模型还需做进一步的改进工作。

16.4　鲁棒 BN-CBR/RBR 模型实验

采用稳健随机混合法构建"鲁棒 BN-CBR/RBR 复合叠加模型"的有效性和鲁棒性，利用基准数据对鲁棒 BN-CBR/RBR 模型的推理过程进行说明，并通过仿真实验，从推理准确性和收敛速度两个方面对 CRFRT 方法和鲁棒 BN-CBR/RBR 方法进行对比分析。

16.4.1　实验数据说明

心脏病急救推理的信息不确定性类型的重要部分就是信息不足，如缺失数据样本是一种典型的不确定性数据（其他的还有模糊数据，限于篇幅，这里不考虑）。这些数据集中的每个样本含有 13 个特征，记为 $\{f_1，f_2，\cdots，f_{13}\}$，分别构成一个 $270×13$ 和 $303×13$ 数据的数据集，每个样本有一个标识类别 $c＝\{c_1，c_2\}$。将归一化后的样本数据集分为两个部分：200 例样本数据集为训练集，其余的作为测试集。heart-c 数据集中的不确定性数据实例，如表 16-15 所示。

表 16-15　heart-c 数据集中所包含的不确定性数据的实例

Id	Age	Sex	Cp	Trestbps	Chol	Fbs	Exang	Ca	Restecg	Thalach	Oldpeak	Thal	Slope	Disease
211	49	0	2	115	265	0	1	2	0	175	0	2	ϕ	0
212	49	0	3	130	38	1	1	2	1	130	1.5	1	1	1
221	58	0	2	130	213	0	1	1	1	140	0	0	ϕ	1
236	48	0	3	160	329	0	0	0	0	92	1.5	0	1	0
240	52	0	3	170	ϕ	0	1	3	0	126	1.5	1	2	1
245	54	0	3	140	ϕ	0	1	3	0	118	0	2	ϕ	1
247	55	0	3	140	268	0	1	3	0	128	1.5	1	1	1
249	57	0	3	150	255	0	0	2	0	92	3	0	1	0

（续）

Id	Age	Sex	Cp	Trestbps	Chol	Fbs	Exang	Ca	Restecg	Thalach	Oldpeak	Thal	Slope	Disease
240	52	0	3	170	ϕ	0	1	0	0	126	1.5	0	1	1
245	54	0	3	140	ϕ	0	1	1	0	118	0	0	ϕ	1
281	43	0	3	140	288	0	1	2	0	135	2	2	1	1

资料来源：UCI 数据集 Cleverland 数据库心脏病病例 heart-c 数据。上表中的 ϕ 表示数据样本的缺失值。

第一步，数据预处理。

使用心脏病特征及数据分析方法离散与归一化数据集。

第二步，不确定数据的处理。

（1）对于数据集 heart-c 中的训练样本集（前 200 个样本数据），使用贝叶斯网络的参数学习中的公式（16-4）

$$\theta_{ijk}^{(t+1)} = \arg\max E\left[p(D|\theta)|D,\theta^{(t)},S\right] = \frac{f(a_i^k,\pi(a_i)^j)}{\sum f(a_i^k,\pi(a_i)^j)} \tag{16-4}$$

进一步进行结构学习，得到贝叶斯网络 $B=(S,P)$。

（2）结合贝叶斯网络 B，不确定数据的相似度推理匹配，使用鲁棒 BN-CBR/RBR 模型构建中的公式（16-5）。

$$\theta = M_1(U,T,A,V) = \begin{cases} 1 & v_j^{u_i} = v_{jk}^{u_i}, v_j^t = v_{jk}^t \\ \dfrac{1-\theta_{jhk}^t}{(v_j^{u_i}-v_j^t)^2} & v_j^{u_i} = v_{jk}^{u_i}, v_j^t = \varphi \\ \dfrac{1-\theta_{jhk}^{u_i}}{(v_j^{u_i}-v_j^t)^2} & v_j^{u_i} = \varphi, v_j^t = v_{jk}^t \end{cases}$$

$$u_i \in U, t \in T, a_i \in A, v_j \in V \tag{16-5}$$

（3）使用测试集数据。计算得出不确定性的随机项的值 θ。对于 heart-statlog 数据集中的 $\theta=1$ 对于数据集 heart-c 中的目标问题案例，$v_j^t = \phi$，则概率为 $v_j^{u_i} = v_{jk}^{u_i}$。heart-c 数据集中所包含的不确定性数据的实例，以 240 为问题案例 t，优化特征集合为 $\{f_{13}、f_3、f_{12}、f_{10}、f_8\}$，即心跳情况（Thal）、胸痛类型（Cp）、主血管数量（Ca）、运动所导致的 ST 下降（Oldpeak）和最高心率（Thalach），如表 16-16 所示。

表 16-16　归一化后的病例属性特征值

属性	a_3	a_8	a_{10}	a_{12}	a_{13}
$v_j^{u_i}$	0.33	1	0	0	0.33
v_j^t	0.666 7	0	ϕ	0.5	0.666 7

注：ϕ 表示数据缺失，归一化后的属性用 a_i 表示。

对于 u_i，在 $B=(S,P)$ 中，父节点集 $\pi(a_i)$ 为第 h 种可能取值时，节点 a_j 为第 k 种取值的概率，此概率记作 $\theta_{jhk}^{u_i}$。

在"鲁棒 BN-CBR/RBR 复合叠加模型"推理匹配过程中，由于目标案例的 a_{10} 的特征值缺失，需要根据其余属性取值情况进行预测。由贝叶斯网络的参数学习和结构学习实验建立的 $B=(S,P)$ 可知，$\pi(a_{10})=\{a_3,a_8\}$，如表 16-17 所示。

表 16-17 属性 a_{10} 的条件概率分布表

序号 h	a_3	a_8	$p(a_{10}\,|\,a_3a_8)$	
			0	1
1	1	0	0.542	0.458
2	1	1	0.36	0.664
3	2	0	0.784	0.216
4	2	1	0.817	0.183
5	3	0	0.098	0.902
6	3	1	0.517	0.483
7	4	0	0.363	0.637
8	4	1	0.715	0.285

匹配案例中确定属性 a_{10} 的父节点集取值为 $h=3$，$\{a_3=2$，$a_8=0\}$，则确定 t 中的 a_{10} 属性值的概率分布，如表 16-18 所示。

表 16-18 t 中的 a_{10} 属性值的概率分布表

目标案例 a_{10} 的取属性值	$v_j^{u_i}=0$	$v_j^{u_i}=1$
$p(a_{10}\,|\,a_3a_8)$	0.784	0.216

在"鲁棒 BN-CBR/RBR 复合叠加模型"推理匹配过程中，已知 u_3 的 a_{10} 属性值为 $v_j^{u_i}$，则 t 的 a_{10} 的取属性值 $v_j^{u_i}$，得到 $\theta_{jhk}^{u_i}=\theta=0.784$。

同理可计算得到 u_3 与 X_{293} 的 a_{10} 属性值的概率 $\theta_{jhk}^{u_i}=\theta=0.784$，$u_3$ 与 X_{301} 的 a_{13} 属性值的概率 $\theta_{jhk}^{u_i}=\theta=0.984$，推理得到 t 的相似度，如表 16-19 所示。

表 16-19 BN-CBR/RBR 方法的推理结果示例（heart-c 数据集）

案例	离散特征值归一化					真实	最相似		解
	a_3	a_9	a_{10}	a_{12}	a_{13}		案例	相似度	
X_{201}	0.33	0.5	0.33	0.33	0.33	C_1	X_3	99.73%	C_1
X_{216}	0.666 7	0.5	0.33	0.33	0.666 7	C_1	X_{107}	96.38%	C_1
X_{222}	0	0.5	1	1	0.666 7	C_2	X_{251}	96.24%	C_2
X_{247}	0	0	1	0.666 7	1	C_1	X_{25}	94.41%	C_1
X_{262}	0.666 7	0	1	0.33	0.666 7	C_2	X_{173}	99.53%	C_2
X_{269}	0	0.5	0.33	1	0.33	C_1	X_{96}	98.94%	C_1
X_{293}	0.666 7	0.5	ϕ	0.33	0.33	C_1	X_{96}	98.94%	C_2
X_{301}	0.33	0.5	0.33	1	ϕ	C_1	X_{96}	98.94%	C_1

注：上表中的 ϕ 表示数据样本的缺失值。

　　计算结果中 heart-c 数据集中的后面三个与 heart-statlog 数据集的不同，是不确定性推理结果，其缺失值的不确定性的计算，如表 16-10 中使用公式（16-5）得到 $\theta = 0.784$。推理过程，采用准确率公式对模型推理准确度进行比较，使用问题案例的推理结果达到较高的准确度时所需要的平均时间（Average Time，AT）对推理方法进行效率比较。

16.4.2　实验步骤

　　在对急救推理空间进行检索时，对 Wess 等的 K-D 树[3]与 FN K-D Tree 进行比较，如图 16-4 所示。改进的方法的初始检索时间比 Wess 方法节省约 50%，且在迭代 3×10^3 次时逐渐平滑，之后节省时间约 19%。因为在最近点距离的计算效率上，Wess 方法计算"超矩形"的时间效率开销较大，而本文提出的计算次最小边界到目标点距离的方法的时间效率较高，能够加速最优解的收敛。

　　准确度验证结果，CRFRT 方法、BN-CBR/RBR 方法、VBN-CBR/RBR 方法在数据集 heart-statlog、heart-c 及统一的决策准确度，如图 16-5、图 16-6 和图 16-7 所示。

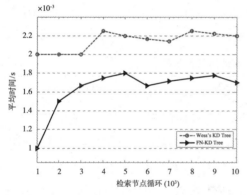

图 16-4　改进的 K-D 树和 Wess 提出的方法的节点平均检索时间

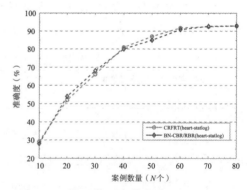

图 16-5　推理模型在数据集 heart-statlog 的决策准确度

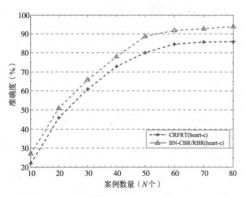

图 16-6　推理模型在数据集 heart-c 的决策准确度

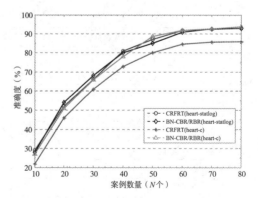

图 16-7　推理模型在数据集 heart-statlog 和 heart-c 的决策准确度

16.4.3　仿真效果对比

1. 实验方法结果比较

由公式（16-5）计算得 $\theta=1$，鲁棒 BN-CBR/RBR 复合叠加模型与 CRFRT 模型的计算结果一致，在确定性的数据集中进行推理，两种模型准确度相近，如图 16-5 所示。鲁棒 BN-CBR/RBR 复合叠加模型的计算结果较 CRFRT 模型的计算结果平均高出 6% 左右，并且后者在 94% 上下水平收敛，比前者高出 8%，如图 16-6 所示。CRFRT 模型在 Heart-statlog 数据集和 Heart-c 数据集中推理的结果，前者比后者高出约 5%，随着推理所使用的案例数量的增加，前者的准确度收敛于 93%，比后者高出约 7%。而鲁棒 BN-CBR/RBR 复合叠加模型在 Heart-statlog 数据集和 Heart-c 数据集中推理的结果，前者比后者不超过 1%，并且随着推理所使用的案例数量的增加，两模型的准确度都收敛于 93.2% 左右，如图 16-7 所示。

2. 与其他相关研究结果的对比

为了更好地说明"鲁棒 BN-CBR/RBR 复合叠加模型"的有效性，将它与近年来相关研究的各类智能推理模型对比分析，从准确度方面分析该样本数据的测试结果，如表 16-20 所示。在准确度方面，"鲁棒 BN-CBR/RBR 复合叠加模型"比 Cheung 和 Setiawan 等提出的模型的推理准确度高出 8% 至 11.24%，表现了本方案的合理性，说明鲁棒 BN-CBR/RBR 复合叠加模型增强了推理系统的效率和鲁棒性。

表 16-20　样本数据在不同的智能模型中测试结果的对比

模型	准确度（%）	参考文献
Naive Bayes	80.96	Cheung（2001）[4]
CBR with Benefit	83.86	Castro（2009）[5]
BN-CBR	84.04	Barrientos（1997）[6]
Rule Selection	85.2	Setiawan（2009）[7]
BN-CBR/RBR	93.2	本章内容

鲁棒 BN-CBR/RBR 复合叠加模型能够有效处理包含不确定性信息的决策问题，具有鲁棒性。鲁棒 BN-CBR/RBR 复合叠加模型与近年来相关研究的各类智能推理模型对比，其推理准确度有较明显的提高。通过模拟试验平台进行的上百个模拟实验取得较好的结果，其推理准确度可达 93% 以上，鲁棒 BN-CBR/RBR 复合叠加模型在理论上和实践中均体现了优越性。

16.5　小结

医生问诊和制定决策过程，按照已有的 UCI-Heart 数据结构提取关于心脏病诊断的数据观测值，常会出现缺失值。针对这类不确定性数据，首先，利用 UCI 心脏病数据集，验证 BN-CBR 诊断模型，建立关于心脏病诊断属性的贝叶斯网络，进行属性间关联关系的学习，通过 CBR 方法进行案例的检索。在相似度评价函数中，案例间的匹配不再是单纯地比较诊断案例属性，而是融合了关于属性之间可能存在的非独立关系的知识。其次，针对医疗诊断中存在的数据缺失，使用 BN-CBR/RBR 模型对存在缺失值的历史数据和对存在属性值缺失的待诊断案例的检索相似度进行概率匹配，充分利用数据集中的经验知识，得出准确性比较高的诊断。同时，相似评价函数可以随着案例库的更新而不断更新，进一步提高 CBR 检索的准确度。鲁棒 BN-CBR/RBR 复合叠加模型验证了 BN-CBR、鲁棒 BN-CBR/RBR 等模型的有效性和适用性，实践证明该方法模型对提升心脏病决策系统的鲁棒性的有效性。

参考文献

［1］ 杨锦锋，于秋滨，关毅，等. 电子病历命名实体识别和实体关系抽取研究综述 ［J］. 自动化学报，2014，40（8）：1537-1562.

［2］ De Mast J. The tactical use of constraints and structure in diagnostic problem solving ［J］. Omega，2011，39（6）：702-709.

［3］ Wess S，Althoff K，Derwand G. Using k-d trees to improve the retrieval step in case-based reasoning ［C］. Selected Papers from the First European Workshop on Topics in Case-Based Reasoning. Springer-Verlag，1993：167-181.

［4］ N Cheung. Machine learning techniques for medical analysis ［D］. Brisbane：University of Queensland，2001.

［5］ J L Castro，M Navarro，J M Sánchez，et al. Loss and gain functions for CBR retrieval ［J］. Information Sciences，2009，179（11）：1738-1750.

［6］ P J García-Laencina，J L Sancho-Gómez，A R Figueiras-Vidal，et al. Nearest neighbours with mutual information for simultaneous classification and missing data imputation ［J］. Neurocomputing，2009，72（7-9）：1483-1493.

［7］ Setiawan N A，Venkatachalam P A，Fadzil A. Rule selection for coronary artery disease diagnosis based on rough set ［J］. International Journal of Recent Trends in Engineering，2009，2（5）：198-202.

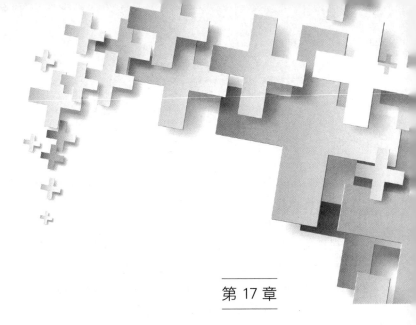

第 17 章

多机构数据融合用例

17.1 背景

医生询诊患者时，所使用的数据集有来自不同决策机构的分布式存储数据块，也有来自不同诊断能力的医生或机构的经验知识。对于具有碎片化特征的分布式存储数据块，如一个医疗系统中不同地域的医院数据库，需要处理这些不同机构之间的数据资源配置关系和决策专家的优先级。对于特定的疾病分类决策，样本空间中每个样本均有一个由专家根据经验或医疗领域知识给出的类别标识，当收集的数据来自不同的专科医疗机构时，这些数据的标识类别具有非均衡性，即在历史样本数据集中，患有某类心脏病的数据样本规模与诊断未患有此类病的样本规模存在差异，对推理中启发式检索到的近邻点决策价值不同。同时，由于来自多机构的医疗专家根据自身经验对决策案例与目标案例的相似程度评估意见存在不一致，专家经验和医疗知识水平在数据融合决策支持中具有不同的重要性。

为了提供多机构输入融合决策支持，分析临床决策仿真实验的三类诊断模式：决策模式Ⅰ未使用决策支持系统，决策模式Ⅱ使用决策支持系统、决策模式Ⅲ医疗专家决策支持系统。针对医疗决策中存在的多机构数据块融合、代价敏感、专家决策优先级等问题，利用 mrFUER 模型、CBNF 模型和基于 Vague 集的 BN-CBR/RBR 优化机制模型进行实验。实验案例所解决的问题包括：

（1）多机构数据融合中历史数据和查询数据来自不同医疗机构，形成不同的数据块，如何有效利用共享的知识实现这类数据融合，来获取具有一致性的决策方案。

（2）决策类别数据非均衡性时，如何有效利用决策代价参数调节融合模型，以满足决策目标。

（3）多机构数据融合过程中，考虑专家在查询案例推理中的偏好，以实现有效的融合推理和决策支持。

mrFUER 模型实验使用两个不同机构的数据源作为训练数据，使用另一个机构提供的数据进行查询，实现多机构数据融合推理。因实验数据获取的有限性，mrFUER 模型实验使用 UCI 决策数据库中的 Heart（Cleveland）数据集 D_1 和 Heart（Hungarian）数据集 D_2 作为群决策训练数据集，Heart（Long Beach VA）作为测试集。代价敏感性的数据推理方法能够提升试验阳性和可疑阳性人群辨识的准确性，能在试验筛检过程中更有效地发挥智能决策支持作用。使用 UCI heart-c 数据集，完成 CBNF 模型试验，验证了该模型在代价敏感性的非均衡数据推理中可优化决策损失。基于 Vague 集的 BN-CBR/RBR 优化机制在处理心脏病急救决策多机构专家不同优先级问题的同时，考虑急救决策的时间限制特点，有效利用专家主观知识和形象思维，缩短了机器案例检索的过程，使其收敛速度迅速提升。

17.2　三类临床决策诊断模式

临床决策仿真实验的三类诊断模式，如表 17-1 所示。模式Ⅰ为未使用决策支持系统，模拟传统医生诊断。模式Ⅱ为使用决策支持系统，实现智能诊断决策。模式Ⅲ为医疗专家决策，使用决策支持系统辅助。决策模式Ⅱ作为开发基于 FUER-CDSS 决策支持系统原型的验证方案。模式Ⅲ作为目标方案，决策模式Ⅰ作为对照方案，从决策推理的准确性、推理所用的证据链长度等方面进行比较分析，说明使用心脏病诊断决策支持系统给诊断决策带来的影响。

表 17-1　临床决策仿真实验的三类诊断模式

医疗决策	决策模式Ⅰ		决策模式Ⅱ	决策模式Ⅲ	
诊断特征	未使用决策支持系统（对照组 1）模拟传统医生诊断		仅使用决策支持系统（对照组 2）	医疗专家使用决策支持系统（目标实验组）	
模式编码	l	h	M	l⊗M	h⊗M
方法	在决策中，样本数据随机引入错误标识，噪声率>σ（如 5%）	在决策中，样本数据随机引入错误标识，噪声率≤σ	基于 FUER 模型集的智能诊断，使用第 3、4、5 章的方法进行推理	误标的噪声率>σ，并使用机器学习方法推理	误标的噪声率≤σ，并使用机器学习方法推理

17.2.1　模式Ⅰ：　医生诊断决策的传统模式

一般情况下，医护人员与医疗专家在专业程度和能力等方面存在不同，因此，这两种诊断决策信息存在区别。医疗决策系统准确度或服务深度由可信度临界值控制，该临界值可通过医务人员与患者面谈或智能推理获取，医生对患者病理所持有的信度应在诊断超过可信度临界值前给出建议。一个高的可信度临界值意味着高的医疗决策质量（准确性），但为提供更高的诊断深度，需要更长的服务时间，同时使医疗决策系统更加拥挤。存在两种诊断信息：

（1）一般医护人员（l 类医生）提供的诊断信息，有利于制定决策但需进一步检查；在决策中，样本数据随机引入错误标识，噪声率 $>\sigma$。

（2）医疗专家（h 类医生）的临床诊断决策。在决策中，样本数据随机引入错误标识，噪声率 $\leqslant\sigma$。

不同水平的诊断结果和单个特征量的判别：h 型水平专家的特异度 Spe(h)、灵敏度 Sen(h) 不低于 l 型水平专家的特异度 Spe(l) 和灵敏度 Sen(l)。存在三种情形：前两者都比后者高，前者的某一项比后者高，两者相同。为简便起见，这里不妨假设，$\mathrm{Spe}(h)=\mathrm{Spe}(l)$，$\mathrm{Sen}(h)=\mathrm{Sen}(l)+\delta_0$，其他情形类似。将样本数据直接给出的参数设定为 h 类诊断水平的医生，l 型水平专家的仿真参数使用 $\mathrm{Spe}(l)=\mathrm{Spe}(h)$，$\mathrm{Sen}(l)=\mathrm{Sen}(h)-\delta_0$ 表示。医疗决策信息推理模型的要素，如表 17-2 所示。

表 17-2　医疗决策系统的决策目标及要素

系统指标	诊断决策提供方	诊断决策需求方（患者）
决策行为	识别病理，决定是否提供服务	获取病理信息，选择接受治疗的方案
信息水平	拥有专业医疗知识，但不完备	缺乏相关知识，提供症状信息
服务决策质量	不同决策水平，l 类医生更倾向于使用数据驱动决策的学习方式	期望高准确性、及时性的诊断信息
服务效率	医护人员数量与医疗设施确定，稀缺	规避等待，寻求更多途径（如查询）
特征	医疗数据驱动推理、诊断决策	诊断过程与症状信息获取过程交互
目标	质量（医疗服务深度）和公平（行为偏好、信息共享等）	效率（等待时间与决策时间、生理参数测试成本、决策行为成本）

为了制定合理的决策，决策者需要权衡提供更为精确决策的信息价值和花费更多时间获取更可靠的证据信息。诊断决策之外的因素包括是否需要采用更多的检查方案；是否需要在诊断决策基础治疗一段时间后，再实行进一步诊断决策。医疗决策涵盖以上过程，决策信息提供方使用演绎推理方法严谨并快速地进行选择。上述因素在医疗决策数据集的仿真实验中假设不变。

17.2.2   模式Ⅱ：   基于推理模型集的诊断决策系统

利用实验获取的感知数据构建知识库，形成案例或规则知识阵列，通过关联分析和时态匹配，获取信息传递矩阵，实现共享和融合推理。采用标识类别数据，集成多个片段实体数据信息，形成网络化结构的证据链。采用非标识类别数据集，通过机器学习对状态类别进行分类，并依据推理结果、诊断方案序列和可信度，以及证据链的可追溯性，逆变换和信息分享以获取证据源。提出的模型及所需要验证的命题或策略，如表 17-3 所示。

表 17-3   所提出的模型及综合实验方案

项目	模型集	子模型	算法	医疗决策系统应用	所需验证的命题
模型Ⅰ	证据链推理的基础模型 FUER	基于证据链推理的混合整数优化模型	相似度加权近邻算法 sf-NN	关系数据库中的结构化数据融合推理	标识类别中引入噪声，优化模型使得相似度加权的信息源为查询案例提供最大可信度差异，分类准确性更高
模型Ⅱ	证据链并行推理模型 mr-FUER	实体异构性下的证据链推理二次优化模型	多源证据链关联算法 xD-NN	患者群体的信息共享	异构实体下多数据表的优化属性权重，证据融合规则将各个数据表的结论进行融合，使得结论的均衡准确值比单个决策表更高
模型Ⅲ	多尺度特征的证据链推理模型 msFUER	基于二级混合整数优化的多尺度融合推理模型	时态相似度的最近邻算法 ts-NN	波形数据的时态相似度推理	获得多尺度优化特征集合，融合推理的结果在特异度和灵敏度方面比单粒度数据的推理具有更强分类能力
模型Ⅳ	过程感知的证据链推理模型 sdFUER	主观感知模糊性的证据链推理	相似度加权频率的狄利克雷函数算法 df-BU	临床路径中感知数据的模糊性和医疗决策的主观模糊性	h 类专家与 l 类专家在诊断过程中差异性尽可能小时，二者在诊断特征量的个数上存在的差异

17.2.3   模式Ⅲ：   辅助医疗决策支持系统融合决策

当临床指南不够具体时，缺乏经验的决策者就需要 FUER 系统提供的信息查询服务，辅助决策。与模式Ⅰ和模式Ⅱ相比，模式Ⅲ将复杂的医疗诊断决策问题分解为各个阶段的诊断决策子问题，将以医生行为主导的决策转化为以患者诊断信息价值为中心的决策。决策支持系统所使用的模型包括基于证据链的推理模型集 FUER 及其衍化模型，还包括 BN-CBR 及 CRB/RBR 融合的相关模型集。以 BN-CBR 混合模型的决策支持为例，说明决策支持系统辅助医疗专家融合决策的过程，如图 17-1 所示。

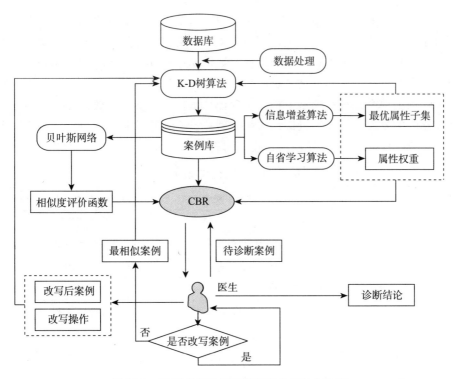

图 17-1 决策支持系统辅助医疗专家融合决策

通过人机结合的方式进行案例的改写与重用，运用贝叶斯-CBR 混合模型等对案例和规则进行检索。完成一次检索任务后，由医生对当前案例进行改写，同时把改写的具体操作作为一个案例，由贝叶斯-CBR 模型记录，建立关于案例改写和重用的案例库，供医生下一次需要获取改写决策支持时进行 CBR 检索。改进的贝叶斯-CBR 混合模型系统提高了临床治疗方案推荐的效率，通过对比改进前后的 BN-CBR 混合诊断模型，分析其对决策支持系统的改善效果如下：

（1）模型的改进发生在案例的组织和改写两个阶段，主要从三个方面进行。首先，通过 K-D 树改进案例库组织形式，使库中案例组织更加"有序"；其次，利用自省学习算法动态地为诊断属性分配权重，这一过程依赖于对案例库中诊断案例的学习；最后，由医生参与案例改写，同时将这些改写操作作为改写案例存储于案例库中，进而通过 BN-CBR 混合模型的案例检索为案例改写提供决策支持。

（2）改进后的模型完全继承原有的各项功能，如解决诊断数据缺失问题的功能，特征属性筛选功能及对案例库进行动态学习的功能。此外，进一步扩充了原有 BN-CBR 混合模型的功能，如属性权重可以随着案例增加而进行更新，而且自省学习算法由用户给出相关参数，这样就可以由医生给出初始属性权重，该功能在继承了原有模型的基础上，还可以提供更大的选择余地。

（3）增加的 K-D 树算法、自省学习算法以及人机结合的案例改写方法并不会增加模型系统的计算负担。事实上，BN-CBR 混合模型的主要计算发生在案例的检索过程中，包括：一是建立贝叶斯网络，对案例库进行样本参数学习，这一过程比较耗时；二是计算案例间相似度评价函数值，这一过程比较复杂。由于有效地组织了案例库，以上两个过程给模型系统带来的计算负担得到缓解。改进后的模型更加符合医疗诊断的要求，更加贴近医疗诊断实践，具有医疗决策鲁棒性。BN-CBR 混合诊断模型改进前后 CBR 各阶段的比较，如表 17-4 所示。

表 17-4　BN-CBR 混合模型改进前后对比

比较项目		BN-CBR 混合模型	改进后的 BN-CBR 混合模型
案例表示		诊断属性框架表示	诊断属性框架表示
案例组织		线性队列组织诊断案例	K-D 树组织诊断案例
案例检索	属性选择	属性信息增益量过滤	属性信息增益量过滤
	属性权重	由医生给出	由模型自省学习获得
	相似度评价	通过贝叶斯学习建立相似度评价函数	通过贝叶斯学习建立相似度评价函数
案例改写与重用		由医生做出决策	医生给出改写操作，建立改写案例库，进行 BN-CBR 检索

17.2.4　多模式诊断鲁棒性分析

推理机的验证主要有三个步骤。第一，对测试数据集，使用 Framingham 数据集形成的证据链，人工评价每个测试样本的标识类别，并对人工评价方法进行整体性能评价。第二，将从样本数据中提炼的决策数据表的患者实体作为系统的输入，激发系统进行证据链推理，并评价系统诊断的整体性能。第三，比较系统推理性能和人工标识性能，在推理性能分析中，将样本中患者实体标记的结果状态作为比较参照值。

使用 TC 分类中的 CHD 风险分析得到 Chol Pts 值，如表 17-5 所示。使用 Framingham 数据集实体类别标识作为基准属性量 Real，将人工诊断结果用于 FUER 模型集的推理系统中进行比对分析。证据链的结果应为 $\bar{b}(C1)$ 和 $\bar{b}(C2)$，本书仅考虑二元分类决策且可信度信息完全的情形，结论部分可给出 $\bar{b}(C1)$ 值，根据实际意义判定推论的类别。例如，$\bar{b}(C1)=0.89$，推理机对实体类别 C^* 判定为 1；实体 $\bar{b}(C1)=0.23$，推理机对实体类别 C^* 判定为 0。对表中的 C^* 和 Real 向量进行逐项比较，结果表明推理机具有有效性。

表 17-5　基于 Chol Pts 值的证据链及其可信度矩阵

| 实体 | | IF | | | | | | | THEN | |
No	Real	Male	Age	Chol	HDL-C	BP	Diabetes	Smoker	$\bar{b}(C1)$	C^*
1	1	1	2	1	1	1	2	2	0.89	1
2	1	1	−1	−3	1	0	0	0	0.23	0
3	0	1	7	1	2	3	2	0	0.19	0
4	1	1	4	2	0	3	2	0	0.97	1
5	0	1	3	0	0	0	0	0	0.27	0

　　FUER-CDSS 与使用规则这两种方法对诊断性能进行人工评价的结论表明，FUER-CDSS 推理机的诊断推理更有效。证据链长度如图 17-2 所示。x 轴表示诊断案例的第 i 个推理阶段；y 轴表示诊断案例的证据链推理信度。本章提出的可伸缩性证据链，避免了传统方法在获取全部检查数据之后才进行推理导致效率较低问题。

　　用测试数据样本 X_1 检查特征集合推理的初始信度为 0.47，经优化选择的检查 A_7，进行第 2 次证据链推理，获得的信度大于诊断临界值 β_1，得到推论为 Present。测试数据样本 X_2 的初始信度为 0.4，经优化选择的检查 A_9，进行第 2 次证据链推理，获得的信度为 0.49，仍介于临界值 β_0 和 β_1 之间，尚不能确切判定病理状态；使用优化特征 A_{11}，进行第 3 次证据链推理，获得的信度 0.81，大于诊断临界值 β_1，得到推论为 *Present*。

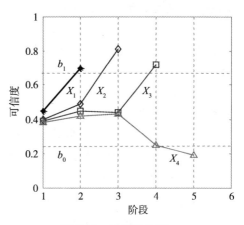

图 17-2　证据链长度

　　类似地，样本 X_3 经 4 阶段优化选择检查，特征序列为 $\{A_9, A_{10}, A_{12}\}$，证据链推理的信度为 $\{0.39, 0.45, 0.44, 0.72\}$，判定其病理状态为 P。样本 X_4 经 5 阶段优化选择检查，特征序列为 $\{A_9, A_{11}, A_{12}, A_{10}\}$，证据链推理信度为 $\{0.38, 0.42, 0.43, 0.25, 0.19\}$，判定其病理状态为 Absent。从优选特征序列中可以看出，当检查高于诊断临界值时，则得出结论；低于临界值时，更新可信度，继续检查。结果表明，从患者病理状态和历史纪录驱动的推理角度，FUER-CDSS 能够实现序贯检查诊断，与动态优化的检查特征序列相适应，在不降低决策准确性的同时，缩短推理证据链从而提升效率。训练模块的核心是 FUER 模型集中的优化模型。本章学习了三个训练参数集合，为降低训练模块验证的复杂性，运用交叉验证方法[1]，设计训练模块验证过程，并使用鲁棒性约束条件，采用互信息度量智能决策支持的解与真实值之间的信息差异，来评价模型性能。

　　样本数据集划分为训练集和测试集，前者用于训练系统，后者用于评价系统的诊断性能。[1]本章进行了以下训练：①T1，使用 Framingham 研究数据集中的单一决策数据表，使用 FUER 模型，并对证据链知识表示中的参数与两类标识进行训练；②T2，从 Framingham 研究数据集中选择证据，使用 mrFUER 模型，对 UCI 数据集中三家医院的数据进行测试，并对证据链知识表示中的参数进行训练；③T3，利用 UCI 数据集中三家医院数据与 Framingham 数据集中的数据，使用 sdFUER 模型，对证据链知识表示中属性转移概率、属性权值和可信度等参数进行训练。最后，利用心脏病的诊断结果，对系统的诊断功能进行分析。

　　为确保证据链能够用于训练和测试，将 UCI 数据集中的 920 例和 Framingham 研究数据集中的 4240 例样本数据划分为两个相似集，而不是使用随机的方法将其随机划分为训练集和测试集。系统诊断性能作为指标，测试 FUER 模型集对临床数据的泛化能力。在交叉检验中，为评价推理的决策鲁棒性，使用鲁棒性约束公式，对设定模型的求解与真实值之间的信息差异进行互信息度量，并用以评价训练模型性能。在训练过程中，训练模块能够产生不同训练集合的证据链变化；测试过程中，在各轮训练之后，基于训练后的证据链，系统生成了测试集中的患者所有实体标识类别的不同集合。对测试集中患者生理状态推断，在每轮参数训练前后对诊断性能进行比较分析。

　　FUER-CDSS 原型系统在初始化的参数集上进行推理，记为 FUER 训练前（PreT）。在实施以上多种参数三种训练后，系统对测试集的诊断结果进行性能分析。因此，对证据链训练前后的诊断结果形成四条 ROC 曲线，如图 17-3 所示。将 PreT 分别与 T1、T2 和 T3 的结果进行比较。图 17-3 表明 PreT 的 AUC 值最小，T1 的 AUC 值次之，T2 和 T3 的 AUC 值最大。这说明利用 FUER 模型集进行诊断决策，比传统方法性能更好。使用鲁棒性约束条件，计算推论与数据样本中给定的标识类别之间的互信息。

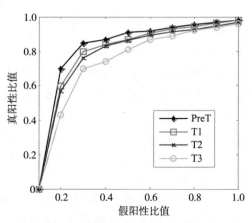

图 17-3　对证据链训练前后的诊断结果形成 ROC 曲线

$$\Phi(\beta_k, f) = \mathrm{argmin}_{C_k \in \{C_1, C_2\}} \int I(\beta_k, f)(C_k)\, \mathrm{d}\mu(C_k)$$
$$= \min_{C_k \in \{C_1, C_2\}} \sum_{i=1, \cdots, n} I(\beta_k, f)(C_k) \tag{17-1}$$

　　$I(\beta_k, f)(C_k)$ 为 FUER 模型集的推论对于查询案例真实类别标识 f 之间的互信息，$\mu(C_k)$ 为标识类别在 n 个查询案例中的取值分布。这一值越大，说明鲁棒性越好。对证据链训练前后的决策结果，进行鲁棒性评价，如表 17-6 所示。训练前的 PreT 仅选择最近邻的证据链推理，其结果是单点确定型的结论。设定参数：样本规模 $N=4\,240$，训练集的规模 $n=424$，类别标识的错误率 $\sigma=5\%$，互信息值为 $\Phi(f_a,f)=424*(-0.05\log(0.05))=91.626\,4(\text{bit})$。

表 17-6　对证据链训练前后的决策鲁棒性评价

参数组合	AUC	95% 的置信区间		互信息 $\Phi(f_a,f)$ /bit
		下边界	上边界	
训练前 PreT	0.786 2	0.778 4	0.794 0	91.626 4
T1 训练后	0.813 7	0.820 5	0.806 9	111.008 1
T2 训练后	0.824 9	0.832 6	0.817 2	240.856 0
T3 训练后	0.864 2	0.871 3	0.856 9	135.088 8

FUER-CDSS 原型系统经过 T3 训练后，推理的 AUC 为 0.864 2（其 95% 的置信区间为 0.871 3～0.856 9）。经过 T2 训练后的 AUC 为 0.824 9（其 95% 的置信区间为 0.832 6～0.817 2）。T1 训练后的 AUC 为 0.813 7（其 95% 的置信区间为 0.820 5～0.806 9）。T2 的结果比 T3 的结果更大，说明实验数据集不同，FUER-CDSS 系统对选择的目标数据源具有敏感性。但是，利用从所有医疗机构收集的数据，使得决策方案整体上具有最高的推理性能，并且 T3 的互信息值小于 T2 互信息值，说明 FUER-CDSS 系统整体上具有决策鲁棒性。

文献［2］通过实证研究表明医务人员的诊断水平能够通过训练和实践得以提升。文献［3］为帮助决策者在多准则决策中筛选候选方案，基于选择的案例激活决策者的偏好，因此决策者可以专注于评估一套数据规模较小的方案。文献［4］指出从个体层面的数据探索了生活方式与相关的心血管疾病的 10 年风险，结果表明最优的生活方式不仅基于个体的特征进行优选，还与个人的生活环境相关，以 BMI 变化的不同层次为例，降低相关的心血管疾病风险要求降低体重；对糖尿病患者来说必要的生活方式改变在于降低体重和戒烟。临床试验仿真结果表明，与独立的数据集所表征的先前优化生活方式相比较，最优的差异化患者为中心的生活方式整体上能够降低 10 年心脏病风险率。这类研究针对特定的感知数据，从诊断准确性等角度揭示这一特征对病类所带来的促进或抑制作用。文献［5］指出临床决策支持系统发展经历单机模式、集成模式、标准化模式和面向服务的模式四个阶段，并从功能测定的相对能力、理论上的可能性和实际中的应用、效用和领域知识的覆盖率等方面进行多目标决策。文献［6］指出在实践中采用贝叶斯网络模型最难的技术任务是获得其数值参数，其难点是这些参数的精密性是不是重要的，结果提供的证据表明，只要模型中的参数非零，贝叶斯网络模型诊断的准确性不会因其参数的精度降低而受到影响。

为权衡患者个体的诊断准确度与服务时间，使用序贯决策中的假设检验，提升多决策方提供决策建议的准确性，其中患者将对其获得的证据链推理可信度与等待时间进行权衡，并且患者的决策将反过来影响诊断服务中心的医护人员的决策。在使用数据融合证据推理中，当主观感知概率越高，服务时间不变时，诊断准确度越高；反之亦然。主观感知概率越高时，诊断准确度要求不变化，则证据链长度越短，服务时间越短；反之亦然。高水平的医疗专家更倾向于根据自己的经验和积累的知识进行面对面的疑难杂症诊断或个性化医疗服务，其原因包括部分信息不能数字化或不能被传递共享，而一般医务人员倾向于使用基于证据推理的临床诊断决策支持技术，以提高决策诊断的效率。

17.2.5 证据链长度的结果比较分析

为了进一步验证智能决策技术对医疗决策系统的促进作用[7]，特别是对不同诊断水平医生（例如 h 类型和 l 类型医生）的促进。在使用 FUER-CDSS 原型系统前后，在准确性不降低的条件下，证据链长度变短。假设决策者的服务时间仅包含诊断决策的计算时间，而不包括决策数据的感知和传递过程所占用的时间。实际中，患者的生理状态数据感知和信息传递过程所占用的时间通常会长于决策者判别生理状态的实践，也长于 FUER 模型集求解算法的计算时间，但这部分时间可由体征检查和实验等部门通过排队理论调度。因此，诊断决策的服务时间可使用证据链的长度来表示相对大小，即 $o(m)$。对照实验过程中，维持 h 类型医生的诊断水平，同时逐步提升 l 类型医生的诊断水平，以反映临床决策支持等改进技术能使得不同水平的医生之间的技术缩小差距。使用的数据为实验室仿真数据，因实际中的 h 类型和 l 类型医生的诊断能力难以进行量化处理，并且难以获得医生诊断决策能力的真实数据。

将证据链的长度作为诊断推理能力的效率参数，表示决策者对样本数据的判决在达到能够判决的最低限度时的特征量数量。理论上，还应该对三类模型的推理准确度进行比较分析，以说明 FUER-CDSS 在实际应用中对临床诊断决策支持的优越性。使用灵敏度和特异度作为诊断推理能力的性能参数，表示决策者对正、负样本数据的判决结果的准确性。相关研究表明新技术使用前后，l 类型医生的诊断水平提升显著，而 h 类型医生的提升不显著。临床医生给患者诊断的过程，不仅是患者的信息与临床医生的诊断经验和医学知识匹配的过程，还是数据融合中的证据推理。针对 h 类型、l 类型的医务人员，使用 FUER-CDSS 前后不同诊断水平下证据链长度比较，如图 17-4 所示。其中的参数值 $\delta_0 = 5\%$。h 类型和 l 类型医生的诊断水平使用知识库中证据链的标识类别噪声率表示。x 轴表示诊断案例的序数，y 轴表示诊断的证据链长度。使用原型系统之前的证据链的均值曲线 PreT，对于 h 类医生和 l 类医生一致，这里使用的心脏病数据库和 Framingham 的计分值所表示的领域知识确定；而使用 FUER 后，h 类医生的证据链总体上比 l 类医生证据链长度小，这验证了第 6 章的动态证据链推理结论。使用原型系统之前，PreT 的证据链长度为临床指南长度和额外检查的特征量，带有一定的随机性。模型 FUER 的证据链长度为优化后的特征量；mrFUER 的长度与 FUER 一致；msFUER 模型的证据链长度为时态证据链的优化特征量；mdFUER 长度为使用之后临床指南长度与动态规划后的特征量，FUER 模型集的证据链长度比原先的推理证据链长度小。

在不采用 FUER-CDSS 时，根据临床路径的基本信息，h 类型的医生和 l 类型的医生所使用的证据链长度一致，因其诊断检查的特征量一致，但这两类推理结果总的推理性能不同，对所有特征量的推理，h 类型医生的均衡性能会高于 l 类型医生。而在采用 FUER-CDSS 后，在临床路径所要求的特征序列基础上，达到相同的诊断决策性能时，h 类型的医生所使用的证据链长度小于 l 类型的医生，确保了诊断决策质量；并且这两者的证据链长度

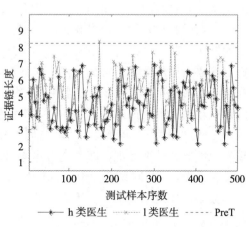

图 17-4 使用 FUER-CDSS 前后和类决策水平的证据链长度变化

都不会超过未使用 FUER-CDSS 系统时的证据链长度，提升了诊断决策的效率。高水平专家 h 和低水平专家 l 决策过程中，证据推理的临床决策支持方法相当于融合了所有可得的数据表的群决策，既包括高水平专家案例库，还包括低水平专家的案例库。

17.3 分块数据融合的决策支持

考虑到大规模数据的分布式推理融合问题，实验数据使用 UC Irvine 决策数据库[8]中的 Heart（Cleveland）数据集 D_1 和 Heart（Hungarian）数据集 D_2 作为群决策训练数据集，Heart（Long Beach VA）作为测试集。实验使用 Apache Hadoop 2.2.0 分布式平台，集群由 1 个主节点和 2 个从节点构成。每个节点配置为 Intel Core2 P8400（2.93GHz，2G），操作系统是 Ubuntu12.04。

17.3.1 基于 MapReduce 的数据处理

使用 UC Irvine 决策数据库[8]中的 Heart（Cleveland）数据集 D_1 和 Heart（Hungarian）数据集 D_2 作为群决策训练数据集，Heart（Long Beach VA）作为测试集，使用的数据集信息表，如表 17-7 所示。

表 17-7 实验使用的 UCI 数据集信息表

多源数据库	数据	属性数	类别标识	类分布
D_1	Heart（Cleveland）	13	Present；Absent	164/139
D_2	Heart（Hungarian）	13	Present；Absent	188/106
X	Heart（Long Beach VA）	13	？	51/149

Heart（Cleveland）数据集的 303 个连续的病人案例中（均龄 54 岁，68％为男性），心脏病的患者比例为 56.13％；Heart（Hungarian）数据集的 294 个连续的病人案例中心脏病的患者比例为 63.95％。数据集信息包括所有患者病历和生理检查、静息心电图和化验记录等多源异构数据。这些数据集的获取所使用的多源传感器包括静脉压检测仪、血清蛋白测量仪、血糖测量仪、心率测试仪和心电监护仪等，其心脏病数据记录有多个特征属性，包括患者的心电图、脉搏波、血压、呼吸波、液晶屏上起搏操作同步记录、药物种类、给药剂量等 76 维特征。不同属性特征在心脏病急救决策中发挥的作用不同，其中一些属性特征对知识推理具有重要作用，常用于诊断推理的 13 个特征。样本空间中每个样本有一个由专家根据经验或医疗领域知识给出的类别标识，即这些数据集被分离为四种类型的心脏病和没有心脏病，按二元分类将 CHD 划分为 Present 和 Absent，分别记为 C1 和 C2。

数据预处理过程中，训练集中的 6 个缺失数据被丢弃，27 个争议数据被修改。对逻辑布尔型属性和描述型属性进行符号化处理，将所有属性的各种取值映射为符号，对于描述型属性，根据取值区间分别映射，如将属性 Cp 的取值 typical angina、atypical angina、non-anginal pain 和 asymptomatic 分别映射为 1、2、3 和 4。使用这一数据集中的 190 个和 100 个样本分别作为训练集和测试集。使用参数学习优化方法及定理，计算判别矩阵的主特征向量并正规化，将其分量作为对应元素的权值。对 Heart（Cleveland）数据集，获取的优化特征集为 {Age，Sex，Cp，BP，RestECG，Thalach，Exang，Slope，Thal}，这 9 个特征对应的 w_k 中的分量分别为 [0.0743，0.0105，0.2342，0.0111，0.0352，0.1030，0.1577，0.1437，0.2303]。对 Heart（Hungarian）数据集，获取的优化特征集中这 9 个特征对应的 w_k 中的分量分别为 [0.1735，0.0588，0.0588，0.1471，0.0588，0.2353，0.0912，0.1176，0.0589]。对于数据集 D_1，将其多源异构信息源获取的一个证据链实例为：

$$R_1^1: \text{if Age is 57} \wedge \text{Sex is 1} \wedge \text{Cp is 2} \wedge \text{BP is 124} \wedge \text{restECG is 0}$$
$$\wedge \text{Thalach is 141} \wedge \text{Exang is 0} \wedge \text{Slope is 1} \wedge \text{Thal is 7}$$
$$\text{then (CHD is Present}, \beta_1^i = 100\%),(\text{CHD is Absent}, \beta_2^i = 0\%)$$

证据链所表示的传感器感知的信息或电子病历的意义为：Age 年龄（Year）为 57，性别为男，胸痛类型（Cp）为 2（Atypical Angina），血压（Systolic Blood Pressure，BP）为 124（mmHg）；安静时的心电图结果（Restecg）为 0（Normal）；最高心率（Thalach）为 141；是否运动导致心绞痛（Exang）为 0（no）；峰值 ST 倾斜角度（Slope）为 1（Upsloping 向上倾斜）和心跳情况（Thal）为 7（可逆缺陷 Reversable Defect）。这些体征变量常按照心脏病诊断临床路径（Nurse Path）获取。类似地，对于数据集 D_2，将其多源异构信息源获取的一个证据链实例为：

$$R_1^2: \text{if Age is 41} \wedge \text{Sex is 2} \wedge \text{Cp is 1} \wedge \text{BP is 128} \wedge \text{restECG is 2}$$
$$\wedge \text{Thalach is 137} \wedge \text{Exang is 1} \wedge \text{Slope is 2} \wedge \text{Thal is 4}$$
$$\text{then (CHD is Present}, \beta_1^i = 0\%),(\text{CHD is Absent}, \beta_2^i = 100\%)$$

使用 Key 和 Value 表示多源数据表的关联映射输出（Map Out）表和使用 DS 规则推导的测试案例的融合结果输出（Reduce Output）表的字段和取值，如表 17-8 和表 17-9 所示。

表 17-8 多源数据表的关联映射输出表

Key	Value					
LineID	Dataset	EC	δ_{qi}^{l}	s/%	β_1^i/%	β_2^i/%
1	D_1	EC_1	$\delta_{1,1}^1=1$	81.47	100	0
2	D_1	EC_4	$\delta_{1,4}=1$	85.07	0	100
3	D_1	EC_{52}	$\delta_{1,5}=1$	68.37	0	100
4	D_2	EC_2	$\delta_{2,1}=1$	90.83	100	0
5	D_2	EC_{41}	$\delta_{2,4}=1$	82.56	100	0
6	D_2	EC_{67}	$\delta_{2,6}=1$	78.57	0	100
…	…	…	…	…	…	…

表 17-9 测试案例的融合结果输出表

Key	Value		
D	NearestEcs	β_1^i/%	β_2^i/%
D_1	$\delta_{1,1}^1=1$, $\delta_{1,4}=1$, $\delta_{1,52}=1$	71.20	28.80
D_2	$\delta_{1,2}^1=1$, $\delta_{2,41}=1$；$\delta_{2,67}=1$	68.81	31.19
…	…	…	…

查询案例在数据表 D_1 中得出 $|N_o^l(i)|+|N_e^l(i)|=3$ 时的近邻证据链为 EC 列的 EC_1、EC_4 和 EC_{52}，所对应的 δ_{qi}^l 取值都为 1，识别各个异构性实体相关联的最可靠的证据集合，计算相似度 S 分别 81.47%、85.07% 和 68.37%，依据数据表训练数据的类别标记，当样本取值为 Present 时，将 β_1^i 和 β_2^i 分别赋值为 100% 和 0；当样本取值为 Absent 时，将 β_1^i 和 β_2^i 分别赋值为 0 和 100%。类似地，可得出查询案例在数据表 D_2 中的近邻证据链、相似度和各个可信度，如表 17-8 所示。依据从关系型数据表获取的近邻异构证据链集合，计算各个数据表的集成可信度，如查询案例从数据集 D_1 中获得的集成可信度分别为 71.20% 和 28.80%，并将这些可信度分布用于进一步计算多数据表的融合信度。针对查询案例在 D_1 和 D_2 中分别得出的可信度，使用融合规则，得出 $D_1 \vee D_2$ 的融合信度为：$\beta_1^i=8151(\%)$；$\beta_2^i\%=16.49\%$，如表 17-9 所示。

17.3.2 实体异构性信息的决策支持

使用 mrFUER 模型求计算测试数据集中的查询案例 1（$X1 \in X$）在不同的同构实体和异构实体下的融合信度；针对查询案例集合 X，使用本方法在单个数据集下的推理准确度 D_1（mrFUER）与 D_2（mrFUER），以及本方法 mrFUER 与 Comdi

方法[9]在多个测试数据集（$D=D_1 \vee D_2$）下的推理准确度。图 17-5 中 x 和 y 轴分别表示样本数据的同构近邻证据和异构近邻证据的数量$|N_o^l(i)|$和$|N_e^l(i)|$；z 轴表示数据的融合可信度β_1^i。在训练集 D_1 和 D_2 的优化过程中$|N_o^l(i)|=|N_o^l(i)|$时，查询案例的推论可信度取最大值。且随着$|N_o^l(i)|$的增加，查询案例的可信度在一定范围内增加，而随着$|N_e^l(i)|$的增加，查询案例的可信度在一定范围内降低。在针对查询案例，根据其信度和类别逆向推理，可在证据链关联矩阵中查询中最相关的证据链集合，并将对应的信息分享给诊断决策用户。

图 17-6 横轴表示使用的测试数据集及对应的方法，即 D_1（mrFUER）、D_2（mrFUER）、D（mrFUER）和 D（Comdi），纵轴表示方法的准确度（%）。准确度 Accuracy＝(TP＋TA)/(TP＋TA＋FP＋FA)，其中 TP、FN 表示为查询案例的实际类别 C_1 分别被推理为 C_1 和 C_2 的样本数；FP、TN 分别表示查询案例实际类别为 C_2 而分别被推理为 C_1 和 C_2 的样本数。

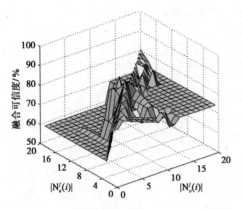

图 17-5　测试数据集中样本 X1 的融合可信度

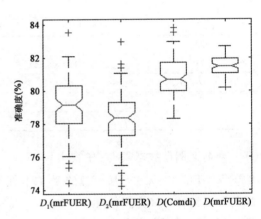

图 17-6　多决策表下相关推理方法的准确度比较

图 17-5 的结果表明了查询案例从训练集中分别获取 3 个最近邻证据链时，在不同数据集或不同方法下得到的推理准确度。从比较结果可以看出，D（mrFUER）的准确度均值为 89.05%，比 D_1（mrFUER）的准确度均值 86.27% 和 D_2（mrFUER）的 82.69% 更高，并且其方差更小，即 D（mrFUER）的总体性能更好。这是因为所提出的方法在数据集上实现了更大规模的决策信息共享。D_1（mrFUER）的准确度均值比 D_2（mrFUER）的性能更好，是因为后者的数据非均衡性（188/106）比前者的数据非均衡性（164/139）更高。同时，D（mrFUER）准确度均值比 Comdi 方法在同一规模的数据集上的准确度均值 87.84% 更高，并且方差也更小，这是因为所提出的方法通过多数据集的融合规则获得了推理的近邻证据集及其可信度分布，消除了多数据表提供的证据信息对查询案例推论可能存在的不一致性，从而提供了更加准确的方案。

17.3.3　考虑代价敏感性推理结果

使用 UCI heart-c 数据集，验证代价敏感性模型 CBNF。同一个类别中的样本错误推理代价相同，不同类别之间的 λ_1/λ_2 值越大，BN 融合推理中赋予正类样本的权重越大。因为 λ_1 和 λ_2 无法直接获得，所以进行了一系列的推理测试。由约束条件知推理代价的范围为 $[-1，1]$，令 $\lambda_1=1$，并使 λ_2 在 0.1～0.9 之间变化。如果一个样本被完全正确推理，那么 $\lambda_1=\lambda_2=1$。将 CBNF 模型方法与传统的树增强贝叶斯方法（TBN）比较，如图 17-7 所示。

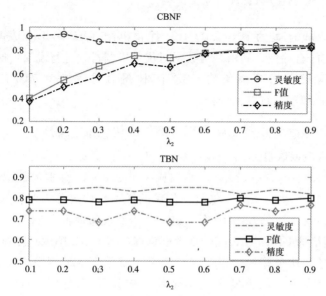

图17-7　CBNF 模型与 TBN 方法的代价敏感评估的比对结果

当 λ_2 从 0.1 逐渐增加到 0.9，λ_1/λ_2 的变化趋势逐渐减小，F 值、灵敏度 $F_0(x)$ 和精度 P 的波动范围逐渐减小，收敛于最优值。其中，精度 Precison = TP/(TP+FP)，F－measure = $2/(1/F_0(x)+1/P)$，表示精度与灵敏度之间的调和均值。图 17-8 的结果说明：①CBNF 模型和 BN 方法推理的灵敏度比精度高，灵敏度线位于 F 值线上方，而精度线在 F 值线下方。②RBNF 算法对于推理代价的设置比较敏感。当代价比较大时，该算法能够获得较高的灵敏度，而精度较低；当代价 λ_2 从小变大时，灵敏度逐渐降低而精度逐渐上升。CBNF 模型比 BN

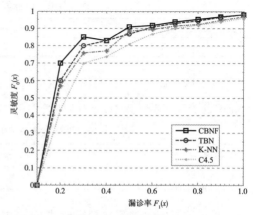

图 17-8　本模型与 TBN、K-NN 和 C4.5 方法的 ROC 曲线

方法推理的 F 值、$F_0(x)$ 和 P 整体上更高，说明其推理的综合性能更好。模型 CBNF 在实验数据集上与 TBN、最近邻 K-NN（$K=1$）方法和决策树 C4.5 方法进行对比，使用 ROC 曲线进行对比分析，ROC 曲线下的面积 AUC，模型 CBNF 较其他的方法高出 $0.7\%\sim11.9\%$。利用案例和规则推理资源池的先验知识，在推理可信度的鲁棒阈值的基础上，分析 AUC 对推理误判率和漏判率的代价敏感性影响，证明该模型推理方法具有鲁棒性，如图 17-8 所示。

17.4   VBN-CBR/RBR

验证基于 Vague 集的 BN-CBR/RBR 优化机制（VBN-CBR/RBR 模型，简称 CRFRT 模型）的有效性，利用基准数据对优化机制过程进行说明，通过仿真实验，从推理准确性角度对鲁棒阈值的 CBR/RBR 融合推理模型（CRFRT 模型）和 VBN-CBR/RBR 模型进行对比分析。

17.4.1   基于 Vague 集的 BN-CBR/RBR 优化机制实验

使用的样本数据取自 UCI 数据库中的 Heart 数据集，其中的每个样本含有 13 个特征，记为 $\{a_1, a_2, \cdots, a_{13}\}$，则构成一个 270×13 数据的数据集，每个样本有一个标识类别 $c=\{c_1, c_2\}$。将归一化后的样本数据集分为两个部分：200 例样本数据集为训练集，其余 70 例为测试集。出于对决策时间限制的考虑，首先利用"基于贝叶斯网络的 CBR/RBR 融合推理模型"（BN-CBR/RBR）在容许的时间范围内对样本案例进行初步筛选，相似度高于某一阈值 ε 的案例组成相似案例集 U_S，专家将 U_S 视为决策案例集发挥其主观经验知识及形象思维的作用，进行基于 Vague 集的多属性决策，快速得到最相似案例 u_s^*，做出诊断决策。

以 244 号案例作目标案例，其属性特征值如表 17-10 所示。

表 17-10   目标案例各属性特征值

Age	Sex	Cp	Trestbps	Chol	Fbs	Restecg	Thalach	Exang	Oldpeak	Slope	Ca	Thal
62	0	4	140	268	0	2	160	0	3.6	3	2	3

设定阈值 $\varepsilon=65\%$，利用 BN-C/RBR 方法从 200 个训练集案例中进行检索，得到 $U_S=\{u_3, u_{25}, u_{86}, u_{96}, u_{107}, u_{173}\}$，各案例的相似度情况，如表 17-11 所示。

表 17-11   鲁棒 BN-C/RBR 推理结果

案例	u_3	u_{25}	u_{86}	u_{96}	u_{107}	u_{173}
相似度/%	69.37	80.54	84.32	94.41	71.35	78.83

以上相似案例的属性特征值情况，如表 17-12 所示。

表 17-12　相似案例属性特征值表

u_i	Age	Sex	Cp	Trestbps	Chol	Fbs	Restecg	Thalach	Exang	Oldpeak	Slope	Ca	Thal	Class
u_3	57	1	2	124	261	0	0	141	0	0.3	1	0	7	c_1
u_{25}	54	0	2	132	288	1	2	159	1	0	1	1	3	c_2
u_{86}	42	1	1	148	244	0	2	178	0	0.8	1	2	3	c_2
u_{96}	47	1	4	110	275	0	2	118	1	1	2	1	3	c_1
u_{107}	51	1	3	100	222	0	0	143	1	1.2	2	0	3	c_2
u_{173}	67	1	4	100	299	0	2	125	1	0.9	2	2	3	c_1

　　由以上六个案例组成的相似案例集作为决策案例集。"同态的推理状态空间中的属性特征约简模型（R^2 MIFS）"，以能够使属性特征集合与标识类别之间的冗余度达到最低时的属性值 $\{a_{13}、a_{12}、a_3、a_{10}、a_8\}$ 作为医疗专家决策的决策属性集。目标案例这五个属性的原始特征值，如表 17-13 所示。

表 17-13　目标案例决策属性特征值

属性	Cp	Thalach	Oldpeak	Ca	Thal
特征值	Asymptomatic	160	3.6	2	Normal

　　参与案例优选决策的专家组是来自某国际心脏病专科医院的四位资深医学专家，他们分别针对 Thal（a_{13}）、Colored Vessels（a_{12}）、Chest Pain Type（a_3）、Peak（a_{10}）、Maximum Heart Rate（a_8）五个方面，依据多年的医疗经验对决策案例与目标案例的相似程度及属性权重进行打分，根据专家经验和其医疗知识水平确定专家权重 $\widetilde{\varphi}$，请专家对各决策属性进行重要程度打分确定 $\hat{w}$，这里采用十分制进行打分，如表 17-14 所示。

表 17-14　四位专家案例优选原始偏好矩阵

e_r	u_i	a_3	a_8	a_{10}	a_{12}	a_{13}	φ_r
e_1	u_3	80	83	93	80	85	0.3
	u_{25}	85	95	88	83	90	
	u_{86}	85	84	86	95	95	
	u_{96}	85	84	82	97	100	
	u_{107}	90	80	90	88	80	
	u_{173}	80	90	95	82	85	
	$\hat{w}_k^1$	9.2	9.5	9.5	9.0	8.0	
e_2	u_3	82	82	90	80	85	0.25
	u_{25}	83	90	85	85	93	
	u_{86}	90	83	88	90	90	
	u_{96}	85	86	85	100	99	
	u_{107}	88	85	90	90	84	
	u_{173}	83	88	90	85	87	
	$\hat{w}_k^1$	9.8	5.0	6.0	14.0	8.0	

（续）

e_r	u_i	a_3	a_8	a_{10}	a_{12}	a_{13}	φ_r
e_3	u_3	80	85	93	84	88	0.25
	u_{25}	87	95	86	80	90	
	u_{86}	85	85	85	95	94	
	u_{96}	90	89	82	95	95	
	u_{107}	93	80	95	87	80	
	u_{173}	82	93	95	83	83	
	w_k^1	8.0	8.0	9.5	9.5	9.0	
e_4	u_3	85	84	93	85	80	0.2
	u_{25}	90	94	90	80	94	
	u_{86}	87	87	83	93	92	
	u_{96}	88	85	85	98	98	
	u_{107}	90	83	94	85	82	
	u_{173}	80	88	98	87	85	
	w_k^1	5.0	6.0	14.0	9.0	9.5	

　　鉴于决策案例均是通过 BN-CBR/RBR 模型推理得出的与目标案例相似程度较高的相似案例，因此它们针对各决策属性与目标案例的匹配程度都不会很低，决策专家对其进行打分时有一个最低限制值，按百分制进行打分，这里设定最低值为 80分，即所有打分均在 80～100 之间取值。下面的两组实验同样遵循此项打分规则。调用基于 Vague 集的优选规则，并采用基于 Vague 集的嵌入式算法。进行 Vague值估计，得到最终的方案优选指令信息。根据表 17-16 中的决策专家的初始偏好信息，集结专家信息，得到：各属性的权重 $\psi=$ [0.202 4，0.176 3，0.197 3，0.211 9，0.212 2]。

评价矩阵 $\boldsymbol{\Theta}=\begin{bmatrix} 81.5 & 83.45 & 92.25 & 82 & 84.75 \\ 86 & 93.55 & 87.15 & 82.15 & 91.55 \\ 86.65 & 84.6 & 85.65 & 93.35 & 92.9 \\ 86.85 & 85.95 & 83.35 & 97.45 & 98.1 \\ 90.25 & 81.85 & 92.05 & 87.65 & 81.4 \\ 81.25 & 89.95 & 94.35 & 84 & 85 \end{bmatrix}$，采用决策点模糊化处理方

法，求出相对效用矩阵 $\boldsymbol{M}=\begin{bmatrix} 0.383\ 3 & 0.448\ 3 & 0.741\ 7 & 0.4 & 0.491\ 7 \\ 0.533\ 3 & 0.785 & 0.571\ 7 & 0.405 & 0.718\ 3 \\ 0.555 & 0.486\ 7 & 0.521\ 7 & 0.778\ 3 & 0.763\ 3 \\ 0.561\ 7 & 0.531\ 7 & 0.445 & 0.915 & 0.936\ 7 \\ 0.675 & 0.395 & 0.735 & 0.588\ 3 & 0.38 \\ 0.375 & 0.661\ 7 & 0.811\ 7 & 0.466\ 7 & 0.5 \end{bmatrix}$，对

各决策案例进行 Vague 值估计，如表 17-15 所示。

表 17-15　基于 Vague 集的决策案例排序结果

u_h	V_h	$\pi_v(u_h)$	score	优选顺序	解
u_3	[0.228 3, 0.391]	0.162 7	−0.214 4	6	c_1
u_{25}	[0.231 7, 0.856 3]	0.624 6	0.264 7	3	c_2
u_{86}	[0.520 6, 0.863 4]	0.342 8	0.772 9	2	c_2
u_{96}	[0.570 8, 0.872 4]	0.301 6	0.880 2	1	c_1
u_{107}	[0.260 6, 0.730 0]	0.469 5	0.246 7	5	c_2
u_{173}	[0.287 1, 0.686 6]	0.399 4	0.250 4	4	c_1

u_{244} 的最相似案例为 u_{96}，相应的解为 c_1，则 CRFRT 模型的决策结果为该病人患有心脏病，它与对应的实际情况相符，并与 BN-CBR/RBR 的智能推理结果相符。然而其凭借专家主观知识和形象思维的作用，缩短了机器案例检索的过程，快速得出最相似案例，做出最终诊断。

17.4.2　仿真效果对比

使用 UCI 数据库中的 heart-statlog 和 heart-c 数据集，对样本数据进行分组。准确度验证结果，CRFRT 模型、VBN-CBR/RBR 模型在数据集 heart-statlog、heart-c 及统一的决策准确度，如图 17-9、图 17-10 和图 17-11 所示。

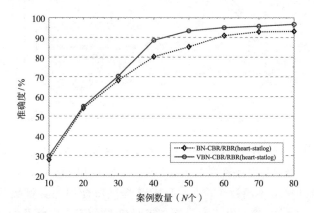

图 17-9　推理模型在数据集 heart-statlog 的决策准确度

17.4.3　结果分析

1. CRFRT 模型方法结果比较

CRFRT 模型与鲁棒阈值的 CBR/RBR 融合推理模型（CRFRT 模型）相比，在确定的数据集中进行推理的准确度结果略高，并且其计算结果收敛速度较快，在案例数量为 45 个时其准确度就接近 90%，在案例数量为 60 个时其逐渐平稳，比其他两种方法高出近 9%。对于确定性数据集，专家的多属性决策方法能够提升决策推理的效率和效果。在准确度上，CRFRT 模型比 CRFRT 模型高出 12%，而且其收

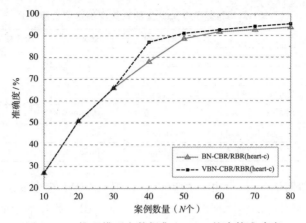

图 17-10　推理模型在数据集 heart-c 的决策准确度

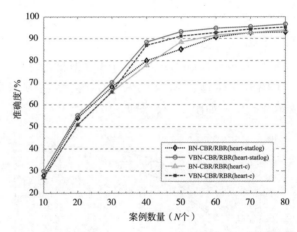

图 17-11　推理模型在数据集 heart-statlog 和 heart-c 的决策准确度

敛速度快 11.5%。对于不确定性数据集，专家的多属性决策方法能够提升决策推理的效率和效果。CRFRT 模型在 Heart-statlog 数据集和 Heart-c 数据集中推理的结果，前者比后者准确度不超过 1%，并且随着推理所使用的案例数量的增加，其准确度都收敛于 94.7% 左右。说明本模型能够处理包含不确定性数据的心脏病样本数据集，专家能够从智能推理的结果中，快速获取决策的优化解，提升决策推理的速度，具有较高的效率与鲁棒性。

2. 与其他相关研究结果对比

从准确度角度分析该样本数据的测试结果，如表 17-16 所示。在准确度方面，CRFRT 模型比 Das 和 Polat 等提出的模型推理准确度高出 5.09% ～ 14.1%，且比 BN-CBR/RBR 模型的准确度提高了 0.74%，表现了本模型的合理性。因此，通过对比分析说明了 CRFRT 模型增强了推理系统的效率和鲁棒性。

表 17-16　样本数据在不同的智能模型中测试结果的对比

方法	准确度/%	参考文献
Fuzzy-AIRS-Knn	87	K. Polat (2007)[10]
ANN-FNN	81. 64	Kahramanli (2008)[11]
NN ensemble	89. 01	Das (2008)[12]
BN-CBR/RBR	93. 36	本章内容
VBN-CBR/RBR	94. 1	本章内容

基于 Vague 集的 BN-CBR/RBR 优化机制在有效处理心脏病急救决策鲁棒性中的不确定性问题的同时，考虑急救决策的时间限制特点，有效利用专家主观知识和形象思维的作用，缩短了机器案例检索的过程，使其收敛速度迅速提升。此外采用人机融合决策方法，推理过程中的结构化和非结构化问题得到有效解决，保证了其推理准确度。

17.5　小结

mrFUER 模型使用两个不同机构的数据源作为训练数据，使用另一个机构提供的数据进行查询，进行多机构数据融合推理。因实验数据源获取的有限性，mrFUER 模型实验数据使用 UC Irvine 决策数据库中的 Heart（Cleveland）数据集 D_1 和 Heart（Hungarian）数据集 D_2 作为群决策训练数据集，Heart（Long Beach VA）作为测试集。使用 UCI 数据库中的 heart-c 数据集完成 CBNF 模型试验，从灵敏度、F 值和精度等方面验证了推理模型在理论上和实践中均具有优越性，验证了模型对所存在代价敏感性的非均衡数据推理中优化了决策损失，提出了数据驱动的医疗与健康决策支持中代价敏感的非平衡数据推理机制。本模型与近年来相关研究的树增强贝叶斯 TBN 等智能推理模型对比，其推理准确度有较明显的提高。基于 Vague 集的 BN-CBR/RBR 优化机制在有效处理心脏病急救决策中的多机构专家不同优先级问题的同时，考虑急救决策的时间限制特点，有效利用专家主观知识和形象思维，缩短了机器案例检索的过程，使其收敛速度迅速提高。

参考文献

[1]　Aron R，Dutta S，Janakiraman R，et al. The impact of FPOOL automation of systems on medical errors：evidence from field research [J]. Information Systems Research，2011，22 (3)：429-446.

[2]　Ma L-C. Screening alternatives graphically by an extended casc-based distance approach [J]. Omega，2012，40 (1)：96-103.

[3]　Chi C-L，Nick Street W，Robinson J G，et al. Individualized patient-centered lifestyle recommendations：an expert system for communicating patient specific cardiovascular risk

information and prioritizing lifestyle options [J]. Journal of Biomedical Informatics, 2012, 45 (6): 1164-1174.

[4] Wright A, Sittig D F. A framework and model for evaluating clinical decision support architectures [J]. Journal of Biomedical Informatics, 2008, 41 (6): 982-990.

[5] Oniśko A, Druzdzel M J. Impact of precision of Bayesian network parameters on accuracy of medical diagnostic systems [J]. Artificial Intelligence in Medicine, 2013, 57 (3): 197-206.

[6] Kong G, Xu D-L, Body R, et al. A belief rule-based decision support system for clinical risk assessment of cardiac chest pain [J]. European Journal of Operational Research, 2012, 219 (3): 564-573.

[7] Rajan B, Seidmann A, Dorsey E R. The competitive business impact of using telemedicine for the treatment of patients with chronic conditions [J]. Journal of Management Information Systems, 2013, 30 (2): 127-58.

[8] Scott D, Lee J, Silva I, et al. Accessing the public MIMIC-II intensive care relational database for clinical research [J]. BMC Medical Informatics and Decision Making, 2013, 13 (1): 9.

[9] Wang F, Sun J, Ebadollahi S. Composite distance metric integration by leveraging multiple experts' inputs and its application in patient similarity assessment [J]. Statistical Analy Data Mining, 2012, 5 (1): 54-69.

[10] K Polat, S Sahan, S Günes. Automatic detection of heart disease using an artificial immune recognition system (AIRS) with fuzzy resource allocation mechanism and k-nn (nearest neighbour) based weighting preprocessing [J]. Expert Systems with Applications, 2007, 32 (2): 625-631.

[11] H Kahramanli, N Allahverdi. Design of a hybrid system for the diabetes and heart diseases [J]. Expert Systems with Applications, 2008, 35 (1-2): 82-89.

[12] D Franois, F Rossi, V Wertz, et al. Resampling methods for parameter-free and robust feature selection with mutual information [J]. Neurocomputing, 2007, 70 (7-9): 1276-1288.

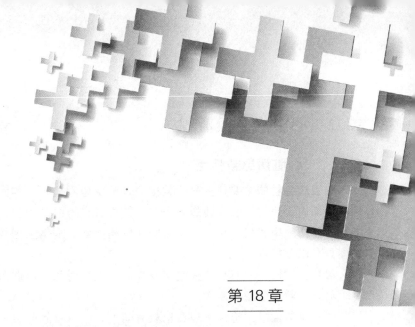

第 18 章

心脏病急救流程优化用例

18.1 背景

　　当前心脏病急救过程中存在着一些问题，使急救服务效率不高，延误病人的最佳治疗时间的情况时有发生，给急救人员和医院本身均带来了不利影响。例如，很多地方的急救车充当了运输工具，急救条件不足，在运送患者过程中无法开展积极有效的紧急救助，在整个急救工作过程中，医院急救部门急救资源得不到有效调动，信息在急救人员间传递缓慢，降低了急救工作的效率[1]；患者在送到医院急诊部后，才能保证接诊人员、护理人员及心内科专家必须及时到达才能保证不会延误对患者的急救最佳时机[2]；同时也存在医院急诊部患者众多，使医务人员感觉到焦虑、烦躁，进而影响工作效率[3]；急救过程中，也会出现失误，如人为失误、设备失误等，给急救工作带来很大影响[4]。

　　为提供优质、高效的心脏病急救服务，就要充分利用医院急救部门有限的资源，从急救流程考虑，通过详细分析流程，找出其中的节点，采取相应的改进措施。以 Petri 网和流程优化理论为基础，针对心脏病的急救流程进行分析、建模及再造，以提高急救效率。本章分析了心脏病急救流程现状，揭示当前急救流程在计划安排、时间利用、资源调用等方面存在的问题，分析了问题产生的原因；利用 Petri 网对急救流程进行建模，以患者为中心，结合流程优化方法和 Petri 网关联矩阵对流程进行优化。

18.2　心脏病急救流程

18.2.1　心脏病急救特点

心脏病急救的主要任务是抢救生命、减少患者痛苦、预防病情加重和控制并发症，正确而迅速地把患者转送到医院，使患者在短时间内得到专业人员的帮助，尽可能降低伤残率和死亡率。由于心脏病发病突然、病情发展快、死亡率高，其急救过程具有以下特点[5-7]：

（1）突发性。心脏病往往是突发性的，发病时间、地点都不确定，患者可能 24 小时随时呼救，急救难度大。

（2）紧迫性。紧迫性表现在抢救时间上，一旦接到呼救电话必须立即出动，急救车在 1～3 分钟内开出医院，不得因进餐、午休等任何理由延误出诊。到达现场必须立即抢救，抢救后根据病情立即运送或就地监护治疗。这是心脏病急救的应急反应，因为"时间就是生命"，不容迟缓。另外，紧迫性还表现在患者及其亲属心理上的焦虑和恐惧，要求迅速得到救护。

（3）艰难性。急救的艰难性主要是指急救的环境无定性，条件差。无论刮风下雨、严寒、酷暑都必须随叫随到。赶赴现场要随身携带急救箱，急救后又要帮助搬运患者。患者所处的地方可能在马路街头，也可能在荒山野岭，有时急救环境狭窄拥挤，光线暗淡，不便于急救人员进行操作，现场及运输途中的震动和噪声也会影响听诊分辨。

（4）多样性。心脏类疾病种类多样，在短时间内需要对患者进行初步诊断、分诊和紧急处理，对急救人员的判断力及处理事件能力都提出了很高的要求。

（5）危险性。急救人员坐在快速行驶的救护车上，置身于一个危险的环境中，随时随地都有可能出现险情；急救车因出诊在路途发生肇事伤亡的事件时有发生；转运病人过程中常接触病人的呕吐物、血液，增加了感染概率，对身体健康带来极大威胁。

（6）关键性。心脏病急救是第一现场的救治，是非常关键的抢救。如果急救工作不到位，会直接影响到后续的治疗成功率。必须要十分重视心脏病的急救工作，以保障更进一步的抢救。

（7）灵活性。急救常常是在道路、家庭等环境下进行的，而救护车所备的抢救器材和药品有限。在急救工作中应灵活机动、统筹兼顾，先救命、救急，其他治疗措施可等患者转运至医院内再进行。否则，就会失去最佳抢救时机，甚至危及患者生命。

18.2.2　心脏病急救模式

国际上心脏病急救流程依据其标准的急救医疗服务系统（EMS）执行，EMS能够有效调用必要的社会资源和急救医疗工作者，迅速、高效地为心脏病患者提供紧急救治服务。虽然许多国家都将 EMS 作为其心脏病急救的基本机制，但在具体急救实施方式上还存在一些差别。概括起来，主要有以下几种模式[8,9]：

（1）英美模式。英美模式的主要特点是介入和处置迅速，先在现场对患者进行简单处理，然后送往附近医院。急救重在院内处理。

（2）法国模式。与英美模式相反，法国急救模式主张紧急治疗，急救理念是把最好的急救医生送到现场，在第一现场先把患者的病情稳定下来，在患者到达医院前就提供高水平的医疗救护，然后向急救机构的值班调度人员汇报患者诊断情况，由调度人员根据病情将患者分配到相关医院，即急救重在院前深入救治。

（3）德国模式。德国的急救模式与法国相近，但德国人更讲究严谨，其急救体系组织严明，具有法律保障，整个急救体系井然有序，流程通畅。德国制定了明确的急救医疗法律，同时为急救中心配备了完善的运输工具和一流的诊疗设备。

（4）意大利模式。意大利急救模式的突出特点是其急救指挥中心实行分级调度。其调度中心将急救电话依据病情的轻重缓急，经过初步判断后由系统做出重要的标注，并根据标注调用不同类型的急救站点和不同类型的车辆。

（5）日本模式。日本的急救模式分工合理明确，行动迅速，比较完善。其急救体系主要由三部分组成：患者运送系统，患者治疗系统及急救情报联络系统。

由于受多种因素的影响，目前我国尚无统一的、固定的心脏病急救运作模式，有多种急救模式并存。在许多地方，大部分承担急救任务的医生为病房轮转急诊，或临床各科兼急救或急诊兼急救，人员不固定，在岗的急救人员业务水平、专业急救技能以及综合素质参差不齐。总的说来，目前我国的心脏病急救大致有 5 种模式[10,11]：

（1）独立型模式（北京模式）。该模式主要在相对功能较全、技术较高、设备优良的以急救为主的独立型医疗机构开展，实行"院前 - 急诊科 - ICU 急救"一站式心脏病急诊医疗体系。院前急救工作由中心医生、医士、护士协作承担，部分呼救患者经院前急救处理后，接回急救中心进一步治疗。

（2）院前急救型模式（上海模式）。中心及下属急救站点不设床位，以院前急救为主要任务的运行模式。医疗救护中心在市区和郊县都设有急救分站点，各站点都拥有救护车队、随车急救医士，全市统一使用急救电话，由急救中心统一指挥和调配。心脏病患者经过院前抢救后，被送到较近的或医保定点的专科医院进一步治疗。

（3）依托型模式（重庆模式）。急救中心附属于一所综合性医院，院前急救人员均为院内的急诊科医护人员，患者经院前处理后可收入自己的医院，其特点是院前、院内急救有机结合，有效地提高了心脏病患者的抢救成功率。

（4）急救指挥型模式（广州模式）。全市统一建立急救通信指挥中心，负责全市急救工作的总调度，院前急救由全地区及城市各级医院分片出诊，若干大中小医院的急诊科为相对独立的急救单位，按城市片区和医院专科性质划分出诊范围。急救指挥中心与各医院无行政上的隶属关系，但具有全市院前急救工作的调度指挥权，当接到呼救后，立即通知所在区域的医院急诊科，急诊分诊护士接到电话指令后，通知出诊医护或有关专科医生、护士出诊，并将患者转回到自己医院继续治疗。

（5）三级急救网络模式。小城市（县）的一级急救点设在乡、镇卫生所，二级急救点设在区医院、县医院，三级急救点设在城市综合性医院的急救中心。此模式主要适合我国农村及偏远地区。

18.2.3　心脏病急救全过程

心脏疾病种类众多，急救和治疗过程十分复杂，不同阶段有着不同的操作程序。中华医学会急诊医学分会第五届委员会提出的急诊医疗服务体系（EMSS）"三环理论"（院前急救、院内急诊和重症监护治疗全程一体化），将心脏病的救治过程分为三大主要流程[12]：院前急救流程、院内急诊诊疗流程和住院重症监护治疗流程，如图 18-1[13]所示。

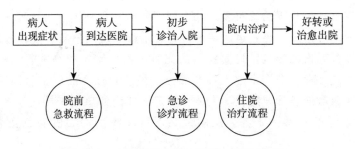

图 18-1　心脏病的急救、诊断、治疗全过程

以心脏病种中常见的急性心肌梗死（AMI）为例，对其急救流程进行具体分析、建模和再造。AMI 是指在冠状动脉病变的基础上发生冠状动脉血供急剧减少或中断，以致相应心肌发生持久而严重的心肌缺血，引起部分心肌缺血性坏死。AMI 是最为严重的心血管急症，其临床特征为发病突然、病情发展快、早期病死率高，常并发心衰、休克与心律失常，是心脏猝死的主要原因，严重威胁着患者的生命。中华医学会心血管病学分会、中华心血管病杂志编辑委员会以及中国循环杂志编辑委员会联合发布的《急性心肌梗死诊断和治疗指南》[14]中指出，AMI 患者在自己发病后，应立即采取以下急救措施：①停止任何主动活动和运动；②立即舌下含服硝酸甘油 1 片（0.6mg），每 5min（分钟）可重复使用。若含服硝酸甘油 3 片仍无效则应拨打急救电话，由急救中心派出配备有专业医护人员、急救药品和除颤器等设备的救护车，将其运送到附近能提供 24h（小时）心脏急救的医院。随同救护的医护人员必须掌握除颤和心肺复苏技术，应根据患者的病史、查体和心电图结果做出初步诊断和急救处理，包括持续心电和血压监测，舌下含服硝酸甘油，吸氧，建立静脉通道和使用急救药物，必要时给予除颤治疗和心肺复苏。尽量识别

AMI 的高危患者（如有低血压（＜100mmHg，1mmHg＝0.133kPa）、心动过速（＞100 次/min）或有休克、肺水肿体征），直接送至有条件进行冠状动脉血管重建术的医院。

　　AMI 患者被送达医院急诊室后，医生应迅速做出诊断并尽早给予再灌注治疗。力争在 10～20min 内完成病史采集、临床检查和记录 1 份 18 导联心电图以明确诊断。对 ST 段抬高的 AMI 患者，应在 30min 内收住冠心病监护病房（CCU）开始溶栓，或在 90min 内开始进行急诊 PTCA 治疗。在典型临床表现和心电图 ST 段抬高已能确诊为 AMI 时，绝不能因等待血清心肌标志物检查结果而延误再灌注治疗的时间。在对 AMI 患者进行诊断时，必须要满足三条 AMI 诊断标准中的两条：①缺血性胸痛的临床病史；②心电图的动态演变；③心肌坏死的血清心肌标记物浓度的动态改变。对于疑似 AMI 患者，医院急诊科应争取在 10min 内完成临床检查，描记 18 导联心电图（常规 12 导联加 V_7-V_9、V_{3R}-V_{5R}）并进行分析，对有适应症的患者在就诊后 30min 内开始溶栓治疗或 90min 内开始直接急诊经皮冠状动脉腔内成形术（PTCA）。询问缺血性胸痛史和描记心电图是急诊科医生迅速筛查心肌缺血和 AMI 的主要方法，对缺血性胸痛和疑似 AMI 的患者的筛查和处理程序，如图 18-2 所示。

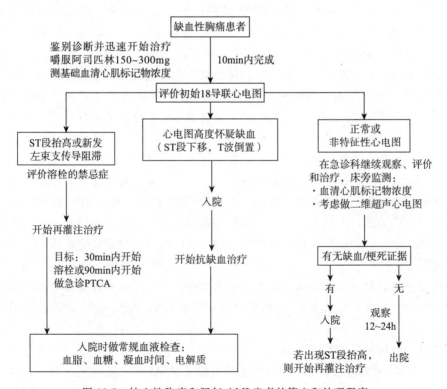

图 18-2　缺血性胸痛和疑似 AMI 患者的筛查和处理程序

（1）缺血性胸痛史：AMI 疼痛通常在胸骨后或左胸部，可向左上臂、颔部、背部或肩部放散；有时疼痛部位不典型，可在上腱部、颈部、下颔等部位。疼痛常持续 20min 以上，通常呈剧烈的压榨性疼痛或紧迫、烧灼感，常伴有呼吸困难、出汗、恶心、呕吐或眩晕等。应注意非典型疼痛部位、无痛性心肌梗死和其他不典型表现，女性常表现为不典型胸痛，而老年人更多地表现为呼吸困难。要与急性肺动脉栓塞、急性主动脉夹层、急性心包炎及急性胸膜炎等引起的胸痛相区别。

（2）迅速评价初始 18 导联心电图：应在 10min 内完成。18 导联心电图是急诊科诊断的关键。缺血性胸痛患者心电图 ST 段抬高对诊断 AMI 的特异性为 91％，敏感性为 46％。患者初始的 18 导联心电图可用以确定即刻处理方针。对 ST 段抬高或新发左束支传导阻滞的患者，应迅速评价溶栓禁忌症，开始抗缺血治疗，并尽快开始再灌注治疗（30min 内开始溶栓或 90min 内开始球囊扩张）。入院时做常规血液检查，包括血脂、血糖、凝血时间和电解质等。对非 ST 段抬高，但心电图高度怀疑缺血（ST 段下移、T 波倒置）或有左束支传导阻滞，临床病史高度提示心肌缺血的患者，应入院进行抗缺血治疗，并做心肌标记物及常规血液检查（同上）。对心电图正常或呈非特征性心电图改变的患者，应在急诊科继续对病情进行评价和治疗，并进行床旁监测，包括心电监护、迅速测定血清心肌标记物浓度及二维超声心动图检查等。二维超声心动图可在缺血损伤数分钟内发现阶段性室壁运动障碍，有助于 AMI 的早期诊断，对疑诊主动脉夹层、心包炎和肺动脉栓塞的鉴别诊断具有特殊价值。床旁监测应一直持续到获得一系列血清标记物浓度结果，评估有无缺血或梗死证据，最后再决定继续观察或入院治疗。部分 AMI 患者心电图不表现 ST 段抬高，而表现为其他非诊断性心电图改变，常见于老年人及有心肌梗死病史的患者，因此血清心肌标记物浓度的测定对诊断 AMI 有重要价值。在应用心电图诊断 AMI 时应注意到超急性期 T 渡改变、后壁心肌梗死、右室梗死及非典型心肌梗死的心电图表现，伴有左束支传导阻滞时，心电图诊断心肌梗死困难，需进一步检查确立诊断[15]。心电图表现可诊断 AMI，在血清标记物检测结果报告前即可开始紧急处理。如果心电图表现无决定性诊断意义，早期血液化验结果为阴性，但临床表现高度可疑，则应以血清心肌标记物监测 AMI。推荐于入院即刻、2～4h、6～9h、12～24h 采血，要求尽早报告结果，或采用快速床旁测定，以迅速得到结果。如临床疑有再发心肌梗死，则应连续测定存在时间短的血清心肌标记物。例如，肌红蛋白、CK-MB 及其他心肌标记物，以确定再梗死的诊断和发生时间。

急性心肌梗死的急救流程如下：

（1）AMI 的院前急救流程。院前急救是指从 AMI 患者发病至患者到达医院的过程中所进行的各种急救诊疗活动的集合，它把最有效的抢救技术用最快速的方法送到发病现场，进行初步诊断和救护，维持患者生命，然后安全地把患者转送到医院急诊室。通过对患者采取有效评估和正确、及时的急救措施，院前急救可以有效减少患者死亡率，为挽救病人生命赢得宝贵时间[16]。AMI 发病早期即处于高危状态，如果院前及时抢救对减少梗塞面积、减少并发症、增加抢救成功率、减少死亡率非常关键。流行病学调查发现，AMI 死亡的患者中约 50％在发病后 1 小时内于院外猝死，死因主要是可救治的致命性心律失常。显然，AMI 患者从发病至治疗存在时间延误，其原因主要由于患者就诊延迟以及院前转运、入院后诊断和治疗准备所需的时间过长，其中以患者就诊延迟所耽误时间最长[17]。AMI 院前急救的基本任务是帮助 AMI 患者安全、迅速地转运到医院，以便尽早开始再灌注治疗；重点是缩短患者就诊延误的时间和院前检查、处理、转运所需的时间。在急救过程中，要时刻遵循"先救命再救伤，维持伤病员基本生命体征，减轻病人痛苦，稳定伤病情，防止再损伤，降低伤残率和死亡率，快速、安全地转送病人"的院前急救原则[18]。

（2）AMI 的院内急诊流程，院内急诊流程是指 AMI 病人经由救护车送至医院后的急诊治疗过程，主要指患者在急诊抢救室接受的各种治疗活动，这些活动包括办理急诊挂号手续，急诊内科医护人员接诊，进行心电图检查，心内科二线医师会诊（确定诊断和进一步的治疗措施），在急诊抢救室进行一般性抢救治疗（主要是持续心电、血压和血氧饱和度监测，建立静脉通道，卧床，镇痛，吸氧，纠正水、电解质及酸碱平衡失调等）。当确定进一步的治疗措施后，病人将进入冠心病监护病房（CCU）进行"溶栓"治疗，或进入"心导管室"进行直接介入治疗，或进入手术室进行冠状动脉搭桥手术治疗，或继续留在急诊抢救室、急诊观察室治疗。将 AMI 的院前急救和院内急诊流程综合起来，可以得到完整的 AMI 急救流程图，如图 18-3 所示。

18.2.4　心脏病急救流程存在的问题

对于任何一名心脏病患者，时间显得尤为重要，有时他们的生命希望就寄托在短短的几分钟内，他们在无医护人员在场的情况下对自身疾病的发生发展感到无助和无奈，产生严重的恐慌心理，急切期盼着医护人员来到现场为其实施救治。医院必须要有一套合理的、可操作性强的心脏病急救流程，争取以最快的速度去救治患者。但是，许多医院当前的心脏病急救流程（院前和院内）是多年来沿袭下来的传统业务流程，多数是让患者去适应流程的各个环节，没有真正意义上的从患者角度安排救治程序，给患者的救治造成一定的负面影响，这与以患者为中心的服务理念形成强烈反差。概括起来，目前的心脏病急救流程存在以下一些问题：

（1）有些患者识别不出患病的症状，所以往往延误了寻求救治的最佳时机，他们常常曲解病症（比如认为胸痛仅仅是由于消化不良的缘故）或者认为症状是短时间的。患者在意识不到自己病情严重性的情况下，可能不去医院救治或者不选择立即电话呼救，而是自己去医院就诊，这样就耽误了急救的时间。

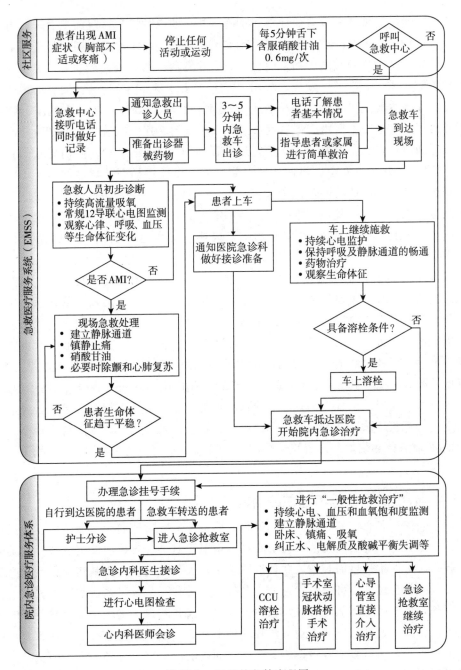

图 18-3　AMI 的急救流程图

（2）医院急救中心的急救电话接线员在接到呼救电话后有时可能没有记录清楚呼救人员所报告的信息（如患者发病地点等），这样回拨电话询问时就会耽误宝贵的时间。

（3）医院急救中心没有形成良好的急救反应机制和管理调配机制。比如，有些人员急救意识不足，责任心不强，不能时刻做好急救准备；急救药品、设备得不到有序管理，调用流程不畅，无法满足迅速、及时的出诊要求。在收到急救电话后，急救中心往往不能及时派出所需的急救出诊人员、设备、车辆等，导致出诊速度缓慢。

（4）急救车在赶往现场或转送回医院的过程中，可能会遇到恶劣天气、修路、堵车等各种意外情况，延误急救车的运送时间。

（5）患者在等待急救车到来的过程中，往往缺少专业人员的治疗指导，患者病情可能会不断恶化，等急救人员赶到往往已经错过急救最佳时间。此外，患者的朋友或家属对患者采取不适当的操作方式，也可能会导致患者病情加重。

（6）有些地方的急救车按照指示把患者迅速转送至距离发病现场最近的某家医院，但是等到达该院后却发现那里没有有效治疗患者病症的条件，急救车又不得不再次将患者运至其他医院，这就对急救造成了很大的延误[19,20]。

以上 6 点原因最直接的后果就是造成患者进门时间过长。所谓进门时间，是指从患者出现症状至到达医院之间所花的时间。虽然心脏病具有发病急、病情进展迅速、死亡率高等特点，但却是可以救治的，治疗成败的关键在于能否尽快、充分和持续地进行病状诊断和急救处理。缩短心脏病患者的"进门时间"，特别是缩短患者就诊延误的时间和院前检查、处理、转运的时间，是心脏病急救流程优化的关键问题。

在患者被转送至医院后，开始进入院内急诊阶段，这一过程中也存在着一些问题：

（1）心脏病急救治疗对专业性和时效性要求很高，因此在患者被送至急诊抢救室后，需要心内科二线医师迅速参加会诊，但是有时这些医师会由于各种原因不能及时赶到抢救室，这会对心脏病的诊断、治疗和预后产生不利影响。

（2）患者在医院急诊抢救室接受的各种抢救治疗，涉及持续心电监测、建立静脉通道、镇痛、吸氧等多项操作，由于不能合理安排，在进行这些治疗活动时很容易出现混乱状况，抢救治疗时间往往比较长，使者病情进一步恶化。

（3）有些医院缺少有效的治疗预案，医务人员需要在急诊抢救室即时决定转送过来的患者接受何种类型的治疗方案，有时甚至还要为此进行讨论，这自然会浪费宝贵的救治时间。

（4）很多医院没有院前治疗的设施及条件，比如针对急性心肌梗死患者，由于缺少院前溶栓的条件，所以经常在患者到达冠心病监护病房（CCU）后才进行溶栓治疗，导致开始溶栓治疗距离病人到达医院的时间比标准时间要长很多（《急性心肌梗死诊断和治疗指南》中规定，对有适应症的病人应在就诊后 30min 内开始溶栓治疗），这无疑会影响患者的及时救治。

18.3　心脏病急救流程优化原则

18.3.1　核心原则

流程优化是对现行业务流程运行模式的再思考和再设计，变化程度大、范围广、风险高。尤其对心脏病急救这种随机性较大、复杂程度高的业务流程来说，在再造实施过程中必须要注意遵循以下几个核心原则[21]：

(1) 以流程为导向的原则。心脏病的急救流程是指为患者提供及时、有效的紧急救治服务而进行的一系列活动的有序集合，它强调急救工作是如何一步步开展的。在心脏病急救流程优化过程中坚持以流程为导向的原则，就是使急救流程优化的目的由过去的以各急救科室和医务人员自身任务为中心改造成以流程为中心。为了贯彻这一原则，医院急救部门必须首先要识别、分析其心脏病的急救流程，然后保证急救参与人员都意识到该流程对患者、医院及其自身的重要性，最后则要认真执行流程优化计划，从流程而不是各急救科室和人员角度去不断分析、优化。

(2) 以人为本的团队管理原则。心脏病急救流程优化不仅要关心流程也要关心参与急救的各类医务人员，医院管理部门要适当下放权力，将决策点置于流程内部，发挥出团队优势，以充分调动每一位急救参与人员在整个流程优化中的积极性。

(3) 以患者为导向的原则。以患者为导向，意味着医院急救部门在判断急救流程的绩效时，是站在患者的角度考虑问题的，时刻将患者放在第一位，努力建立能以最快的速度、最有效的途径对心脏病患者进行急救的业务流程、组织结构和运营机制。必须使各急救参与人员都明白，急救存在的理由就是为患者提供及时、有效的救治服务，而这种服务正是由流程创造出来的。

急救流程优化的三个核心原则是相辅相成的，患者导向决定了流程优化的流程导向，而流程导向又要求医院和急救部门进行团队式管理，这三个原则一环扣一环，紧密相连。

18.3.2　操作性原则

仅靠上述所说的三个核心原则还无法保证心脏病急救流程优化的成功实现，还有一些至关重要的操作性原则需要遵循，这些原则可以指导及再造实施过程中如何避免战术性失误。主要的操作性原则有[22-24]：

(1) 资源集中原则。心脏病急救流程优化是一个有机的总体过程，经常需要调动分散在不同部门、不同地点的各种资源（包括急救医务人员、急救器械、药品以及各种信息技术等）。把这些分散的资源集中起来加以利用，能极大地提高资源的使用效率，促进心脏病急救工作的有效进行，现代计算机网络技术的普遍应用使资源的集中能够得以实现。

（2）信息共享原则。在心脏病急救流程优化过程中，各个急救急诊科室、各类急救医务人员之间都存在着信息交流与共享，信息的共享程度在很大程度上影响着急救工作的效率。必须要遵循信息共享的原则。可以考虑在医院急救部门引入"共享信息管理库"，以"信息单点输入、共享使用"为原则进行急救流程之间的关联，努力消除各科室之间的信息封闭现象，利用医院信息系统增加信息共享内容，扩大各急救急诊科室、医院管理层以及患者的信息共享范围，全面提高信息共享的水平与质量。

（3）根本性优化原则。流程优化的主要任务就是对业务流程进行根本性反省、彻底性优化，再造是建立在对现行心脏病急救流程质疑的基础上，以最大限度满足患者需求为思考的出发点，对现行急救工作方式进行根本性反省和革命性创新。从这个意义上讲，流程优化是一场管理革命。根本性优化不是指表面改进或小修小补现有的流程，而是以提高患者附加价值为主要方向，抛弃旧的运行方式，放弃不适宜的原则和程序，变复杂流程为简化流程，变灰色流程为规范流程，变模糊流程为明确流程，重新建立一个全新的急救流程及与其相应的组织结构和运行机制。

（4）时间性原则。对心脏病急救流程进行再造应该在一定的时间内初见成效，如果时间过长，无论是医院管理层还是普通急救人员都将失去信心，原来的支持者有可能会撤回他们的帮助，原来反对者的反对理由会有说服力，再造计划继续下去所遇到的阻力将会越来越大。

18.3.3　基本方法

流程优化通常需要通过模型再造来实现，一般在建立流程模型后，通过对模型进行分析和优化得到再造后的流程模型，接着实施该模型，从而实现流程优化。应首先建立基于 Petri 网的心脏病急救流程模型，并在此模型基础上进行分析、优化与再造。流程优化方法主要有以下两种：第一种方法是利用消除、整合、简化、改变、增加等思想从结构上去优化，以提高整个急救流程的合理性和有效性；第二种方法是根据 Petri 网关联矩阵理论，详细分析判断急救流程各项活动之间的关系，进而提出再造的思路，最终实现急救效率改进的目的[25]。

流程优化主要有下列三种思路：一是对流程各作业任务本身进行再设计，使其在形式、内容、执行效率等方面有新的突破；二是对流程各作业任务间的关系进行重新组织，使其在次序、侧重点、衔接关系等方面有新的突破；三是流程各个作业任务执行者的调整，如合并整合部门、设立专责部门等。具体说来，有以下 8 种常用的方法[26,27]。

（1）消除（Eliminate），即消除部分冗余的流程作业任务，以提高流程执行的准确性和效率。废除对服务增值无效的冗余环节，是这一策略的主要任务，流程优化应把主要精力放在这上面。

（2）整合（Integrate），也叫合并，是将原来分散在不同职能科室、由多名专业人员完成的几项作业任务，压缩成一个相对独立的流程作业任务，由一个人或一个团队来完成。

（3）简化（Simplify），将原来繁杂的、庞杂的作业任务，去繁就简，强化关键作业。简化可以分为三种类型：一是成本导向的流程简化，通过成本分析，识别并减少那些诱致投入增加或成本上升的因素；二是时间导向的流程简化，特别是注重对整个流程中各环节占用时间以及各环节间的协同时间进行量化分析；三是客户导向的流程简化，以满足客户为前提，在不影响技术规程的基础上简化工作程序或环节，尽可能减少非服务性的工作。

（4）细化（Specify），将原来集中于专业人员或单一部门的流程作业任务，扩散融入更大的范围和更加深入、具体的执行环节之中。细化的出发点是为了能够直接面对客户，提高客户满意度。在再造过程中，如果细化运用得好，会收到意想不到的效果。

（5）改变（Change），指对流程作业任务间的关系进行重新处理：一是改变原流程中作业任务的先后顺序，产生一个高效运作的新流程；二是改变作业任务间的逻辑关系，将原流程作业任务间的串联式改为并联式，并运用"并行工程"提高流程的运作效率。

（6）增加（Increase），根据流程优化的需要，增加相应的部门、项目或制度等。这本身即是对作业任务的改进和完善，将会大大促进整体流程作业效率和效益的提高。

（7）信息化（IT Improvement），通过信息技术手段，优化、改进传统流程。

（8）综合法（Comprehensive Method），综合运用上述 7 种或其中部分方法，进行流程优化。

以 AMI 的急救流程为例，采用上述基本方法进行优化再造。通过详细分析 AMI 的急救流程，并考虑到实际情况，可以采取以下措施对流程进行再造。

（1）电话急救。在患者或其家属呼叫急救中心至急救车到达现场之前，可以增加一项流程：电话救治[28]——院前急救人员出发后应积极主动与患者沟通，医生有责任指导患者或其身边人员在急救人员未到来前实施自救措施，可为院前急救人员抢救患者赢得宝贵时间。急救人员上车后及时用车载无线电话与患者或其家属取得联系：第一，告知患者或其家属，急救车辆和医护人员已出发，大约多长时间到达现场，安慰患者，消除其焦虑情绪；第二，迅速简要了解患者病史，发病时间、原因、神志及既往健康状况，并通过电话指导其家属减少搬动患者，使患者卧床休息，头偏向一侧，防止呕吐物阻塞气道和病情恶化[29]；第三，急救人员在告知的同时，要叮嘱患者及其家属不要占用该部电话，以便急救人员与其随时联系，顺利到达现场[30]。

（2）无线远程医疗系统。该系统是通过各种便携式的无线通信设备将病人的生理信号实时、快速、准确地传送到医疗中心，并且得到医疗中心专家的指导。将该类系统用于对心脏病患者的急救，可以快捷地向医院传送患者心电信号，使专家对急救工作进行实时指导。在急救车回医院的途中，通过各种便携式的无线通信设备将患者心电图数据同步传回医院，这样医院的医生就可提前一段时间了解了患者病情，同时可以据此制订出救护方案，做好接诊准备；这段时间虽然比较短，但是从医学上讲，AMI 这样的突发病状，前几分钟的抢救最为关键，有效利用发病最初的这段时间，对整个急救过程非常重要。同时，医院的医生也可以及时向救护车上的紧急救援人员提供救治建议[31]。

（3）跨职能工作小组。在医院急诊部成立跨职能工作小组，该小组由相关急诊科医师、心内科治疗专家、护理人员以及部分医院管理人员组成，目的是在患者转送至医院后能够在最短的时间内开展工作小组的工作，以提供及时的急救服务，缩短患者等待治疗时间[32]。

（4）并行处理某些急救流程。在 AMI 患者院内急诊过程中，急诊抢救室中的各项治疗活动按照一定顺序依次进行，这样会花费很长的时间，患者的病情可能会不断恶化。可以考虑将这些本来串行的活动并行起来，以提高效率。比如，在急诊内科医生接诊后同时进行心电图检查和心内科医师会诊这两个环节，将并行处理，以改进时间利用效率。

（5）信息技术的使用。AMI 急救流程优化必须依靠相关信息系统和信息技术的支持，在进行流程优化过程中，可利用信息技术使院前急救和院内急诊环节做到信息共享，随时保持联系，同时在进行具体某项急救活动时利用信息技术也可以简化该活动的作业程序和减少不必要的中间步骤，以缩短急救操作时间，提高急救效率。

18.4　基于 Petri 网的心脏病急救流程优化

18.4.1　Petri 网

经典 Petri 网是一个具有两类结点的有向图，这两类结点称为库所（Place）和变迁（Transition）。结点之间由有向弧（Directed Arc）连接，并且同类结点之间的连接是不允许的。通常库所用圆圈（○）表示，变迁用（□）或（｜、—）表示，在任何时候库所中有 0 个或者多个托肯，用（·）表示托肯，如图 18-4 所示。

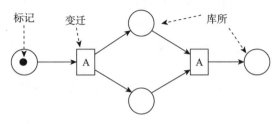

图 18-4　Petri 网的表示

Petri 网以现实为依据，尊重资源有限的事实，所以代表资源分布的标识 M 只能为每个库所指定有限多个资源，而库所的容量也是有限的，按定义允许有些库所

的容量为 ω，这只是表明这些库所的容量不会对系统的行为构成限制。业务流程可以拆分成一系列有序活动的基本元素，这些基本元素分成四种基本结构——顺序结构、并行结构、选择结构和循环结构，包括在 Petri 网模型中，主要利用顺序、并行和选择结构对心脏病急救流程进行建模、分析和再造[33-35]。

（1）顺序结构。任务是一个接一个地执行，如果两个任务被顺序执行，它们之间通常有明确的依赖关系。顺序结构是业务流程当中最为常见，也是最简单的一种逻辑结构。从总体上看，一般的业务流程都有一定的顺序安排，每个具体的环节都有其特定的次序。比如心脏病的急救流程，从总体上看就是按照一种"顺序"进行。顺序结构用于任务之间的诱发关系，可以用库所来建模，在任务之间增加库所，表示任务之间的诱发关系，例如 C2 就是任务 A、B 之间的诱发条件，即任务 A 的后置条件和任务 B 的前置条件，如图 18-5 所示。

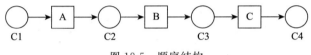

图 18-5　顺序结构

（2）并行结构。并行结构表示多个任务之间的次序无关紧要，但是这些任务都完成后，才能接着执行新的任务。两个任务可以并行执行，既可以同时也可以按任何次序执行，为了建模，需要用"与分"和"与汇"两个控制任务。并行结构在业务流程中的广泛应用是十分关键的，它代表了多个工作可以同时实施的情况。心脏病急救流程优化当中一个重要的任务就是要通过设计新流程来提高急救部门并行处理事务的能力，因为好的并行能力可以大大提高急救效率，缩短急救时间，提高急救人员对患者病情变化的反应能力。Petri 网图示中的并行关系显示并行是描述某一条件满足导致多种事件的同时发生，表达了业务流程中活动发生的条件。通过 Petri 网的特性知道，Petri 网是对活动中并发控制的有效描述工具，是对事件间的"不依赖"关系的描述，是客观存在的，通过在具体的业务流程中改变流程或者引入信息技术来实现并行处理。在图 18-5 中加入两类控制任务对应的变迁"与分"和"与汇"，虽然使得模型变得大一些，但是概念描述得十分明了，当"与分"发生后，任务 B 和 C 同时被授权，表示并行的任务开始，只有当两个任务都完成后，"与汇"被授权，表示并行任务结束，如图 18-6 所示。

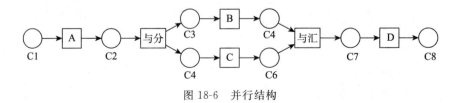

图 18-6　并行结构

（3）选择结构（条件结构）。两个任务是互斥的，一旦一个任务执行了，另一个任务就无法执行，也称为条件结构，用于多选一的情况模型。同样的此时需要用"或分"和"或汇"两个控制任务。通过对实际工作流程的分析，在考虑选择流程时要考虑两种情况：非确定性选择和确定性选择。在非确定性选择流程中，分支任务的选择由工作流程的环境决定，如时间到期与不到期，"或分"和"或汇"构造块用库所来建模；而确定性选择结构中分支任务的选择由案例的属性决定，如领导审批与否或者某项属性值是非正还是非负，"或分"和"或汇"构造块用变迁来建模。在 Petri 网图示的选择关系中，可以得到选择关系是描述在多种变迁中有效选择以便达到事件的发生，表达了业务流程中如何选择业务活动发生的条件。选择结构在不同的实例中可能会选择不同的分支任务，具体的选择依赖于实例当前的属性，如图 18-7 所示。

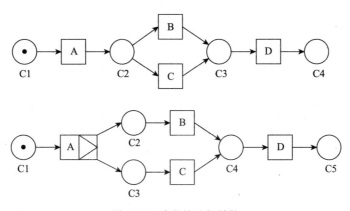

图 18-7 确定性选择结构

（4）循环结构。某些特殊的情况下，若干环节重复两次或者两次以上而形成一个流程环路。比如，在实际的企业活动过程中经常会出现某些活动的循环，尤其是在生产子流程中，通常循环的过程就是整个子流程的关键与核心。在实际活动中，不可能进行无休止的循环，当循环满足一定的条件时将跳出。循环结构可以使用"或分"来建模，因为是根据循环结束条件判断结果是否满足来决定后续任务的。"或分"变迁决定任务 B 是否要多次执行，此处任务 B 至少要执行一次，类似于高级语言中的循环结构，循环体可以执行 0 次或者多次。循环结构如图 18-8 所示。

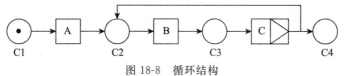

图 18-8 循环结构

18.4.2 模型构建

（1）起点的选择，心脏病急救的主要目的是救治患者，是以患者为中心的体现。在急救流程中，Petri 网模型的起点就是患者出现某类心脏病症状。

（2）扩展，对急救流程中的每一项活动进行扩展，使活动及其表现方式得以体现出来，从而形成该活动的后续活动选择方式。

（3）Petri 网模型中的箭头与方向，急救过程中，各项具体活动的产生都需要有一定的条件，也即整个流程是有一定逻辑关系的。按照这些活动发生的条件将它们联系在一起，利用模型中的箭头和方向正确表示流程的逻辑关系。

（4）转换，Petri 网业务流程建模方法为：首先确定起点；然后将急救流程中的活动扩展，得到具体的流程单元；根据流程的逻辑关系，在 Petri 网模型中添加箭头和方向；最后遍历整个急救流程图，即可得到转换模型。根据上述的转换过程，可以将图 18-3 的 AMI 急救流程转换成相应的一个 Petri 网模型，如图 18-9所示。

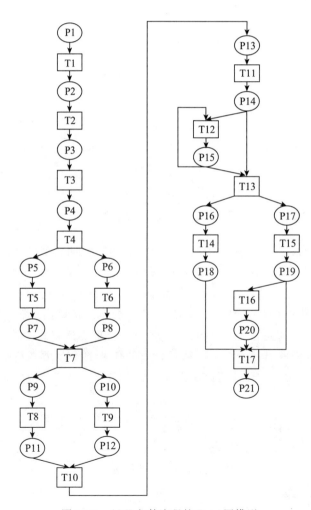

图 18-9　AMI 急救流程的 Petri 网模型

　　AMI 急救流程的 Petri 网模型中，P 代表各类库所，T 的具体属性如表 18-1 所示。

表 18-1　AMI 院前急救流程模型中各类变迁及其属性

变迁元素	元素的属性	变迁元素	元素的属性
T1	患者出现症状	T10	急救车到达现场
T2	自我判断或治疗	T11	急救人员初步诊断
T3	呼叫急救中心	T12	急救处理
T4	急救中心接听电话，做好记录	T13	患者上车
T5	通知急救出诊人员	T14	通知医院急诊科急诊
T6	准备出诊用物	T15	车上继续施救
T7	3～5 分钟内急救车出诊	T16	车上溶栓
T8	电话了解患者基本情况	T17	抵达医院，开始院内治疗
T9	指导患者或家属进行治疗		

18.4.3　模型验证

1. Petri 网基本性质验证

　　由于基于 Petri 网建立心脏病急救流程模型，因此需要从 Petri 网的角度来对模型进行验证，通过分析模型的主要性质（可达性、有界性和活性）来说明该模型是基本正确及有意义的[36]。

　　（1）可达性，当一个 Petri 网对于给定的初始标识 M_0 和目标标识 M 存在一个发射序列 σ，可以使 M_0 变迁为 M，则称 M 是从 M_0 可达的，用 $M_0 \xrightarrow{\sigma} M$ 表示。其中 $\sigma = t_1$，t_2，$\cdots$，t_n，所有可达标识的集合称为可达集合，用 $R(M_0)$ 表示。Petri 网的可达性问题即是寻找是否存在 $M \in R(M_0)$。可达性及可达标识集合定义的形式化描述如下：设 Petri 网 $\Sigma = (S, T; F)$，若 $\exists M_1$，M_2，$\cdots$，M_K 使得：$\forall 1 \leqslant i \leqslant k$，$\exists t_i \in T$：$M_t [t_i > M_{t+1}$，则称变迁序列 $\sigma = t_1$，t_2，$\cdots$，t_n 在 M_1 下是使能的，M_{k+1} 是从 M_1 可达的，记作 $M_1 [\sigma > M_{k+1}$。设 Petri 网 $\Sigma = (S, T; F)$ 初始标识为 M_0，令 $R(M_0)$ 为满足下列两个条件中的最小集合：$M_0 \in R(M_0)$，若 $M \in R(M_0)$，且 $t \in T$ 使得 $M [t > M'$ 则 $M' \in R(M_0)$，则称 $R(M_0)$ 为 Petri 网 Σ 的可达标识集合。

　　（2）有界性，称 Petri 网 $\Sigma = (S, T; F)$ 是有界的（安全的），当且仅当 $\forall M \in R(M_0)$，$\forall p \in P$，$\exists k \geqslant 0$，使得：$M(p) \leqslant k$，$(k = 1)$。对于 Petri 网，若存在一个整数，使得 M_0 的任何一个可达标识的每个库所中的每个标记数都不超过 k，则称 Petri 网有界；若 $k = 1$，则称此 Petri 网为安全的。这种网的每个库所或有一个标记，或没有标记。容易验证图 18-9 中的 Petri 网是安全的。

　　（3）活性，称 Petri 网 $\Sigma = (S, T; F)$ 具有活性，当且仅当 $\forall M \in R(M_0)$，$\forall t \in T$，$\exists M' \in R(M_0)$，使得 $M'[t > M_0$。如果每个 $t \in T$ 具有活性，则称 Σ 为活的 Petri

网。容易验证，图 18-9 中的 Petri 网是活的。

2. 正确性及合理性验证

验证心脏病急救流程 Petri 网模型正确性及合理性时，可以将该模型看作一种工作流模型，通过基于 Petri 网工作流模型的正确性、合理性验证方法来进行分析。心脏病急救流程模型的正确性、合理性是基于模型对流程优化这一前提条件，它需要保证模型不存在结构上或行为上的死锁，杜绝可能造成流程不能正常完成的现象发生，即需要对 Petri 网模型进行正确性验证；同时也需要从一般模型分析的角度来证实模型完成其功能的有效性，即需要对模型进行合理性证实。只有这两个方面都符合，才能说这个模型是正确的、合理的。在这里，模型的正确性是最根本的，它对心脏病急救过程目标的完成有着重要影响。正确性有两方面的含义：一方面是指急救流程模型结构上的正确性，就是说模型是安全的、无死锁的；另一方面是指模型在语义上的正确性，就是说在完成目标上是与实际急救过程等价的[37]。

（1）正确性验证。正确性分析主要指模型结构上的正确性，即模型是活的，安全的，无死锁的。依据 Petri 网的数学特性，分析模型结构是否合理，是否存在潜在的问题。Petri 网的定义要求模型中元素的连接只能是库所与变迁相连，而不能出现库所与库所、变迁与变迁相连的情况，也不能出现孤立元素（多余或不完整的信息），这些要求通过观察就能看出是否满足，图 18-9 模型满足 Petri 网的基本要求[38]。在对心脏病急救的工作流模型进行正确性分析时，首先要判定用 Petri 网描述的该工作流模型在结构上是正确的，工作流网的静态结构特征，即 WF 中存在两个特殊的库所：库所 i 是输入库所，即 $*i=\varnothing$；库所 o 是输出库所，即 $o*=\varnothing$。如果在 PN 的库所 o 和 i 之间增加一个变迁 t^*，使得 t^* 连接库所 o，即 $t^*=\{o\}$ 且 $t^*=\{i\}$，则得到的扩展网 WF_net 是强连通的。另外，作为工作流模型还应该满足以下两个条件：任何情况下工作流网都能够最后终止，并且终止时只有库所 o 有一个托肯，其余库所都是空的；不能存在死变迁。以上两个附加条件就是工作流网的正确性特征，由此得出工作流网正确性的定义如下：基于工作流网建立的工作流模型是正确的，当且仅当：对每个从初始标识 M_0 可达的标识 M 必存在一个从 M 到 M_e（令 M_e 表示仅库所 o 含有一个托肯的终止标识）的触发序列。即 $\forall M$ $(M_0 \xrightarrow{\sigma} M) \Rightarrow (M \xrightarrow{\sigma'} M_e)$，$M_e$ 是唯一正常结束标识，即：$\forall M$ $(M_0 \xrightarrow{\sigma} M \wedge M \geqslant M_e) \Rightarrow (M=M_e)$，不存在死变迁，即 $\forall t \in T$，$\exists M$，M'：$M_0 \xrightarrow{\sigma} M \xrightarrow{\sigma'} M'$，正确性反映了工作流网的动态行为特性，保证了工作流网能够最终到达结束状态；说明当终止库所 o 含有一个托肯时，工作流网即结束运行，并且此时其余库所都不能含有托肯，前两个条件结合起来保证了工作流网的正确终止；要求工作流网不能存在无法使能的变迁。工作流网的正确性与活性和有界性密切相关，为此，需要将工作流网 $\Sigma=(S,T;F)$ 扩展为 $\overline{\Sigma}=(\overline{S},\overline{T},\overline{F})$，其中 $\overline{S}=S$，$\overline{T}=T\cup\{t^*\}$，$\overline{F}=F\cup\{\langle o,t^*\rangle,\langle t^*,i\rangle\}$，$t^*$ 是连接 o 和 i 的附加变迁[39]。由此可以得出一个工作流网 Σ 是正确的，当且仅当 $\overline{\Sigma}$ 是活的和有界的。图 18-9 的心脏病急救流程 Petri 网模型是活的和有界的，该模型是正确的。

（2）合理性验证。验证 Petri 网模型的合理性算法，可以将其应用到心脏病急救流程 Petri 网模型的验证过程中，具体步骤如下：把 Petri 网模型图中的每个库所和变迁都加上标识 0，表示该库所或变迁不可达。让标记（托肯）按照原始流程图的顺序遍历每个库所和变迁，遍历过的库所和变迁的标识由 0 变为 1，表示从不可达变为可达；同时用两个队列 A、B 分别记住 S（前置）为空的库所和 s（后置）为空的库所。遍历直到汇库所里出现标记（托肯）或者没有变迁可以执行时结束。$L(X)$ 表示队列长。如果 $L(A)=0$，则表示被检验的流程模型无开始库所，不合理；$L(A)>1$ 表示被检验的流程模型开始库所不唯一，不合理；$L(B)=0$，表示被检验的流程模型无汇库所，不合理；$L(B)>1$ 表示被检验的流程模型汇库所不唯一，不合理；如果 $L(A)=L(B)=1$，那么继续下面的检验。遍历完毕时，如果还有标识为 0 的库所，则表示被验证的工作流图中有不可达库所，不合理，并在图中显示不可达的库所；如果还有标识为 0 的变迁则表示被验证的流程模型中有不可达变迁，也不合理，在图中显示不可达的变迁。检查汇结库所标识。如果标识为 0，则表示被验证的流程中有死锁，不合理；否则检查汇结库所第一次有托肯时的状态，该状态下如果存在具有托肯的非汇结库所，则表示过程结束时过程中仍有标记，模型不合理；否则说明被检验的流程模型是合理的。该合理性验证算法可以检查出过程中存在的各种语法和语义上的错误：开始库所、结束库所不唯一，死锁，结束状态不正确等问题，从而确保了过程的正确性。实际心脏病急救流程建模过程中，活动的数目一般不会很多（少于 100 个），而且可以通过划分子过程的方法把复杂过程简化，所以被检验的流程模型中活动数目一般少于 100 个，不存在计算上的指数爆炸问题。

18.5　案例分析

18.5.1　流程优化实施方案

以 AMI 的急救流程为例，说明基于 Petri 网关联矩阵的流程优化实施方案。针对图 18-9 的 AMI 急救流程 Petri 网模型实施上述算法，得到系统网及子网的相应关联矩阵，如表 18-2 所示。

表 18-2　关联矩阵

	$t1$	$t2$	$t3$	$t4$	$t5$	$t6$	$t7$	$t8$	$t9$	$t10$	$t11$	$t12$	$t13$	$t14$	$t15$	$t16$	$t17$
$p1$	−1	0	0	0	0	0	0	0	0	0	0	0	0	0	0	0	0
$p2$	1	−1	0	0	0	0	0	0	0	0	0	0	0	0	0	0	0
$p3$	0	1	−1	0	0	0	0	0	0	0	0	0	0	0	0	0	0

（续）

	t1	t2	t3	t4	t5	t6	t7	t8	t9	t10	t11	t12	t13	t14	t15	t16	t17
p4	0	0	1	−1	0	0	0	0	0	0	0	0	0	0	0	0	0
p5	0	0	0	1	−1	0	0	0	0	0	0	0	0	0	0	0	0
p6	0	0	0	1	0	−1	0	0	0	0	0	0	0	0	0	0	0
p7	0	0	0	0	1	0	−1	0	0	0	0	0	0	0	0	0	0
p8	0	0	0	0	0	1	−1	0	0	0	0	0	0	0	0	0	0
p9	0	0	0	0	0	0	1	−1	0	0	0	0	0	0	0	0	0
p10	0	0	0	0	0	0	1	0	−1	0	0	0	0	0	0	0	0
p11	0	0	0	0	0	0	0	1	0	−1	0	0	0	0	0	0	0
p12	0	0	0	0	0	0	0	0	1	−1	0	0	0	0	0	0	0
p13	0	0	0	0	0	0	0	0	0	1	−1	0	0	0	0	0	0
p14	0	0	0	0	0	0	0	0	0	0	1	−1	−1	0	0	0	0
p15	0	0	0	0	0	0	0	0	0	0	0	0	1	−1	0	0	0
p16	0	0	0	0	0	0	0	0	0	0	0	0	1	−1	0	0	0
p17	0	0	0	0	0	0	0	0	0	0	0	0	1	0	−1	0	0
p18	0	0	0	0	0	0	0	0	0	0	0	0	0	1	0	0	−1
p19	0	0	0	0	0	0	0	0	0	0	0	0	0	0	1	−1	−1
p20	0	0	0	0	0	0	0	0	0	0	0	0	0	0	0	1	−1
p21	0	0	0	0	0	0	0	0	0	0	0	0	0	0	0	0	1

针对表的关联矩阵，得到下面 8 个子网，它们的关联矩阵如表 18-3 所示。

表 18-3　8 个子网的关联矩阵

子网 1 的关联矩阵

	t4	t5	t7
p5	1	−1	0
p7	0	0	−1

子网 2 的关联矩阵

	t4	t6	t7
p6	1	−1	0
p8	0	1	−1

子网 3 的关联矩阵

	t7	t8	t10
p9	1	−1	0
p11	0	1	−1

子网 4 的关联矩阵

	t7	t9	t10
p10	1	−1	0
p12	0	1	−1

子网 5 的关联矩阵

	t10	t11	t13
p13	1	−1	0
p14	0	1	−1

子网 6 的关联矩阵

	t13	t14	t17
p16	1	−1	0
p18	0	1	−1
p21	0	0	1

子网 7 的关联矩阵

	t13	t15	t17
p17	1	−1	0
p19	0	1	−1
p21	0	0	1

子网 8 的关联矩阵

	t15	t16	t17
p19	1	−1	0
p20	0	1	−1
p21	0	0	1

上述的 8 个 Petri 子网表达了 AMI 院前急救流程可以由 8 个相对独立的并具有一定目标的活动集合组成。从构造院前急救流程的 Petri 网模型可知，p_i ($i=1$, $2,\cdots,m$) 表示对 AMI 患者进行急救的过程中所用到的各种资源或条件，t_j ($j=1$, $2,\cdots,n$) 表示流程中的急救活动或事件。按照关联矩阵所表达的四种关系，可以从上面的 8 个子网中找到子网间的冲突和同步关系。

（1）活动间的冲突关系，在表 18-4 的子网 7 和子网 8 中，子网 7 要实现 t17 活动（或者说要达到 $t17$ 的条件），需要调用库所 $p19$ 中的资源（急救人员、急救设备等），子网 8 要实现 $t16$ 活动，也需要调用库所 $p19$ 中的资源。子网 7 和子网 8 在资源利用上发生冲突，即子网 7 关联矩阵中的 $p19$ 行、$t17$ 列和子网 8 关联矩阵中的 $p19$ 行 $t16$ 列的值同为 "-1"。表 18-4 说明了子网 7 和子网 8 之间的冲突关系。

表 18-4　子网间的冲突表

库所	变迁	子网 7	子网 8
$p19$	$t16$		√
	$t17$	√	

（2）活动间的同步关系，子网 1 中，活动 $t7$ 的发生需要调用库所 $p7$ 中的资源，子网 2 中，活动 $t7$ 的发生同样需要调用 $p8$ 中的资源。子网 1 和子网 2 在资源的调用上出现同步，即在子网 1 关联矩阵中的 $p7$ 行、$t7$ 列与子网 2 关联矩阵中的 $p8$ 行、$t7$ 列的值同为 "-1"。同理，可以得出其他子网间的同步和冲突关系，子网间的同步关系如表 18-5 所示。

表 18-5　子网间的同步表

变迁	库所	子网 1	子网 2	子网 3	子网 4	子网 6	子网 7	子网 8
$t7$	$p7$	√						
	$p8$		√					
$t10$	$p11$			√				
	$p12$				√			
$t17$	$p18$					√		
	$p19$						√	
	$p20$							√

子网 1、子网 2 在变迁 $t7$ 处同步，子网 3、子网 4 在变迁 $t10$ 处同步，子网 6、子网 7 和子网 8 在变迁 $t17$ 处同步。AMI 的院内急诊流程关联矩阵，如表 18-6 所示。

表 18-6　关联矩阵表

	$t1$	$t2$	$t3$	$t4$	$t5$	$t6$	$t7$	$t8$	$t9$	$t10$	$t11$
$p1$	-1	0	0	0	0	0	0	0	0	0	0
$p2$	1	-1	0	0	0	0	0	0	0	0	0
$p3$	0	1	-1	0	0	0	0	0	0	0	0
$p4$	0	0	1	-1	0	0	0	0	0	0	0
$p5$	0	0	0	1	-1	0	0	0	0	0	0
$p6$	0	0	0	0	1	-1	0	0	0	0	0
$p7$	0	0	0	0	0	1	-1	0	0	0	0
$p8$	0	0	0	0	0	0	1	-1	-1	-1	-1
$p9$	0	0	0	0	0	0	0	1	1	1	1

$p9$ 行有 4 个 "1"，相应的变迁分别为 $t8$、$t9$、$t10$、$t11$，可知 $t8$、$t9$、$t10$、$t11$ 所代表的活动为选择关系，即四者中只要有一个被触发，$p9$ 就会收到令牌。对于选择关系，其所代表的含义是：医务人员在急诊抢救室对 AMI 患者进行 "一般性抢救治疗" 后，根据前面的治疗效果、患者病情稳定情况以及医院实际条件等从四种下一步治疗方案（CCU 溶栓治疗、心导管室直接介入治疗、手术室冠状动脉搭桥手术治疗、急诊抢救室继续治疗）中任选一种继续治疗。

心脏病急救流程进行再造优化需要找出急救过程中的各项独立活动，并要搞清楚它们之间的关系，这是实现流程优化的一个基本出发点。通过上述的分析过程，我们可以得出 AMI 急救流程 Petri 网模型中各子网间的冲突和同步关系，从而刻画了急救流程各项活动间的关系。即一个子网表达了急救过程中可以独立运行并实现一定目标的活动集合，在为实现目标的过程中，作为急救过程中的不同活动集合（子网），一旦在子网间出现冲突，表明在各自进行活动时产生资源调度方面的竞争；一旦出现子网间的同步，表明各自进行活动时并非完全独立，而是产生了相互之间的依赖关系，这种关系可能表现在资源的依赖或条件的依赖。心脏病急救流程在整体上是一种顺序过程，对它的优化可以大幅度提高整个急救流程的评价指标如急救完成时间、资源利用率、患者满意度等。通常采用合并和并行方法对该 Petri 模型中的顺序过程进行具体优化再造[40]：

（1）合并优化，当过程 1 和过程 2 是紧邻的两个任务并且它们需要同一个资源完成时，合并这两个过程为一个新过程 3。合并省去了不必要的交接手续，可以节约成本以及操作时间，这点对于心脏病急救来说是十分重要的。

（2）并行优化，如果过程 1 的执行结果不构成过程 2 执行的必要条件，改顺序执行为并行执行。因为并行执行可以缩短作业任务的平均完成时间，提高办事效率。

以上两种优化方法实施的前提是对原有流程进行严格的考察，在确保执行优化操作不会影响后续流程同时也不会产生冲突的情况下方可实施。以上两种方法实施优化的参考算法：检验已输入过程的合理性；如果通过验证，则提示 "过程合理性验证已通过"，执行步骤 2；如果不能通过验证则提示 "过程不合理，请修改合理之后再进行优化"，算法结束。检验过程中的主要指标：平均完成时间、平均等待时间、资源利用率。找出过程中的顺序结构；如果没有找到，算法结束，否则执行步骤 4，如图 18-10 所示。

如果 A 和 B 由同一个资源完成，合并 A 和 B 为 B，如图 18-11 所示。

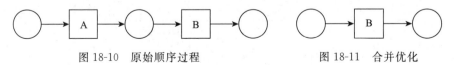

图 18-10   原始顺序过程　　　　　　　　　　图 18-11   合并优化

如果 A 和 B 由不同的资源完成，且 A 的后置条件不构成 B 执行的前置条件，那么把顺序结构改为并行结构，如图 18-12 所示。

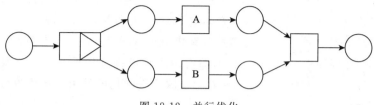

图 18-12　并行优化

这种优化方法的定义相对简单，但是运用时要注意以下几点：

（1）合并优化与并行优化的顺序。当进行具体优化时应该遵守先合并后并行的原则，因为先合并优化不会影响后续优化的并行性，同时又可最大限度的整合流程来进行并行优化；如果先并行优化，则对于并行问题的合并难度会增大。

（2）要和实际情况相适应。数学模型的应用永远要围绕实际问题，只顾模型数据不管实际情况的分析是没有实际应用价值的[41]。

18.5.2　流程优化效果评价

1. 评价方法

在医疗服务质量方面本次研究拟采用的评价指标主要有：患者出院后 30 天内再入院率、手术感染与合并症的发生率等。在医疗服务效率方面的评价指标主要有：普通外科及研究病种平均住院日、收治患者的数量、患者人均住院费用、普通外科及研究病种医疗业务收入等。采用横向与纵向对比相结合的方法对急救流程优化再造的效果进行评价。横向对比评价是指在全部落实各项优化再造措施的病例与未落实或部分落实优化再造措施的病例之间进行的急救服务质量、效率和费用的对比评价，纵向对比评价则是对研究急救部门实施急救流程优化再造方案前后的急救服务质量、效率和费用进行对比评价[42]。

2. 评价标准

（1）流程的表现情况，包括流程的循环期、急救服务成本和管理成本、资源消耗、急救服务的差错率、病人和员工满意度等。也可以使用住院死亡率、抢救失败率、出院 30 日内因相同原因再入院率、计划外重返冠心病监护病房率、平均住院日、平均住院费等指标。

（2）医院信息系统的表现情况。

（3）服务效率指标，包括节约事务或操作时间，简化工作手续，缩短病人无效等待时间，提高医院效益等。

（4）全局性、科学性与创新性，全局性要求从更好地满足患者需求的最终目标出发，从整体上确认医院的作业流程，追求医疗服务的全局优化，而不是局部最优，即医院个别任务效率的提高。科学性要求医院流程优化与再造项目在定义、测量、分析、改进及控制的过程中，应充分使用科学的方法开展工作，说明问题有理有据，并充分考虑病人利益。创新性要求项目在发现问题、分析问题及解决问题的过程中，发挥创新精神，充分应用新理论、新方法和新技术。确定院内反应时间（响应时间）、急救半径、现场处置率、院前死亡率和院前救治有效率。提取时间Petri 网模型中涵盖的时间信息，针对原有流程和流程优化后心脏病急救流程总体时间减少的程度进行对比评价，从宏观上反映流程优化的效果。流程执行时间减少率 R 的定义如下：

$$R = \frac{O_t - I_t}{O_t} \times 100\%$$

式中，O_t 为流程优化前流程所需的时间，I_t 为流程优化后流程所需的时间。通过流程时间减少率 R 的大小评价原有流程的复杂程度，缩短流程时间周期的方法有以下几种：

（1）通过减少流程数量或者使流程并行的方法进行改进。

（2）发现和删除所输出结果没有明确客户的流程，这样能将有限的资源投入到其他流程中去，在总体上能缩短流程的周期。

（3）简化流程执行过程中的重复控制，将流程中冗余的控制点予以删除。

18.6 小结

采用 Petri 网对心脏病急救流程进行建模分析，首先对心脏病急救流程中的全过程以及特点进行了分析，并指出存在的问题，在此基础上提出心脏病急救流程优化原则，构建基于 Petri 网的心脏病急救流程优化模型，并以案例验证模型的有效性。

参考文献

[1] 陈峰. 新型急救医学模式与急诊工作流程重组的实践 [J]. 现代医院管理，2004（2）：29-30.

[2] Tony J O'Connell, et al. Clinical process redesign for unplanned arrivals in hospitals [J]. The Medical Journal of Australia, 2008, 188 (6): 18-22.

[3] Litvak E, Resar R. Optimizing patient flow: moving patients smoothly through acute care settings [J]. Journal of Evaluation in Clinical Practice, 2003, 14 (6): 941-972.

[4] Edwin D Boudreaux, Erin L O'Hea. Patient satisfaction in the emergency department: a review of the literature and implications for practice [J]. The Journal of Emergency Medicine, 2004, 26 (1): 13-26.

[5] 越茂林. 浅谈院前急救 [J]. 临床杂志，2008，17（8）：170-171.

[6] 关若珊. 院前急救的特点与护理 [J]. 中国民康医学，2007，19（9）：807-808.

[7] 张芸，姚波. 院前急救工作的特点及应对措施 [J]. 中国社区医师，2007，9（21）：229.

［8］　张愉. 探路国外先进急救体系［J］. 当代医学，2007（9）：36-40.

［9］　Thomas Fleischmann，Gordian Fulde. Emergency medicine in modern Europe［J］. Emergency Medical Australasia，2007（19）：300-302.

［10］　马玉英. 我国院前急救模式探讨与展望［J］. 中国保健医学研究版，2008，16（23）：1083-1084.

［11］　邓艳华，胡壮俐，辜艳，等. 院前急救模式发展方向探讨［J］. 西部医学，2008，20（5）：1067-1069.

［12］　王晓静，刘松岩. 对乌鲁木齐市院前急救网络运行机制的思考［J］. 新疆医学，2008（38）：221-224.

［13］　马谢民，杨新春，等. 北京市某三级甲等综合性教学医院急性心肌梗死诊疗流程现状研究：概述［J］. 中国医院管理，2005，25（6）：11-13.

［14］　中华医学会心血管病学分会，中华心血管病杂志编辑委员会，中国循环杂志编辑委员会. 急性心肌梗死诊断和治疗指南［J］. 中华心血管杂志，2001，29（12）：710-725.

［15］　Peter Moyer，et al. Development of systems of care for ST-elevation myocardial infarction patients：the emergency medical services and emergency department perspective［C］. AHA Conference Proceedings，2007（116）：e43-e48.

［16］　黄育强. 地级市急救中心院前急救技术应用情况分析［J］. 蛇志，2008，20（3）：220-221.

［17］　舒畅，程磊. 急性心肌梗塞的院前急救［J］. 世界健康摘要，2007，4（12）：157-158.

［18］　危力秀. 急诊科出诊流程管理［J］. 现代医药卫生，2005，21（22）：3173-3174.

［19］　Paul N Casale. Emergency management strategies for acute myocardial infarction- "Code R" at LGH［J］. The Journal of Lancaster General Hospital，2007，2（2）：50-55.

［20］　陈剑铭，王芳，等. 北京市某三级甲等综合性教学医院急性心肌梗死院前诊疗流程与急诊诊疗流程评价［J］. 中国医院管理，2005，25（6）：14-17.

［21］　彭东辉. 流程再造教程［M］. 北京：航空工业出版社，2004.

［22］　朱恒鑫. 医院流程优化的核心与原则［J］. 中国医院院长，2007（10）：11.

［23］　彭蓉. 铁路集装箱运输业务流程再造及组织结构优化研究［D］. 成都：西南交通大学，2006.

［24］　董沛武，全良，李明星，等. 业务流程重组中流程建模与重组效果评价研究［J］. 哈尔滨工业大学学报，2003，35（1）：110-113.

［25］　贾国柱. 基于 Petri 网建模与仿真的制造企业生产系统流程再造方法［J］. 系统工程，2007，25（3）：46-55.

［26］　王璞，曹叠峰. 流程再造［M］. 北京：中信出版社，2007.

［27］　马安宁，黄进，等. 医疗服务流程再造机制和架构［J］. 卫生经济研究，2003（8）：11-14.

［28］　张爱珍. 120 电话指导及告知在院前急救中的应用［J］. 中国误诊学杂志，2008，8（17）：4105-4106.

［29］　陈东芳，李莉. 急性心肌梗死患者院前急救 38 例护理分析［J］. 中国煤炭工业医学杂志，2008，11（8）：1268-1269.

［30］　华高松，李奎，等. 优化工作流程，提高院前急救能力［J］. 中国现代医生，2008，46（2）：133-134.

［31］　孙光远，侯宗浩，等. 基于移动网络的远程心脏急救系统［J］. 医疗卫生装备，2006，27（13）：13-15.

［32］　胡祖斌，易红，等. 医院业务流程优化与再造的理论探讨［J］. 中华医院管理杂志，2005，

　　　　21（11）：729-731.

[33]　潘启澍，姜兵. 基于 Petri 网的工作流建模技术及应用 [J]. 清华大学学报：自然科学版，
　　　　2000，40（9）：87-90.

[34]　曾斌，乔非，等. 基于 Petri 网的 BPR 建模方法的研究 [J]. 计算机工程与应用，2001
　　　　（5）：70-73.

[35]　C Coves，D Crestani，F Prunet. Design and analysis of workflow process with Petri nets [J].
　　　　IEEE，1998，1（0）：101-106.

[36]　张丽丽. 基于 Petri 网的工作流建模与验证 [D]. 昆明：云南大学，2007.

[37]　李红臣，史美林. Petri 网在业务过程建模中的应用 [J]. 小型微型计算机系统，2001，22
　　　　（1）：29-32.

[38]　刘惠玲. 基于 Petri 网的生产物流系统建模与仿真 [D]. 北京：北京交通大学，2007.

[39]　W M P van der Aalst. The application of petri nets to workflow management [J]. The Journal
　　　　of Circuits，Systems and Computers，1998，8（1）：21-66.

[40]　周江波，凌鸿，胥正川. 基于 Petri 网的工作流优化分析 [J]. 中国管理科学，2005，13
　　　　（3）：50-55.

[41]　W M P van der Aalst，K M van Hee. Business process redesign：a petrinetbased approach
　　　　[J]. Computers in Industry，1996（29）：15-26.

[42]　马谢民，胡燕生，等. 普通外科常见手术病种住院流程重组研究：干预方案 [J]. 中国医
　　　　院管理，2001，21（7）：8-10.

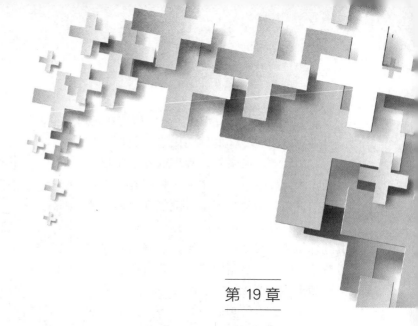

第 19 章

心脏病急救风险管理用例

在心脏病急救的整个过程中，人为失误发生会导致急救品质下降，对病人的生命安全造成了很大的威胁。本章介绍了心脏病急救中人为失误问题和人的可靠性问题、人为失误原因辨识追溯的方法需要着重介绍，在此基础上分析和总结心脏病急救中的人为失误的类型和分析方法，采用 Petri 网和 CREAM 方法对心脏急救进行了量化分析，依据新的国际标准《ISO 31000：风险管理原则与实施指南》对心脏病急救风险按照七大步骤管理：创建背景、风险辨识、风险分析、风险评价、风险处置、沟通与协商、监测和评估，这为减少和避免心脏病急救中的人为失误提供方向。本章建立了一套有重点的、定性与定量相结合的全过程风险管理，以提高心脏病急救系统的品质与效率。

19.1　心脏病急救风险管理流程

在风险管理实施框架方面，一项新的国际标准《ISO 31000：风险管理原则与实施指南》（简称 ISO 31000）已被国际标准组织（ISO）风险管理技术委员会制定出来，于 2009 年正式公布。风险管理可定义为：通过对风险的认识、估计衡量和控制，以最少的成本将风险导致的各种不利后果减少到最低限度的科学管理方法。在此标准下的风险管理程序，包括以下方面的活动：创建背景、风险辨识、风险分析、风险评价、风险处置、沟通与协商、监测与评估。风险管理程序图，如图 19-1

所示。

（1）创建背景，通过创建背景，医院在管理风险、制定风险范围和标准时，能够充分考虑内部和外部的影响因素。创建风险管理程序的背景，风险管理程序的背景将根据医院的需求而发生改变，主要包括明确风险管理程序的责任，明确被实施风险管理活动的范围、深度、宽度，明确医院的特别计划或活动与其他计划或活动之间的关系，明确风险评估的方法等。医院应当制定评估风险重要性的标准，该标准应反映医院的价值观、目标和资源，与医院的风险管理政策相一致。风险标准应当在风险管理程序的开始阶段制定，并不断被修订。

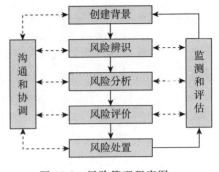

图 19-1　风险管理程序图

（2）风险辨识，医院应当辨识风险的根源、影响的范围、潜在的后果等。

（3）风险分析，包括考虑风险产生的原因和根源，其积极与消极结果，这些结果发生的可能性等。

（4）风险评价，采用适当的评价准则或系统对风险的危害性进行评价，以利于做出决策，采取适当的措施进行防范与改进。

（5）风险处置，消除风险根源或者对风险采取措施进行控制。

（6）沟通与协商，在风险管理程序的每个阶段，与内部和外部利益相关者进行沟通与协商十分必要的。有效的外部和内部沟通与协商可以明确地解释实施的风险管理程序，使利益相关者了解做出相关决定的依据、采取特殊措施的原因。

（7）监测与评估成为风险管理程序的计划部分，应当明确地规定监测与评估的责任。监测与评估可以包括日常检查或监督。

心脏病急救风险管理旨在通过对心脏病急救过程中可能遭遇的各种风险的认识、估计衡量和控制，以最小的成本控制各种风险因素，将可能产生的不利后果减少到最低程度的科学管理技术。

19.2　心脏病急救风险的根源及特点

心脏病患者从发病至被送到医院进行急救，这一过程按时间顺序划分的各个阶段可以看成一个完整的作业项目；心脏病患者可以看成是一个在医疗作业过程中的作业对象；而心脏病急救风险可以看作为了圆满完成这个项目的一个控制方面，诸如对项目的进度、质量、风险四个方面进行控制。影响一个项目的风险因素很多，任何项目都需要在实施前充分考虑与估计风险，并提出措施防范。如果准备不充分，一旦发生风险，所付出的代价将远远大于采取措施的成本。这种准备的充分性程度与风险的控制水平关系很大。心脏病急救风险的成因按照项目管理的思想归纳起来主要有五个方面，即人（Man）、机械（Machine）、材料（Material）、方法（Method）和环境（Environment），简称为 4M1E 因素或"人机料法环"因素。其中人包括医师、护理人员、其他医务工作者、心脏病急救患者、患者家属；机包括医院装备、医疗器械；料指药品产生的风险；法包括治疗方案、操作规程；环包括国内外医学知识环境、法制环境、医院环境、社会环境、信息环境、疾病环境。心脏病急救风险作为医疗风险的一种，具有医疗风险所共有的特点，如下：不可避免性、风险水平高、风险复杂性高、时间要求性高、后果的严重性。心脏病急救风险主要包括护理风险、医疗器械风险、误诊风险、管理风险、手术风险、药品风险、供应风险、采购风险。

19.3　急救相关部门

（1）急救系统：许多社区中，医疗急救系统（Emergency Medical System，EMS）收到报告和到达的时间需要七八分钟或更久。这就意味着患者发作后初期的生存机会决定于旁观者的行动。当医疗急救人员到达现场时，主要涉及基础生命支持（BLS），包括识别突发心脏骤停（SCA）、心脏事件、卒中和气道异物梗阻（FBAO）的表现，心肺复苏（CPR），利用体外自动除颤仪除颤，如图 19-2 所示。

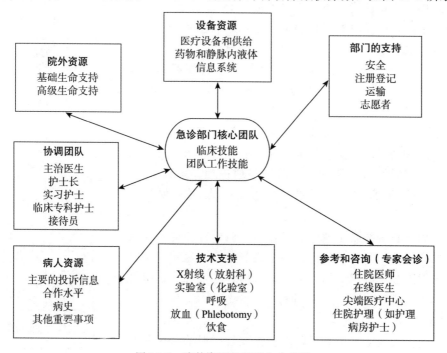

图 19-2　院外资源的基础生命支持

缩短 EMS 反应时间可以提高 SCA 生存率，成功的救助者在 SCA 紧急的情况下开始救助。几项研究表明立即心肺复苏（CPR）对突发心脏骤停者（SCA）有益，而延迟除颤对其不利。心肺复苏（CPR）每延迟 1 分钟，突发心脏骤停（SCA）患者的生存率下降 7%～10%。如果由非医务人员进行救助，从发作到除颤期间，生存率逐渐降至平均每分钟 3%～4%，许多在除颤前被目击的患者心肺复苏 CPR 成功率可增到 2 倍，甚至 3 倍[1]。

（2）医院急诊部门：急诊部门的及时救治对病人的存活率起着至关重要的作用。早期做出诊断，密切观察病情变化，及时果断采取手术治疗是提高生存率的关键[2]。切忌反复费时检查，以免延误治疗时机，尤其是对于心脏刀刺伤的患者。心脏刀刺伤的患者多数死于伤后转运途中，主要是因为大量出血和急性心包填塞，能到达医院的病例，其获救机会明显增加。心脏外伤救治的关键在于及时诊断。临床上见到前胸刀刺伤或闭合性胸外伤者出现心脏压塞征，持续胸腔大出血，严重低血压，低血压容量与所见损伤程度不符，经补充血容量仍无效者，均应疑为心脏破裂。一经确诊或高度可疑，应放宽手术适应症，果断手术探查。

（3）手术部门：手术是一项重要的外科诊治手段，由外科医生、麻醉医生及手术室护士通过跨科合作、配合工作共同完成。与其他临床科室的护理工作相比，手术室护理工作有其特殊性，跨科室的医生和护士之间的人际交往比护士与患者之间交往更多、更复杂，医护协作过程中，矛盾也更明显与尖锐化。手术医护协作不默契不仅影响工作情绪及患者对手术的信心，成为诱发医疗纠纷的隐患，严重时关系到手术成败，影响患者的生命安全，导致医疗事故[3]。鉴于整个心脏病急救涉及各个部门的密切配合，各个部门之间实际上是一个密切联系的系统。在抢救过程中应有团队精神，分工明确，注意质量，应由专人填写抢救记录单。严密观察病情，密切观察病人的神志、瞳孔、心率、心律、呼吸、血压的变化，给予留置导尿，准确记录尿量，液体入量，防止肺水肿，并注意保暖。复苏后如病人清醒，应做好心理护理，减轻恐惧，使其更好地配合治疗，保持病房安静、舒适、促进其康复[4]。

现场急救工作是由通信、运输、急救医疗三大基本要素组成的急救单元完成的。在整个现场急救过程中，三者必须密切配合，有机地结合为一个整体，才能保证医疗急救操作快速准确、安全有效地进行。传统的 EMS 流程如图 19-3 所示。

目前，我国绝大多数医院对于突发性心脏病都采用传统的救护方案：在接到急救电话后派出救护车紧急赶往病

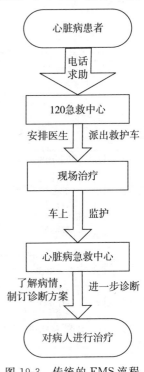

图 19-3 传统的 EMS 流程

发现场，将病人送往医院；在运往医院的途中对病人进行必要的急救；到达医院后，医生立刻进行准备，然后进行进一步的救护。图 19-3 是医院心脏病急救中心简化的传统的工作流程图。由工作流程可知，传统的急救方式，只有等病人被送到急救中心以后才能确定治疗方案，实际的急救工作还要复杂得多。在病人被送往医院的途中，急救中心的医生对病人的情况并不清楚，无法确定治疗方案，更不能做好有针对性的救治准备。而心脏病患者的急救十分紧迫，心脏病的发病时间最短为几分钟，时间长的也只有 30 分钟至数小时，浪费 1 分钟，病人治愈的希望就会减少一分。充分利用时间，尽快对病人进行救治非常必要。以上传统的急救流程，在救护车赶回医院的途中无法和医院进行信息交流。救护车上有限的条件限制了医生进行深入治疗，医院因为不了解患者病情也不能指导急救工作[5]。

　　手术的成败，不仅取决于医生精湛的技术，各种大型仪器设备的使用也起了很大的作用。虽然这些现代化的仪器设备使手术得以顺利进行，但在使用过程中，无论是对医护人员和病人，还是仪器本身，都有一定的影响。常见问题：①仪器设备使用中操作不规范，手术室护士工作中对部分仪器设备的使用、清洁、保养程序不了解。盲目操作，不但使设备使用寿命缩短，还对人体存在安全隐患。②有害气体造成手术室空气污染。③噪声污染，工作时产生的噪声，最高可达 75 分贝，而超出 60 分贝就会对环境产生不同程度的干扰[6]，还会影响人体内分泌、心血管、听觉系统。长期在这种环境中工作，使人心情压抑、产生心理疲劳，表现为注意力不集中，应变能力差。使病人产生焦虑、恐惧、烦躁的心理，从而刺激交感神经系统，使体内儿茶酚胺类物质分泌增加，致使血压升高、心率加快等一系列异常反应。④随着微创手术的大量开展，高科技精密仪器应用于各类手术中，极大地提高了手术的准确性，但其产生的电离辐射，在长时间、小剂量的积累之后，可导致人体细胞功能异常及诱导异常细胞的产生，扰乱人的正常电生理活动和内分泌，从而引起一系列异常生理反应和出现病理反应。⑤X 线的损害，少量多次接触 X 线可因蓄积作用致血液系统损害、致癌或使胎儿致畸。⑥过敏因素，使用高频电刀时粘贴的负极板和监护仪的电极片均有致敏的可能，会表现为不同程度的皮肤瘙痒、发红[7]。

19.4　心脏病急救中的人为失误

　　基于心脏病急救的从业人员的面谈经验有三个主要的领域，从业人员容易发生人为失误。这三个领域是：协议、药物和心电图阅读。

　　协议是心脏病急救的从业人员根据记忆在实施任务的时候应该遵循的顺序流程。协议是复杂的而且其中一些很长，一些步骤很难记住；从业者没有足够的经验并且病人可能在几秒内从心律不齐转向另外一种状况，因此需要更多的实践和良好的训练，需要注意病人的状况而不仅是心律。

从业者应该管理病人所用的药物是心脏急救实践中所担心的另外一个领域。美国心脏学会 AHA 刊物（AHA，1997-99）用行动机制、迹象、剂量和预防来描述药物。在药物管理方面影响从业者表现可靠性的因素是：从业者需要记住根据病人体重而定的最大量，必须要遵循的顺序等。此外，医生必须要留意心脏病药物的副反应。心血管病应用的一些药物，它们的好处和风险很接近，这一类药物有 80 多种，包括一些心脏病药物：胺碘酮、硝苯地平、噻氯匹定，使用这些药物需要处方，并且需要格外小心地应用[8]。

在用药的过程中，患者极有可能出现药物过敏反应，如给予胺碘酮时出现：①患者的症状、体征于用药过程中突然出现合乎速发性变态反应的表现；②经抗过敏及升压治疗后症状、体征迅速缓解；③术中在使用其他药物时未发现类似反应。在临床上要特别慎重，警惕过敏反应的发生。必须注意以下几点：①用药前详细询问患者病史，有无药物过敏史，对过敏性体质者应慎用；②必须有严密的心电监护；③静脉注射时浓度不宜过高，速度不宜过快；④边注射边观察患者有无出现不适，及时发现患者的异常；⑤静脉注射时床边应备好各种抢救用物和药物；⑥一旦发生过敏反应，立即停止静脉注射，迅速采取积极的抗休克治疗，严密观察患者生命体征的变化[9]。

心电图作为诊断各种心脏疾病的有效手段被广泛应用于临床，尤其对冠心病的诊断占据着其他医技检查所不能替代的地位。但随着临床研究的深入以及冠状动脉介入技术的发展，发现很多疾病均可引起心电图的变化，心电图存在很大的局限性，尤其是完全阴性结果的心电图带给医生的可能是一种假象。冠心病心电图改变主要在 ST-T 段，我们将心电图的这些改变称为心肌缺血性变化。但实验证明，冠状动脉管腔内径减少 70%～80%，血流量才减少 50% 左右。当心电图出现典型改变时，冠状动脉血流量一般都已下降 70%。由此可见，心电图对冠心病早期的诊断是不敏感的。心绞痛发作多是在冠状动脉硬化的基础上痉挛，导致心肌缺血而出现相应的症状和心电图改变，如果在冠心病患者未发作心绞痛时做心电图，就可能出现假阴性心电图。虽然心电图用于临床已 100 余年，至今仍是诊断冠心病最方便、最经济的首选方法，是大多数基层医院医师诊断冠心病唯一的检查方法。由于很多疾病可以引起心电图改变，临床经常接诊心电图 ST-T 有明显的变化，但冠状动脉（冠脉）造影却无明显狭窄或双支或三支冠脉病变甚至冠脉闭塞，心电图正常的病例。故心电图在冠心病诊断中的价值受到越来越多的质疑。如何客观准确的评价心电图检查的临床意义，对病人的及时诊断、治疗及预后尤为重要[10]。由于心电图造成的误诊情况很多，不仅有异常心电图被误诊的情况，还有正常心电图被误诊的情况发生。

一例急性心肌梗塞心电图误诊病例：某男，49 岁，因劳累后心前区剧烈疼痛伴恶心、呕吐 1h，在当地描记心电图示 ST 段 Ⅱ、Ⅲ、avF、V3-V5 导联高耸，T 波及斜坡形、ST 段抬高 0.3～0.4mv，心电图诊断为早期复极综合征，给予止痛治疗，4h 后上述症状未见好转来我院就诊，复查心电图Ⅱ、Ⅲ、avF 导联中 T 波振幅降低，ST 段压低 0.05mv，频发室性早搏部分成二联律，与 4h 前心电图对比分析，心电图诊断为超急性心肌梗塞早期，及时劝说患者住院治疗，再次描记心电图为急性前壁心肌梗塞，经及时对症治疗，三周后康复出院。

　　对病例进行误诊原因分析：①由于超急性心肌梗塞心电图不典型未结合临床，仅凭一次心电图检查结果做出诊断。②心电图工作者对急性心肌梗塞认识不足，警惕性不高。③忽视与以往心电图比较。④心电图的鉴别诊断应用欠佳。心电图工作者，应克服根据异常 Q 波的存在，对急性心肌梗塞进行诊断和定位可减少本病的误诊率。了解 T 波高大，斜坡形 ST 段抬高及急性损伤区传导阻滞产生机理和临床意义，熟练掌握与急性心肌梗塞早期相似的心电图鉴别诊断，认识到早期急性心肌梗塞心电图有以下表现应作为室颤的先兆：①QTc 延长伴频发室性早搏有 RonT 现象。②出现大于 T 波的 U 波，尤其是 TU 方向相反者。③心动过缓伴有室性早搏等，该期应严密观察心电图，防止发生恶性心律失常，减少误诊以挽救患者的生命[11]。人会由于失误或违规而导致系统的失败，这种失误或违规可以划分为三类：基于技术的、基于规则的、基于知识的。这些失误都是由于人"错误地或不适当地响应一个刺激"而产生错误的指令，从而引发错误的行为，造成对人、组织、社会的危害及财产损失，导致各类事故灾害发生。所以，规范人的安全行为、控制不安全行为是杜绝伤亡事故的主要手段；安全行为的形成取决人的"我要安全、我会安全"的主观意识和安全技术素质[12]。

19.4.1　心脏病急救中的人为失误分类

　　根据人为失误模型和分类的特点将其分类为三种类型：现象型人为失误模型、因果型人为失误模型以及行动型人为失误模型。现象型人为失误模型也称为基于任务的人为失误模型，在这类模型中，失误按可观测的行为分类，所要表达的是发生了什么类型的失误。因果型人为失误模型是指给出了引发失误行为的可能条件的一类模型，在这类模型中，不但给出了发生了什么样的失误行为，还给出了追溯失误原因的途径，所要表达的是为什么失误会发生。行动型人为失误模型是指考虑补救措施防止类似失误在今后再次发生的一类模型。在这类模型中，所要表达的是如何做才能避免失误的发生。在这里，我们采用现象型人为失误模型，列举了心脏病急救中可能发生的各类失误，如图 19-4 所示。

　　（1）药物失误。心脏病急救中药物的正确使用与管理非常重要（见图 19-5）。用药失误是指选择、处方、调配、使用及监测药物的过程中可能发生的错误，可导致患者组织结构和生理机能受损，严重者甚至导致死亡[13]。我们将用药失误归为治疗中的失误。

　　如何避免或者减少用药的过失，对流程的每一环节都制定合理有效的预防措施和实施制度，并认真地去执行[14]。药物是用来诊断、治疗及预防疾病的特殊商品，合理的药物治疗能使用药风险减到最低，从而达到提高患者生活质量的治疗效果。但是，由于用药错误导致对病人的损伤也恰好发生在用药治疗时，这些医源性伤害不仅使患者遭受损伤，造成医疗系统失去信誉，产生不利的后果，更不幸的是有些会导致严重的疾病或引起死亡。美国医师保险协会分析了 90 000 例医疗不当索赔案，最常见和最昂贵的医疗责任索赔中用药错误位居第二，其中 42% 涉及用药错误导致持久的损害，21% 导致死亡[15]。美国医院药师协会（American Society of Hospital Pharmacists，ASHP）制定了一系列药学服务的准则，如药学服务标准化方法指导原则、药物不良反应监测和报告指南及预防错误用药指南等，其中预防错误用药指南认为药物不良事件（Adverse Drug Events，ADE）不同于药物不良反应（Adverse Drug Reaction，ADR），属可预防且具有挑战性的工作。药物治疗错误不能被轻视，需要建立有效系统来控制医嘱、药品调配和使用，以预防用药错误的发生[16]。

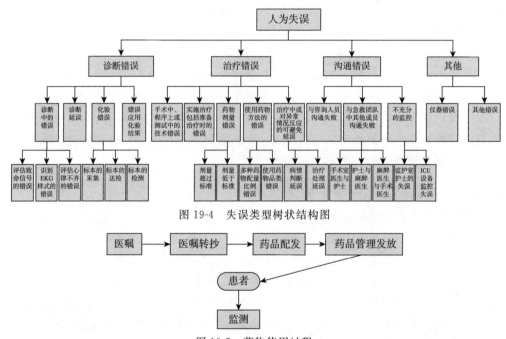

图 19-4 失误类型树状结构图

图 19-5 药物使用过程

（2）沟通错误。以麻醉医生的工作为例，在急诊抢救手术及快速气管、支气管内插管麻醉时，麻醉医生的配合作用至关重要。麻醉医生根据不同的麻醉要求，摆好麻醉体位，使患者上呼吸道的口、咽、喉三轴线重叠成一条直线，将准备好的喉镜递给医生。插管后，观察导管口是否有气体排出，待检查导管确实在气管内后用两根长胶布环绕交叉固定导管和牙垫于口周及双颊，以免导管滑脱，自导管前端的气囊内注气 5ml 左右，连接麻醉机。拔管时麻醉医生应与手术大夫密切配合，拔管前，麻醉医生必须试好吸痰装置的性能和再次插管所需物品，必要时做好气管切开的抢救准备，同时将口、鼻、咽腔及气管内的分泌物吸除干净。对带有气囊的气管插管，拔管前必须将气囊内的充气排出，以防拔管受限，引起声门水肿。拔管时，应固定好牙垫，等手术医生拔除导管吸尽口腔内残余分泌物后再去掉牙垫，以防不配合者，在没有牙垫支撑的情况下，咬紧未拔出的气管插管，造成呼吸道闭塞而窒息。导管拔除后，应立即将病人头转向一侧，嘱其用力咳嗽。此时，病人喉头反应仍较迟钝，故应继续吸尽口内、咽腔内的分泌物以防误入气管内。拔管时可能导致迷走神经反射，引起心律失常，甚至心脏骤停。麻醉医生在整个手术过程中，无论从手术的准备、手术的实施和术后的护理都具有重要的责任，尤其是和手术病人以及手术医生的密切配合是必不可少的[17]。

（3）仪器错误。手术室是外科及其相关科室病人进行手术的场所。手术的成败不仅取决于医生精湛的技术，各种大型仪器设备的使用也起了很大的作用。特别是随着现代手术学科的发展，新的仪器设备层出不穷。虽然这些现代化的仪器设备使手术得以顺利进行，但在使用过程中，无论是对医护人员和病人，还是仪器本身，都有一定的影响。无论何种医疗系统的研制、生产和使用都是由人来完成的，人为故障占了相当的比例。环境、仪器故障、操作构成了三大核心故障因素。随着医疗设备的精度提高和智能化程度提高，人对系统的影响越来越大。人的作用对不同的设备因时、因地而不同，人为因素包括人员缺乏系统训练、环境条件不好、技术资料不全面、管理不到位等；同样，操作错误、装配错误、设计错误、维修错误、安装错误等也会导致医疗设备不能正常工作或损坏[18]。

（4）诊断延误。心脏刀刺伤患者多数死于伤后转运途中，主要死因为大量出血和急性心包填塞，能生存到达医院的病例，其获救机会明显增加。入院后早期快速做出诊断，密切观察病情变化，有效的心肺复苏、紧急剖胸心包腔减压和心脏修补是挽救患者生命的最有效治疗措施，是提高生存率的关键。切忌反复费时检查，以免延误治疗时机。心脏外伤救治的关键在于及时诊断。临床上见到前胸刀刺伤或闭合性胸外伤患者出现心脏压塞征，持续胸腔大出血，严重低血压，低血压容量与所见损伤程度不符，经补充血容量仍无效者，均应疑及心脏破裂。一经确诊或高度可疑，应放宽手术适应证，果断手术探查。因此，早期做出诊断，密切观察病情变化，及时果断采取手术治疗是提高生存率的关键[2]。

（5）诊断中的错误。熟记正常心电图是临床上判断异常心电图的关键。只要记住正常的心电图，异常心电图的一些数值，根据正常心电图即可推导。熟记正常心电图的基础上了解异常心电图，并应用于临床，如 P 波的时限小于等于 0.11s。假如现在有一份心电图，阅读后发现 P 波尖而高耸，其幅度大于等于 0.25mV，由于向下的 P 向量增大，故在心电图中 Ⅱ、Ⅲ、aVF 导联，表现最为突出，称为"肺型 P 波"，常见于慢性肺源性心脏病以及某些先天性心脏病。左心房发生肥大时，其终末向左后的除极向量增大，时间延长，从而出现下列心电图改变：P 波增宽大于0.11s，常显双峰型，双峰周期大于等于 0.04s，以在 V1 导联上最为明显，典型者多见于二尖瓣狭窄，故称"二尖瓣型 P 波"。P 波中幅度改变为 I、II、aVL 导联明显。根据这份心电图提示，在临床上可以诊断一些疾病[19]。

（6）化验错误。医学检验随着高科技诊断试剂的出现，高精密度分析仪器的使用，检验结果误差的主要原因不再是分析过程，而是其他操作环节中的因素。有一项调查资料表明，我国大多数医院（80％左右）的血标本都存在不同程度的质量问题[20]。下面是一个病例，某急诊科1例急救病人的血标本，肾功结果：BUN 1.9mmol/L（正常值2.14～7.14mmol/L），Cr31μmol/L（正常值44～106μmol/L），CO_2-CP17mmol/L（正常值21.0～29.0mmol/L），葡萄糖28.0mmol/L（正常值3.9～6.1mmol/L），电解质K^+ 1.8mmol/L（正常值3.6～5.1mmol/L），Na^+ 89mmol/L（正常值135～144mmol/L），Cl^- 71mmol/L（正常值96～108mmol/L），Ca^{2+} 1.4mmol/L（正常值2.2～2.7mmol/L）。重复测试与第一次结果吻合。可是这样的结果在临床上是不可能存在的，为什么会得出如此检验结果呢？分析原因，从标本开始离体到实验室血液检测整个过程中找问题，原来是医护人员为了争取抢救时间，"急中生智"从静脉输液通道抽取标本。这样离奇的结果不但不能给临床提供任何参考，而且容易误导诊断，这是不能容忍的[21]。

19.4.2　心脏病急救中的人为失误原因层次分析

心脏病急救的整个过程可以看成是一个系统，我们可以建立一个人为失误原因的树状层次图，如图19-6所示。

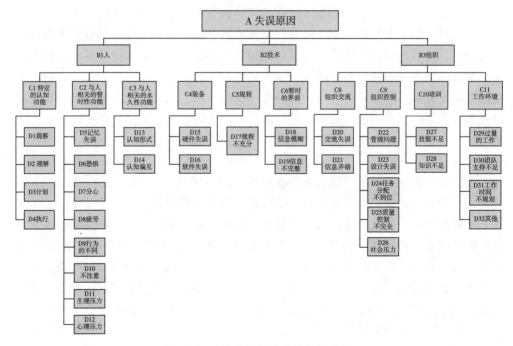

图19-6　人为失误的层次分析树状图

资料来源：大规模复杂人-机系统人误原因因素层次结构模型。

　　减少或避免人为失误需要对医疗不安全易发科室（如手术科室、麻醉、急诊等），易发环节（诊断、治疗、手术、急诊、抢救、特护、输血等），易发因素（医务人员的身心状况、思想情绪、医疗、诊断设备的运行状态等），易发人群（危重、疑难、急诊和矛盾较多的患者），易发时间（如节假日、夜间、患者多工作忙时等），易发人员（如新毕业人员、新调入人员及进修实习人员等）进行重点监控管理[22]。以临床中常见的急诊心肌梗塞为例，普遍的误诊原因如下：

　　（1）人的原因。部分年轻医生，缺乏临床经验，不善于比较鉴别相似疾病，造成诊断错误；医生责任心不强，问诊不详细，查体不仔细，将重要的病史和阳性体征遗漏，推诿患者、私自脱岗、串岗，造成漏诊误诊；医生的精神状态不佳，当医生受家庭、社会、单位内一些事的影响心情急躁时，不能心平气和地诊治，再加上急诊患者心情急躁，易造成医生反感，扰乱医生思维，以致对疾病的认识出现偏差而误诊；临床错误的思维定式，会导致误诊误治。思维的时效性是思维的基本特征之一[23]，这是由诊治疾病过程中时间的紧迫性与决断的及时性所决定的，疾病的发展呈突发性、多样性，很多情况下，尤其是急症，不能当机立断，造成误诊。另外，从患者的角度，一些心肌梗塞者意识不清、烦躁不安，不能正确描述疾病发生发展经过，病史不可靠，给临床搜集资料带来困难，易于误诊。心肌梗塞患者既往多有高血压、冠心病、心功能不全、糖尿病等，如果就诊时症状不太明显，往往延误诊治。

　　（2）技术原因。从临床诊断技术来看，对那些症状典型者，在急诊上诊断并不难，而对于那些临床症状不典型，心电图表现不明显的多为极少数患者则易误诊，主要有：①无痛型心肌梗塞。患者胸痛轻微，也有极少人甚至整个病程中无疼痛，既往有或无冠心病及糖尿病史，分析原因与下列因素有关。老年人疼痛阈值提高，心肌梗塞后心排血量降低，加上颈动脉窦反应迟钝，脑部血流减少，脑缺氧，痛觉易丧失；冠状动脉逐渐狭窄，心肌缺血的范围小而持续时间长，可能导致梗塞，但不足以引起疼痛；老年人心肌梗塞常伴有严重并发症，可掩盖疼痛症状，如糖尿病致神经损害。②疼痛性质和位置不典型。患者表现为上腹部或剑突下剧烈疼痛或闷痛，还表现有恶心呕吐及腹胀腹泻等，易误诊为胃肠疾病，考虑原因与迷走神经受坏死心肌刺激和心排血量降低、组织灌注不足有关。③以脑血管症状为主要表现。患者心前区疼痛并不明显，主要表现为头晕、烦躁不安、肢体瘫痪或突然意识丧失、抽搐等症状，在急诊门诊常以脑血管病给予治疗并做头颅 CT，延误诊治。分析原因考虑为 AMI 时，心排血量下降，大脑供血不足，而出现脑缺血发作的现象。④以心律失常为主要表现。AMI 患者约 75％ 以上发生心律失常，患者无明显心前区疼痛或疼痛轻微，而突然发生频繁早搏或其他心律失常，应考虑到 AMI 可能。⑤以休克为主要表现。患者如血压明显下降或原有高血压无明显原因突然下降而发生休克者，应想到 AMI 可能。分析原因考虑为 AMI 引起心肌收缩力下降，心排血量急剧减少所致。

　　另外，从辅助检查因素来看，心电图检查对心肌梗塞的正确诊断有着重要的临床价值。有人研究发现[24]，院前和急诊室 12 导联心电图阳性百分比很高，AMI 为 99.3%，诊断特异性为 99.2%，阳性预测值为 92.8%。O'Rouke 等人认为心电图诊断 AMI 的敏感性为 71%，特异性为 98%。与 Dwyer 及 Selzer 等人的研究一致，他们认为丰富的侧支循环可使心电图心肌梗塞图形变化不典型而造成漏诊。

19.5 风险评价

EuroSCORE 于 1999 年由 Nashef 和 Roques 等在《欧洲心胸外科杂志》上发表，通过对欧洲 8 个国家 128 个心脏中心近 2 万例心脏手术患者进行分析，从 97 个危险因素中选取 17 个显著增加围术期死亡率的因素作为评估指标。EuroSCORE 分为 Additive 模型和 Logistic 模型，前者算法简单，但对高危患者的手术危险估计不足，后者算法复杂，对高危患者手术风险的评估更加准确。Additive 模型对每种危险因素赋予不同的权重（分值），计算出总评分。0~2 分为低危，3~5 分为中危，6 分以上为高危，相对应的术后死亡率分别为 0.8%，3.0% 和 11.2%，如表 19-1 所示。

表 19-1　EuroSCORE 评估标准

危险因素	说明	分值
患者相关因素		
年龄	60 岁以上每增加 5 岁加一次分值	1
性别	女性	1
慢性肺部疾病	因肺部疾病需长期使用支气管扩张药或激素	1
动脉病变	以下一项或多项：颈动脉闭塞或狭窄>50% 腹主动脉、四肢动脉或颈动脉进行过或准备介入治疗	2
神经系统功能障碍	严重的行走或日常生活障碍	2
心脏手术史	需要切开心包的手术	3
血清肌酐水平	术前>200μmol/L	2
活动性心内膜炎	手术时仍需应用治疗心内膜炎的抗生素	3
术前危重状态	以下一项或多项室速、室颤或猝死获救、术前心脏按压、机械通气、正性肌力药支持，IABP 术前急性肾功能衰竭（无尿或少尿<10ml/h）	3
心脏相关因素		
不稳定型心绞痛	静息状态有心绞痛发作且需要静脉注射硝酸甘油入手术室	2
左室功能不全	轻度或左室射血分数 30%~50%	1
	重度或左室射血分数<30%	3
近期心肌梗死	最近 90d 内发生心肌梗死	2
肺动脉高压	肺动脉收缩压>60mmHg	2
手术相关因素		
急诊手术	手术必须在下一个工作日之前进行	2
非单独 CABG	与 CABG 同时进行其他较大的心脏手术	2
胸主动脉手术	升主动脉、主动脉弓及降主动脉病变手术	3
心肌梗死后室间隔穿孔		4

EuroSCORE 建立在欧洲多中心、大样本的研究基础上，对心脏手术危险的评估简单、客观、准确。近年来的研究表明 EuroSCORE 的两种模型对于心脏手术患者远期死亡率、术后并发症、住院时间、ICU（重症加护病房）滞留时间和医疗费用都有很好的预测价值。相对而言，Additive 模型使用更简单，便于计算。除在欧洲广泛应用外，EuroSCORE 的 Additive 模型在北美洲、日本等地的评估效果也很突出。EuroSCORE 是目前世界上公认预测效果较好的评估系统，官方网站为 www.euroscore.org，登录后根据提示输入相关危险因素，选择模型，该系统自动计算危险评分和预测结果。

19.6　应用案例

19.6.1　数据来源

数据资料源自陈炬、华平、彭江洲等所写的论文"成人体外循环心脏手术的风险"。选取 2004 年 8 月至 2005 年 5 月期间，中山大学附属第二医院由同一术者主刀的成人体外循环心脏手术患者 46 例，其中男性 35 例，女性 11 例，平均年龄 52.2 ± 16.5 岁，体重 58.4 ± 9.4 kg。所有手术均采用静脉和气管内吸入复合麻醉，经胸骨正中切口开胸，常规经主动脉根部和右心房建立体外循环，顺行灌注心肌保护液。

19.6.2　研究方法

恶性事件（Adverse Events AEs）定义为术后发生急性左或右心衰，严重影响血流动力学稳定的心律失常、死亡。术前对所有患者进行 Standard EuroSCORE 和 Logisitc EuroSCORE 评分，术后按 AEs 分为两组：①阳性组（含 AEs）11 例；②阴性组（无 AEs）35 例。比较两组的 Standard EuroSCORE 评分结果，分析术前评分与 AEs 的相关系数、ROC（Receive Operator Character）曲线以及曲线下面积（Area Under Curve AUC），并应用 AUC 的大小表示各评价系统效用的高低：低（$0.5 < AUC < 0.7$），中（$0.7 < AUC < 0.9$），高（$0.9 < AUC < I$），分析评分结果与术后 ICU（重症加护病房）滞留时间的相关性，再按 EuroSCORE 进行术前危险度分层：低危组（0~2 分），中危组（3~5 分），高危组（$\geqslant 6$ 分），并进行各层间及总体的预期死率与实际死率的比较。

统计学处理统计软件采用 SPSS13.0，计量资料以均数±标准差（$\bar{x} \pm s$）表示，进行两独立样本的 t 检验。计数资料进行两独立样本的 Mann-Whitney U 检验。危险度分层的比较采用单因素方差分析，检验水准取 $a = 0.05$（双侧）。

19.6.3　结果分析

阳性组 EuroSCORE 评分的平均秩次为 34.59，阴性组的平均秩次为 20.01，Mann-Whitney U 统计量为 70.5，z 值为 -3.241，$P = 0.001$。评分结果与 AEs 的

Spearman 相关系数是 0.483，$P=0.001$。进一步用 ROC 曲线来对结论进行评价比较，定义状态变量 AEs 为 1，如图 19-7 所示。ROC 曲线下面积为 0.817，$P=0.002$。术前的 EuroSCORE 评分结果与术后 ICU 滞留时间的 Spearman 相关系数为 0.512，$P<0.001$，如图 19-7 所示。

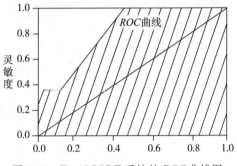

图 19-7 EuroSCORE 系统的 ROC 曲线图

Logistic EuroSCORE 评分最低为 0.88%，最高为 18.47%。按 Standard EuroSCORE 的危险分组比较，如表 19-2 所示。Standard EuroSCORE 评分低危和中危、中危和高危、低危和高危患者之间差异均有统计学意义（$P=0.000$，$P=0.024$，$P=0.005$），Logistic EuroSCORE 低危和中危、中危和高危、低危和高危患者差异也有统计学意义（P=0.000，P=0.001，P=0.000）。各组间及总体的实际死亡率与预测死亡率（Logistic EuroSCORE），如表 19-3 所示。

表 19-2 EuroSCORE 的危险分组结果比较

组别	例数	standard EuroSCORE/%	Logistic EuroSCORE/%
低危组（0~2）	8	1.25 ± 1.04	1.25 ± 0.31
中危组（3~5）	29	4.28 ± 0.58	3.38 ± 1.08
高危组（≥6）	9	7.44 ± 1.74	9.82 ± 5.6
合计	46	4.37 ± 2.2	4.27 ± 3.82

表 19-3 EuroSCORE 分组

EuroSCORE 评分	低危组	中危组	高危组
病例数	8	29	9
死亡率/%	0	2	2
预期死亡率/均数，%	1.248 75	3.376 55	9.815 6
预期死亡率（Logistic EuroSCORE）/%	0.987 3~1.510 2	2.966 3~3.786 7	5.507 3~14.128 3

EuroSCORE 是近年来的一个较为优秀的心脏手术术前评价系统，已得到了大多数人认可。Di Bella 等认为 EuroSCORE 系统对单纯进行冠脉旁路手术的患者也有较好的应用价值。EuroSCORE 虽然是一个针对欧洲人的，以死亡为终点的评价系统，但对国内心脏医学界也有借鉴意义。术前使用 EuroSCORE 系统对即将接受心脏手术的国内患者进行评分，根据所得分值的高低，也能较好地预测术后发生恶性事件可能性的大小。而且 EuroSCORE 评分系统对预测心脏手术患者术后在 ICU 的时间也有显著意义，得分高者，平均 ICU 滞留时间也较长。用 EuroSCORE 进行危险分层，各层得分差异也有统计学意义，从各层间的均数来看，高危组明显比其他两组的风险大。

19.7　小结

在实际的医疗风险管理中，常需根据风险的类别和医院自身的特点综合运用。对于发生频率低、损失幅度小的风险，一般采用风险自留；而发生频率低，损失幅度高的则采用风险转移的方法，将风险转移至保险公司，对此类风险，保险公司也较愿意承保；若风险的损失程度低，而发生频率高，医疗机构应采取各种针对性措施，加强预防和控制，提高风险的防范能力。最后，如果风险损失幅度和发生频率均较高，医院常常会因此类风险陷于巨大的经济损失的威胁之下。所以，对该类的风险原则上应予以规避，即中止某些风险特别高的服务项目；同时，要在具体的实施过程中，不断对现有风险管理方案做出评价，并及时地改进或调整方案。

参考文献

[1]　张蕾蕾. 2005 国际心肺复苏与心血管急救指南（三）成人基本生命支持 [J]. 海南医学，2007，18（3）：143-150.

[2]　贾明选，刘书文. 5 例心脏刀刺伤的急救分析 [J]. 河南外科学杂志，2007，13（2）：38-39.

[3]　和丽君，段江丽，杨明蓉，等. 影响手术室护士与手术医生协作不当的原因与对策 [J]. 大理学院学报，2007，6（S1）：266-267.

[4]　郑艳华，赵月辉，鲍敏. 6 例急性心肌梗死致心脏骤停复苏成功的护理 [J]. 吉林医学，2007，28（10）：1195.

[5]　张光远，侯宗浩. 基于移动网络的远程心脏急救系统 [J]. 医疗卫生装备，2006，27（6）：13-14.

[6]　孙淑兰. 监护设备应用中存在的护理问题及对策 [J]. 中国实用护理杂志，2004，20（7）：36-37.

[7]　陈光英. 手术室仪器设备使用中存在的问题及对策 [J]. 现代医药卫生，2006，22（4）：616.

[8]　涂力伟. 留意心脏病药物的副反应 [J]. 心血管病防治知识，2008（4）：50-52.

[9]　王晓瑜，徐世元，许睿. 心脏手术中应用胺碘酮致过敏性休克 1 例 [J]. 广东医学，2008，29（6）：1074.

[10]　李俊峡，崔俊玉. 心电图在冠心病诊断中的价值 [J]. 临床误诊误治，2007，20（8）：1-4.

[11]　董杰，王美玲. 急性心肌梗塞心电图误诊分析 [J]. 中外健康文摘：医药月刊，2007，4（9）：112.

[12]　孙斌，田水承，李树刚. 对人的不安全行为的研究及解决对策 [J]. 陕西煤炭，2002（1）：22-24.

[13]　尹桃，张赞玲，秦群. 不良医疗事件用药失误的分析和启示 [J]. 中国医院药学杂志，2006，26（12）：1552-1553.

[14]　陈斐，滕国良. 医药过程中用药过失及相关预防措施的探讨 [J]. 上海护理，2008，8（3）：86-87.

[15]　张丽霞. 儿科急诊室中的用药错误 [J]. 国外医学（妇幼保健分册），2000，11（2）：

94-95.

[16]　胡发明. 利用计算机药物资料系统减少药物副反应 [J]. 国外医学（医院管理分册），1999，16（4）：178-180.

[17]　勒利清. 麻醉医生如何与病人及手术医生配合工作 [J]. 实用医技杂志，2007，14（4）：470-471.

[18]　武晔卿，石小兵. 可靠性技术在医学仪器中的应用 [J]. 中国医学装备，2005，2（11）：36-39.

[19]　任淑琴. 心电图诊断教学的体会 [J]. 山西职工医学院学报，2007，17（4）：77-78.

[20]　许素菊，田惠芬，张智慧，等. 医学检验面临整体质量与效率的挑战 [J]. 临床误诊误治，2000，13（3）：171-172.

[21]　王怡云，胡永芳. 医学检验与整体质量管理 [J]. 中国医疗研究，2007，5（10）：84.

[22]　李显良，椹南武. 规范医疗行为确保医疗安全 [J]. 中国误诊学杂志，2001，1（4）：580-581.

[23]　姜兆侯，姜立. 临床思维的时效性与误诊 [J]. 临床误诊误治，1998，11（3）：134-135.

[24]　Aufderheide T P, Hendley C E, Thakur P K, et al. The diagnastic impact of prehospital 12-lead electrocadio graphy [J]. Amm Emerg Med, 1990, 19（11）：1280-1287.

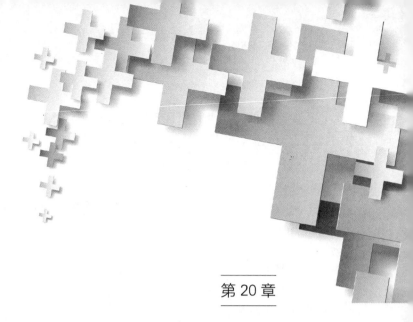

第 20 章

Web3.0 下的医疗与健康服务

以 O2O 为代表的"互联网＋服务"以及基于大数据的"精准服务"深刻地改变了传统的服务模式。定制服务、预约服务、个性化服务彻底改变着人们的生活。在医疗与健康服务领域，大数据、云计算带来的技术革命使得医疗服务更加便利，以预约为切入点，向患者提供预约咨询问诊、陪诊、病床和手术安排、院后随诊、术后康复、远程医疗和智能监测等服务。

伴随着互联网医疗发展不断增长的需求，在传统医疗工业工程研究基础上，智能医疗环境下的健康服务和医院运作管理也成为理论界和实践界的热点。以医疗服务资源优化为核心的相关研究，包括序列预约调度[1]、门诊预约优化[2]、服务资源配置[3]和收益分析[4]，乃至医疗线上线下服务的运作效率提升[5]等内容。智能医疗正强势重构传统医疗生态圈，改变就医方式、就医体验、购药方式及医患关系等多个环节，逐渐打开医院的"围墙"。通过这些理论模型发展的医疗服务模式可实现两个阶段发展：初期，用户在线上通过微信公众号预约专家的碎片化时间，线下到专家所在医院可实现专家诊疗；后期，将针对诊前、诊中及诊后开展更多业务，如陪诊、预约手术、病床及提供慢性病整体解决方案（电子病历＋健康管理）等，在这一过程中充分利用医生集团资源，特别是心内、心外、神内、神外的高端医生，提高以医生资源为核心的服务质量和效率。

（1）医疗信息共享服务平台。支持第三方机构构建医学影像、健康档案、检验报告、电子病历等医疗信息共享服务平台，逐步建立跨医院的医疗数据共享交换标准体系。

（2）便捷服务。积极利用移动互联网提供在线预约诊疗、候诊提醒、划价缴费、诊疗报告查询、药品配送等便捷服务。

（3）远程医疗。引导医疗机构面向中小城市和农村地区开展基层检查、上级诊断等远程医疗服务。

（4）公共卫生服务。鼓励互联网企业与医疗机构合作建立医疗网络信息平台，加强区域医疗卫生服务资源整合，充分利用互联网、大数据等手段，提高重大疾病和突发公共卫生事件防控能力。

（5）新健康服务。积极探索互联网延伸医嘱、电子处方等网络医疗健康服务应用。鼓励有资质的医学检验机构、医疗服务机构联合互联网企业，发展基因检测、疾病预防等健康服务模式。

这五大方向几乎已经囊括了时下所有相关的创业和创新形式[6]。互联网作为信息共享的终端，具体到医疗领域而言更具有划时代的意义。

20.1　医疗社区网络

20.1.1　医疗与健康网络社区服务

社交网络平台是互联网环境带来的重要交流渠道，为人们提供了跨越时空障碍的沟通途径。社交媒体从无到有发展迅猛，现在已有74％的美国成年人在社交媒体上建有个人资料页面，增加了人们之间的互动。社交网络更容易聚合具有相同特征与偏好的用户，具有良好管理体制的社交网络，成为成员互动的有效平台。

以360良医推出"病友之家"互助社区为例，为患有相同病症的病友提供互助交流社区，推动病友之间探讨病情及分享治疗经验[7]。为将病友之家创建为一个健康、安全的网络社区，并保证病友权益，360良医对版主制定了多项规定与要求，比如热心公益、以病友利益为最高宗旨，对所申请病种知识有一定的了解和研究，并熟悉互联网工具，具备一定管理能力和人际交流能力等。同时，360良医专门面向全社会公开招募版主，360良医严格根据规定，最终选出了17位申请人出任版主。这些版主有久病成医的患者，有照顾患病家人多年的家属，有常年同病友分享经验的义工等。病种目前也已涵盖尿毒症、帕金森、胸腺癌、糖尿病、垂体瘤、乳腺病等多个常见病。此外，360良医还同包括上海国际医学中心、北京儿童医院在内的多家三甲医院进行合作，打造"360良医三甲医院直通车"，推出"肾癌手术""儿童保健咨询"等六项服务，在构造安全、干净医疗平台的基础上，通过"互联网＋医疗"为病患带来便利。

很多医疗机构、三甲医院针对慢性病病人也建立了基于移动互联网平台的社交网络，由医院专业医生及护士管理，延伸及拓展院外医疗服务，加强患者间的交流，为患者提供专业院外健康服务。在乌镇互联网医院，全国范围内的医生与医生、医生与患者无须面对面，通过网络视频即可完成诊疗过程。2015 年 12 月 10 日 13 时，中国第一张在线电子处方开出。浙江大学医学院附属第二医院（简称浙医二院）心血管专家根据患者线上提供的检查化验资料，为其提出了继续服药的建议，并实现处方的药品的配送。一位疾病患者经过紧急的心肺复苏以及急诊介入手术，病情转危为安，愈后一直在浙医二院随访，目前主要的治疗就是定期复诊、按时服药。通过乌镇互联网医院平台，她在家便得到了心血管专家进行的远程复诊。在线诊疗结束后，医疗专家为复诊患者开具了电子处方，让患者继续服用立普妥等药物治疗心梗、心绞痛等病情。当处方开出后，由中国最大的药品生产流通企业完成药品的配送，患者在一两天后拿到配送药品。预约-在线诊疗-在线处方-在线医嘱-付费-药品配送，这一系列环节的完成，让医疗专家和他的患者成为乌镇互联网医院正式运营后首次体验诊疗全流程的医生与患者。

20.1.2　云医疗健康信息平台

　　云医疗健康信息平台是将电子病历、预约挂号、电子处方、电子医嘱以及医疗影像文档、临床检验信息文档等整合起来建立一个完整的数字化电子健康档案（EHR）系统，并将健康档案通过云端存储便于作为今后医疗的诊断依据以及其他"多对多"远程医疗、医疗教育健康信息、服务信息的来源等。

　　英特尔、华大基因、阿里云的三方合作，建立了中国乃至亚太地区首个定位精准医疗应用云平台。作为全世界最大的基因组学研究中心，华大基因将在基因组数据分析平台 BGI Online 基础上，构建了基因组学的数据中心和分析平台，促进精准医疗行业的发展。大数据时代，每个人都应该有一朵记录身体状况健康云。例如记录人们睡眠状态变化，如图 20-1 所示。2015 年，院外的医学数据在创新医疗企业的手中变得异常活跃，创新产品层出不穷，并逐步进到院内。

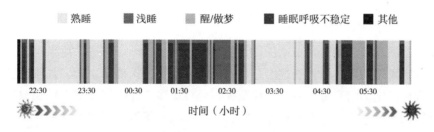

图 20-1　人睡眠状态变化图

　　虽然，城乡居民死亡原因中心血管病占首位，每 5 例死亡者中就有 2 例死于心血管病。但目前我国心电数据库并不建全。心电数据库在美国和欧洲已经成为普遍的医学指标，但在中国，目前并无完整心电数据库，国家心血管中心正在联合阿里云重建中国人的心电数据库。基于云计算为海量的心电数据提供的无限扩容储存空间和对亿万级数据的并行处理能力，人们有望主动拥抱健康，通过云计算得到的一个人基本心电数据情况，如图 20-2 所示。

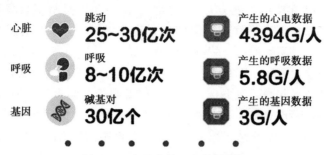

心脏　跳动　25~30亿次　　产生的心电数据　4394G/人

呼吸　呼吸　8~10亿次　　产生的呼吸数据　5.8G/人

基因　碱基对　30亿个　　产生的基因数据　3G/人

图 20-2　人基本的心电数据情况

在更长的时间维度上，在线采集人体更全面的数据。U 糖，借助互联网帮助慢病患者管理血糖、血压、体脂等数据；橙意家人，利用云计算快速分析患者睡眠中的连续血氧和脉搏等数据，展示给医生作为判读依据。云医疗所得到的患者血糖、血压和体重情况，如图 20-3 所示。

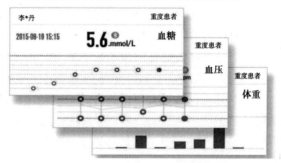

更全面的患者动态
通过图表、曲线图、立柱图让您更清晰地了解患者的身体状况

李●丹　重度患者

2015-08-19 15:15　5.6 mmol/L　血糖

重度患者　血压

重度患者　体重

图 20-3　患者的血糖、血压和体重图

院外数据流转到院内，帮助医院更清晰地描绘患者"画像"，加强医疗连续性观测，及时发现问题；患者通过医疗数据分享，减少去医院的次数，加强自我健康管理；政府卫生部门有更可靠的医疗数据，获得更多合理的疾控等政策依据。西雅图儿童医院通过应用可视化数据分析技术，有效减少了医疗事故，帮助医院节省了300 万美元的供应链成本；谷歌公司利用海量搜索数据，成功预测 2013 年美国流感暴发；阿里云帮助中国药品电子监管网，处理超过 800 亿条的药品生产、流通数据，实现药品追溯监管。

远程医疗火爆，医疗机构争先上云，医院从观望者到实践者，背后是对提升医疗品质与效率的渴望，是国家对解决我国医疗资源严重匮乏，且区域分布不均问题的希望。医院将所有 CT、DR 等影像资料上云，实现医学数据的云传输、云存储、云共享、云应用。患者在本地，就可以得到国内外专家的诊治。小镇医院，通过落地云医疗，连接起了世界级的医疗服务能力。全国三甲的浙江邵逸夫医院利用云计算，实现"首诊在基层、大病去医院、康复回社区"的分级诊疗制度，医生的资源得到最合理的分配；由阿里云与西安国际医学、东华软件联合打造的西安国际医学中心，部署 90％以上云计算架构，成为名副其实的云上医院。2015 年阿里云新增千余家直接的医疗机构合作伙伴，包括大型三甲医院、药厂、院内医疗器械和医疗穿戴公司等。云计算让创新正变得越来越轻松，越来越高效。如同汽车代替马车、公路代替马路，DT 将代替 IT 发展是大势所趋。

影像归档和通信系统随着数字成像技术、计算机技术和网络技术的进步而迅速发展起来，旨在全面解决医学图像的获取、显示、存储、传送和管理的综合系统。其主要分为影像采集系统、数据处理与管理系统、影像通信网络、影像显示系统（显示工作站）、影像存档系统、影像打印和输出系统等 6 个单元，不仅是一个政务、事务处理中心，其更重要的是一个现代医学影像诊断、处理中心。

20.2　个性化医疗与健康服务

每年都有 10 万名左右的病人因为一些本可避免的医疗事故而丧生，这些医疗事故的发生是因为患者并不能够得到真正及时、合适的治疗。如果患病需要治疗，无非有两个途径：第一是去医院，第二是自诊。对于大多数人来说，自诊并不太现实，网络上的信息可信度很难辨别区分，而真正有用的信息大多需要付费，难以找到真正需要的信息。医学是复杂的，更新迅速，即使是医学专家，也并不能够保证能够跟上最新的发展进度。在美国国家医学图书馆，每个月都会引进 3.4 万种新的医学文献，市面上有 10 万种流行的医学期刊，每年都会有 56 万篇新的医学论文被发表。有超过一半的患者并没有得到真正适合他们自身情况的治疗。有 4000 万的患者由于缺乏足够的如病史、医学报告等信息而无法接受及时有效的治疗。在过去的 20 年中，误诊的情况始终得不到真正的改变。

20.2.1　数据驱动的个性化精准医疗

数据收集设备——2net。过去很长一段时间，医疗健康产业是非常碎片化的。不同的疾病数据比如心率、血糖等都有各自不同的无线传输方式，比如蓝牙、Wi-Fi传输等，并通过不同的渠道将数据传输到不同的云端。对于一个上了年纪的老人来说，很难在一个地方获取所有健康数据以及健康指标，同样对医生而言，也很难在一个地方获取一个病人所有的数据。解决医疗信息化现状的最好办法就是：打造一个标准化的诊疗方案，把所有数据无缝地集成，并实现全流程共享数据。第一步对数据进行标准化处理，数据从患者处传输到一个平台，然后再传输回医生处。Qualcomm 的 2net 产品是一个家庭数据收集枢纽中心，大小类似于小夜灯，直接插上家里的电源就可以使用。如一位老人去看医生，被诊断为糖尿病，医生就给她 2net Hub，病人带回家直接插到家里的任意电源上，不需要其他安装指导或考虑 Wi-Fi，也不需要其他连接，只要把它插

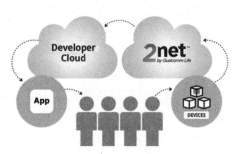

上，当这位老人身上血糖检测仪开始工作的时候，数据就会通过无线技术传给 2net Hub，然后 Hub 再传到云端，如图 20-4 所示。

2net Hub 集成了 Qualcomm 的蜂窝芯片组和 Wi-Fi、蓝牙等多种连接，只要是符合无线传输协议的数据就可以通过无线连接技术传输到云当中。系统是自给自足的，相

图 20-4　2net 基本架构

当于创建了一个生态系统。在移动互联网时代，数据采集枢纽变成口袋里的设备，随时随地传输人体户外的健康数据、心跳数据。Qualcomm 和生态系统中的很多终端厂商合作，开发各种套件，比如血糖、血压测量套件、智能手机版的 2net mobile，应用开发者可以嵌入他们的应用。分析平台上的个性化医疗除了 2net 收集的数据外，家族病史、就诊记录、护士信息等关联数据对于最后的健康诊断是非常重要的，因此，云端分析平台是必要的，如图 20-5 所示。

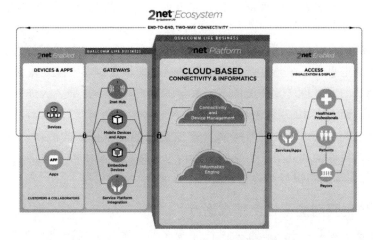

图 20-5　2net 分析平台的具体情况

Qualcomm 2013 年收购了 HealthyCircles，把患者的健康数据、关联数据连接起来做分析，同时通过平台向整个医疗保健系统进行分析数据分享，主要的客户是医院和一些医疗保险公司，主要的用户场景分为两种：一种是 TCM（过渡期护理管理），针对病人从医院诊疗完毕回到家中休养，2net 可以给他提供一系列的组件，病人可以在家里进行生命体征的监测；另一种用户场景是 CCM（慢性病/复杂护理管理），针对一些慢性病，比如说肥胖、糖尿病等慢性病的长期护理，提供一个平台，使病人及医疗相关方，包括他的家人、医师、保险公司等可以获取他的健康数

据，然后根据这些数据采取相关措施。Qualcomm 的商业模式是针对 2net 和 Healthy Circles 收取月度服务费用，主要是针对一些 B2B 客户，如医院以及医疗保险公司等，价格取决于 Qualcomm 提供给这些客户的数据。目前 2net 在 33 个国家使用，其中包括美国、加拿大，27 个欧洲国家以及 4 个非洲国家。

20.2.2　医疗推荐系统

推荐系统（Recommendations System，RS）是一种新型的用户消费信息、习惯和产品推荐网络系统，常见的 RS 是大型电商和 IM 提供商的广告系统。随着医疗信息技术的发展，健康推荐系统（HRS）作为一种新型的推荐系统受到关注。HRS 的功能包括收集用户日常健康信息、诊疗信息并给予健康或医学相关建议，让消费者得到全方位 24 小时的健康咨询服务。然而，荷兰一项调查显示，HRS 如果不经过传统医疗行业的推介，很难取得消费者的青睐；消费者选择 HRS 主要看其实用性，而不看重其新奇的功能；患者对 HRS 的了解很大程度上来源于医生的介绍和推荐，而非销售商的说明。

MetaMed 推行个性化医疗，大数据、人工智能以及众多专家打造个性化医疗。该团队有大约 40 人，除了医生外，还有许多计算机科学家、应用数学家、生物学家、工程师等，希望患者能够有更多的选择，找到真正适合自己的个性化治疗方案，其是一个比多数全科医生更细致、研究更彻底的第二医疗意见。当患者来寻求帮助，MetaMed 团队的专家向患者了解当前的治疗情况和治疗需求，全面搜集患者的病史、身体状况等全方位相关信息，在得到这些信息后，用最新的科学研究、医学期刊、健康数据和病例做比对，借助团队专家和大数据分析手段，给出康复概率最高的治疗手段，并详细地报告给患者。报告内容包括诊断结果，加重病情的各种风险情况，可供选择的多项详细的治疗方案等。许多 MetaMed 用户表示，进行个性化的医疗和咨询服务是物超所值的，不仅仅可以直接针对疾病的治疗，而且对如何保持健康等也起到针对性的指导作用。

20.3　远程医疗

在提供经济、高效和高品质的医疗保健服务方面，信息和通信技术正在发掘出其巨大潜力，并促使一种远距离的医疗方式从概念变为可能。远程医疗作为信息和通信技术与临床医学的结合，在解决一些发达国家和发展中国家所面临的挑战、拓宽医疗保健服务获得渠道、增强医疗保健服务水平等方面，发挥着越来越重要的作用。生病后，人们不再急着出门就医，而是在家中通过简单轻便的医疗设备自行检测身体的基本健康指标，通过电脑终端连线医生，传送检测数据，与医生视频对话，完成门诊的全过程。1995 年，"远程医疗"这一概念进入国人的视野[8]。1997 年，国内首家远程医疗中心——中国人民解放军总医院（301 医院）远程医学中心成立。随着国内越来越大的远程医疗需求，加上技术手段更新加速，专家资源不断充实，近些年来中国远程医疗发展迅速，开展的医院越来越多，而且覆盖了医院越来越多的科室。早在 2014 年，仅 301 医院每天就进行心电科会诊 30 多例，多时达100 例，每年会诊 4900 例以上，远程教育 220 课次。

造成"看病难"的客观原因是医学人才分配不均。远程医疗能够从根本上缓解"看病难"这一民生问题，突破了传统就医时间和空间上的限制；是有效的远程培训手段，可以帮助基层医生迅速成长；是应对"急、难、险"突发事件的重要手段。汶川地震、玉树地震、芦山地震发生后，都有远程医疗工作者的身影。2013年 12 月 6 日，按照中国人民解放军总后勤部和卫生部的安排，301 医院远程医学中心、空军总医院、第二军医大学长海医院，与"和平方舟"号海上医院船远程连线，开展了对菲律宾灾区的人道主义远程救助，为 3 名菲律宾籍患者进行了救治。四川芦山地震，甘肃岷县、漳县地震，301 医院远程医学中心为地震灾区开展远程会诊和手术指导达 93 例。该中心的服务范围已辐射到军队的海岛、边防哨所以及边远贫困欠发达城乡地区，做到 24 小时响应。

20.3.1 远程医疗服务就诊平台

"手机看病"这一产品依托中华医疗集团，主要面向 C 端用户。"手机看病"为用户提供线上诊疗、线上订药和线上支付的全流程医疗服务，使用户有了去实体医院看病之外的新选择。"手机看病"母公司拥有雄厚的医疗资源，包括自有 42 家公立改制医院，以及 3 家全国性的医药物流公司。依托母公司的资源支持，"手机看病"完成线上诊疗——电子处方——线上购药——直送到家——医保报销的就医过程，其主要优势：

（1）以慢性病患者为主，如高血压、糖尿病患者，这类患者复诊吃药频次高，通过"手机看病"节省去医院挂号时间。国家规定，慢性病患者要每两个星期购买一次药品，不能一次性大批量购药，这就对老年患者或者是没时间去医院的年轻患者造成了限制。在"手机看病"App，医生可以在线开具电子处方，用户可直接在线购药，再由好药网配送到家，最后用户通过"手机看病"平台用医保卡支付医疗费用。

（2）名医坐诊。患者可以通过"手机看病"App 预约到很多知名的医生，进行视频问诊。

（3）向用户提供电子病历，电子病历信息与用户上传的健康数据一并储存在云端，用户随时可以查看和更新电子病历和健康数据，也可将电子病历分享给其他医疗机构。"手机看病"的流程如图 20-6 所示。

"手机看病"已经入驻近 10 万名医学专家，超过 3000 家合作医院，其中包括42 家直营医院，1500 万名患者，用户主要集中在二三线城市，由于就医设施的不健全，在线问诊给患者提供了便利。为方便随诊患者通过微信来完成诊疗，有相应的微信端平台。由于患者之中老年人居多，"手机看病"将做电视端的产品，放在养老院或者养老社区等机构，方便老人拿着遥控器就可以操作。

20.3.2　远程医疗 O2O 模式

线上的"O"——碎片化。远程医疗最大的价值并不是提供各类服务信息，其最大的价值是能根据客户的需求实现一对一的隐私医疗及用碎片化的时间来实现服务。通过线上技术，过去远程医疗运营模式被大大改变。原来此类服务的用户，现在不再受地域和时间的限制，可以选择最优而非最近的服务；因为在线进行运动、营养指导所需的时

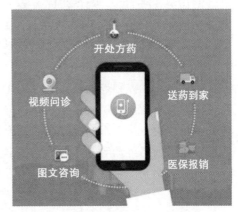

图 20-6　"手机看病"流程

间和金钱成本都大大降低了，致使偶尔使用的用户也可能转化为经常性的用户。

线下的"O"——互动性。远程医疗的长足发展，需通过医生与病人建立线下诊疗关系，当双方已经建立了一定的信任度，病人往往是认可了医生本身的能力才会进一步治疗或就康复方案继续咨询。增强线下黏性，医生和病人可以对彼此更加了解，医生可以通过远程的移动端对病人进行实时状态监控，病人可以就自己的问题随时咨询医生。目前，"掌上好医"和会好科技的"会好出院康复"已经具备了这方面的功能。远程医疗线下的"O"承担服务与互动功能。远程医疗基于移动互联网，而根本在线下。线下的资源支持力度不够，线上是很难做起来的。远程医疗健康市场规模走势，如图 20-7 所示。

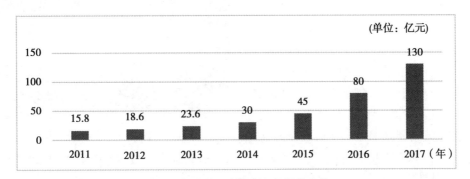

图 20-7　远程医疗健康市场规模走势

2014 年远程医疗健康市场规模为 30 亿元，主要原因在于远程医疗健康市场发展刚刚进入爆发式发展的初级阶段，市场盈利模式不够完善，用户认知度仅停留在信息获取方面，核心医疗服务内容不能远程化等问题。随着智能可穿戴设备的加入，以及 O2O 理念的渗透，在 O2O 市场、智能可穿戴设备市场相互扶持彼此促进

的状态下，未来几年远程医疗健康市场的发展步伐将会明显提升。2016 年规模将显著增长至 80 亿元，预计 2017 年这一规模将达到 130 亿元。阿里巴巴在 2014 年利用支付宝平台牵手全国各大医院。用户登录支付宝钱包之后，点击更多公众服务，选择医疗健康，添加相应的公众号，就能享受预约挂号、疾病健康问询、买药、体检甚至是健身等多种服务。

互联网巨头谋划着远程医疗领域的蓝图，医院对于远程医疗也有自己的需求：在远程信息服务上，医院乐于共享，但在更专业的医疗领域，远程医疗的技术水平却远不能达到专业需求。远程医疗是未来的发展方向，但目前的技术水平只能做到信息收集、数据传输等基本功能，医学上的技术还难以跟上专业需求。

随着"80 后""90 后"用户行为习惯的变化，国内医疗机构与远程互联网发生关联将成为必然。在远程医疗的平台架构上，医院与互联网企业的大方向是一致的，一个发力线上，一个发力线下，医院将物联网、可穿戴设备、信息化管理等专业解决方案引进来，互联网将信息技术收集、软件体验、信息交互等融合协同，共同实现数字化医疗。

20.3.3　APD 远程监控系统

百特（Baxter）研发的双向连接自动腹膜透析（APD）系统 HomeChoice Claria 获欧盟批准。腹膜透析（PD）是一种可由患者在家中进行自助透析的治疗选择，主要用于末期肾脏病患者，对患者自身的医疗参与度要求很高。这款 APD 设备，配备了 ShareSource 双向连接网络平台，使临床医生能够远程监控患者的家庭治疗与护理，并根据处方进行相应的远程调整，APD 远程监控系统如图 20-8 所示。

整合双向连接平台 ShareSource 的 HomeChoice Claria 系统，减少手动数据输入，使患者的维护记录能被容易地访问，从而改善医疗保健人员的操作和提高效率。HomeChoice Claria 系统提供友好的用户界面，有 41 种语言可供设置，同时配备大的显示器，提供更佳的视觉感受。HomeChoice Claria 通过双向连接

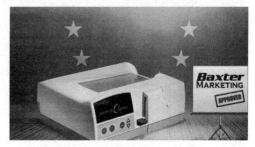

图 20-8　APD 远程监控系统

网络平台 ShareSouce，将医生和在家透析治疗的患者联系起来，实现更及时和更个性化的更准确的护理。

20.3.4　MyHealth 远程监控系统

MyHealth 由 SHC 的工程师内部开发，并且与 Epic 电子健康记录系统直接相连，和苹果的 HealthKit 一起，从监控消费者健康的设备中收集数据。病人可以用这个应用程序来查看测试结果、医疗账单、管理处方以及安排日程。MyHealth 支

持 SHC 的新 ClickWell 和在线连接患者与斯坦福医生的远程医疗服务。ClickWell 为患者提供一个私人教练定制的健康指导计划，从病人的家庭医疗设备中监控数据。此外，MyHealth 提供一个安全的、患者与护理人员可直接沟通的消息传递平台。通过使用 HealthKit，MyHealth 可与消费者使用的任何健康设备或临床病人家庭护理设备自动同步。从设备接收到的数据自动添加到病人的 Epic 图表中，以供医生远程查看。通过与 Withings 合作，MyHealth 的医生无须与病人预约，就能在 Epic 中获得病人的有意义且正确的数据。SHC 包括一家大型的大学医院、在整个海湾地区的基层医疗机构以及在加利福尼亚州的雷德伍德城和帕洛阿尔托门诊诊所。在苹果的 HealthKit 平台上，美国许多大型医院都在评估或开发实验项目。SHC 属于第一批在 Epic 的病人记录系统和苹果的 HealthKit 之间提供交换数据的工作应用程序。

20.4　小结

大数据、云计算等技术的发展为精准医疗服务提供了有利条件，改变了传统的医疗服务模式，实现了医疗服务的院外延展。针对智能医疗环境下的医疗与健康服务，本章介绍了医疗社区网络，个性化医疗与健康服务以及远程医疗。医疗社区网络借助互联网实现时空的跨越，不同地方的患者之间可以沟通交流、网络视频诊疗使患者有更多的机会请专家诊断。云医疗健康信息平台将患者各种异构、多源数据整合存储，促进"互联网＋"的 O2O 精准医疗服务。个性化医疗与健康服务全方位收集患者数据，提供比多数全科医生更全面的医疗推荐意见。远程医疗有效拓宽了医疗保健服务渠道、线上线下的密切合作，实现医疗诊断的碎片化和互动性，为解决我国医疗资源匮乏，且区域分布不均问题作出了有益尝试。智能医疗健康服务将物联网、可穿戴设备、信息化管理等技术融合利用，颠覆传统的医疗经营模式，也将实现更加及时、个性化的健康管理。

参考文献

［1］ 阎崇钧，唐加福，姜博文，曹萍萍. 考虑患者选择和公平性的序列预约调度方法［J］. 系统工程学报，2014（01），104-112.

［2］ 罗利，秦春蓉，罗永. 基于马尔可夫决策过程的医疗检查预约优化模型［J］. 运筹与管理，2014（6）：12-16.

［3］ 梁峰，王宁博，施呈优，等. 门诊预约系统中的科学管理问题分析［J］. 中国医院管理，2015，35（9）：28-31.

［4］ 程琼，耿娜，江志斌. 医疗卫生机构公益公平性与收益性的平衡度评价及实证研究［J］. 工业工程与管理，2015，20（3）：98-102.

［5］ Augusto V，Xie X，Perdomo V. Operating theatre scheduling with patient recovery in both operating rooms and recovery beds [J]. Computers & Industrial Engineering，2010，58（2）：231-238.

[6] 张遇升 "互联网＋" 带给医疗行业的五大发展方向 [EB/OL]. http：//www. cn-healthcare. com/article/20150721/content-476275. html，2015-07-21.

[7] 360良医推出病友之家 严格管理打造纯净医疗社区 [EB/OL]. http：//soft. chinabyte. com/os/104/13676604. shtml，2016-01-20.

[8] 赵杰，蔡艳岭，孙东旭，等. 远程医疗的发展现状与未来趋势 [J]. 中国卫生事业管理，2014，31（10）：739-740.

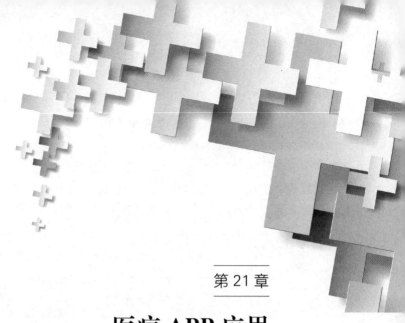

第 21 章

医疗 APP 应用

21.1　背景

　　基于 FUER-CDSS 原型系统开发 APP，创新医疗决策系统模式，在医生询诊患者的过程中增加诊断决策信息交互途径。在得到用户的授权后，通过调查、知情同意和活动任务三个模块，收集用户的健康数据，特别是针对我国的用户群体，提供区别于西方人群的生理数据分类决策及健康状态的诊断决策设计。这些生理指标数据由外部传感器或仪器测量获取，通过无线通信等方式传递到决策数据中心。基于FUER 模型集的诊断决策支持不仅能提高诊断决策的正确率，还可提升决策支持过程的可解释性。对患者、医务人员及医疗资源配置机构等相关方面都有重要的实践价值，这对于医疗决策系统品质和效率的提升具有重要意义。

　　相关产品生态链包括移动医疗数据感知、智能医疗的诊断机器人、医患实体关联的社交网络和以患者需求为中心的利益相关者。综合评述哈佛医学院临床决策支持系统应用效益和本研究所提出的模型及相关产品应用效果，并从临床实践、产品推广应用等角度分析应用效益并得出决策启示，为用户提供使用便捷的服务端应用APP，更好地满足诊断决策信息需求。

21.2　基于推理模型的应用系统 APP

21.2.1　基于证据链推理模型的应用系统

　　在 FUER-CDSS 原型系统基础上，开发应用 APP。将每个特征量作为推理的子线索，使用端至端的决策支持系统平行分解问题，并通过用户便于使用的决策支持（问答）模块来集成最后的方案。这种应用方式还易于扩展，通过嵌套分解问题和选择病历数据库，应用程序从决策支持系统的端至端递归到内层证据线索，然后再到外部子线索。通过 FUER-CDSS 的后台服务器，为医疗决策者提供证据推理和诊断决策支持，为用户关注自身的实时身体健康状态和生理状态演变提供途径。基于证据链推理模型的嵌入式系统应用效果，如表 21-1 所示。这些应用集成了所构建的四个模型算法和实验中采集的数据，并应用于临床诊断决策支持。

表 21-1　基于证据链推理模型的嵌入式系统应用效果

编号	模型	应用功能	应用前模式	应用后效果
I	基于证据链推理的混合整数优化模型	医疗数据关联决策支持	医疗关系型数据库中基于精确的信息查询	解决异构性实体数据相似性匹配问题
II	实体异构性下的证据链推理二次优化模型	多专家信息共享的智能诊断	分布存储的多专家决策信息经人员主观决策	实现多专家标识的多源数据集融合
III	基于二级混合整数优化的多尺度融合推理	长时间监测的数据的多尺度诊断决策	单一粒度数据构成决策表	多粒度数据的多尺度决策和实时状态反馈
IV	过程感知的证据链推理和可信度更新	部分信息下的诊断信息在线智能查询	主观决策和精确的全信息分离决策	主观决策和感知模糊的部分信息融合决策

因此，基于 FUER-CDSS 开发心脏病诊断决策支持的 APP，不仅可以革新传统医疗服务提供诊断信息的模式，还将衍生出一些新的商业模式。将智能推理的工具和社交网络、多传感器等终端感知的数据相结合，实现智能医疗决策服务。

使用基于 FUER-CDSS 的诊断决策支持系统及 APP，用户更易于识别自身的生理状态诊断需求，以与最恰当的诊断证据源和决策方案进行匹配。用户使用此类系统，能对初始偏好特征量进行查询诊断，并为医生提供更具针对性的信息。这不仅有利于患者感觉到自己更具有主动性，还有助于提升以患者为中心的诊断效率。此外，FUER 模型集对心脏病的诊断决策支持，还将有助于利用医疗云端数据为用户提供个性化的远程服务、为医院提供自动分诊服务等。

21.2.2　医疗与健康决策支持 APP

本研究开发的 APP 首先进行用户登录，根据注册的用户名（或者邮箱）加注册密码进行登录。上线之后可以使用社交网络账号登录功能，如图 21-1 所示。通过填入用户名、密码、邮箱进行用户注册，如图 21-2 所示。

在心生健康界面进行十年内用户的冠心病发病率预测。点击"开始新的测试"可以开始新的测试，点击"我的历史数据"可以查看保存了的历史测试数据，并且可以查看历史明细，如图 21-3 所示。测试数据包括性别、年龄、总胆固醇含量、吸烟史、高密度脂蛋白、血压、糖尿病等多个信息，如图 21-4 和图 21-5 所示。

类似地，输入其他心脏病诊断与健康管理的决策变量，通过测试数据和模型分析，获得发病率变化预测，如图 21-6 所示。

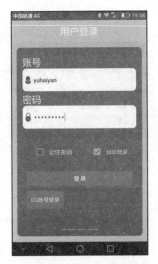

图 21-1 用户登录

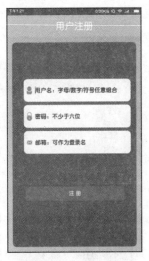

图 21-2 用户注册

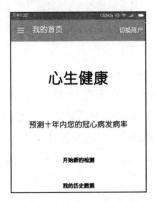

图 21-3 测试功能

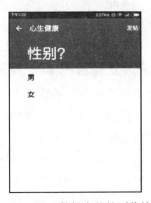

图 21-4 测试数据中的性别值输入

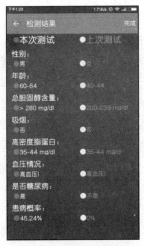

图 21-5 心脏病诊断变量输入值

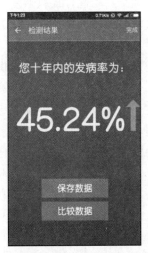

图 21-6 智能诊断出的 CHD 发病率

在检测结果上可以比较这次数据与上次数据，并且可以保存本次测试数据，如图 21-7 和图 21-8 所示。

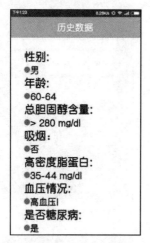

图 21-7　输入的一次历史数据记录

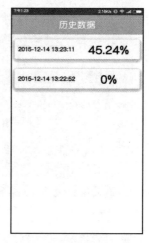

图 21-8　检测结果比较

21.2.3　决策支持系统 APP 反馈

（1）对于患者而言，系统可以减少医疗差错和提高医疗质量，提供循证决策，帮助病人理解证据，提供更加准确、及时、可靠的诊断决策信息。数据驱动的决策使得病人诊断过程智能，实现以医生行为为主导的决策转化为以患者价值和效用为中心的决策。系统集成了高水平的医疗专家经验知识，并能够尽可能多地使用电子健康档案（EHRs）进行机器学习，有助于减少误诊导致的死亡和伤害，特别有利于对心脏病的诊断以及其他慢性病的长期监测。系统将复杂医疗诊断问题分解，利用平台查询和交互功能，提供对应的解决方案，增强用户自服务能力，能够观察和记录诊断实时效果，为用户提供定制化医疗健康服务。

（2）对于医务人员而言，基于 FUER-CDSS 的应用平台及智能诊断应用 APP 作为一种辅助决策的服务接口，将医疗专家与计算机世界连接，避免被淹没在数据的洪流中。尽管当前的智能诊断模式（如 IBM 的 Watson）还无法与高水平的医生相比，但这一医疗服务模式能够在一定程度上辅助医疗专家做出诊断决策，最大化利用医疗领域知识的信息价值。深度分析电子病历、智能穿戴设备、社交媒体等渠道上获取的健康数据，在分析多种候选方案的所有相关信息后，可继续补充或修正诊断方案库，有利于提升数据决策服务价值。通过数据库价值的知识再利用，能提供更好的基于证据的医患沟通，在医疗诊断决策方和需求方之间架起更易于沟通的"桥梁"。此外，因不断增长的患者数量会带来不必要的门诊服务，而让医务人员付出间接的不便成本（如人员压力等），甚至付出未能为其他患者提供服务的机会成本，FUER-CDSS 决策支持系统能够消解这部分压力，并带来便捷、高质量的医疗决策服务，帮助患者制订更加明智、更易接受的方案。

（3）对于医疗资源配置的相关机构（如政府）而言，从更宏观的医疗决策系统角度看，FUER-CDSS 系统及其应用等成果将改善医疗决策系统的品质，并从长远来看将带来倍增的经济效益。尽管存在一些阻碍诊断决策支持系统应用推广的意见，担心高额的投入和缺乏对经济收益的认识阻碍了医院对临床系统信息化的进程。但是这一过程充分地利用已存储的数据和过程感知中的数据，证据链长度具有可伸缩性等特征，推理结果的可信度水平判别在感知过程中不断更新并逐步逼近真实状态，对后续诊断检查具有优选功能。

（4）面对我国的特殊国情，FUER-CDSS 系统及其应用等成果能够助力数字医院的国家政策实施，建设和发展远程医疗信息系统。面向不同地区、不同医疗机构间不同层次的信息与知识，数据驱动决策有助于消除专家知识稀缺与无所不在的医疗诊断决策查询的矛盾，增强医疗急救系统的集成化和智能化、规范化和数字化，为医疗诊断决策提供更多的服务渠道。借助开发的系统及应用 APP，患者能够就地进行诊断测试，对患者数据分片存储，将数据进行视频、图片和数据等多媒体传输，在医院共享的资源平台上调用相应的数据，同时进行价值链全景管理，避免重复检查而节约医疗资源。这将为提升标准化医疗决策、救护水平做出贡献，有助于解决好优质医疗资源的分配等重点工作，对建设数字医疗系统与国际水平接轨具有重要的意义。

21.3　相关产品生态链

大数据驱动的医疗与健康决策支持的重要组成为互联医疗（Connected Health）[1]。它通过血压、血糖、体重、血氧、运动计步等各领域较为完备的健康类可穿戴设备，集结用户的多源异构数据到融合中心，结合已有的历史数据和医疗与健康领域规则知识进行实时数据分析，并提供智能决策支持，改善患者的生活行为方式或健康状态，促使传统的医疗器械实现从硬件服务到数据服务的转换。这种方式延长了传统临床路径的指导范围，将临床决策服务拓展到移动的、远程的、社区医疗诊断与健康管理等服务模式上。临床决策支持系统、大数据、可穿戴传感器、云计算、移动互联、医疗机器人等信息与通信技术的新进展，正在影响着整个医疗诊断决策范式，重塑医疗诊断的决策模式。

21.3.1　**移动医疗数据感知**

相关的应用包括 QXMD 平台提供的 APP[2]，国内九安医疗开发的 iHealth 应用 APP，以及苹果公司的 HealthKit 框架及 Researchkit 平台提供的 MyHeart 等应用 APP[3]。这些应用接口及开发风险评估工具依赖于所采用的统计模型，但缺乏可解释性。评估结束时，患者可能被告知他有一个高风险的特定结果，但没有揭示风险原因，或为减少风险而可采取的措施。评估结果没经医务人员解释时，对患者来说一般难以理解。此外，难以评估这些黑盒子式模型的可靠性。

在美国硅谷快速转化了一大批智能医疗企业，如 Healthloop 医患自动化互动平台、Epocrates 移动医疗上市企业、Onemedical 社区移动医疗专家和 iRhythm 移动监测早期诊断等，并在 Apple 公司的网上商城平台上提供了大量的医疗应用 APP 或决策支持系统，如图 21-9 和图 21-10 所示。这些应用将传统的医疗临床诊断决策服务延伸到健康管理及慢性疾病管理等服务上。

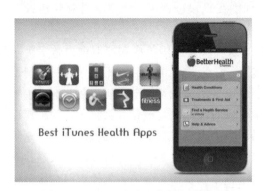 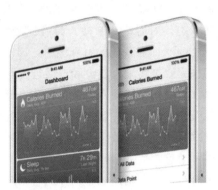

图 21-9　Apple 产品生态链解决方案　　　图 21-10　Apple 产品生态链解决方案

21.3.2　智能医疗的诊断机器人

医疗数据是医生对患者诊疗和治疗过程中产生的数据，以患者为中心，成为医疗数据的主要来源，而医疗决策过程是一个生化过程，其产生的医疗数据量巨大并以异构状态存在，数据特征维度高，且易受环境因素干扰。当人体被数字化，整个医疗决策过程构成了一个复杂系统。医疗数据资源包括四大空间资源，即医疗领域资源、行业相关数据资源、学科相关数据资源、互联网数据资源（如互联网、社交媒体等），这些构成了医疗数据资源池。针对这些数据的处理，IBM 利用其强大的云计算等技术优势，提供了诸如 Watson 机器人系统，分析大量的文本数据，从多个位置和系统来接入全部的医疗信息，通过将新旧诊治结果进行比较，医生能够更加轻松地发现病变趋势，从而对病人的治疗做出更加明智的决策，如图 21-11 所示。

美国航天局（NASA）和索尼协作探索太空机器人，以代替人类宇航员去执行一些困难和危险的任务，创建虚拟现实应用 Mighty Morphenaut，模拟真实的机器人操作场景，通过场景化的训练让操作员和机器人控制技术共同进步。针对中国具体国情，使用人员生理决策数据进行仿真模拟实验，构建数字化人体与智能机器人系统。数字化人体结合医学、信息科学、计算机技术与虚拟现实技术，以人体断面连续切片数据为基础，构建可视化虚拟人体。通过人体结构数字化、可视化，建立计算机可以处理的数学模型，进行定量分析与精确模拟，从而模拟人体的功能和行为。利用三维或高维内科成像将人体组织的事件储存为一个三维数据库，结合计算机技术将人体或人体的组织构建成三维的图像，可以通过现代计算机网络系统，在数字化的人体中对真正人体的组织进行回顾性观察和分析。既可针对传统的医疗数据，用于人员生命健康状态的诊断和监测，还可针对可穿戴传感器感知的数据，以诊断决策拓展到随时随地的人员生理状态分析，如分析医疗操作人员的工作效率，类似于泰勒管理原理的测量和分析方法。

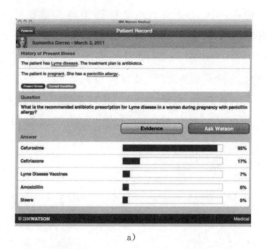

a)

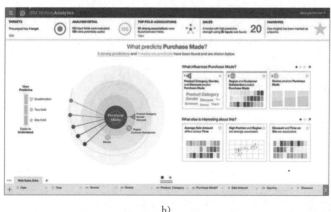

b)

图 21-11　IBM 提供的 Watson 证据推理解决方案

21.3.3　医患实体关联的社交网络

利用智能病人的实验平台，可以集结大规模的患者数据，并进行数据关联和管理，以进行更进一步的数据融合中的知识推理和诊断决策支持。医院诊断决策具有复杂性，从三维六度[⊖]构建多层的行为体系结构，揭示从"以医疗专家行为为中

⊖　六度理论是指在复杂网络中，一个实体（如人）和任何一个陌生实体之间所间隔的实体不会超过六个，也就是说，最多通过六个实体你就能够关联（认识）任何一个陌生实体。这一理论为医疗诊断的智能决策支持及对患者实体之间的信息传递分析奠定了基础。

心"到"以患者需求与价值为中心",从"经验诊断决策"到"科学诊断决策",乃至"智能化诊断决策"的演化过程,对杜绝医疗事故的发生,提高急救成功率,解决急救过程中不确定性等问题显得十分重要。智能病人对患者数据与有限医疗专家之间的数据链接,如图 21-12 所示。

医疗健康决策过程中的大量决策节点和推理策略构成医疗决策推理网络,大量感知的患者数据与有限医疗专家之间决策资源存在不匹配、不均衡等问题,这使得医疗决策系统存在脆弱性,如图 21-13 所示。系统脆弱性指实际中的目标系统运行失败可能性与在该系统各种资源配置充分时运行失败可能性的比率。从系统工程和临床医学的角度来讲,医疗决策系统是一个开放的复杂自适应系统[4],是非线性的、动态的、本身达不到固定的平衡点,由此产生的系统行为可能看起来是随机的或混乱的。

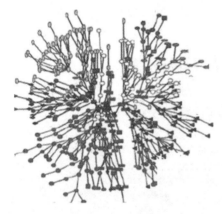

图 21-12   智能病人对患者数据与有限医
疗专家之间的数据链接

注:左侧表示患者数据获取的传感器数据的证据网络,右侧表示医疗决策的循证诊断网络。

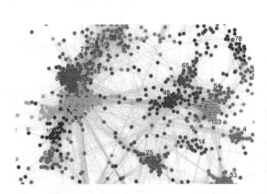

图 21-13   智能病人模拟的患者群体复杂
网络

注:节点表示患者个体;线表示患者间相关性;节点颜色表示聚类关系。

21.3.4   以患者需求为中心的利益相关者

利益相关者理论界定的医疗决策主体[5],主要包括健康计划、医护机构、医院以及其他医疗健康相关机构组织。患者去看医生,医生可以根据电子病历、数字化医疗信息将患者以前所有病情相关的记录下载下来,依此提供最好的治疗。但是患者并不希望病史记录被保险公司看到,而保险公司则只希望了解患者是否欠医生钱,而对于患者是否被治愈,医生采取何种治疗方案并不关心。同时医疗健康研究人员,在绝不泄露个体信息的前提下,只想获得医疗相关数据以便得到统计信息。

当决策行为明确后,在融合中心使用已积累的数据进行证据推理就成为核心问题。而对于诊断推理,不论是医生还是分类器提供诊断推理,用户更容易采用具备推论概率分布的推理结果,而非唯一性的决策结论。这是因为针对特殊治疗方案时，医生获取唯一的决策结论会存在两方面问题：一是可能对观测的频率代表整体特性存在怀疑，因医生可能缺乏观测值（如被忽视的参数值）；二是对已有的案例而言，观测值未必一致。例如，如果医生拥有患 C_1 病的大量实体数据，能够对该类病症提出多种决策方案，但医生使用这些数据库难以对 C_2 症状的案例做出类似的多种决策方案，因该类病案在这一数据库中是稀有类，即医生所拥有的案例存在不同重要度。其具体关系如图 21-14 所示。

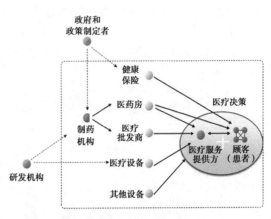

图 21-14　医疗决策系统利益相关者之间的关系

医疗诊断是医疗服务系统的核心环节。医疗决策者作为一个数据融合中心，选用多源感知数据，进行证据推理，以获取患者实体的分类标识及其不断更新的可信度。医疗诊断决策的两大核心工作：确定诊断检查的决策行为和获取分类标识决策的证据推理。从诊断决策系统的过程感知和决策的演化过程分析，诊断的决策行为又可分为两类[6]：①诊断决策是否还需要其他感知信息，如果需要，应该获取哪种特征信息；②如果需要多种体征信息，其检查的序列是否确定，以采取相应的决策行为。前者包括如血压在内的日常的且很快可以知道结果的检查特征量，后者包括获取过程更加复杂，需要长时间才能获知检查结果的特征量。诊断检查信息的价值取决于它对患者患病分类推断的潜在能力，决策行为通过确定特征量序列的组合关系，决定证据链构造的参数集及其证据链长度，以优化决策效率。

21.4　相关产品应用前景及效益

根据哈佛大学附属医院 BWH 十多年来使用带有决策支持功能的电子处方系统的一组经济数字，该医院从 1993 年到 2002 年间，共投入了 1180 万美元用于电子处方系统的开发、实现和运行。然而在这 9 年的时间里，该系统一共为该医院节省了 2850 万美元，净收益为 1670 万美元。虽然有关临床信息系统对医疗决策系统改善的报道并不多见，但 BWH 的经验说明设计良好的临床决策支持系统是可以为医院带来经济效益的。基于数据驱动决策的理论和方法，构建的证据链推理模型集及算法，对传统的医疗供给诱导需求模式产生重要的影响。

本书所提到的方法及其推理机制，一方面可以提高急救医师，特别是在校医学生及实习医生的技术水平和心脏病诊断的准确性，降低心脏病急救失误率，提高救治水平；另一方面该集成化嵌入式智能决策平台有效解决了专家知识稀缺与有限资源利用率低的矛盾，增强了医疗急救系统的集成化和智能化、规范化和数字化，对于提高医疗急救品质和效率、建设与国际水平接轨的数字医疗系统具有重要的意义。国际、国内总体市场的规模将在 2020 年左右翻番，如图 21-15 和图 21-16 所示。由医疗培训教学平台、医疗社区网络基因组平台及反射式智能医疗机器人及其系列产品构成的智能医疗生态三条产品线，预计可形成可持续的经济效益，如表 21-2 所示。

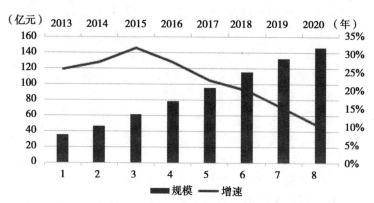

图 21-15　2013～2020 年的智能医疗市场规模预测

资料来源：中国产业信息网。

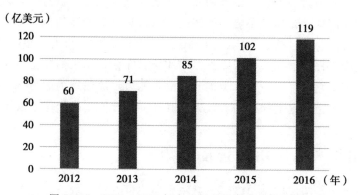

图 21-16　2013～2020 年全球医疗机器人市场规模

资料来源：中国自动化网。

表 21-2　三类规划产品的收入构成分析　（单位：万元）

产品系列　　年　份	2015	2016	2017	2018	2019	2020
①反射式智能医疗机器人及其系列产品	5 500	5 090	5 288	5 362	5 491	6 957
②医疗社区网络基因组平台	30 451	32 831	37 325	41 300	46 105	61 463
③医疗培训教学平台	202	537	1 134	1 474	1 573	1 764
	316	753	1 340	1 745	1 894	1 982
总额	36 469	39 211	45 087	49 881	55 063	72 166

2015 年的收入总额可达 36 469 万元，到 2020 年预计收入总额高达 72 166 万元，增长率近 198％。其中，在 2015 年，反射式智能医疗机器人及其系列产品销售 500 套，以每套 11 万元计算，直接创造销售收入 5500 万元。另外，通过对现有系统和技术的规范化与产业化，通过增值服务或升级更新换代，也将带来可持续增长的经济效益。

21.5　小结

介绍了 FUER-CDSS 原型系统开发嵌入式软件，论述其对诊断决策支持的显著应用效果。重点说明这一应用系统及其 App 将给用户所带来的身体健康诊断的改善作用，进而论述本文成果对我国医疗健康的诊断决策领域的多层次贡献，特别是心脏病诊断决策支持的广泛影响。使用基于大数据驱动的医疗和健康决策支持构建的证据链推理模型集及算法，对传统的医疗供给诱导需求模式产生重要的影响。基于 FUER 模型集的诊断决策支持不仅提高诊断决策的正确率，还对患者、医务人员及医疗资源配置机构等相关方面都有重要的实践价值。相关产品生态链包括移动医疗数据感知、智能医疗的诊断机器人、医患实体关联的社交网络和以患者需求为中心的利益相关者。综合评述所提出的模型及应用效果，并从临床实践、产品推广应用等角度分析应用效益并得出决策启示。

参考文献

［1］ Kvedar J，Coye M J，Everett W. Connected health：a review of technologies and strategies to improve patient care with telemedicine and telehealth ［J］. Health Affairs，2014，33（2）：194-199.

［2］ 医疗诊断用于患者疾病风险评估的移动终端应用 App ［EB/OL］：http：//www. qxmd. com/apps/calculate-by-qxmd.

［3］ 苹果公司提供的疾病诊断应用 App ［EB/OL］. http：//www. apple. com/researchkit.

［4］ Wiens J，Guttag J，Horvitz E. A study in transfer learning：leveraging data from multiple hospitals to enhance hospital-specific predictions ［J］. Journal of the American Medical Informatics Association，2014，21（4）：699-706.

［5］ Rouse W B，Serban N. Understanding and managing the complexity of healthcare ［M］. Boston：The MIT Press，2014.

［6］ Dai T，Akan M，Tayur S. Imaging room and beyond：the underlying economics behind physicians' test-ordering behavior in outpatient services ［J］. Manufacturing & Service Opercotions Management，Forthcoming.

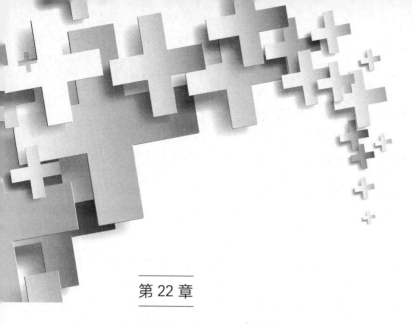

第 22 章

数字医疗纵览

互联网与大数据带来了颠覆式数字医疗服务革命。智能医疗诊断系统为医生提供辅助诊疗工具，数据分析支持的精准医疗提高了医疗的效率，减少了诊疗错误的发生。而现代病人将面对互联网带来的海量信息，而不是单个的医生。Web3.0 带来的精准信息检索改变了患者在诊疗中的地位，从被动地接受治疗到能够更加主动地了解病情，并对医生的诊疗流程做出决策，进行自我医疗管理。

与其他服务系统相比，医疗服务系统相对封闭。经过严格的医疗专业学习、训练，具有大量诊疗经验的医生拥有绝对权威的地位。互联网带来的"信息开放"与"分享"运动在医疗领域遇到了阻碍。但数字化与智能化仍然是大势所趋，"拥有资源的病人"开始出现，医生在医疗活动中的绝对权威地位开始动摇。

现代医学本身越来越依赖数据分析。利用传感设备对人体数据追踪，打破了医疗与健康服务的时空界限，医学诊断正在演化为全人全程的数据追踪，基于数据的预测预防和个性化治疗的过程。本书从数据驱动的医疗诊断过程中，人体感知数据的融合、医学知识的共享、智能诊断推理方法等角度讨论了大数据驱动在医疗服务中的关键理论问题，以智能病人机器人为应用平台进行实验检验。

22.1　内容回顾

本书以大数据驱动的医疗与健康决策支持为主题，涵盖上篇和下篇两个部分。

上篇为第 1 章至第 11 章，评述了大数据、互联网环境下，医疗与健康决策支持的新进展与理论实践的趋势，针对医疗诊断决策特征，提出了数据驱动智能决策的理论与方法；下篇为第 12 章至第 22 章，主要为智能医疗诊断决策实例。上篇理论研究不仅针对结构化的决策数据表数据，也考虑了波形文件等非结构化数据对智能决策结果的影响。下篇以具有典型性的医疗数据资源为输入数据，以患者基本信息、症状信息、诱因及病史信息、医学检测与实验室检查信息等构成的病例库为基础，获取特征量，运用上篇构建的决策模型进行医疗诊断决策实例验证。本书为深入揭示医疗与健康的智能诊断决策支持机理及其在临床诊断过程中的实践过程，特定地使用一类非常具有代表性的病例诊断——心脏病诊断进行实例分析。实例中使用的数据源包括 UCI 的三个不同医疗机构的 920 例数据、弗雷明汉心脏研究中心的 4240 例数据、MIT 等机构共同构建的开放性平台（PhysioNet）上的 SHHS 非结构化数据，以及在实验模拟平台上获取的仿真数据和大型三甲医院现场采集的数据。

上篇定义了医疗急救决策信息空间，并提供了基于数据融合知识推理的基础数学模型并分析了建模要素。构建了理论模型和决策推理机制，阐述了层次关联证据链推理的多属性群决策分类理论，提出了本书所构建推理模型的基础框架，并通过模型构建进行以下融合推理：

（1）在基于案例和规则的融合框架中，证据链为案例节点和层次规则的知识结构，因此针对多源异构医疗数据构建了基于鲁棒性阈值的 CBR/RBR 融合推理建模，以及基于贝叶斯网络的 CBR/RBR 融合推理机制与方法。前者使用融合空间矩阵的奇异值分解，从案例相似度、规则粒度和推理置信度等维度确定了数据融合中知识推理的阈值；后者解决决策数据表中存在数据缺失等不确定问题。

（2）因证据链推理所使用的决策数据存在高维度、多时间尺度特征，对于大尺度数据，构建同态推理空间下的互信息特征选择模型；对于小尺度（细粒度）时态数据，构建基于证据链推理和信息价值最大化的决策模型，以解决不同维度上的特征变量对分类决策带来的信息价值不均问题。

（3）在医疗诊断中，证据链为网链结构，医疗大数据获取呈现分块化、碎片化特征，对此构建了实体异构性下多数据表证据链推理决策机制，以及过程感知数据下证据链推理的可信度更新模型，以实现医疗决策多模态管理和数据分治。

下篇阐述了"智能病人"机器人与数字化人体，及其大数据驱动医疗与健康智能决策支持的硬件平台，并为实例分析奠定硬件基础。医疗急救决策特征选择实例，分析了医疗急救过程中特征信息的获取过程，并通过特征选择进行实例分析。第 14 章基于推理模型的智能诊断决策支持系统中，阐述了智能决策支持的软件结构、模块及验证方案。医疗诊断中的领域知识，一部分表示预定义的规则知识（如 Framingham 评估准则），作为临床指南或路径，指导过程感知的可信度更新；另一部分规则是通过机器学习方法，如以 C4.5 决策树构建决策，形成新的规则集，实现 CBR/RBR 融合推理，即第 15 章的 CBR/RBR 融合推理的医疗诊断决策支持案例，对上篇的案例与规则知识融合推理进行案例分析。第 16 章为不确定性数据融合医疗诊断决策案例，对医疗数据中常存在的缺失数据进行案例分析。第 17 章为多机构数据融合医疗诊断决策案例，采用多模式诊断决策分析，对上篇的多数据表进行了医疗诊断决策案例分析。第 18 章为基于过程感知的医疗诊断决策案例，对多参数信号获取和处理进行详细分析，并对上篇中第 11 章进行实验验证和案例分析。第 19 章对智能医疗决策支持相关产品的应用前景及效益，对智能病人硬件、原型系统软件和大数据集所形成的知识库等产品升级和开发提供了方案，并在一期推广实践中取得好的经济效益。第 20 章总结了全书内容进而提出了智能医疗健康决策发展建议。

在近年来关于数据融合的知识推理相关理论与方法的研究基础上，结合数据多源、实体异构、部分信息等决策特征，构建证据链推理的模型集，目的是为了取得数据驱动决策的关键技术。本书围绕医疗与健康的智能诊断决策支持品质和效率提升问题，提供了数据融合中证据链推理的智能决策模型和方法，满足大数据驱动的医疗与健康决策支持的迫切需要，将本课题组的先前研究以及其他相近研究进行比较分析。

22.2　数字医疗的治理策略

依托大数据驱动医疗与健康决策支持技术，结合互联网，特别是移动互联网和便携式多传感器形成的体域网（Body Area Network，BAN），对疾病诊断治疗、居民健康管理等方面都产生了深远影响，对于解决我国医疗资源不平衡和人们日益增长的医疗健康需求之间的矛盾具有积极作用。国家卫生和计划生育委员会（简称国家卫计委）的年度重点工作明确提出，研究构建人口健康大数据应用体系，推动临床医学决策支持系统应用，提高医疗健康科学管理决策水平。

首先，为充分发挥这些技术在医疗健康领域应用的优势，在国家层面要强化顶层设计、健全政策法规、制定标准规范，强化信息安全，引导、规范这些技术与医疗健康深度融合发展，促进这些技术在医疗资源优化，提供便捷高效的就医体验等方面发挥作用。做好人工智能辅助诊断技术审核和临床应用管理，按照《人工智能辅助诊断技术管理规范（试行）》（卫办医政发［2009］196 号），保障医疗质量和医疗安全。大数据驱动医疗与健康决策支持及相关技术突破了传统医疗在时空上的限制，避开了医院的"围墙"，缩短了医患之间的距离，但还需要加强信息安全和个人隐私保护。政府必须加强对软硬件产品的监管，并提供必要的政策和法律法规层面的保障，以向群众提供安全、有效、便捷的医疗服务。

其次，通过大数据驱动医疗与健康决策支持技术，创新医疗服务应用模式，创新人口健康信息化建设和服务。以大数据驱动医疗与健康决策支持技术为核心，推动远程医疗与移动医疗应用，促进远程会诊、远程咨询、远程监测等应用与发展。

发展互联医疗、移动问诊、移动健康随访等服务新模式。推动大数据驱动医疗与健康决策支持技术在分级诊疗、医疗资源纵向流动等方面的应用。结合云计算技术，将大数据医疗与健康决策支持相关技术和产品，应用于国家和区域人口健康信息平台建设。推进面向公众服务的健康云服务平台建设，提供动态健康信息查询、预约诊疗、健康管理等服务。

同时，本书提出关于智能医疗急救系统研发及应用示范，特别是关于心脏病急救的急救系统智能决策支持原型系统及应用。探索了基于电子健康档案的疾病监控管理系统研发及应用案例分析，以心电数据为核心，关联患者的体征检查、实验室检查等数据，实现患者的健康状态和疾病健康管理。深入建设以电子病历为基础的临床应用系统，实现信息系统对临床应用、电子病历实时质控，临床（检验、检查）危急值实时预警等核心的临床业务支撑，为医院提供业务数据和决策支持；优化影像归档和通信系统，实现医学影像数据共享，使得门诊急诊、住院电子病历与检查报告和图像高度融合，提高临床工作效率，进而实现患者服务精准化。

再次，大数据驱动医疗与健康决策支持技术的落地和实施，还需要临床科室、影像诊断科、实验室诊断相关科室和在职医师等相关医疗机构和医务人员在硬件、软件和知识水平上达到相应的基本要求。例如，临床科室需要满足开展与临床决策支持技术相关的专业临床诊疗工作经验及年限要求（5 年以上），具备与该技术相适应的计算机硬件条件，具有人工智能技术所需的资料采集的相应设备。影像诊断科，需要开展影像临床诊疗工作 5 年以上，其技术水平达到三级医院专业科室要求；必须有数字化影像诊断设备，包括数字化常规 X 线设备、磁共振、计算机 X 线断层摄影和医学影像图像管理系统及作为其工作站的计算机硬件平台。实验室诊断相关科室需要满足开展细胞学、组织学、实验室诊疗工作 5 年以上，具备与人工智能技术相适应的计算机硬件、资料采集设备及其他相关设备。开展此类技术的科室有具备相关诊疗技术临床应用能力的本院在职医师，有经过人工智能辅助诊断技术相关专业知识和技能培训并考核合格的，与开展人工智能辅助诊断相适应的其他专业技术人员。开展临床医疗决策支持的辅助诊断医师不仅需要取得《医师执业证书》，其执业范围为开展人工智能辅助诊断技术应用的相关专业，具有 5 年以上与开展人工智能辅助诊断技术相关专业临床诊疗工作经验，具有副主任医师及以上专业技术职务任职资格，经过人工智能辅助诊断相关专业知识系统培训并考核合格。

最后，对大数据驱动医疗与健康决策支持的相关技术管理提出了要求，包括以下几个方面：第一，严格遵守相关操作规范和相关专业疾病诊疗指南，根据患者病情、可选择的诊断方法、患者经济承受能力等因素综合判断治疗措施，严格掌握临床决策支持（或称人工智能辅助诊断）技术的适应证和禁忌证。第二，临床决策支持技术的应用由具有人工智能辅助诊断技术临床应用能力的，具有副主任医师以上专业技术职务任职资格的医师决定，并由具有临床决策支持技术临床应用能力的医师提出诊断意见。第三，临床决策支持技术为辅助诊断，不能作为临床最终诊断，最终诊断必须由有资质的临床医师确定。第四，采用此类技术时，如涉及侵入性检查时，在实施检查前，应当向患者和其家属告知检查目的、风险、检查注意事项、可能发生的并发症及预防措施等，并签署知情同意书。第五，建立使用临床决策支持技术的数据库，定期进行评估，开展机构内质控工作，并按要求将相关信息报送至指定机构。第六，建立健全临床决策支持技术应用后监控和随访制度，并按规定进行随访、记录。第七，采用临床决策支持技术的医疗机构和医师按照规定定期接受此类技术临床应用能力审核，包括病例选择、诊断符合率、病人管理、随访情况、病历质量和数据库等。

22.3 可扩展的理论与应用

关于大数据驱动医疗与健康决策支持技术，作者认为今后主要在以下几个方面（包括但不限于）进行更进一步地研究和发展：

（1）更广泛感知数据的融合及知识共享。将医疗诊断决策拓展到更加广泛的医疗信息决策，构建更大的数据资源池。这些医疗信息包括更加广泛的医疗决策资源的感知数据，不仅是医疗决断决策所使用的患者体征的数据。例如，患者的病程记录、出院记录、救护过程中感知等多源多层数据；以健康状态时间为轴心，依据实时数据进行动态决策分析。并针对不同的决策，对这些数据进行不同水平和权限的知识共享。

（2）网络社交平台带来更深入的医疗数据分享。以医疗健康为主题的社交平台开始有了一些突破性发展，一类以医生为主体用户，一类以患者为主体用户。以医生为主体用户的网络社交平台可以快速检索医生数据，使医疗人员发现同行，查看同行医生的职业信息，进行在线交流，创建讨论组，分享医疗数据，在法律允许的情况下分享患者数据，减少因医生间数据不畅导致的医疗人为失误，使患者实时与医生进行远程交流病情。以患者为核心用户的社交平台以医疗"支持社区"的形式，通过精准的数据匹配，将患有各种疾病的用户连接起来。商用社交网络平台开始意识到在平台上加入医疗保健工具能有效提升用户参与度。慢性病患者会在社交平台上搜索治疗建议，而且越来越多的患者愿意通过网络了解疾病症状、分享治疗经验。当然不论以哪种用户主题出现，互联网医疗社交平台都必须把隐私风险降到最低，保证用户病例数据的安全性。

（3）更加全面的案例数据结构表示与更加智能的推理。以患者为中心，为提升诊断决策质量，确定医护人员水平和诊断能力，以最小化医护人员数量，患者等待时间，并挖掘智能的诊断系统比仅由专家组成的系统具有更高的诊断决策质量。一个医生团队，或者托管的护理组织，都可以作为医疗决策服务提供方。

（4）智能病人机器人平台的更多实际应用。数据驱动决策的方式，能够智能地回答简单的、分解的咨询问题，在电信系统、电子商务平台中已出现了类似的机器人问答系统，帮助缓解人工繁忙和不断重复问答的问题。尽管医疗诊断决策问题复杂，决策需要谨慎，方案需要有依据，但基于数据驱动决策的证据链推理模式对实践这一方案前景光明。本书的成果将有助于解决医疗决策信息的需求方与提供方之间存在的鸿沟。

（5）生理参数的分析带来更广泛的社会效益。分析操作人员体内的数据，使用人员生理决策数据进行仿真，既可针对传统的医疗数据，用于人员生命健康状态的诊断和监测；还可针对可穿戴传感器感知的数据，将诊断决策拓展到随时随地的人员生理状态分析，如分析操作人员的工作效率，类似于泰勒管理原理的测量和分析方法。随着时间的推移，人体分析学将在工程和社会管理中进行更深入、广泛的研究和应用，涉及更多的数据感知、积累和分析，从而使得该理论更加完善。

视觉呈现与商业设计完美结合

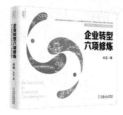

企业转型六项修炼

作者：许正　ISBN：978-7-111-48032-7　定价：80.00元

移动互联时代企业转型最佳实践指南

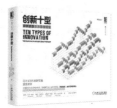

创新十型

作者：（美）拉里·基利 等 ISBN：978-7-111-47461-6 定价：80.00元

十种独特的创新类型实现改变游戏规则的有效创新，
领先一步达到持续增长！

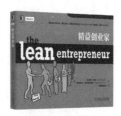

精益创业家

作者：（美）布兰特·库珀 等 ISBN：978-7-111-44456-5 定价：79.00元

《精益创业》作者埃里克·莱斯作序推荐，创业者必读

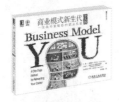

商业模式新生代（个人篇）：一张画布重塑你的职业生涯

作者：（美）蒂姆·克拉克 等 ISBN：978-7-111-38675-9 定价：89.00元

教你正确认识自我价值，并快速制定出超乎想象的人生规划

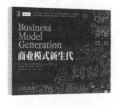

商业模式新生代（经典重译版）

作者：（瑞士）亚历山大·奥斯特瓦德 等 ISBN：978-7-111-54989-5 定价：89.00元

一本关于商业模式创新的、实用的、启发性的工具书

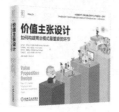

价值主张设计：如何构建商业模式最重要的环节

作者：（瑞士）亚历山大·奥斯特瓦德 等 ISBN：978-7-111-51799-3 定价：85.00元

聚焦于商业模式设计的最核心环节和关键思考工具
——价值主张设计

以色列 创新与创业 三部曲

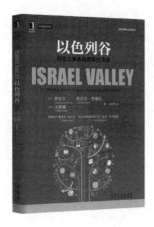 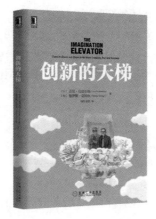 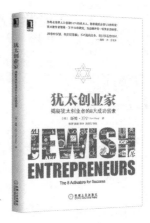

以色列谷：科技之盾炼就创新的国度

作者：（以）顾克文 等 ISBN：978-7-111-48989-4 定价：40.00元

"以色列谷"是以色列创新内涵的浓缩。关注"以色列谷"在经济领域和科技领域的突出成就，关心以色列谷繁荣的原因，无疑对中国未来的发展道路提供启发与思索。

创新的天梯

作者：（以色列）亚里·拉登伯格 等 ISBN：978-7-111-46696-3 定价：45.00元

人类宝贵的品质——创造力已钝化。为什么?政治家、老师、家长让你无条件地服从命令，不做独立思考。而我希望说服你，通过阅读本书，开启创造性思维，因为你是自由的个体。

创意是一种生活方式。不仅提升艺术和技术工作的层次，而且是一种全新的生活方式，适用于我们生活中大大小小的每一个细节。

渴望捕捉创意的能力，是根植于我们每一个人心底的快乐之源。

我们希望本书能解开封锁你自有创造力的关键，释放被关你大脑黑洞里的那些要你勤奋、高效、服从……的常规和自律框框。并带给你自由思考、创造的能力。

犹太创业家：揭秘犹太创业者的8大成功因素

作者：（荷）斯维·万宁 ISBN：978-7-111-46389-4 定价：45.00元

犹太人创建了大量世界标志性品牌。信手拈来，壳牌、联合利华、谷歌、脸谱网、卡文克莱、WhatsApp、哥伦比亚影业、戴尔电脑、彭博社、古根海姆、星巴克、高盛、贝宝、拉夫劳伦、李维斯、雅诗兰黛、萨奇广告等，均是由犹太人创建的如雷贯耳的世界名牌，举不胜举。我们从这些成功的犹太创业家那里能够获取什么样的宝贵经验?

推荐阅读

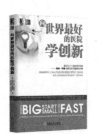

向世界最好的医院学创新

作者：（美）尼古拉斯·拉鲁索 等 ISBN：978-7-111-53659-8 定价：45.00元

超级畅销书《向最好的医院学管理》姐妹篇
来自全球最顶级医疗机构的唯一创新指南

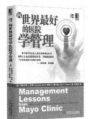

向世界最好的医院学管理

作者：利奥纳多 L.贝瑞 ISBN：978-7-111-26953-3 定价：45.00元

国内最畅销的医院管理书品牌设、
改善医患关系 以价值观驱动的管理典范。

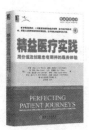

精益医疗实践：用价值流创建患者期待的服务体验

作者：朱迪·沃思 等 ISBN：978-7-111-46607-9 定价：39.00元

新乡奖获奖图书，八位精益专家把脉医疗管理，
助力医疗服务安全、质量以及患者满意度的持续改善。

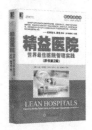

精益医院：世界最佳医院管理实践（原书第二版）

作者：（美）马克·格雷班 ISBN：978-7-111-45070-2 定价：49.00元

解释了如何通过精益管理系统在减少开支的情况下改进安全、
质量、流程以及风气。

再造医疗：向最好的医院学管理（实践篇）

作者：（美）詹姆斯·钱皮 等 ISBN：978-7-111-40465-1 定价：35.00元

世界权威流程再造大师与戴尔首席医疗官联袂之作。